PEAK

PERFORMANCE FÜR FRAUEN

Dr. Stacy T. Sims

PEAK

Performance für Frauen

Wie Sie Ernährung und Fitness perfekt auf den weiblichen Organismus abstimmen

Unimedica

IMPRESSUM

Dr. Stacy Sims
Peak-Performance für Frauen
Wie Sie Ernährung und Fitness perfekt auf den weiblichen Organismus abstimmen
1. deutsche Auflage 2021
2. deutsche Auflage 2021
3. deutsche Auflage 2023
4. deutsche Auflage 2025
5. deutsche Auflage 2026
ISBN: 978-3-96257-204-4

Titel der Originalausgabe:
ROAR: How to Match Your Food and Fitness to Your Unique Female Physiology for Optimum Performance, Great Health, and a Strong, Lean Body for Life
by Stacy T. Sims, Ph.D. and Selene Yeager

This translation published by arrangement with Rodale books, an imprint of Random House, a division of Penguin Random House LLC
Illustrations by Paige Vickers
Book design by Joanna Williams

Übersetzung aus dem Englischen: Velten und Bärbel Arnold
Layout und Satz: Narayana Verlag
Coverlayout © Narayana Verlag
Herausgeber:
Unimedica im Narayana Verlag GmbH, Blumenplatz 2, 79400 Kandern
Tel.: +49 7626 974 970-0
E-Mail: info@unimedica.de
www.unimedica.de

INHALT

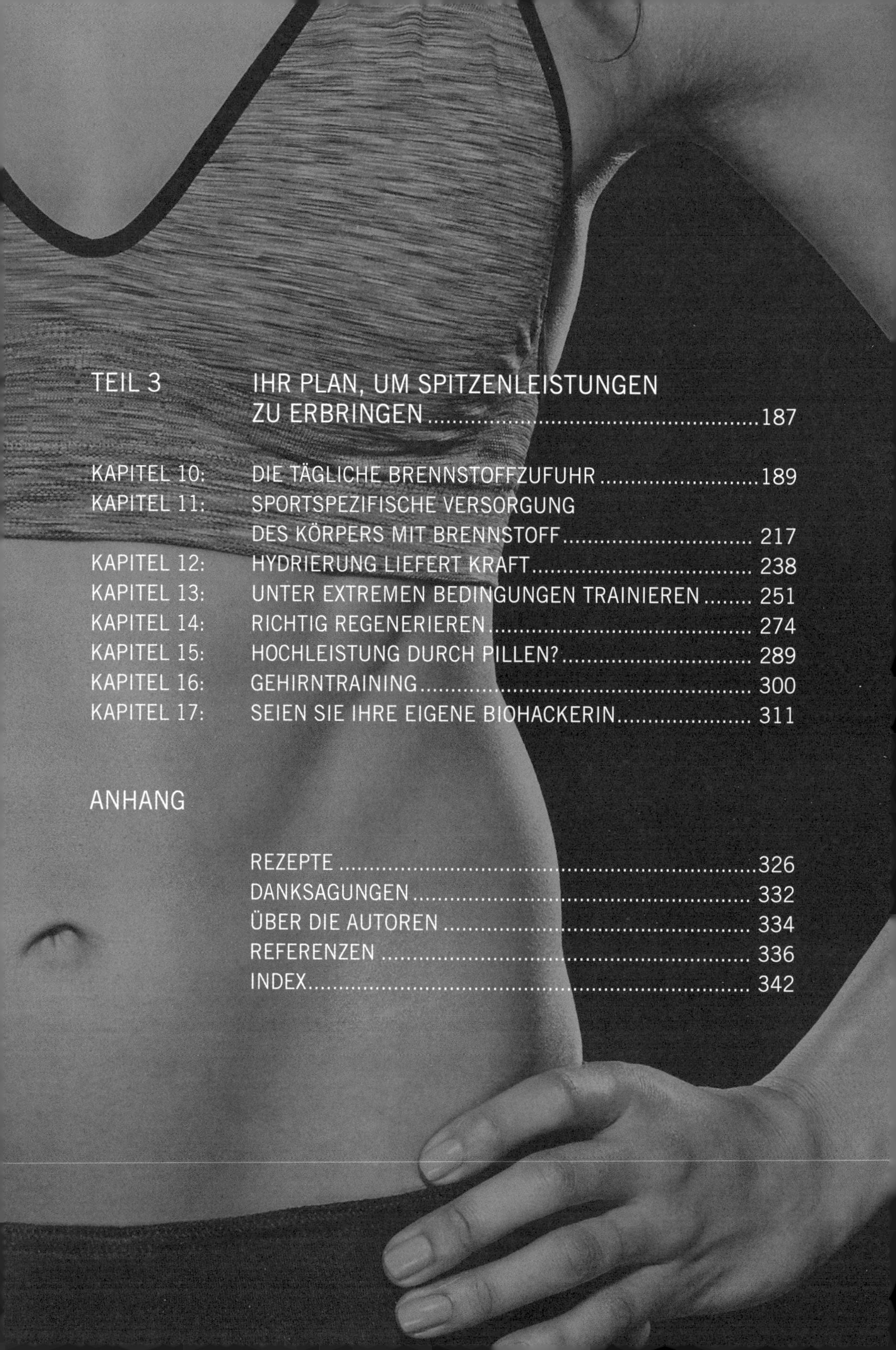

EINFÜHRUNG

FRAUEN SIND KEINE KLEINEN MÄNNER. HÖREN SIE AUF ZU ESSEN UND ZU TRAINIEREN, ALS WÄREN SIE EINER.

Lange bevor ich Ernährungswissenschaftlerin und Sport- und Trainingsphysiologin wurde, war ich eine Athletin. Ich war eine Läuferin. Ich bin Fahrrad gefahren. Ich habe an Triathlon-Wettkämpfen teilgenommen, unter anderem an den Ironman World Championships in Kona und den XTerra World Championships in Maui auf Hawaii. Ich wünschte, ich hätte damals schon gewusst, was ich heute weiß.

Die Sache ist nämlich die: Damals habe ich trainiert wie ein Mann und meinen Körper wie ein Mann mit Brennstoff versorgt, weil das alle so gemacht haben. Ich habe natürlich weniger Kalorien zu mir genommen, weil ich kleiner war. Aber ich habe die gleichen progressiven Trainingspläne befolgt, die gleichen Energieriegel und -gels zu mir genommen und bin genauso gelaufen wie ein Mann. Und weil ich das getan habe, habe ich gelitten. Bei einigen Wettkämpfen habe ich mich großartig gefühlt. Aber andere, vor allem diejenigen, die ungefähr in der Woche stattfanden, bevor ich meine Periode bekam, waren furchtbar. Ich kam mit der Hitze nicht klar (obwohl ich mich darauf vorbereitet hatte). Ich war dehydriert. Ich verlor Kraft und Energie. Ich hatte Magen-Darm-Probleme.

Da ich von Natur aus ein wissenschaftsgläubiger Mensch bin, machte ich mir über alle Wettkämpfe, an denen ich teilnahm, Aufzeichnungen. Ich wollte herausfinden, ob es irgendwelche Muster gab, und der Ursache für meine ungleichmäßige Leistungsfähigkeit auf den Grund gehen. Anfangs vermutete ich, dass es etwas mit meinem Trainingsplan zu tun hatte, dass ich während der Tapering-Phase etwas falsch machte oder nicht immer das richtige Fitnesslevel hatte, wenn ich an einem Wettkampf teilnahm.

Mir kam nie in den Sinn, dass es in Wahrheit meine Physiologie war, die gegen mich arbeitete. Oder genauer gesagt: Dass ich nicht richtig mit meiner Physiologie arbeitete. Meinen Tiefpunkt erlebte ich, als ich beim Ironman auf Hawaii im Sanitätszelt landete, nachdem ich angefangen hatte, unter Hyponatriämie zu leiden (einem niedrigen Natriumspiegel im Blut). Ich erinnere mich schwach, in Richtung Hawi gefahren zu sein, dem Ort, der sich auf der Hälfte der 180 Kilometer langen Fahrradstrecke befindet. Die Winde waren so heftig, dass ich sah, wie eine Frau, die ungefähr so groß war wie ich, von einer Böe erfasst und in den Graben am Straßenrand geworfen wurde. Ja, ich war kurz vorm Durchdrehen und hatte meinen Brennstoffbedarf wahrscheinlich nicht zu 100 Prozent gedeckt. Auf dem Rückweg nach Kona merkte ich, dass ich leichte Kopfschmerzen hatte und langsam anschwoll. Ich wusste, dass dies frühe Anzeichen einer Hyponatriämie waren, weshalb ich zwei Gastrolyte-Tabletten (ein Glucose-Elektrolyt-Präparat) aus meiner Tasche hervorzog und sofort einnahm. Nach wenigen Minuten musste ich pinkeln wie ein Rennpferd. Während des verbleibenden Wettkampfs fragte ich mich, ob meine Teamkolleginnen aus Neuseeland mit ähnlichen Problemen zu kämpfen hatten, und falls ja, warum. Als der Wettkampf vorbei war, fragte ich die anderen Frauen aus Neuseeland, wie es bei ihnen gelaufen sei. Dabei stellte sich etwas unglaublich Interessantes heraus: Diejenigen von uns, die sich in der Hochhormon- bzw. Lutealphase (kurz vor dem Beginn unserer Periode) befanden, litten unter beginnenden Symptomen einer Hyponatriämie. Zwei landeten mit medizinisch bedenklich niedrigen Natriumspiegeln im Blut im Sanitätszelt am Tropf. Meine Freundinnen, die sich in der Niedrighormonphase (Tag 1 bis 14 des Menstruationszyklus, beginnend mit dem ersten Tag der Periode) befanden, hatten einen großartigen Wettkampf erlebt und keine Flüssigkeits- oder Hitzeprobleme gehabt – und das obwohl wir uns alle auf die gleiche Weise auf die Hitze vorbereitet und alle die gleichen Ernährungspläne befolgt hatten! Diese Beobachtung veranlasste mich, mein Promotionsthema zu ändern. Anstatt mich mit Höhen- und Hitzetraining zu befassen, wollte ich herausfinden, warum diejenigen von uns, die sich in der Hochhormonphase ihres Zyklus befunden hatten, solche Probleme gehabt hatten.

Zu jenem Zeitpunkt beschloss ich, eine Biohackerin zu werden – mit dem Ziel, den weiblichen Körper für Wettkämpfe zu optimieren. Ich lebte bereits in Neuseeland und studierte an der *University of Otago* Sport- und Umweltphysiologie und Ernährungswissenschaften. Dort hatte ich unbeschränkten Zugang zu einer Klimakammer, zur

Ausrüstung für die Überwachung der Körperkerntemperatur und für Blutanalysen zur Bestimmung des Hämoglobinwerts, des Hämatokritwerts, des Flüssigkeitshaushalts und für die Bestimmung anderer Hormone, zu einem Refraktometer für Urinanalysen und zudem die volle Unterstützung der Doktorandenbetreuer (die unglaublich schlau sind!) und der Laborleiter. Außerdem war ich umgeben von einer Menge sportlich aktiver Freundinnen, Mannschaftskameradinnen und Kolleginnen. So machte ich mich daran zu erforschen, wie Hormone die Thermoregulation, die Verwertung von Makronährstoffen, die Leistungsfähigkeit und die Regeneration beeinflussen. Es war von Anfang an klar, dass der Unterschied zwischen den Geschlechtern weit über das Tragen von Pferdeschwänzen und Sport-BHs hinausgeht.

Ich entwickelte bald meine Theorie, die zu meinem neuen Mantra geworden ist: *Frauen sind keine kleinen Männer.* Das mag frappierend offensichtlich erscheinen, aber die Hersteller von Sportnahrung haben uns seit Ewigkeiten behandelt, als wären wir welche. Sie haben einfach Produkte auf den Markt gebracht, die weniger Kalorien enthalten, sie in hübsche Verpackungen gesteckt, vielleicht etwas zusätzliches Kalzium oder Sojaprotein hinzugegeben und sie als speziell für Frauen geeignet gekennzeichnet. Frauen haben jahrelang das ernährungspysiologische Äquivalent für »Einschrumpfen und Rosa-Färben« erhalten. Damit wurde uns ein riesiger *Bärendienst erwiesen.* Es ist Zeit, Frauen als die in physiologischer Hinsicht anders als Männer ausgestatteten Wesen anzuerkennen, zu behandeln und zu ernähren, die sie sind.

DIE MACHT DER HORMONE

Hormone sind die Botenstoffe Ihres Körpers. Sie fließen durch Ihre Venen und überbringen von Ihren Organen Botschaften an Ihr Gehirn (und anders herum) und steuern damit nahezu alles, was Sie tun. Hormone sagen Ihrem Körper, wann er essen und schlafen will, ja sogar, wann er wachsen soll. Die Hormone steuern Ihr Hungergefühl und Ihren Sexualtrieb. Sie helfen uns, Babys zu bekommen, machen uns glücklich und traurig und sorgen dafür, dass wir uns wie berauscht fühlen, wenn wir uns verlieben. Bei Männern sind diese Hormone tagein, tagaus ziemlich stabil (auch wenn sie sich im Laufe des Lebens natürlich verändern). Doch bei Frauen ist das eine ganz andere Geschichte. Und diese Geschichte dreht sich um den Menstruationszyklus.

Der Menstruationszyklus beeinflusst nicht nur ungeheuer stark Ihre Fruchtbarkeit und Ihre Stimmungen (sowie Ihren Heißhunger auf Schokolade), sondern er kann auch einen sehr starken Einfluss auf Ihr Training und Ihre Leistungsfähigkeit haben. Doch nur sehr wenige Trainer und Betreuer berücksichtigen dies bei der Arbeit mit ihren Athletinnen – nicht mal in den höchsten Sphären des Spitzensports!

Ein Paradebeispiel dafür ist die langjährige Marathon-Weltrekordhalterin Paula Radcliffe, die vor Kurzem weltweit für Schlagzeilen sorgte, als sie es gewagt hat, über Zusammenhänge zwischen der Menstruation und sportlicher Leistungsfähigkeit zu sprechen. Mit Blick auf die Trainer und Sportärzte, deren Eingriffe alles nur noch schlimmer machen, stellte die legendäre Ausdauerläuferin klar: »Sie sind Männer und verstehen das einfach nicht.« Radcliffe erinnerte an die Leichtathletik-Weltmeisterschaften des Jahres 2013, bei denen britische Sportärzte der Läuferin Jessica Judd Norethisteron (synthetisches Progesteron, ein weibliches Hormon, das in den Eierstöcken und den Nebennieren produziert wird und dem Körper dabei hilft, sich auf eine Empfängnis und eine Schwangerschaft vorzubereiten und das den Menstruationszyklus steuert), verabreicht hatten, um ihre Periode hinauszuzögern. Judd verlor. Radcliffe, der in der Vergangenheit ebenfalls synthetisches Progesteron verabreicht worden war und die die Erfahrung gemacht hatte, dass diese Einnahme alles nur hundertmal schlimmer gemacht hatte, war von Judds Niederlage nicht überrascht. Radcliffe hatte, als sie im Jahr 2002 beim Chicago-Marathon den Weltrekord gebrochen hatte, unter Menstruationskrämpfen gelitten. Sie möchte, dass die Öffentlichkeit das erfährt, weil es alle so überraschend finden.

Fürs Protokoll: Ich bin nicht überrascht. Was hingegen sehr wohl überraschend – oder genau genommen schockierend – ist, ist die Tatsache, dass gegenwärtig viele Menschen, die es wirklich besser wissen sollten, im Hinblick auf ein schlichtes hormonelles Phänomen, das bei der Hälfte der Menschheit wie ein Uhrwerk funktioniert, immer noch im Dunkeln tappen. Eine ausführliche Erklärung, wie der Menstruationszyklus die Leistungsfähigkeit beeinflusst, finden Sie in Kapitel 2, aber kurz gefasst lässt sich sagen: Frauen haben jeden Monat zwei Hormonphasen: Die Hochhormonphase und die Niedrighormonphase. Während der Niedrighormonphase funktioniert unser Körper im Hinblick auf den Kohlenhydratstoffwechsel und die Regeneration ähnlich wie der männliche Körper. Aber wenn unsere Hormonspiegel während der zweiten Hälfte des Zyklus steigen, sieht die Sache ganz anders aus.

Hohe Östrogenspiegel sorgen dafür, dass unser Körper Glykogen spart (gespeicherte Glucose/Kohlenhydrate, die der Körper als Brennstoff verwendet, insbesondere während hoch intensiver Trainingsphasen) und für die Energiegewinnung in einem höheren Maß auf Fett zugreift – nicht gerade das, worauf wir aus sind, wenn wir einen Wettkampf bestreiten oder intensives Intervalltraining absolvieren. Ein hoher Progesteronspiegel verzögert die Schweißreaktion, erhöht die Körperkerntemperatur, beschleunigt den Natriumverlust und verstärkt den Muskelabbau (während gleichzeitig die Fähigkeit des Körpers zur Muskelsynthese behindert wird, weil er keinen Zugang zu den Bausteinen Protein und Aminosäuren hat). Nach dem Eisprung steigen die Hormonspiegel an, und der Doppelschlag des hohen Östrogenspiegels und des hohen Progesteronspiegels bewirkt, dass Flüssigkeiten sich in die Zellen verlagern (Hallo, Aufblähung!), das Blutplasmavolumen verringert wird und das zentrale Nervensystem anfälliger dafür wird zu ermüden, was dazu führt, dass das Training sich anstrengender anfühlt als normalerweise.

All das ist wirklich übel, wenn Sie monate- oder sogar jahrelang trainiert haben, und der entscheidende Wettkampf genau auf einen Tag unmittelbar vor dem Beginn Ihrer Periode fällt, wenn Ihre Hormonspiegel sich in schwindelnder Höhe befinden. Aus diesem Grund sage ich meinen Athletinnen, dass es nicht um ihre Fitness geht, sondern um ihre Physiologie. Wenn Sie erfolgreich sein wollen, müssen Sie mit Ihrer natürlichen Physiologie arbeiten – und nicht gegen sie.

WEIBLICHE PHYSIOLOGIE IN AKTION

Die Menstruation ist nur die Spitze des Eisbergs der physiologischen Unterschiede zwischen Sportlern und Sportlerinnen, und es ist an der Zeit, dass Frauen das verstehen. Dieses Buch soll Frauen mit den Kenntnissen über Fitness und Ernährung ausstatten, die sie benötigen, um im sportlichen Wettkampf die gleichen Wettbewerbsbedingungen zu haben wie Männer.

Wir beginnen damit, uns eingehend mit der weiblichen Physiologie in Aktion zu befassen. Wir sehen uns an, inwiefern wir als Frauen von Natur aus so gebaut sind, dass wir über eine gute Ausdauer verfügen; wo wir unsere Muskeln haben und wo unsere Kräfte stecken; wie wir anders schwitzen als Männer. Wir nehmen all die anderen Merkmale und Eigenschaften unserer Physiologie ins Visier, die uns einzigartig machen. Da sich Ihre Physiologie im Laufe der Zeit verändert, finden Sie auch ganze Kapitel, die der Menstruation, der Schwangerschaft und der Menopause gewidmet sind (über die niemand jemals redet!).

Anschließend statten wir Sie mit den fachkundigen Trainings- und Ernährungshinweisen aus, die Sie benötigen, um eine solide Grundfitness aufzubauen. Das nenne ich fit werden, um fit zu werden – die Phase, in der Sie Ihren Körper darauf hintrainieren, sich optimal an das Training anzupassen. Das bedeutet unter anderem, das Gewicht zu bestimmen – und zu erreichen –, mit dem Sie Höchstleistungen erbringen können (und das vielleicht Ihrer Traumzahl auf der Waage entsprechen mag, vielleicht aber auch nicht). Oder es geht darum, an den Stellen magere Muskelmasse aufzubauen, an denen Sie sie am meisten benötigen, starke Knochen aufzubauen und Kraft und Ausdauer zu steigern.

Ach ja, und verabschieden Sie sich von wilden Stimmungsschwankungen und unkontrolliertem Heißhunger auf Schokolade. Viele Dinge, von denen Sie als Frau denken mögen (wie man es Ihnen auch jahrzehntelang eingeredet hat), dass sie sich in Ihrem Kopf abspielen, spielen sich in Wahrheit in Ihrem Darm ab. Oder genauer gesagt, geht es darum, was sich nicht in Ihrem Darm befindet. In unserem schnelllebigen Dasein sind wir oft übermüdet, mit Stress überladen, unterernährt (obwohl übermäßig vollgestopft) und immungeschwächt. Diese Kombination reicht weit über das Gefühl hinaus, bei der Arbeit einschlafen zu wollen, und wirkt sich bis zu dem Punkt aus, dass wir unsere Symbiose mit unseren Darmbakterien beeinträchtigen. Was hat das mit unseren Stimmungen und unseren Heißhungerattacken zu tun? Wie sich herausstellt, alles.

In Kapitel 8 werden Sie alles über diese essenziellen Bakterienkolonien erfahren, die Ihren Darm besiedeln, aber so viel schon mal vorab: Der menschliche Darm enthält mehr als 100 Billionen Mikroorganismen (zehnmal mehr als alle Zellen des menschlichen Körpers zusammengenommen). Diese riesigen Armeen mikroskopisch kleiner Mikroorganismen steuern unser Essverhalten und unsere Stimmungen, um ihr eigenes Überleben zu sichern – oft auf Kosten unserer allgemeinen Gesundheit. Aber hier kommt eine wichtige Nachricht: Sie müssen sich nicht der Gnade des Mikrobioms in Ihrem Darm ausliefern. Sie werden lernen, Ihren Darm, Ihre Stimmungen und Ihre Heißhungerattacken zu beherrschen und Ihre allgemeine Gesundheit zu verbessern.

Schließlich werden wir alles zusammenfügen, sodass Sie Ihren persönlichen Plan erhalten, um Spitzenleistungen erbringen zu können. Frauen benötigen vor dem Training und während des Trainings nicht nur andere Brennstoffquellen als Männer, sondern wir haben auch ganz spezielle Bedürfnisse, was die Regeneration angeht. Das Zeitfenster, in dem wir uns nach dem Training regenerieren *können, ist viel kürzer* als bei *Männern.* Unserem Körper fällt es schwerer, das wertvolle Muskelgewebe aufrechtzuerhalten, und wir sind anfälliger dafür, bei Hitze mit Leistungsproblemen zu tun zu haben. Schlimmer noch: Einige der Produkte, die uns verkauft werden, um die angeblichen Nachteile unserer Physiologie auszugleichen (denken wir an Sojaprotein), können die Dinge in Wahrheit verschlimmern.

Der letzte Teil des Buches wird Sie mit den Kenntnissen ausstatten, die Sie benötigen, um sich in die weibliche Physiologie einzuhaken, die Sie persönlich auszeichnet. So können Sie das, was Sie dort vorfinden, entschlüsseln, um Maßnahmen zu ergreifen, die Sie in die gesündeste, fitteste, beste Form bringen, in der Sie sich in Ihrem Leben je befanden. Na, das ist doch wohl etwas, was an die große Glocke gehängt werden sollte!

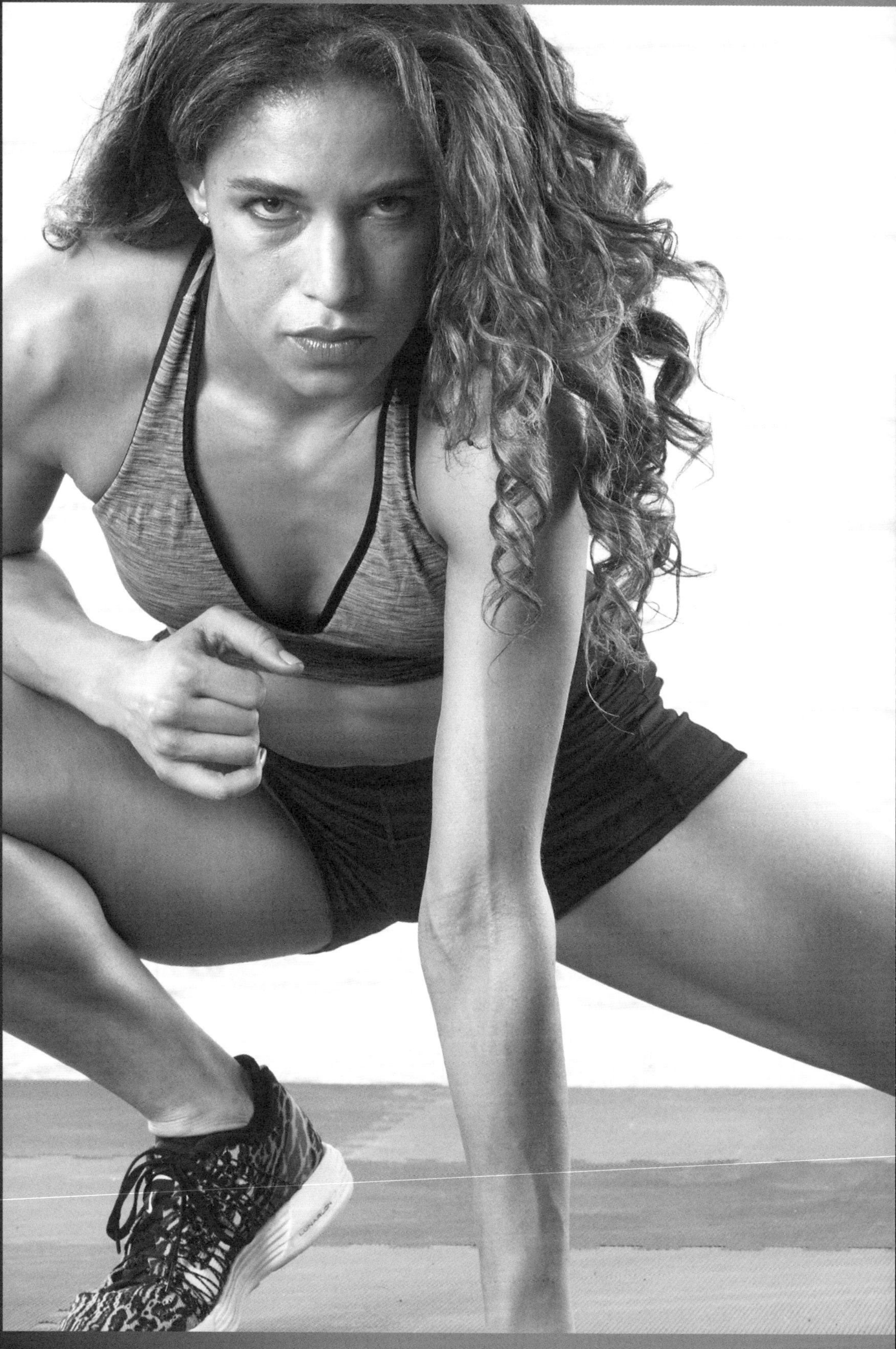

TEIL 1

WAS ES BEDEUTET, EINE SPORTLICH AKTIVE FRAU ZU SEIN

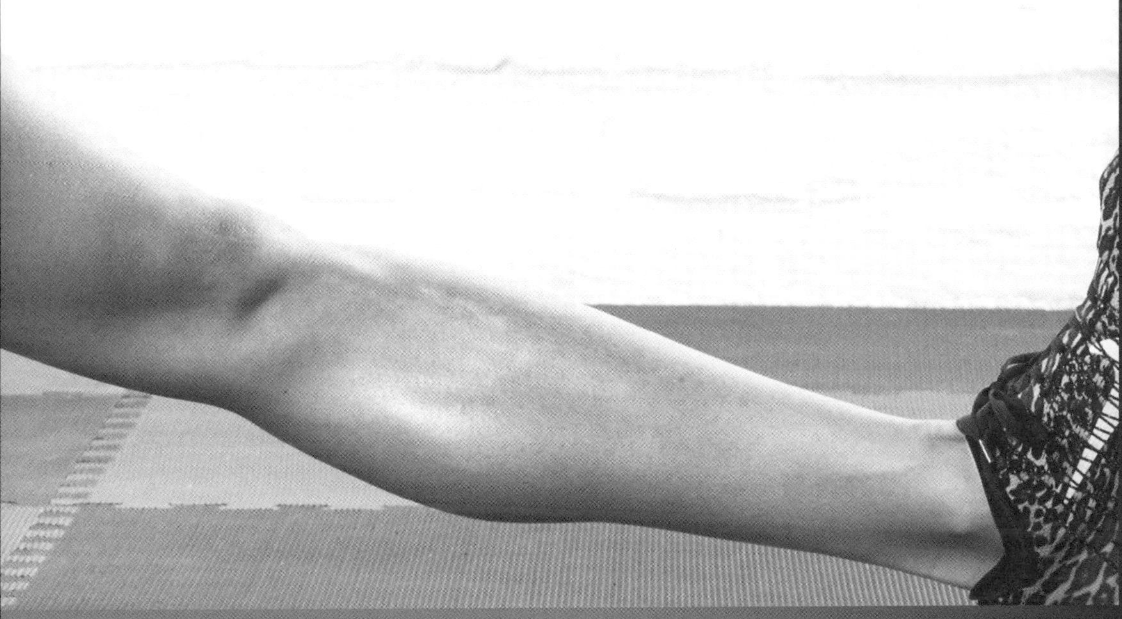

1

KAMPF DER GESCHLECHTER

DIE PHYSIOLOGISCHEN BESONDERHEITEN, DIE SIE DAZU MACHEN, SO ZU SEIN »WIE EIN MÄDCHEN«

»Du wirfst wie ein Mädchen.« Die Beleidigung »wie ein Mädchen« ist so verbreitet und als Klischee in unserer Kultur so fest verankert, dass ein Hersteller von Damenhygieneartikeln diesen Spruch aufgriff, eine #LikeAGirl-Werbekampagne startete und die Beleidigung dadurch in ein inspirierendes Kompliment verwandelte.

Ich will nichts beschönigen, deshalb sage ich es ganz offen: Ja, wenn man den Blick rein auf die objektive physische Leistungsfähigkeit richtet, haben Frauen, wenn sie gegen Männer antreten, einige Nachteile. Wir haben jedoch auch einige eindeutige Vorteile, aber von denen hört man nie. Bereiten wir also die Bühne vor, indem wir uns umfassend Ihre weibliche Physiologie in Aktion ansehen.

ZUCKERSÜSS UND ALLES SCHÖN: WORAUS WIR WIRKLICH GEMACHT SIND

Es ist keine Überraschung: Frauen sind in der Regel kleiner und leichter und haben einen höheren Körperfettanteil als Männer (Hallo Brüste, hallo Hüften und alles was mit der Gebärfähigkeit zu tun hat!). Aber wenn man ein wenig tiefer gräbt, werden die Vergleiche interessanter und aufschlussreicher.

Sehen wir uns als Erstes die Körpermasse an und wie diese verteilt ist. Unsere Körpermasse ist der Stoff, aus dem wir gemacht sind und den alle gemeinhin Gewicht nennen, also die Zahl, die Sie auf der Waage sehen. Das stimmt nicht ganz. Zum einen wird das Gewicht genau genommen von der Schwerkraft bestimmt, sodass Sie auf dem Mond weniger und auf dem Jupiter mehr wiegen würden als auf der Erde, aber das ist Haarspalterei. Zum anderen ist viel entscheidender, dass die Zahl, die Sie auf der Waage sehen, also Ihr Gewicht, stark schwankt: je nachdem, wie viel Flüssigkeit Sie zu sich genommen haben, was Sie im Laufe des Tages gegessen haben, wie viel Salz Sie zu sich genommen haben und wie viel Glykogen Ihr Körper in Ihren Muskeln gespeichert hat. (Für jedes Gramm Glykogen werden 3 Gramm Wasser gespeichert. Je fitter Sie werden, desto besser speichert Ihr Körper Glykogen, sodass Sie vor einem großen Wettkampf mehr als 2 Kilogramm zunehmen können, die Sie während des Wettkampfes wieder verlieren, ohne dass Sie Fett zugelegt oder verloren haben.) Im Vergleich zum Gewicht ist die Körpermasse hingegen der Stoff, aus dem Sie gemacht sind – Knochen, Muskeln, Fett und Organe –, der einem ständigen Gewebeverlust und -aufbau unterworfen und nicht so leicht zu ändern ist.

In Kapitel 9 befassen wir uns mit den Knochen, denn ein starkes Skelett ist ungeheuer wichtig, um ein kraftvolles Leben führen zu können, und die Knochen von Frauen sind anfällig dafür, brüchig zu werden. Doch zunächst konzentrieren wir uns auf Muskeln und Fett.

Wenn Wissenschaftler mit einer Biopsienadel bei Männern und Frauen Muskelgewebe des Muskels entnehmen, dem ihr Interesse gilt (normalerweise der Schultermuskulatur, des Bizeps oder des Quadrizeps), mag das, was sie dort vorfinden, sie überraschen. Es gibt kaum einen Unterschied. Im Hinblick auf den jeweiligen Anteil der aerob arbeitenden, auf Ausdauer spezialisierten Typ-1-Muskelfasern und der auf Kraftanstrengungen spezialisierten anaerob arbeitenden Typ-2-Muskelfasern sind die Muskeln von Männern und Frauen weitgehend gleich zusammengesetzt. Der Unterschied besteht darin, dass der Anteil der Typ-1-Ausdauermuskelfasern des weiblichen Körpers insgesamt höher ist als bei Männern. Die größten Muskelfasern von Frauen sind tendenziell eher Typ-1-Muskelfasern, wohingegen der Körper von Männern insgesamt über mehr Typ-2-Kraft-Muskelfasern verfügt.

Da Typ-2-Muskelfasern zum Einsatz kommen, wenn es darum geht, Gewichthanteln zu stemmen oder liegen gebliebene Autos an den Straßenrand zu schieben, ist es nicht überraschend, dass Frauen im direkten Kraftvergleich mit Männern eher schlecht abschneiden. Studien zeigen, dass Frauen im Oberkörper ungefähr über 52 Prozent der Kraft von Männern verfügen und im Unterkörper über 66 Prozent. Bei muskulösen Frauen verringert sich der Kraftunterschied zu Männern ein wenig. Wenn man die bloße

Kraft ins Verhältnis zur mageren Körpermasse setzt, erreicht eine gut trainierte Frau in Armen und Beinen bis zu 70 bzw. 80 Prozent der Kraft eines Mannes. Damit ist sie immer noch weniger stark, kommt aber definitiv näher an die Kraft eines Mannes heran.

An der Beinpresse können Frauen es schon eher mit Männern aufnehmen, weil wir den größten Anteil unseres mageren Muskelgewebes eher unterhalb der Taille haben. Dies ist auch der Grund dafür, dass Frauenfahrräder so designt sind, dass unser Schwerpunkt sich über dem Tretlager befindet (die Stelle, an der die Pedalkurbeln angebracht sind). Unsere Kraft kommt aus unseren Hüften und unseren Beinen.

Dann ist da noch das Fett, das die meisten Sportlerinnen, mit denen ich trainiere, immer noch mit einem Schimpfwort belegen, obwohl man ohne Fett weder trainieren noch laufen, ja, nicht einmal leben kann. Die meisten von uns meinen, wenn sie an Fett denken, die Fettpolster, die wir unter der Haut sehen (normalerweise an Stellen, an denen wir sie nicht sehen wollen). Das ist unser Speicherfett. Das sind die Energiereserven, die wir ansammeln. Dieses Fett dient auch als Polster und bildet wichtige Hormone wie Adiponektin, das die Insulinsensitivität steuert (das Hormon, das dem Körper dabei hilft, Blutzucker zu verwerten und zu speichern). Wir benötigen etwas Speicherfett, um Bestleistungen erbringen zu können, allerdings nicht im Überfluss. Das meiste Fett, das Sie nicht im Spiegel sehen, ist essenzielles Körperfett, das sich in den Nerven, im Knochenmark und in den Organen befindet. Bei Männern beträgt der Anteil von essenziellem Fett 4 Prozent, bei Frauen sind es hingegen 12 Prozent (weil wir so konstruiert sind, dass wir Kinder gebären!). Bei Frauen bestehen auch die Brüste überwiegend aus Fettgewebe.

Wie viel Fett Männer oder Frauen mit sich herumschleppen, hängt in hohem Maß von der Lebensweise ab, aber man kann auch nicht über die Tatsache hinwegsehen, dass es sehr verschiedene Körpertypen gibt. Einige Menschen gehören einfach zu den endomorphen Typen. Sie sind eher kräftig gebaut und haben mehr Körperfett. Auf der anderen Seite der Skala gibt es die schlanken ektomorphen Menschen, die von Natur aus dünn sind. Und dazwischen stehen die mesomorphen Körpertypen, die dazu neigen, schlank und von Natur aus muskulös zu sein. Man kann auch eine Mischung aus zwei Körpertypen sein, zum Beispiel mesomorph mit endomorphen Neigungen. Wie sportlich aktiv Sie sind und welche sportliche Aktivität Sie ausüben, kann einen Einfluss darauf haben, welcher Körpertyp dominiert. Ihre körperliche Aktivität wirkt sich direkt auf Ihre Körperfettanteile und deren Verteilung aus.

Mit dem Thema Körperzusammensetzung werden wir uns ausgiebig in Kapitel 5 befassen, aber im Großen und Ganzen kann man sagen, dass ein gesunder Körperfett--anteil bei Frauen zwischen 12 und 30 Prozent und bei Männern zwischen 5 und 25 Prozent liegt.

In der Welt des Sports werden Muskeln normalerweise geschätzt, während Fett für schlecht gehalten wird. Doch wie ich die Dinge sehe, ist das, woraus Sie bestehen, wichtig. Aber noch wichtiger ist, was für einen Einfluss das, woraus Sie bestehen, darauf hat, was Sie tun und/oder tun wollen. Nehmen Sie zum Beispiel zwei Fahrradfahrer. Ein Mann mag große Brustmuskeln und große Bizeps haben, aber diese schweren Oberkörpermuskeln werden ihn nur belasten, wenn er einen 10-Prozent-Anstieg bewältigen muss. Eine Frau hingegen, deren Oberkörper leichter gebaut ist, die jedoch in den Hüften und in den Beinen über Kraft verfügt, wird es viel leichter haben, den Berg hinaufzustrampeln.

In gleicher Weise dominieren Frauen häufig beim Freiwasserschwimmen. Dem Info-Portal Open Water Source zufolge schneiden Frauen oft besser ab als ihre männlichen Wettkampfgegner, insbesondere auf längeren Strecken. Tatsächlich beträgt die durchschnittliche Schwimmzeit von Frauen im Santa Catalina Kanal – eine anstrengende, 34 Kilometer lange Strecke von der südkalifornischen Küste zur Insel Santa Catalina – 7 Minuten weniger als die durchschnittliche Schwimmzeit von Männern. Darüber hinaus halten Frauen die Gesamtrekorde in beide Richtungen – vom Festland zur Insel und von der Insel zur Küste. (Im Jahr 1976 stellte Penny Dean mit 7:15:55 den Rekord für die Strecke vom Festland zur Insel auf, und Karen Burton stellte im Jahr 1994 mit 7:37:31 den Rekord für die Strecke von Santa Catalina zum Festland auf.)

Und vergessen wir nicht, dass Diana Nyad im Jahr 2013 der erste Mensch war, der in atemberaubenden 52 Stunden und 54 Minuten die 178,41 Kilometer lange Strecke von Kuba nach Florida schwamm. Fett hat mehr Auftrieb als Muskeln, sodass eine zusätzliche Polsterung im offenen Wasser durchaus ein entscheidender Vorteil sein kann.

FRAUEN IN ACTION: UNSERE CARDIO- UND AUSDAUERLEISTUNGSFÄHIGKEIT

Egal ob man Marathonläufe absolviert, mit dem Fahrrad an Gran Fondos teilnimmt, bei Triathlons antritt oder sich einfach nur sportlich betätigt, um fit zu bleiben – das Training funktioniert bei beiden Geschlechtern ähnlich. Wenn Sie länger und härter trainieren, werden Sie fitter. Ihr Körper kann mehr Sauerstoff aufnehmen und verwerten (das ist Ihre maximale Sauerstoffaufnahmekapazität VO_2max), Sie können Ihr Tempo erhöhen, bevor Ihre Muskeln die Segel streichen (das ist Ihre Laktatschwelle, die sich bemerkbar macht), Sie werden stärker und schlanker (Sie bauen Muskeln auf und verbrennen Fett) und Ihre Leistung verbessert sich.

Doch von dem Freiwasserschwimmen-Beispiel abgesehen, überflügeln Männer uns trotzdem in allen Kategorien. Sie laufen schneller, gehen schneller und fahren schneller

Fahrrad als wir. Vom 800-Meter-Lauf bis hin zum Marathon liegen die Weltrekordzeiten von Frauen ungefähr um 11 Prozent unter denen der Männer.

Warum ist das so? Nun ja, aus dem gleichen Grund, aus dem die Fahrerin eines Toyota Prius ein paar gerissene Manöver hinlegen muss, wenn sie ein Rennen gegen einen Ford Mustang gewinnen will: Wir starten mit einem kleineren Motor. Als Frau haben Sie ein kleineres Herz, ein geringeres Herzvolumen, eine kleinere Lunge (25 bis 30 Prozent weniger Kapazität als Männer) und einen niedrigeren diastolischen Druck (der Druck in den Arterien, wenn das Herz zwischen zwei Schlägen erschlafft und die Ventrikel sich wieder mit Blut füllen), was uns dafür prädisponiert, niedrigere maximale Herzschlagfrequenzen zu haben und bei Hitze anfälliger für eine Dehydrierung zu sein. Das bedeutet auch, dass unser Herz mit jedem Schlag weniger sauerstoffreiches Blut pumpt – das Herzzeitvolumen von Frauen ist ungefähr 30 Prozent niedriger als das von Männern.

Weniger sauerstoffreiches Blut bedeutet, dass wir häufiger atmen müssen, und infolgedessen müssen unsere Atemmuskeln wie die Muskeln des Zwerchfells und die Zwischenrippenmuskeln härter arbeiten und benötigen eine Menge Energie. Wie andere Skelettmuskeln sind die Atemmuskeln darauf angewiesen, dass ausreichend Blut fließt, damit sie ihren Sauerstoffbedarf decken können. Wenn Sie bei der Atemarbeit höhere Sauerstoffaufwendungen haben, wird Ihr Köper Ihren Atemmuskeln bei maximaler Belastung wahrscheinlich eine erhöhte Blutzufuhr zukommen lassen. Wenn Sie dann das Tempo erhöhen und schwer atmen, kann es schwierig sein, beim Laufwettkampf gegen Männer mitzuhalten, weil weniger Blut in Ihre Beine fließt.

Testosteron verleiht Männern ebenfalls einen kleinen Vorteil, weil das männliche Sexualhormon die Produktion roter Blutkörperchen erhöht, die Sauerstoff aufnehmen und zu den arbeitenden Muskeln transportieren. Im Durchschnitt haben Männer 6 Prozent mehr rote Blutkörperchen als Frauen, und die Hämoglobinkonzentration (Hämoglobin ist das Molekül im Blut, das den Sauerstoff transportiert) im Blut von Männern ist 10- bis 15-mal höher als in dem von Frauen.

Die Tatsache, dass Frauen ein kleineres Herz, eine kleinere Lunge und eine niedrigere Sauerstofftransportkapazität haben, bedeutet, dass wir eine niedrigere maximale Sauerstoffaufnahmekapazität (die maximale Menge Sauerstoff, die der Körper verwerten kann, um Energie zu erzeugen) haben als Männer. Wie in dem folgenden Diagramm zu sehen ist, ist die VO_2max von Frauen im Durchschnitt 15 bis 20 Prozent niedriger als die von Männern. Wenn ein Athlet und eine Athletin also die gleiche sportliche Aktivität verrichten, hat die Frau eine höhere Herzschlagfrequenz und benötigt mehr Sauerstoff für die gleiche Belastung.

RELATIVE MAXIMALE SAUERSTOFFAUFNAHME
BEI FRAUEN UND MÄNNERN

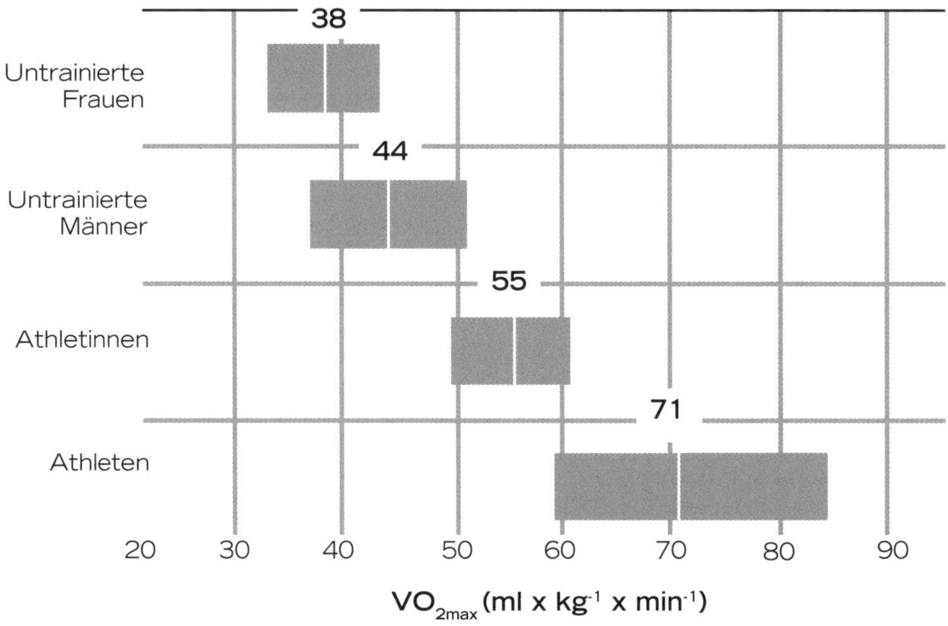

Aufgrund unserer Hormone verwenden wir während des aeroben Trainings auch auf unterschiedliche Weise Energie. In den folgenden Kapiteln befassen wir uns eingehender damit, aber generell lässt sich sagen, dass unser Körper aufgrund unseres hohen Östrogenspiegels weniger stark auf Kohlenhydrate und stärker auf Fett zurückgreift als der Körper von Männern. Das klingt nach einer guten Sache, und in gewisser Weise ist es auch gut, weil Fett die Hauptbrennstoffquelle für aerobes Training ist. Aber wenn wir uns wirklich intensiv anstrengen müssen, ist es wiederum nicht so gut, weil die Neigung unseres Körpers, Glykogen zu sparen (die während der Hochhormonphase unmittelbar vor der Menstruation besonders ausgeprägt ist), es erschweren kann, intensive Belastungen zu vollbringen. Wenn wir die anaerobe Schwelle überschreiten, brauchen wir die Kohlenhydrate dringend, um das anaerobe Energiesystem mit Brennstoff zu versorgen. Wenn Ihnen in Ihrem Blut die Kohlenhydrate ausgehen, kann das bedeuten, dass Sie es langsamer angehen müssen, anstatt Gas zu geben. Das kommt daher, dass Ihr Körper einfach nicht auf das gespeicherte Glykogen zurückgreifen kann, das er benötigt, um die Energie bereitzustellen, die Sie abrufen wollen.

Da wir gerade von Energie reden: Weil Männer größere Typ-2-Muskelfasern und damit auch die mit ihnen einhergehenden energieproduzierenden Enzyme haben, verfügen sie auch über eine höhere glykolytische Kapazität als Frauen. Weniger geschwollen ausgedrückt könnte man sagen, dass ihr Körper in der Lage ist, in Abwesenheit von Sauerstoff mehr Glucose zu verbrennen. Das hilft ihnen dabei, uns bei kurzzeitigen intensiven Belastungen zu überflügeln, aber es bedeutet auch, dass ihr Körper Laktat akkumuliert (eine Chemikalie, die der Körper produziert und während hoch intensiver Belastungen als Energie verwendet). Doch wenn mehr Laktat produziert wird, als abgebaut werden kann, führt dies zu einer Übersäuerung der Muskeln oder dazu, dass die Muskeln »brennen«, was einen zwingt, langsamer zu werden. Infolgedessen benötigen Männer nach intensiven Belastungen eine längere Phase für die Regeneration. Frauen hingegen haben einen größeren Vorteil, wenn es um Ausdauer geht, weil unsere Typ-1-Muskelfasern effizienter darin sind, für die Energiegewinnung Fett zu verwenden und Glucose zu sparen.

Unterm Strich schwitzen Frauen auch eher zu viel Natrium aus und zehren eher von ihren Muskeln, um Energie zu gewinnen. Zudem fällt es unserem Körper in der prämenstruellen Hochhormonphase, wenn der Progesteronspiegel hoch ist, schwerer, diese Muskeln nach dem Training wieder aufzubauen und zu reparieren.

Was soll eine Frau also tun? Gehen wir noch mal zurück zu der raffinierten Prius-Fahrerin. Natürlich wird der Mustang sie in einem Beschleunigungsrennen schlagen. Vielleicht sogar bei einem Rennen durch New Jersey. Aber das effiziente kleine Auto wird sehr viel länger bei geringerem Benzinverbrauch vor sich hinschnurren und den PS-starken Mustang auf der langen Strecke vielleicht sogar besiegen.

An der äußersten Spitze auf dem höchsten Leistungsniveau, wo die absoluten Spitzensportler gegeneinander antreten, wird die schnellste Frau wahrscheinlich nie vor dem schnellsten Mann über die Zielgerade laufen, weil sie, was die Körpergröße angeht, zu nahe beieinander liegen. (Die Gewichtsunterschiede von Top-Marathonläufern – egal ob männlich oder weiblich – rangieren innerhalb einer Marge von kaum mehr als 2 Kilogramm.) Doch für alle anderen von uns gilt, dass es durchaus im Bereich des Möglichen liegt, mit den Männern gleichzuziehen oder sie abzuhängen, wenn wir unsere einzigartige Physiologie kennen und mit ihr zu arbeiten wissen. Was das angeht, geht es darum, durch Training Blutplasmavolumen (den flüssigen Teil des Blutes) aufzubauen und den Körper mit der Nahrung zu versorgen, die er benötigt, um den Stoffwechsel auf Touren zu halten. Damit werden wir uns in den folgenden Kapiteln eingehend befassen.

HORMONE IM ÜBERBLICK

Hormone spielen bei jeder körperlichen Funktion eine große Rolle. Das sieht man sehr deutlich in der Welt des Sports. Im Folgenden ein Überblick über die wichtigsten Wirkungen männlicher und weiblicher Hormone.

Testosteron (das wichtigste männliche Hormon) bewirkt:

- Knochenbildung, größere Knochen
- Proteinsynthese (der biologische Muskelaufbauprozess), größere Muskeln
- Erythropoetin-(EPO)-Sekretion, erhöhte Produktion von roten Blutkörperchen

Östrogen (das wichtigste weibliche Hormon) bewirkt:

- Fettablagerung (Lipoproteinlipase, das Enzym, das dafür verantwortlich ist, Fettsäuren aus dem Blut aufzunehmen und in das Fettgewebe zu transportieren; Östrogen verstärkt diesen Prozess)
- Hemmung anaboler Stimulation (erschwert den Muskelaufbau)
- schnelleres, kürzeres Knochenwachstum
- kleinere Statur, geringere Gesamtkörpermasse
- mehr Fettmasse und höherer Körperfettanteil

SCHNELLE FRAUEN: UNSERE STÄRKE, GESCHWINDIGKEIT UND KRAFT

Das hier ist was für Sie, liebe CrossFit-Athletinnen und Sprinterinnen. Wie Sie in dem Abschnitt über die Körperzusammensetzung gesehen haben, besteht der größte Anteil Ihrer Muskelfasern aus Typ-1-Fasern, die Ihnen dabei helfen können, einen schnellen 10-Kilometer-Lauf zu laufen, aber nicht unbedingt viel dazu beitragen, Kipping-Pull-ups oder intensive Einsätze auf dem Fußballplatz zu absolvieren. Aber das heißt nicht, dass Sie Ihre Typ-2-Muskelfasern nicht durch Krafttraining aufbauen können. Das können Sie nämlich ganz gewiss.

Mithilfe von Training können Sie genau genommen fast so stark werden wie ein Mann, zumindest in relativer Hinsicht. Als Wissenschaftler zum Beispiel 52 junge Männer und 50 junge Frauen auf Ergometern bei einem maximalen Belastungstest gegeneinander antreten ließen, stellten die Männer die Frauen locker in den Schatten. Sie erreichten gut 50 Prozent höhere Spitzenleistungen. Aber die Männer waren deutlich schwerer. Als die Wissenschaftler das Augenmerk darauf richteten, wie viel Leistung die Teilnehmer pro Kilogramm Körpergewicht erzeugen konnten, verringerte sich der Unterschied signifikant auf 15 Prozent. Als sie noch einen Schritt weitergingen und die Leistung bezogen auf die fettfreie Körpermasse berechneten, verringerten sich die Werte auf 2,5 Prozent und waren damit ziemlich ähnlich und statistisch nicht mehr signifikant.

Genau wie in der Welt des Cardiotrainings wird selbst die stärkste, kräftigste Frau den stärksten, kräftigsten Mann beim Bankdrücken nicht überflügeln oder beim 100-Meter-Sprint vor ihm über die Ziellinie laufen. Aber es gibt ganz gewiss viele Frauen, die viele Männer übertreffen können und stärker sind als viele Männer. Wir sind genauso trainierbar wie Männer. Selbst wenn wir durch Training weniger Hypertrophie (Muskelwachstum und eine Zunahme der Größe der Muskelzellen) erreichen als Männer, zeigen Forschungserkenntnisse, dass der relative Hypertrophie- und Kraftgewinn bei Frauen und Männern, die auf gleiche Weise trainieren, ziemlich übereinstimmend ist.

Das bringt mich zu dem Problem, das bei Ihnen vielleicht im Raum steht, aber nicht angesprochen wird. Können Frauen durch Krafttraining stämmig werden? Alle sagen »Nein«, aber dann liest man immer wieder Artikel in Frauenzeitschriften, in denen vor zu viel muskelaufbauendem Training gewarnt wird, wenn man nicht dick werden will (ungeachtet der Tatsache, dass Muskeln kein Fett sind). Ein Paradebeispiel dafür ist ein Artikel, der vor einigen Jahren im Modemagazin *Harper's Bazaar* erschien und in dem es unter der Überschrift »Macht Spinning Sie dick?« hieß: »Immer mehr Indoor-Cycling-begeisterte Frauen steigen vom Fahrrad, weil sie überzeugt sind, davon einen dicken Hintern zu bekommen.« Klar. Und im weiteren Verlauf des Artikels wird ein bekannter Trainer zitiert, der den Models, die bei ihm trainieren, verbietet, überhaupt jemals aufs Rad zu steigen, damit ihr Unterkörper nicht zu füllig wird. Seufz.

Was ist also die Wahrheit? Ja, intensives Widerstandstraining im Fitnessstudio oder auf einem Spinning Bike kann Ihre Muskeln vergrößern. Haben Sie sich mal Läuferinnen angesehen, die Laufbahntraining absolvieren? Deren Quadrizepse sind nicht klein. Sie sind kräftig und ja, oft auch ausgeprägt. Das kommt von hartem, intensivem Training im Fitnessstudio und davon, sich auf dem Ergometer im höchsten Gang abzumühen. Für CrossFit-Enthusiastinnen, Ruderinnen, Sprinterinnen und alle anderen Frauen, die maximales Krafttraining betreiben, gilt das Gleiche. Diese Frauen stört die Größe ihrer Muskeln normalerweise nicht im Geringsten, weil diese Muskeln es ihnen ermöglichen, den Sport zu treiben, den sie treiben wollen, und auf dem von ihnen gewünschten Niveau bei Wettkämpfen anzutreten.

Hypertrophie verleiht Ihren Muskeln einen guten Tonus. Aber wenn Sie wirklich nicht auf größere Muskeln stehen, können Sie trotzdem Krafttraining machen, und zwar ohne unerwünschte Muskelmasse aufzubauen. Tatsächlich könnten Sie als Frau in dieser Hinsicht sogar einen Vorteil haben. Bei Frauen spielen neuronale Mechanismen (Hirn-Muskel-Verbindungen) im Hinblick auf die Anpassungen beim Krafttraining eine größere Rolle als bei Männern. Wenn Sie also Kraftübungen und wenige Wiederholungen mit schweren Gewichten machen, erhöhen Sie die Anzahl von Muskelfasern, die für eine Kontraktion rekrutiert werden, sorgen aber nicht dafür, dass Muskeln wirklich signifikant größer werden. Kurz gesagt haben Sie am Ende stärkere, kraftvollere Kontraktionen bei weniger Muskelmasse.

Wie Sie in Kapitel 6 sehen werden, gibt es viele Möglichkeiten, sich die Kraft und die Stärke anzutrainieren, die Sie haben wollen, ohne dabei Muskelmasse aufzubauen. Aber machen Sie sich bitte keine Sorgen wegen ein bisschen Muskelmasse. Wie es heißt, ist stark sein jetzt sexy. Außerdem ist es einfach nur schlau, denn wenn Sie älter werden und anfangen, kostbares mageres Muskelgewebe zu verlieren, werden Sie sich über jegliches Muskelgewebe freuen, das Sie noch in Reserve haben!

FRAUEN IM RUHEZUSTAND: WIE FRAUEN SICH REGENERIEREN

Um bestmöglich von Ihrer harten Arbeit im Fitnessstudio, auf dem Sportplatz, dem Spielfeld, dem Fahrrad oder im Gelände zu profitieren, muss die Qualität Ihrer Regenerationsphasen der Qualität Ihres Trainings entsprechen, wenn Sie darauf hoffen, messbare Verbesserungen feststellen zu können. Kurz gefasst: Trainieren Sie hart, aber strengen Sie sich bei der Regeneration noch mehr an. Und an dieser Stelle muss ich Ihnen die Nachricht überbringen, dass Frauen es tatsächlich ein wenig schwerer haben, sich zu regenerieren.

Zum einen ist die Kapazität unserer Muskeln, Glykogen umzusetzen (auf gespeicherte Kohlenhydrate zuzugreifen und diese zu verwerten), grundsätzlich geringer als die von Männern, insbesondere während der Phasen, in denen unser Östrogenspiegel hoch ist. Das verlangsamt zum anderen unseren Regenerationsprozess, weil unser Körper die verfügbaren Kohlenhydrate nicht nur benötigt, um im Verlauf des Trainings nicht von den Muskeln zehren zu müssen, sondern auch, um uns dabei zu helfen, uns nach dem Training schnell zu regenerieren.

Solange der Körper von Frauen im Vergleich zu dem von Männern während des Trainings stärker auf Fett zurückgreift, ist in der Zeit der Regenerationsphase das Gegenteil der Fall. Während der Regeneration neigen Frauen dazu, mehr Kohlenhydrate zu verbrennen, wohingegen Männer in einem höheren Maß Fett verbrennen. Darüber hinaus geht der Stoffwechsel vom Fettverbrennungsmodus nach dem Training bei Frauen etwa drei Stunden, nachdem sie geduscht haben und sich wieder ihren Tagesgeschäften widmen, in den Normalzustand zurück, wohingegen die Fettverbrennung bei Männern bis zu 21 Stunden nach dem Training erhöht bleibt. Zudem verstärkt Progesteron den Muskelabbau (Katabolismus), und angesichts der katabolen Reaktionen während des Trainings ist es für Frauen wichtig, nach dem Training eine ordentliche Dosis Protein zu sich zu nehmen, um die Muskeln wiederaufzubauen und die Signale, die dem Körper signalisieren, Fett zu speichern, zu reduzieren. Wenn Sie sich also je gefragt haben, warum Männer, mit denen Sie trainieren, schneller abzunehmen scheinen als Sie, ist die Physiologie ein wichtiger Faktor, um diese Frage zu beantworten.

FRAUEN IN DER WELT: WIE FRAUEN AUF HITZE, KÄLTE UND HÖHE REAGIEREN.

Sind Sie eine Frau, hat Ihre Größe, Ihr Blutvolumen und Ihr Stoffwechsel einen Einfluss darauf, wie Sie auf Ihre Umgebung reagieren, insbesondere wenn Sie schwitzen (oder versuchen, sich warm zu halten). Und Sie haben es erfasst: Wie Sie auf eine bestimmte Umgebung reagieren, unterscheidet sich wahrscheinlich ein wenig davon, wie Männer darauf reagieren.

Beginnen wir mit dem wichtigsten Unterschied: der Thermoregulation. Das ist die Fähigkeit Ihres Körpers, unabhängig davon, wie glühend heiß oder eiskalt es ist, eine konstante Körperkerntemperatur von 36,6 Grad aufrechtzuerhalten.

Hormone spielen definitiv eine Rolle im Hinblick auf die Fähigkeit des Körpers, Sie kühl zu halten, wenn es heiß wird – die Körperkerntemperatur steigt zusammen mit dem Anstieg des Hormonspiegels –, aber ungeachtet von Östrogen und Progesteron haben Forschungserkenntnisse ergeben, dass Frauen beim Training in der Regel später anfangen zu schwitzen als Männer. (Wenn Sie mit Männern trainieren, haben Sie dieses Phänomen bestimmt schon selbst erlebt – an den Männern rinnen Schweißströme herunter, bevor Sie auch nur anfangen zu glänzen.) Darüber hinaus schwitzen wir auch weniger. Wenn Sie also einen nicht akklimatisierten Mann und eine nicht akklimatisierte Frau in Florida bei einem 5-Kilometer-Lauf gegeneinander antreten lassen, wird die Hitze der Frau in der Regel mehr zu schaffen machen als dem Mann.

Das vorausgeschickt, ist dies ein Phänomen, das trainierbar ist – und die Trainierbarkeit bestimmter Dinge ist ein Thema, das sich wie ein roter Faden durch dieses Buch zieht. Wenn man Zeit zum Akklimatisieren hat (wofür bis zu zwei Wochen erforderlich sein können), steigt die Hitzetoleranz beim Training von Frauen stärker als die von Männern, was dazu führt, dass sich dieser Unterschied zwischen den Geschlechtern so schnell auflöst wie ein Schweißtropfen in der Sonne Arizonas.

Wenn man gerade ein besonders schweißtreibendes Work-out absolviert hat, sieht die Sache anders aus. Frauen fällt es schwerer, die Hitze, die sie während des Trainings entwickelt haben, wieder abzubauen, insbesondere, wenn die Hormonspiegel hoch sind. Ein paar kühlende Maßnahmen, wie in den Pool zu springen, sich ein eiskaltes Erfrischungsgetränk zu genehmigen oder sich einen Wasserschlauch über den Kopf zu halten und sich abzuspritzen, können den Prozess beschleunigen.

Aber was ist mit dem entgegengesetzten Phänomen, also mit Kälteempfindlichkeit? Einige Untersuchungen legen nahe, dass Frauen eine leicht höhere durchschnittliche Körperkerntemperatur haben als Männer (36,6 gegenüber 36,3), wohingegen ihre Handtemperatur leicht niedriger ist (30,7 Grad gegenüber 32,2 Grad). Das ist auch der Grund dafür, dass das Raynaud-Syndrom (bei dem die Durchblutung als Reaktion auf Kälte oder emotionalen Stress dramatisch abnimmt, was zu Schmerzen in den Fingern und Zehen und zu deren Erblassen führen kann und manchmal auch andere Körperbereiche betrifft) als ein Frauenleiden erachtet wird. Wenn Ihre Hände kalt sind, frieren Sie. Deshalb brauchen Sie vielleicht dickere Fäustlinge oder beheizbare Handschuhe, um genauso entspannt trainieren zu können wie der Mann neben Ihnen, wenn die Temperaturen sinken. (Wie Sie mit extremen Bedingungen umgehen, erfahren Sie in Kapitel 13.)

Wie sieht es aus, wenn wir uns in die dünne Luft begeben, die in großer Höhe herrscht? Im Rahmen einer Studie untersuchten Wissenschaftler eine Gruppe von Männern und Frauen beim Training auf Meereshöhe und dann erneut, während sie sich akklimatisierten, um sich an die Höhe des Pikes Peak in Colorado zu gewöhnen (der 4.300 Meter hoch ist). Sie fanden heraus, dass Männer in großer Höhe tendenziell mehr Kohlenhydrate als Brennstoff für sportliche Aktivitäten verwenden, wohingegen Frauen noch mehr Fett verbrannten als in den tieferen Gefilden. Da Frauen über mehr Fettspeicher verfügen als Männer und Fett im Vergleich zu Kohlenhydraten eine unbegrenzt verfügbare Energiequelle ist, haben wir in hohen Bergregionen Männern gegenüber einen Vorteil.

GLEICH, ABER UNTERSCHIEDLICH

Wie Frauen im Vergleich zu Männern im Hinblick auf ihre sportliche Leistungsfähigkeit abschneiden, lässt sich am besten so zusammenfassen: Wir sind ziemlich gleich, auch wenn wir unterschiedliche physiologische Bedürfnisse haben. Absolut gesehen mögen wir es mit einem Mann ähnlicher Größe vielleicht nicht an Kraft, Schnelligkeit und absoluter Ausdauer aufnehmen können. Aber wir sind nicht weit davon entfernt.

Und – ich sage es noch mal – unser Körper ist sehr gut trainierbar. Wenn man Training mit in die Gleichung einbezieht, schrumpft der Unterschied zwischen den Geschlechtern gewaltig. Wenn man sich die Rekorde der Olympischen Spiele ansieht, liegt der durchschnittliche Unterschied im Hinblick auf die für Goldmedaillen erbrachten

Leistungen unter Berücksichtigung sämtlicher Disziplinen zwischen Männern und Frauen bei etwa 10 Prozent. Bei Disziplinen wie Schießen oder Reiten, bei denen der Erfolg nicht nur von physischen Fähigkeiten abhängt, sondern auch vom Gleichgewichtsgefühl und mentaler Konzentration, gleichen die Leistungen der Frauen oft denen der Männer.

Ich behaupte, dass viele der Unterschiede, die wir zwischen Männern und Frauen im Hinblick auf deren Fähigkeiten wahrnehmen, genau das sind: Wahrnehmungen. Die Gesellschaft richtet an Frauen immer noch andere sportliche Erwartungen als an Männer. Und oft haben wir Frauen an uns selbst auch andere Erwartungen als an Männer. Wir haben die Macht, vieles von dem zu ändern. Wir müssen nur bereit sein zu lernen und es zu versuchen. Hängen wir dies also weiter an die große Glocke.

DIESE HÜFTEN SIND ZUM GEBÄREN GESCHAFFEN

Frauen haben aus einem bestimmten Grund eine Figur wie eine Sanduhr: Wir brauchen breitere Hüften, wenn wir beschließen, Babys auf die Welt zu bringen. Das Problem ist, dass dieselben breiten Hüften, die die Geburt von Babys erleichtern, dafür sorgen können, dass uns andere physische Aufgaben wie Laufen und Springen schwerer fallen als Männern. Breite Hüften erhöhen den sogenannten Q-Winkel, den Winkel zwischen der Verlaufsrichtung des Quadrizeps und der Patellasehne, die uns dabei hilft, das Knie richtig strecken und beugen zu können.

Eine Studie, an der 100 Männer und Frauen teilnahmen, ergab, dass der durchschnittliche Q-Winkel der Frauen 15,8 Grad betrug, während er im Vergleich dazu bei den Männern bei 11,2 Grad lag. Das ist ein signifikanter Unterschied, der uns anfälliger dafür macht, unter X-Beinen oder einer Pronation (Einwärtsdrehung) des Fußes zu leiden. Darüber hinaus tendieren weibliche Gelenke (und weibliches Gewebe sowie Kollagen, der wichtigste Baustein des Gewebes) dazu, hyperflexibel zu sein, was großartig sein kann, wenn man gymnastische Übungen machen möchte, aber nicht ganz so vorteilhaft für die allgemeine Stabilität ist und dazu führt, dass Bereiche wie die Kniescheibe besonders anfällig dafür sind, aus ihrer Position zu rutschen und Schmerzen und Verletzungen zu verursachen.

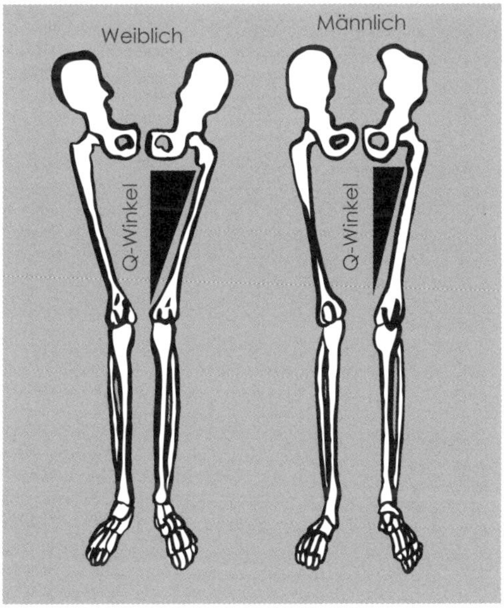

Diese Unterschiede im Körperbau sind auch der Grund dafür, dass Frauen anfälliger dafür sind, unter trainingsbedingten Knieproblemen wie Chondromalazie, einer degenerativen Erkrankung des Gelenkknorpels, oder Schmerzen im vorderen Kniebereich zu leiden, weil sie ihr Knie nicht richtig beugen und strecken können. Im Laufe der Zeit kann der Knorpel unter der Kniescheibe geschädigt werden, ohne dass wir es auch nur bemerken. Darüber hinaus sind wir anfälliger für akute Knieverletzungen wie Risse und Blow-out-Frakturen des vorderen Kreuzbands. Tatsächlich ist das Risiko, dass das vordere Kreuzband, das wichtigste stabilisierende Band des Kniegelenks, reißt, bei jungen Sportlerinnen siebenmal höher als bei jungen Sportlern. Das liegt daran, dass die Knie der Sportlerinnen nach einem Sprung nach innen kollabieren.

Diese Ungleichgewichte und deren Folgen können leicht (sogar von Ihnen selbst) beurteilt und korrigiert werden, sodass Sie über eine solidere, stabilere Biomechanik verfügen. Im Wesentlichen geht es darum, die Stabilisatoren in der Körpermitte und den Hüften zu stärken, damit Ihre Knie sich ungeachtet dessen, wie Sie laufen, springen und landen, korrekt ausrichten. In Kapitel 6 befassen wir uns eingehender mit diesem Thema.

PEAK-PERFORMANCE ▶▶▶

AUF DEN PUNKT GEBRACHT

- Als Frau haben Sie mehr essenzielles Fett, der größte Teil Ihrer mageren Körpermasse befindet sich in Ihrem Unterkörper, und Sie haben einen größeren Anteil an Typ-1-Ausdauer-Muskelfasern (auch Slow-twitch-Muskelfasern genannt) als Männer.

- Frauen verbrennen beim Training von Natur aus gut Fett. Das ist sehr gut für die Ausdauer, aber manchmal brauchen Sie einen Schub, wenn Ihr Körper auf die gespeicherten Kohlenhydrate zurückgreifen muss, um besondere Anstrengungen zu meistern.

- Unter Berücksichtigung des jeweiligen Körpergewichts ist eine gut durchtrainierte Frau beinahe so gut wie ihr männlicher Gegenpart.

- Es ist leider wahr: Männer nehmen leichter ab als wir. Aber eine Erhöhung Ihrer Proteinzufuhr kann sehr hilfreich sein.

- Spitzensportlerinnen werden ihre männlichen Wettkampfgegner wahrscheinlich nie einholen, aber sie sind schon ziemlich nahe an sie herangekommen. (Unter Berücksichtigung aller Disziplinen beträgt der Leistungsunterschied gerade mal 10 Prozent.) Und viele starke, trainierte Frauen können einen Durchschnittsmann locker in die Tasche stecken.

2

WIE SIE IHREN MENSTRUATIONSZYKLUS ENTMYSTIFIZIEREN UND BEHERRSCHEN

IM HINBLICK AUF IHRE SPORTLICHE LEISTUNGSFÄHIGKEIT MUSS IHRE PERIODE KEIN FLUCH SEIN

Historisch gesehen haben sich Frauen wegen ihrer Menstruation lange geschämt und darüber geschwiegen. Auch wenn es nicht explizit ausgesprochen wird, lautet die zugrunde liegende Botschaft, dass die Menstruation etwas ist, worüber man nicht spricht. Man kümmert sich einfach darum und kommt damit klar. Was den Bereich des Sports angeht, wurden Fragen und Probleme, die etwas mit der Menstruation zu tun haben, weitgehend umgangen und ignoriert. Einige Frauen fürchten sogar, dass ihre Periode als ein Zeichen von Schwäche angesehen werden könnte. Tatsächlich wurden Frauen noch bis weit ins letzte Jahrhundert hinein davor gewarnt, während der Menstruation Sport zu treiben, weil man befürchtete, dass dies ihrer Gesundheit schaden könnte.

Wenn man Sie dazu gebracht hat zu glauben, dass die Menstruation etwas ist, worüber man nicht spricht, werden Sie sie höchstwahrscheinlich nicht als Entschuldigung dafür benutzen, keine Bestleistung zu erbringen. Doch selbst wenn wir das Thema ansprechen, wird es oft mehr oder weniger beiseitegeschoben. Als ich an der *Purdue University* mein Grundstudium absolvierte und im Stoffwechsel-Labor an diagnostischen Untersuchungen teilnahm, fragte ich meinen Professor, warum ich manchmal unterschiedliche Ergebnisse erhielt, obwohl alle Parameter gleich waren (später wurde mir klar, dass dies auf die Phase meines Zyklus zurückzuführen war). Die Antwort, die ich bekam, war absolut typisch: »Ach, das ist nur eine Anomalie. Wir verwenden einfach die Daten der Jungs.« Später, als ich mich darauf konzentrieren wollte, Unterschiede zwischen den Geschlechtern zu erforschen, riet mir der Professor, der mich betreute, davon ab. Er wies darauf hin, dass der weibliche Körper zu schwer zu verstehen sei, da Östrogen und Progesteron die Ergebnisse verzerren könnten.

Aber die physiologischen Auswirkungen sind real. Es gibt von Geburt an Unterschiede zwischen den Geschlechtern, die sich jedoch erst mit Beginn der Pubertät richtig bemerkbar machen, wenn bei den Jungen der Testosteronspiegel ansteigt (was die Entwicklung der Muskelmasse stimuliert) und bei den Mädchen der Menstruationszyklus einsetzt. Sobald dieser Zyklus einmal in Gang gesetzt ist, hat er für den Rest der reproduktiven Phase einer Frau tiefgreifende Auswirkungen. Es ist der natürliche Rhythmus des Lebens, mit dem wir klarkommen müssen. Wir sind es uns selbst schuldig, die Auswirkungen unseres Menstruationszyklus nicht länger zu ignorieren, ganz gleich, wie tiefgreifend oder geringfügig diese für Sie auch sein mögen. Sie müssen nicht im Stillen leiden. Tatsächlich können Sie es mithilfe richtiger Ernährung und einer klugen Planung Ihres Trainings schaffen, Ihren Menstruationszyklus so weit in den Griff zu bekommen und erfolgreich zu meistern, dass die Fitnessziele, die Sie sich gesetzt haben, nicht durch Migräne, Übelkeit, Aufgeblähtheit und Krämpfe beeinträchtigt werden.

ENTMYSTIFIZIEREN WIR DIE ZYKLUSPHASEN

Wahrscheinlich haben Sie all dies im Biologieunterricht in der Mittelstufe gelernt, aber wenn Sie keinen Auffrischungskurs besucht haben, können Sie sich vielleicht nicht an alle Details im Zusammenhang mit dem Menstruationszyklus erinnern. In Wahrheit haben viele Frauen sie beim ersten Mal auch gar nicht richtig verstanden. Beginnen wir also mit einer kleinen Wiederholung.

Der durchschnittliche Menstruationszyklus dauert 28 Tage (obwohl er zwischen 21 und 35 Tagen dauern kann und nicht immer so läuft wie ein Uhrwerk) und gliedert sich in zwei 14-tägige Phasen. Ihr Zyklus beginnt an dem Tag, an dem Ihre Periode beginnt. Die Tage 1 bis 14 sind die sogenannte follikuläre Phase. Die Tage 15 bis 28 bilden die Lutealphase. Der Eisprung findet ungefähr in der Mitte statt. Der ganze Zyklus wird durch steigende und fallende Hormonspiegel gesteuert.

DER ZYKLUS AUF EINEN BLICK:

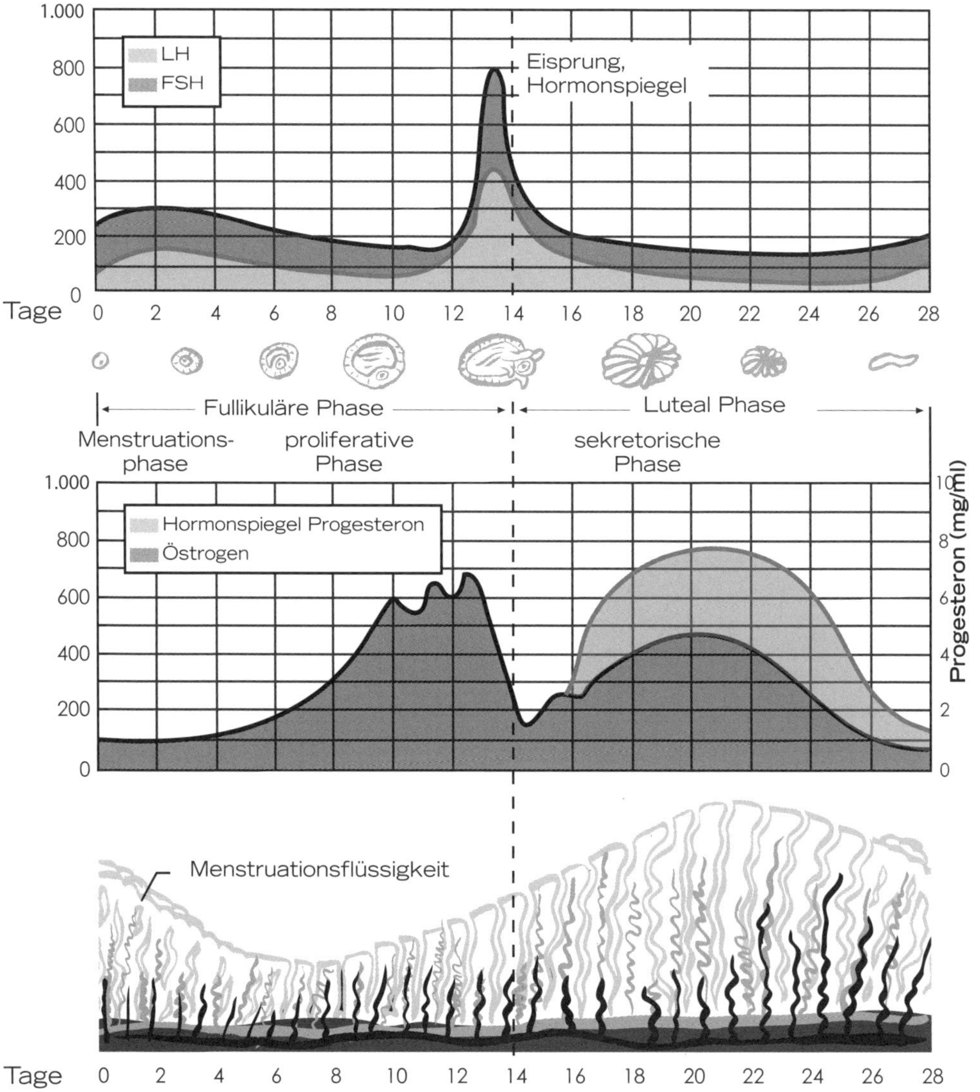

Nach dem Ende der Periode – ungefähr am 5. oder 6. Tag des Zyklus – beginnen die Eierstöcke während der Follikelphase allmählich, die Östrogenproduktion zu steigern. Durch den Anstieg des follikelstimulierenden Hormons (FSH) während der ersten Tage des Zyklus werden einige Eierstockfollikel stimuliert, zu sprungbereiten Eizellen zu »reifen«. Um den 12. Tag herum steigt der Östrogenspiegel zusammen mit dem Spiegel des luteinisierenden Hormons (LH), das den Eisprung bewirkt, an, und eine Eizelle wird aus dem Eierstock freigesetzt und springt in den Eileiter. Zu diesem Zeitpunkt sinkt der Östrogenspiegel, steigt aber wieder, um den Körper für den Fall, dass die Eizelle befruchtet wird, in den Einnistungsmodus umzustellen. Während dieser Phase – der Lutealphase – kommen die Hormone mächtig in Schwung. Der Progesteronspiegel steigt an und übersteigt den Östrogenspiegel, um die Gebärmutterschleimhaut auf die Einnistung der Eizelle vorzubereiten. Sowohl der Östrogen- als auch der Progesteronspiegel erreicht seinen Höhepunkt ungefähr 5 Tage vor der Menstruation. Dies ist der Zeitpunkt, zu dem die Symptome des Prämenstruellen Syndroms (PMS) auftreten können. Wenn sich keine befruchtete Eizelle einnistet, sinkt der Progesteronspiegel, die Gebärmutterschleimhaut wird ausgeschieden, und der Zyklus beginnt wieder mit Tag 1.

PERIODE UND SPORTLICHE LEISTUNGSFÄHIGKEIT: DEN MENSTRUATIONSZYKLUS BEHERRSCHEN

Was bedeutet all das für Ihre sportliche Leistungsfähigkeit? Ich möchte mit einer Tatsache beginnen, die viele Frauen überrascht. Sie können aufhören, sich Sorgen darüber zu machen, ob Sie am Wettkampftag Ihre Periode haben. Jede Frau macht sich Sorgen darüber, bei einem wichtigen Wettkampf womöglich ihre Tage zu haben. In Wahrheit wirken sich Ihre Hormone jedoch günstig auf Ihre Leistung aus, wenn Ihre Periode einsetzt. Halten Sie sich vor Augen, dass Paula Radcliffe 2002 in Chicago den Weltrekord als schnellste Marathonläuferin aufstellte, während sie unter Menstruationskrämpfen litt!

Wenn man darüber nachdenkt, ergibt das auch Sinn. Sobald die Möglichkeit einer Schwangerschaft ausgeschlossen ist, geht der Körper in einen entspannteren Modus über, und all die Energiesysteme, auf die in der Hochhormonphase zugegriffen wird, stehen Ihnen nun für körperliche Aktivitäten zur Verfügung. Dasselbe gilt für die Niedrighormonphase, die auf Ihre Periode folgt. So paradox es erscheinen mag, in trainingsphysiologischer Hinsicht gleicht Ihr Körper am ehesten während Ihrer Menstruation und in den Tagen danach demjenigen eines Mannes. Und wissen Sie was? Während dieser Phase sind Sie auch stärker. In einer Studie, an der 20 sportlich aktive Frauen teilnahmen, haben Forscher herausgefunden, dass diese während der Niedrighormonphase größere Kraftsteigerungen erzielen und mehr Kraft aufbringen konnten als während der Hochhormonphase. Während der Niedrighormonphase werden Sie wahrscheinlich auch weniger Schmerzen verspüren und sich schneller regenerieren.

Ganz egal, ob Sie ein Work-out machen, anderweitig trainieren oder an einem Wettkampf teilnehmen – es wird sich leichter anfühlen, wenn Sie sich in der Niedrighormonphase Ihres Zyklus befinden, die am ersten Tag der Menstruationsblutung beginnt. Es gibt zwar nur sehr wenige spezifische Studien über die sportliche Leistungsfähigkeit während des gesamten Menstruationszyklus, doch eine Studie, an der Schwimmerinnen teilnahmen, ergab, dass die Frauen ihre schnellsten Zeiten während der Menstruation und ihre langsamsten während der prämenstruellen Phase erzielten.

Das bedeutet nicht, dass Sie zum Scheitern verurteilt sind, wenn ein entscheidender Wettkampf an einem Tag stattfindet, an dem Sie sich gerade in einer Zyklusphase mit einem hohen Hormonspiegel befinden. Untersuchungen zeigen, dass wichtige Leistungsindikatoren wie die maximale Sauerstoffaufnahmekapazität VO_2max und die Laktatschwelle (der Punkt, an dem Ihre Muskeln zu brennen beginnen) während des gesamten Zyklus konstant bleiben, sodass Sie im Ausdauersport selbst dann, wenn Sie unter PMS leiden, noch eine persönliche Bestleistung erzielen können. Wenn Sie jedoch Schlagsport- und Ballsportarten wie Fußball oder Lacrosse betreiben, kann es sein, dass Sie während dieser Phase Ihres Zyklus einen Leistungsabfall feststellen. In mehreren Studien wurde während der prämenstruellen und der menstruellen Phase eine verringerte Reaktionszeit, eine reduzierte neuromuskuläre Koordination und geringere manuelle Geschicklichkeit festgestellt. Bei diesen Sportarten ist es also etwas schwieriger – und umso wichtiger –, alles zu tun, was Ihnen möglich ist, um während des Spiels einen klaren Kopf zu bewahren. Es gibt auch Hinweise darauf, dass der Blutzuckerspiegel, die Atemfrequenz und die Thermoregulation während dieser Phase des Monatszyklus negativ beeinflusst werden, was durchaus für die leichte Abnahme der aeroben Kapazität und der Kraft verantwortlich sein kann.

Ich würde lügen, wenn ich behaupten würde, dass sich das Training während der Tage mit hohem Hormonspiegel vor der Periode nicht anstrengender anfühlt. Und es besteht kein Zweifel, dass dies Ihre Leistung beeinträchtigen kann. Ein Beispiel dafür ist die britische Tennis-Sensation Heather Watson, die für Aufsehen sorgte, als sie ihre unerwartete Niederlage in der ersten Runde der Australian Open im Jahr 2015 auf »Frauenprobleme« zurückführte. Es ist eine Tatsache, dass der zyklische Anstieg und Abfall Ihrer Hormonspiegel mehr beeinflusst als nur Ihre Menstruation. Die natürlichen Schwankungen dieser starken biochemischen Botenstoffe wirken sich auf Ihren Stoffwechsel während des Trainings aus, darauf, auf welche Energiequellen Ihr Körper als Brennstoff zurückgreift und welche er als Reserve zurücklässt, auf Ihr Plasmavolumen (das zum Schwitzen benötigt wird), darauf, wie gut Sie Hitze vertragen, auf ihre Stimmung und auf vieles mehr. Im Folgenden einige der »Frauenprobleme«, die auftreten können, insbesondere dann, wenn die Hormonspiegel steigen, und ein paar Tipps, wie Sie diese Probleme am besten in den Griff bekommen können:

Es ist schwieriger, Muskeln aufzubauen. Jeder schreibt Testosteron zugute, den Männern ihre Muskelmasse zu verschaffen. Doch das ist nicht die ganze Geschichte. Unsere hohen Spiegel an weiblichen Hormonen spielen eine große Rolle in der Gleichung.

Der Anstieg des Östrogen- und Progesteronspiegels bei Frauen hat einen erheblichen Einfluss auf die Erneuerung von Muskelzellen und die Proteinsynthese. Was ich damit meine, ist, dass Östrogen die anabole Kapazität, also die Kapazität zum Aufbau von Muskeln, senkt, und Progesteron den Katabolismus, also den Abbau von Muskelgewebe, ankurbelt, was den Zugang des Gewebes zu Aminosäuren erschwert. Infolgedessen steigt die Muskelabbaurate bei intensiven Anstrengungen. Es ist einfach schwieriger für uns, Muskeln aufzubauen und zu erhalten, wenn die oben genannten Hormonspiegel hoch sind.

Deshalb ist es für Frauen besonders wichtig, vor dem Training Proteine mit einem hohen Gehalt an Leucin (der muskelaufbauenden Aminosäure) oder verzweigtkettigen Aminosäuren (Leucin, Isoleucin und Valin, drei essenziellen Aminosäuren, die etwa ein Drittel des Muskelgewebes ausmachen) zu sich zu nehmen und innerhalb von 30 Minuten nach dem Training erneut zuzuführen. Molkenprotein ist reich an Leucin und eignet sich besonders gut als Regenerationsnahrung nach dem Training. Viele Sportler schwören auf Schokoladenmilch, weil sie aufgrund ihres hohen Molkenprotein- und Kohlenhydratgehalts (Zucker) besonders geeignet ist, die Glykogenspeicher wiederaufzufüllen und natürlich sehr gut schmeckt. Das ist in Ordnung, aber Frauen benötigen mehr Protein, insbesondere Leucin, als Schokoladenmilch liefert, um die Reparatur der Muskeln und Wachstumsfaktoren zu unterstützen. Geben Sie der Schokoladenmilch eine Handvoll Mandeln hinzu, um Ihrem Körper zu geben, was er benötigt. (Spezifischere Ernährungsempfehlungen und Beispiele für Lebensmittel mit hohem Leucin-Gehalt finden Sie in Kapitel 10).

Der Stoffwechsel und die Heißhungerattacken ändern sich. Wo ist die Schokolade? Ach, und wo wir schon mal dabei sind, hätte ich gerne auch noch die Chips und alles andere, was süß und stärkehaltig ist. Warum? Zum einen weil Östrogen die Fähigkeit des Körpers reduziert, Kohlenhydrate zu verbrennen, was ihm wahrscheinlich dabei hilft, die begrenzten Glykogenspeicher für eine etwaige Schwangerschaft, Nahrungsmittelknappheit oder sonstige Notfälle zu bewahren. Zum anderen kurbelt es zugleich die Fettverbrennung an und erhöht die Verfügbarkeit von Fettsäuren. Das ist großartig, um Ausdauersport zu betreiben, aber wenn Sie hoch intensive Trainingseinheiten absolvieren wollen, müssen Sie mehr Kohlenhydrate zu sich nehmen. Diese Wirkung des Östrogens erklärt auch, warum Sie während der Hochhormon-PMS-Phase Ihres Zyklus vermehrt nach diesen Nahrungsmitteln lechzen.

Während der prämenstruellen Phase Ihres Zyklus müssen Sie mehr Kohlenhydrate zu sich nehmen, insbesondere wenn Sie lange und intensive Trainingseinheiten absolvieren. Wir werden in Kapitel 10 detailliert darauf eingehen, aber im Allgemeinen gilt, dass Sie vor jedem Training, das länger als 90 Minuten dauert, eine Kombination aus

10 bis 15 Gramm Protein und 40 Gramm Kohlenhydraten (etwa 200 bis 220 Kalorien) zu sich nehmen sollten und während der Trainingseinheit 40 bis 50 Gramm Kohlenhydrate zusammen mit Protein und Fett (echte Nahrung, keine puren Kohlenhydrate aus Gels!) pro Stunde.

Es ist wichtig, sich darüber klar zu sein, dass Sie während der prämenstruellen Phase insgesamt mehr Kalorien verbrennen. Studien zeigen einen 5- bis 10-prozentigen Anstieg des Stoffwechsels in den Tagen vor Beginn der Blutung. Das entspricht einem zusätzlichen Kalorienbedarf von ungefähr 100 bis 200 Kalorien. (Die sind in einem kleinen Schokoriegel oder einer kleinen Tüte Chips enthalten. Zufall?)

Vielleicht sind Sie aufgedunsen. Es kann sein, dass Ihre Kleidung in den Tagen vor Ihrer Periode etwas spannt, weil ein hoher Östrogen- und Progesteronspiegel die Hormone beeinflusst, die den Flüssigkeitshaushalt in Ihrem Körper regulieren. Östrogen erhöht die Ausschüttung eines Hormons namens Vasopressin (auch bekannt als Arginin-Vasopressin oder AVP), das das Zurückhalten von Wasser und die Verengung der Blutgefäße reguliert. Wenn mehr AVP in den Hypothalamus des Gehirns gelangt, hält der Körper Wasser zurück und verengt die Blutgefäße ein wenig. Das lässt den Blutdruck wiederum so stark ansteigen, dass dem Körper signalisiert wird, das Plasmavolumen um bis zu 8 Prozent zu reduzieren (sodass das Herz nicht so hart arbeiten muss). Gleichzeitig konkurriert Progesteron mit einem anderen flüssigkeitsregulierenden Hormon namens Aldosteron (das das Zurückhalten von Natrium reguliert) um die gleiche Rezeptorstelle, was bedeutet, dass weniger Aldosteron freigesetzt wird. Dies löst eine weitere Kette von Ereignissen aus, die letztlich zu einer Verringerung des Blutvolumens (aufgrund einer geringeren Natrium-Retention im Gesamtkörper) und damit zu einer Senkung des Herzzeitvolumens und des Blutdrucks führt.

Einhergehend mit dieser Reduzierung des Plasmavolumens empfindet die durchschnittliche Frau all diese Hormoninteraktionen als Aufgedunsensein. Das Problem dabei ist nicht nur, dass wir uns nur unter Schwierigkeiten in unsere engen Jeans quetschen können, sondern auch die körperliche Leistungsfähigkeit ist beeinträchtigt. Das Plasmavolumen ist das Volumen des flüssigen Anteils in unserem Blut. Wenn das Plasmavolumen niedrig ist, ist unser Blut dicker, was wiederum bedeutet, dass mit jedem Herzschlag weniger Blut in unseren Kreislauf gepumpt wird. All das sorgt dafür, dass das Training sich anstrengender anfühlt.

Hitze fühlt sich heißer an. Progesteron erhöht Ihre Körperkerntemperatur, sodass Sie sowieso schon mal das Gefühl haben, dass Ihnen wärmer ist. Darüber hinaus bedeutet ein geringeres Blutvolumen an Tagen mit hohem Hormonspiegel, dass es dem Körper schwerer fällt zu schwitzen und sich abzukühlen. Zudem bewirkt Progesteron, dass Sie mehr Natrium verlieren, was das Risiko von Hitzestress und Hyponatriämie (gefährlich niedrige Natriumwerte im Blut) bei Ausdauerwettkämpfen wie einem Marathonlauf bei Hitze erhöht.

Um die Veränderung der Körperkerntemperatur und der Körperwassermenge auszugleichen, ist es wichtig, den prämenstruellen Beschwerden vorzubeugen und vor dem Training ausreichend zu trinken – vor allem, wenn Sie bei Hitze trainieren. Schon am Abend vor dem Training sollten Sie Ihre Natriumvorräte auffüllen, indem Sie eine natriumhaltige Brühe zu sich nehmen, zum Beispiel eine Hühnersuppe. Es gibt auch spezielle Produkte zur vorbeugenden Hydrierung vor dem Training, die Ihnen dabei helfen, Flüssigkeit in Ihren Blutkreislauf zurückführen. Ich habe ein solches Produkt entwickelt. Es heißt PreLoad und wird von OSMO hergestellt. Sie können auch Ihr eigenes Getränk herstellen: Die optimale Mischung enthält 7,7 Gramm Natriumcitrat und 4,5 Gramm Natriumchlorid pro Liter (die Zutaten sind online erhältlich.) Trinken Sie während Ihres Trainings draußen pro Stunde eine große Flasche eines kohlenhydratarmen Hydrierungsgetränks (mit nicht mehr als 9 Gramm Kohlenhydrate pro 240 Milliliter).

Seien Sie besser auf Krämpfe vorbereitet. Die Gebärmutterschleimhaut löst sich nicht einfach von selbst. Der Prozess wird durch die Freisetzung hormonähnlicher Chemikalien, sogenannter Prostaglandine, angetrieben, die dafür sorgen, dass die Gebärmutter kontrahiert und die Gebärmutterschleimhaut abgestoßen wird. Dies kann ein unangenehmer, wenn nicht gar schmerzhafter Prozess sein. Fünfzig Prozent der im Jahr 2014 von dem Sportmagazin *ESPN The Magazine* befragten Sportlerinnen berichteten, dass sie bei ihrer sportlichen Betätigung irgendwann durch Menstruationskrämpfe beeinträchtigt wurden. Der beste Weg, dieses Problem zu lindern, ist eine gewisse Vorausplanung. In den 5 bis 7 Tagen vor Beginn der Periode können Sie die Wirkung der krampfauslösenden Chemikalien (insbesondere des Prostaglandins E2, eines östrogenvermittelten Prostaglandins) durch die Einnahme von Magnesium, Omega-3-Fettsäuren und niedrig dosierten 80-Milligramm-Aspirintabletten verringern. Ja, es muss Aspirin sein, nicht Ibuprofen oder ein anderes nichtsteroidales Antirheumatikum (NSAR), denn Aspirin unterdrückt die Produktion von Prostaglandinen irreversibel, wohingegen die Wirkung anderer NSAR reversibel ist.

Es können Kopfschmerzen auftreten. Wenn sich die Östrogenwerte verändern, leiden einige Frauen unter Menstruationskopfschmerzen, insbesondere unter Migräne. Im Gegensatz zu anderen prämenstruellen Symptomen, die mit dem Anstieg der Hormonwerte zusammenhängen, treten Kopfschmerzen eher dann auf, wenn die Hormonspiegel kurz vor Beginn der Regelblutung absinken. Sie werden normalerweise durch eine Veränderung des Blutdrucks und die plötzliche Erweiterung und Verengung der Blutgefäße verursacht. Am besten beugen Sie diesen Kopfschmerzen vor, indem Sie in den Tagen vor Beginn Ihrer Periode viel Flüssigkeit zu sich nehmen und mehr an Stickstoffoxid

(NO)-reiche Nahrungsmittel wie Rote Bete, Granatäpfel, Wassermelone und Spinat essen. Der Verzehr stickstoffoxidreicher Nahrungsmittel fördert die Erweiterung der Blutgefäße und trägt dazu bei, die Intensität der durch die prämenstruellen Symptome bedingten Veränderung zu verringern.

Auf dem Spielfeld ist es schwieriger. Die Fähigkeit zur räumlichen Wahrnehmung, die Sie einsetzen, um Mitspieler auf dem Spielfeld zu lokalisieren oder Ihr Ziel bei Sportarten wie Golf oder Tennis zu identifizieren und zu treffen, ist während der Menstruation am stärksten und während der Mitte der Luteal- oder Hochhormonphase am geringsten. Testosteron hat einen starken positiven Einfluss auf diese Fähigkeit.

Es können Magen-Darm-Probleme auftreten. Viele Frauen geben an, bei Beginn ihrer Periode unter Magen-Darm-Beschwerden wie Blähungen und Durchfall zu leiden. Das hat weniger mit Östrogen und Progesteron zu tun (obwohl Progesteron, und zu einem kleinen Teil auch Östrogen, die Kontraktionsfähigkeit der glatten Muskulatur des Verdauungstraktes verlangsamt), sondern eher mit den Prostaglandinen, die die Gebärmutterkontraktionen und das Abstoßen der Gebärmutterschleimhaut hervorrufen. Wenn Sie mehr Prostaglandine als nötig produzieren, können diese in Ihrem Körper zirkulieren und andere glatte Muskeln (zum Beispiel in Ihrem Darm) dazu veranlassen, ähnlich zu reagieren und somit die unangenehmen Magen-Darm-Probleme verursachen. In extremen Fällen können sie zu Übelkeit und Erbrechen führen. Sie können diese Wirkung von Prostaglandinen abwenden, indem Sie die bereits erwähnten krampflindernden Strategien anwenden.

Sie können unter Stimmungsschwankungen leiden und an Ausstrahlung einbüßen. Meine Co-Autorin, Selene Yeager, erzählte mir, dass sie an einem Tag im Monat Lust verspüre, das Haus niederzubrennen. Eine andere von mir betreute Sportlerin berichtet, sie habe das Gefühl, dass ihre Welt zusammenbricht. Als ich kürzlich mit einer Profi-Radrennfahrerin unterwegs war, gestand sie mir, wie es ihr ein oder zwei Tage vor ihrer Periode ergeht: »Ich fühle mich auf meinem Fahrrad wie ein Neuling. Mein Kopf ist wie benebelt. Mein Körper ist aufgedunsen und reagiert nicht so wie er soll. Wirklich super, das kann ich dir sagen.«

Es ist zwar sehr wohl bekannt, dass Östrogen die Stimmung auf vielen Ebenen beeinflusst, aber über den Wirkungsmechanismus weiß man immer noch nicht viel. Was man immerhin weiß, ist, dass Östrogen die Bildung von Serotonin anregt und die Anzahl der Serotoninrezeptoren im Gehirn erhöht. Es modifiziert auch die Produktion von Endorphinen und anderen Wohlfühl-Chemikalien in Ihrer grauen Substanz. Das sollte sich eigentlich positiv auf die Stimmung auswirken, aber ganz so einfach ist die Sache nicht.

Es kommt darauf an, wie sich die Hormone auf verschiedene Regionen des Gehirns auswirken. Östrogen und Progesteron wirken unter anderem auf den Hypothalamus, der unter anderem die Müdigkeit reguliert. Da der Hypothalamus eng mit dem zentralen Nervensystem verbunden ist, kann alles, was den Hypothalamus beeinflusst, direkte Auswirkungen auf das limbische System (das Zentrum für Emotionen und deren Steuerung) und das autonome Nervensystem haben (Herzfrequenz, Atemfrequenz, Verdauung). Auch dies kann Müdigkeit, Lethargie und schlechte Laune verstärken.

Die Aufnahme von mehr verzweigtkettigen Aminosäuren (insbesondere Leucin) kann dazu beitragen, einige dieser unangenehmen Auswirkungen abzuschwächen. Leucin durchdringt die Blut-Hirn-Schranke, verlangsamt die Wirkung von Serotonin und beugt der Ermüdung des Zentralnervensystems vor.

Natürlich wirkt kein Mittel immer zu 100 Prozent. Und die Leistungsfähigkeit einer Frau wird wahrscheinlich bis zu einem gewissen Grad nachlassen, wenn sie einige oder alle dieser Symptome verspürt. Es lohnt sich jedoch, sich vor Augen zu führen, dass auch die Persönlichkeit, der Gemütszustand und die Einstellung dazu beitragen können, die Wirkung dieser Symptome zu neutralisieren oder zu verstärken.

Das wirft die Frage auf, ob Sie versuchen sollten, Ihren Zyklus zu manipulieren oder nicht, wenn Sie für einen wichtigen Wettkampf trainieren. Wir alle kennen eine Frau (und vielleicht sind das ja Sie), die versucht hat, ihren Zyklus wegen eines bevorstehenden wichtigen Wettkampfs wie einem Marathon oder einem Radrennen zu beeinflussen. Das kann funktionieren, aber Sie müssen genau verstehen, was Sie einnehmen und wie es sich auf Ihren Körper auswirken wird. Um noch einmal auf Paula Radcliffe und Jessica Judd zurückzukommen: Beide nahmen das Medikament Norethisteron, ein synthetisches Progesteron, um ihre Menstruation hinauszuzögern. Beide verzeichneten negative Ergebnisse, was nicht überraschend ist, wenn man all die trainingshemmenden Nebenwirkungen eines hohen Progesteronspiegels bedenkt.

Andere Athletinnen nehmen orale Kontrazeptiva, um ihre Zyklen besser mit ihrem Training und ihren Wettkämpfen in Einklang zu bringen. Einem im Jahr 2015 in der britischen Zeitung *Globe and Mail* veröffentlichten Artikel zufolge hat Dr. Greg Wells, Forscher und Sportwissenschaftler an der Universität von Toronto und dem Hospital for Sick Children, die Zyklen des gesamten von ihm trainierten Synchronschwimmteams synchronisiert. Er berichtete der Zeitung: »Wir haben tatsächlich 12 Monate vor den Olympischen Spielen geplant [und mit Verhütungsmitteln beeinflusst], wann sich die Mitglieder des Teams in bestimmten Phasen des Zyklus befinden sollten.«

Radcliffe entschied sich für eine ähnliche Herangehensweise und nahm zu Beginn jeder Wettkampfsaison drei Wochen lang Antibabypillen ein, um ihren Zyklus mit den wichtigsten Rennen zu synchronisieren. Das funktioniert natürlich nicht bei jeder Frau.

Wenn Sie eine Sportart wie Tennis betreiben, die Ihnen wochenlang kontinuierlich Höchstleistungen abverlangt, oder eine Sportart, bei der die Wettkämpfe eher einem sporadischen Zeitplan folgen, wäre es unmöglich, Ihren Zyklus perfekt zu manipulieren. Ich persönlich halte es wegen der leistungshemmenden Nebenwirkungen für keine gute Idee, den Zyklus mit der Pille zu beeinflussen. Es ist besser, die Menstruationsbeschwerden auf natürliche Weise zu lindern, indem Sie die in diesem Kapitel beschriebenen Ratschläge befolgen. Wenn Sie Ihren Zyklus wirklich zeitlich steuern wollen, sollten Sie ein Intrauterinpessar (IUP), einen Vaginalring oder ein anderes lokal wirksames Hormonpräparat verwenden.

Es ist auch wichtig zu bedenken, dass orale Kontrazeptiva wie die Pille auf Östrogen/Progesteron basieren. Das bedeutet, dass Ihre Hormonwerte, die während der Lutealphase sowieso bereits hoch sind, noch höher sind. Selbst während der Placebo-Woche wird Ihr natürlicher Östrogenspiegel ansteigen, um die Lutealphase zu simulieren. Die Pille scheint besonders negative Auswirkungen auf das Muskelgewebe und die Kraft zu haben. In einer Studie verzeichneten Frauen, die keine oralen Verhütungsmittel einnahmen, einen 40 bis 60 Prozent stärkeren Zuwachs an Muskelmasse durch das Training als die Frauen der Vergleichsgruppe, die die Pille nahmen. Andere Untersuchungen haben ergeben, dass orale Kontrazeptiva die Muskelregeneration nach hartem Training verlangsamen und die aerobe Kapazität verringern können.

Vorsicht bei starken Blutungen. Wenn Sie starke Blutungen haben, haben Sie ein höheres Risiko, eine Anämie zu entwickeln, da Ihr Körper möglicherweise nicht in der Lage ist, mit dem Blutverlust Schritt zu halten und Ihre Eisenspeicher im Blut schnell genug wiederaufzufüllen. Ihr Risiko ist noch größer, wenn Sie eine sportliche Frau sind, da Sie aufgrund hoher Cortisolspiegel nach intensiven Anstrengungen mehr Muskelstress, Muskelschädigungen und Entzündungen erleiden. Wenn der Cortisolspiegel erhöht ist, produziert die Leber mehr von dem Hormon Hepcidin, das die Eisenaufnahme hemmt. Anämie kann sowohl Müdigkeit als auch Kurzatmigkeit, Benommenheit und Herzklopfen bei körperlicher Anstrengung verursachen. Falls Sie unter einem dieser Symptome leiden – insbesondere wenn Sie zudem starke Regelblutungen haben –, sollten Sie sich von Ihrem Arzt untersuchen lassen und die Einnahme eines Eisenpräparats in Betracht ziehen.

Führen Sie ein Tagebuch. Heutzutage sind die Sportlerinnen, die zu mir kommen, ganz versessen darauf, möglichst jede noch so kleine Bewegung zu verfolgen. Sie haben Aktivitäts-Tracker, Schlafmonitore und Apps, die ihnen helfen, jeden Bissen, den sie sich in den Mund stecken, zu analysieren. Dennoch bin ich überrascht, wie wenige Frauen sich Aufzeichnungen darüber machen, wie sie sich während ihres Menstruationszyklus fühlen. Legen Sie jetzt damit los. Achten Sie während mehrerer Zyklen darauf, wie Ihr

Körper in jeder Phase des Zyklus auf Ihr Training reagiert. Das wird Ihnen helfen zu erkennen, wann Sie am stärksten sind, und wann Sie sich ein bisschen mehr anstrengen müssen, um Ihre Leistungsziele zu erreichen.

DAS VERHÜTUNGSMITTEL-RÄTSEL

Natürlich nehmen viele Frauen die Pille nicht, um ihre sportliche Leistungsfähigkeit zu verbessern. Sie nehmen die Pille, um nicht schwanger zu werden. Hormonelle Verhütungsmittel enthalten Östrogen und/oder Progesteron und wirken, indem sie den Eisprung unterdrücken und die Gebärmutterschleimhaut verändern, was die Befruchtung einer Eizelle erschwert und ihre Einnistung verhindert, falls es doch mal eine befruchtete Eizelle in die Gebärmutter schaffen sollte. Gebräuchliche Formen hormoneller Verhütungsmittel sind Pillen, Armimplantate oder Spritzen sowie Verhütungsmittel, die in die Vagina eingeführt werden, wie die Spirale und der Nuvaring.

Wenn Sie hormonell verhütet haben, ohne dass es zu unerwünschten Nebenwirkungen gekommen ist, werde ich nicht versuchen, Ihnen dies auszureden. Aber Sie sollten sich darüber im Klaren sein, dass es auch jenseits potenzieller Leistungseinbußen Risiken gibt, die mit hohen Hormonwerten in Verbindung gebracht werden. Da wäre zunächst einmal die Gewichtszunahme. Studien haben gezeigt, dass hormonelle Empfängnisverhütung mit einer Zunahme des Körperfetts und des Gewichts sowie mit Flüssigkeitsansammlungen einhergehen kann. Darüber hinaus erhöhen hohe Hormonwerte das Risiko einer Entstehung von Blutgerinnseln und einer tiefen Venenthrombose (TVT), was für Sportlerinnen, die viel reisen, ein ernsthaftes Problem darstellen kann, da langes Sitzen in einer Position, in der die Wadenmuskeln nicht kontrahieren, insbesondere in einem engen Flugzeug, ohnehin bereits ein erhöhtes Risiko für eine tiefe Venenthrombose darstellt. Hohe Hormonwerte können zudem eine Vielzahl anderer Nebenwirkungen verursachen, die nicht nur die sportliche Leistungsfähigkeit, sondern auch die allgemeine Gesundheit beeinträchtigen.

Eine besonders alarmierende Geschichte kam mir über die australische Profi-Radrennfahrerin Chloe McConville zu Ohren, die vor einigen Jahren während einer Reise Probleme bekam, nachdem sie zehn Jahre lang die Pille genommen hatte. Im Jahr 2014 bildeten sich in ihren Beinen während einer zehnstündigen Autofahrt auf dem Weg zu einem Rennen Blutgerinnsel, die in ihre Lunge gelangten und einen lebensbedrohlichen Notfall auslösten. Da sie zuvor trainiert hatte und sich in Bestform befand, war sie am Boden zerstört. Sie selbst sagte dazu: »Die Reha nach den Lungenembolien war frustrierend und schien ewig zu dauern. Kein Fahrradfahren auf der Straße, keine Mountainbike-Touren, kein Skifahren, kein Snowboarden, keine Aktivitäten mit hohem Risiko...

Aber ich überstand alles und erhielt dann mein Traumangebot: 2015 mit Orica-AIS [einem australischen Profi-Straßenrennteam] zu fahren.«

Sie fing wieder an zu trainieren, nahm wieder an Rennen teil und erzielte bei wichtigen Rennen einige solide Ergebnisse. Doch gerade einmal gut einen Monat nach ihrem ersten Team-Trainingslager begann ihre Welt erneut zusammenzubrechen. »Ich bekam einige wirklich seltsame Symptome, die so ähnlich waren wie bei der Lungenembolie«, berichtete sie. »Es fühlte sich aber eher so an, als ob mit meinem Herz etwas nicht stimmte. Ich war nicht wirklich krank, aber irgendwas war nicht in Ordnung. Ich wurde von dem Camp nach Hause geschickt, um mich vorsichtshalber untersuchen zu lassen. Drei Tage später wurde ich mit dem Verdacht auf einen ‚Herzanfall' ins Geelong Hospital eingeliefert. Mein kardialer Troponinwert war fast zehnmal höher als normal, was darauf hindeutete, dass ich praktisch einen Herzinfarkt gehabt hatte. Nach fünf Tagen Krankenhausaufenthalt, der falschen Diagnose einer erneuten Lungenembolie und allen möglichen Tests, die man an meinem Herzen durchgeführt hatte, wurde ich ohne eine Antwort darauf, was ich gehabt hatte, entlassen.«

Sie berichtete weiter: »Ich hatte also eine Auszeit vom Rad, erhielt weitere hypothetische Diagnosen, es folgten noch mehr Tests, noch mehr negative Ergebnisse. Mitte Januar hatte ich alle australischen Sommerrennen verpasst und fühlte mich immer noch nicht gut. Ich litt mal mehr, mal weniger unter Müdigkeit, war mitunter furchtbar benebelt (während der schlimmsten Phasen konnte ich kaum einen Satz artikulieren und vergaß, was ich die ganze Zeit getan hatte), mir taten die Beine weh und ich litt unter Kurzatmigkeit und Herzklopfen. Das Frustrierendste war, dass all die Gesundheitsexperten mir immer wieder sagten, ich hätte eine Angststörung und dass diese die Symptome verursache.«

Sie suchte den Rat von vielen weiteren Ärzten – Alternativmedizinern und Schulmedizinern – und fand schließlich heraus, dass sie extrem niedrige Testosteronwerte hatte, was ihre Müdigkeit und ihre schlechte Regeneration erklärte. Sie konsultierte einen Gynäkologen, der sie fragte, ob sie Verhütungsmittel benutze und falls ja, welche. Volltreffer! »Aufgrund der tiefen Venenthrombose und der Lungenembolie hatte ich die Pille abgesetzt und mir ein Implantat mit dem Namen Implanon unter die Haut legen lassen – ein Implantat, das nur Progesteron freisetzt. Dieses hatte die Abgabe von Eizellen aus meinen Eierstöcken unterdrückt und eine niedrige Testosteronproduktion verursacht.«

Also ließ Chloe sich das Implantat nach langen Monaten, in denen sie sich elend gefühlt hatte, entfernen. Bereits nach einer Woche ging es ihr besser, und am darauffolgenden Wochenende nahm sie an einem Rennen teil. Ich versuche nicht, Sie abzuschrecken, Verhütungsmittel zu nehmen, aber Frauen sind sich der damit verbundenen sehr realen Risiken nicht immer bewusst. Grundsätzlich rate ich meinen Athletinnen, wenn sie verhüten wollen, zu einem Intrauterinpessar (IUP). Dieses setzt eine lokal wirkende

Dosis Gestagen frei, anstatt eine umfassende systemische Zirkulation von Östrogen und Progesteron in Gang zu setzen. Wenn Ihnen ein Intrauterinpessar nicht zusagt, ist die nächste Option die Minipille, die ausschließlich das synthetisch hergestellte Gestagen Progestin enthält. Niedrig dosiertes Progestin hat weniger Nebenwirkungen als die kombinierte orale Antibabypille.

DER MYTHOS UM AUSBLEIBENDE REGELBLUTUNGEN

Folgendes Szenario ist heute allzu verbreitet: Eine Frau sucht mich in meiner Praxis auf, weil bei ihr mehrere Perioden ausgeblieben sind und ihr Hausarzt oder ihr Gynäkologe sie gewarnt hat, dass sie zu dünn sei und in die Kategorie »Triade der sporttreibenden Frau« falle, ein Zustand, der in der medizinischen Fachwelt normalerweise mit ziemlich beängstigenden Worten beschrieben wird.

In der Vergangenheit wurde die »Female Athlete Triad« als eine regelrecht maximale Katastrophe beschrieben, ein Zusammentreffen von gestörtem Essverhalten und einer verringerten Ausschüttung von Östrogen und anderen Hormonen, was wiederum zu unregelmäßigen Perioden und niedriger Knochendichte führe. Experten glaubten, dass sportlich aktive Frauen sich in einem Spektrum bewegten, an dessen einem Ende sich gesunde Athletinnen mit optimaler Energieverfügbarkeit (adäquater Ernährung), regelmäßigen Perioden und gesunden Knochen befanden und am anderen Ende sportlich aktive, sich schlecht ernährende Frauen mit ausbleibenden Perioden und abnehmender Knochendichte.

Häufig verschrieben Ärzte orale Kontrazeptiva oder schlugen eine Trainingsreduktion vor, um dadurch eine Gewichtszunahme zu bewirken. Die Besorgnis ist verständlich, denn die wahre Triade der sporttreibenden Frau ist eine ernste Erkrankung. Aber die allermeisten sportlich aktiven Frauen, die unter Menstruationsstörungen leiden, sind nicht extrem mager und/oder trainieren nicht übermäßig viel. Dennoch ist dieses Phänomen im gesamten Fitnessspektrum immer häufiger anzutreffen. Was ist da also los? Nach einer etwas eingehenderen Betrachtung einiger anderer Ursachen, die zu Menstruationsstörungen beitragen können, wurde klar, dass es sich bei diesem Phänomen nicht um eine regelrecht maximale Katastrophe handelt, bei der drei Faktoren zusammentreffen, sondern vielmehr um eine Reihe hormoneller Störungen, die auf einen Hauptfaktor zurückzuführen sind: falsche Ernährung. Diese Frauen nehmen nicht ausreichend Nahrung zu sich, um den Bedarf ihres Körpers zu befriedigen, weshalb ihre Physiologie in Turbulenzen gerät. Ich freue mich, berichten zu können, dass ich mit dieser Einsicht nicht alleine dastehe.

Im Jahr 2014 gab das Internationale Olympische Komitee (IOC) eine Erklärung heraus, in der es feststellte, dass es sich bei der Triade in Wahrheit um ein Syndrom handelt, das das Ergebnis »eines relativen Energiemangels ist, der sich auf viele Aspekte der physiologischen Funktionen auswirkt, unter anderem auf die Stoffwechselrate, die Menstruationsfunktion, die Knochengesundheit, das Immunsystem, die Proteinsynthese sowie auf die kardiovaskuläre und die psychologische Gesundheit«. Das ist sicherlich mehr als eine Triade! Und obwohl Männer andere Symptome haben, betrifft es auch sie. Das IOC hat eine Änderung der Bezeichnung dieses Phänomens vorgenommen, um den neuen Erkenntnissen Rechnung zu tragen: relativer Energiemangel im Sport (relative energy deficiency in sport – RED-S).

Das ergibt für mich viel mehr Sinn, und es erklärt auch die aktuelle Zunahme der Triade- bzw. RED-S-Fälle, die ich beobachtet habe. Die aktuellen Ernährungstrends, die bei sportlich aktiven (und sogar inaktiven) Menschen derzeit angesagt sind, führen dazu, dass diese nicht genug Nahrung zu sich nehmen, um ihren Körper mit ausreichend Brennstoff zu versorgen. Vor allem in der Welt des Ausdauersports und des CrossFit-Trainings sind gerade kohlenhydratarme und dafür eher fett- und proteinreiche Ernährungsweisen angesagt. Egal, ob man diese Ernährungsweisen als metabolisch effizient bezeichnet oder sie Paleo-Diät oder Intervallfasten nennt, sie alle haben ähnliche Ziele: den Anteil der in Form von Kohlenhydraten aufgenommenen Gesamtkalorien zu reduzieren und die Fett- und Proteinaufnahme zu erhöhen.

Insgesamt halte ich das für eine gute Idee. Erinnern Sie sich an die fettarme, kohlenhydratreiche Ernährung der 1980er-Jahre und die darauffolgende Adipositas-Epidemie? Das war eine Katastrophe. Den hohen Anteil der Kohlenhydrate zu reduzieren, der unsere Kost in diesen kohlenhydratreichen, fettarmen Zeiten prägte, ist durchaus weise. Aber hier ist der Haken: Als Frauen reagieren wir auf so eine Umstellung anders als Männer. Ein Mann kann sich locker auf die gleiche Weise ernähren wie seine Partnerin und schneller abnehmen, als sein Gewicht bei einem gescheiterten One-Repetition-Maximum-Versuch herunterkracht, während seine Partnerin Schwierigkeiten hat, auch nur ein oder zwei Pfund abzunehmen. Dafür gibt es einen Grund: die Physiologie.

Wenn Frauen zu wenig Kohlenhydrate zu sich nehmen (die empfohlenen Grammmengen sind individuell unterschiedlich, da jede Frau anders ist; berechnen Sie Ihren persönlichen Kohlenhydratbedarf mit der Formel auf Seite 36), führt dies zu einem Abfall des Östradiolspiegels (eines weiblichen Geschlechtshormons) und einem Anstieg des Östronspiegels (eines der drei Östrogenhormone, die das Fettgewebe ausschüttet, was Ihrem Körper signalisiert, mehr Fett einzulagern) sowie zu einem Anstieg des Stresshormons Cortisol. (Progesteron wird bei langen Phasen intensiver Belastung in Cortisol umgewandelt, das dem Körper ebenfalls signalisiert, Fett zu speichern.)

Übersetzung: Was unseren Reproduktionsstatus angeht, werden wir maskuliner und konservieren Fett. Unter dem Gesichtspunkt des Überlebenwollens denkt Ihr Körper an

Nahrungsmittelknappheit. Das Letzte, was bei einer verbreiteten Nahrungsmittelknappheit erwünscht ist, sind mehr Esser in Form von Babys. Bei Männern hingegen hält der Mechanismus, der durch die Kohlenhydratreduzierung in Gang gesetzt wird, die dem Körper eine Nahrungsmittelknappheit signalisiert, diesen dazu an, sich kampfbereit zu machen: magerer und straffer werden, anabole Aktivitäten steigern und den Testosteronspiegel hochfahren.

Vom evolutionären Standpunkt aus gesehen ist das sinnvoll – Frauen sollen sich nicht fortpflanzen, und Männer müssen kämpfen, um Nahrung für den Stamm herbeizuschaffen, wenn die Ressourcen knapp sind. Selbst wenn Ihr Körperfettanteil 25 bis 30 Prozent beträgt – weit über dem, was Experten normalerweise als den Bereich ansehen, in dem die Periode auszusetzen droht –, können Sie unter Menstruationsstörungen leiden. Wenn Sie weniger Kalorien zu sich nehmen, als Sie verbrauchen, und sich intensiven Belastungen aussetzen, signalisieren die hormonellen Veränderungen Ihrem Körper, die Reproduktion einzustellen.

Diese Veränderung der Fortpflanzungshormonspiegel ist der Grund dafür, dass sich so viele Frauen mit Intervallfasten und kohlenhydratarmen, fettreichen Ernährungsweisen schwertun, wohingegen Männer damit in der Regel bestens klarkommen. Frauen sind *keine* kleinen Männer. Halten Sie sich das vor Augen. Bedenken Sie dies, bevor Sie auf den Zug aufspringen und die neuste Modediät mitmachen.

Allerdings sollten Sie sich dessen bewusst sein, dass Sie es durchaus ernst nehmen sollten, wenn Ihre Periode während Ihres Trainings ausbleibt, und Sie der Sache auf den Grund gehen sollten. Eine kürzlich durchgeführte Umfrage unter mehr als 300 Ultramarathonläuferinnen (die einem relativ hohen Risiko ausgesetzt sind, unter dem relativen Energiedefizienz-Syndrom bei Sportlern zu leiden, weil sie regelmäßig Tausende von Kalorien verbrennen) ergab, dass 92,5 Prozent der Läuferinnen noch nie von der Triade der Sport treibenden Frau gehört hatten (ganz zu schweigen von der neuen Bezeichnung RED-S). Noch beunruhigender ist, dass ein Drittel dieser Läuferinnen unter irgendeiner Form einer Essstörung litt und die Hälfte von ihnen sich kalorienreduziert ernährte – was sie natürlich einem hohen Risiko aussetzt, ein relatives Energiedefizienz-Syndrom zu entwickeln.

Als Bewertungsmaßstab veröffentlichte eine Gruppe von Wissenschaftlern im *British Medical Journal* ein RED-S-Scanning-Tool. Auch wenn die Diagnose von einem ausgebildeten Gesundheitsexperten gestellt werden sollte, kann es Ihnen dabei helfen zu erkennen, worauf zu achten ist.

RED-S-RISIKO-BEURTEILUNGSMODELL
FÜR SPORTLERINNEN UND SPORTLER

Dieses Beurteilungsmodell kann bei der regelmäßig stattfindenden Gesundheitsuntersuchung mit einbezogen werden. Je nach den Ergebnissen der Anamnese und der körperlichen Untersuchung wird der betreffende Athlet in eine der drei folgenden Kategorien eingeteilt: »Rot«: Hohes Risiko; »Gelb«: Mäßiges Risiko; »Grün«: Geringes Risiko.

HOHES RISIKO: ROT	MÄSSIGES RISIKO: GELB	GERINGES RISIKO: GRÜN
• Anorexia nervosa und andere schwere Essstörungen • Andere schwere Erkrankungen (psychologischer und physiologischer Art), die mit niedriger Energieverfügbarkeit in Verbindung stehen • Die Anwendung extremer Gewichtsverlust-Strategien, die zu einem Zustand von durch Dehydrierung verursachter Hämodynamischer Instabilität oder zu anderen lebensbedrohlichen Störungen führt	• anhaltend anormal niedriger Körperfettanteil, gemessen mit dem Verfahren DEXA* • erhebliche Gewichtsabnahme (5 bis 10 % der Körpermasse in einem Monat) • Verlangsamung des erwarteten Wachstums und der Entwicklung bei jugendlichen Sportlern	• Angemessener Körperbau, der ohne übermäßige Belastungen oder ungesunde Ernährungs-/Trainingsstrategien aufrechterhalten wird
	• Niedrige Energieverfügbarkeit** (anhaltender und/oder schwerer Art)	• Gesunde Essgewohnheiten und angemessene Energieverfügbarkeit
	• Länger als 3 Monate anhaltender anormaler Menstruationszyklus • Verzögerte erste Regelblutung bei jugendlichen Sportlerinnen (15 Jahre)	• Gesund funktionierendes endokrines System
	• Reduzierte Knochendichte • Anamnese einer oder mehrerer Stressfrakturen in Verbindung mit hormoneller/menstrueller Dysfunktion und/oder niedriger Energieverfügbarkeit	• Die für den jeweiligen Sport, das Alter und die ethnische Zugehörigkeit erwartete gesunde Knochendichte • Gesunder Bewegungsapparat

HOHES RISIKO: ROT	MÄSSIGES RISIKO: GELB	GERINGES RISIKO: GRÜN
• Schwere Herzfunktionsstörungen (d. h. Bradykardie), dargestellt in einem Elektrokardiogramm (EKG)	• Sportler mit physischen/psychologischen Komplikationen im Zusammenhang mit niedriger Energieverfügbarkeit und/oder Essstörungen	
	• Längerer relativer Energiemangel • Gestörtes Essverhalten, das sich negativ auf andere Teammitglieder auswirkt • Mangelnde Fortschritte bei der Behandlung und/oder Nichteinhaltung der Maßnahmen	

* DEXA: Dual energy x-ray absorptiometry *(Doppelröntgenenergieabsorptiometrie)*

** Energieverfügbarkeit = Energiezufuhr minus Aktivitätskalorien (die Energie, die durch die sportliche Aktivität zusätzlich verbraucht wird)

TEILNAHME AN SPORTLICHEN AKTIVITÄTEN AUF DER BASIS DER RISIKOKATEGORIE

»Hohes Risiko – Rot«: keine Erlaubnis für sportliche Aktivitäten.
Aufgrund der Schwere des klinischen Erscheinungsbildes kann die Teilnahme am Sport eine ernsthafte Gefahr für die Gesundheit darstellen und die Sportlerin zudem davon ablenken, die notwendige Aufmerksamkeit für Behandlung und Genesung aufzubringen.

»Mäßiges Risiko – Gelb«: die Teilnahme an sportlichen Aktivitäten ist nur unter Aufsicht und mit einem medizinischen Behandlungsplan erlaubt.
Eine Neubewertung der Risikoeinschätzung des Sportlers sollte je nach klinischem Erscheinungsbild in regelmäßigen Abständen von 1 bis 3 Monaten erfolgen, um zu beurteilen, ob die Behandlungsvorgaben eingehalten werden und Änderungen des klinischen Status zu erkennen.

»Geringes Risiko – Grün«: Sportliche Aktivitäten ohne Einschränkung erlaubt

AKTIONSPLAN FÜR LEISTUNG UND POWER UNGEACHTET IHRER PERIODE

Bei diesem Thema gibt es eine Menge zu verdauen. Um es einfacher zu machen, all diese Informationen in die Tat umzusetzen, hier ein Aktionsplan, den ich für ein Mutter-Tochter-Mountainbike-Duo ausgearbeitet habe, die beide auf dem Weg zu ihrer jeweiligen Bestform sind.

Spitzenleistung während des Prämenstruellen Syndroms: In den 7 Tagen vor Beginn der Periode jeden Abend 250 Milligramm Magnesium, 45 Milligramm Zink, 80 Milligramm Aspirin (»Baby-Aspirin«) und 1 Gramm Omega-3-Fettsäuren (Leinsamen und Fischöl) einnehmen.

Vor dem Training: 5 bis 7 Gramm eines verzweigtkettigen Aminosäuren-Supplements einnehmen, um mangelnder Motivation und Zuversicht vorzubeugen. Diese Aminosäuren durchdringen die Blut-Hirn-Schranke und verringern die Östrogen-Progesteron-Wirkung im Hinblick auf die Erschöpfung des Zentralnervensystems.

Während des Trainings: Jede Stunde ein paar zusätzliche Kohlenhydrate zu sich nehmen. In dieser Hochhormonphase anstreben, ungefähr 1 Gramm Kohlenhydrate pro Kilogramm Körpergewicht (ungefähr 61 Gramm für eine 61 Kilogramm schwere Frau) pro Stunde zu sich zu nehmen. In der Niedrighormonphase (in den ersten 2 Wochen des Zyklus) kann man etwas darunter liegen – ungefähr 0,77 Gramm Kohlenhydrate pro Kilogramm Körpergewicht (ca. 47 Gramm bei einer 61 Kilogramm schweren Frau) pro Stunde.

Nach dem Training: Regeneration ist entscheidend. Progesteron hat eine extrem katabole Wirkung (baut Muskeln ab) und hemmt die Regeneration. Versuchen, innerhalb von 30 Minuten nach Beendigung des Trainings 20 bis 25 Gramm Protein zu sich zu nehmen. Insgesamt anstreben, 2 bis 2,2 Gramm Protein pro Kilogramm Körpergewicht und Tag zu sich zu nehmen (eine 61 Kilogramm schwere Frau benötigt etwa 122 bis 135 Gramm Protein pro Tag; weitere Informationen finden Sie auf dem Peak-Performance-Spickzettel für die tägliche Ernährung für Sportlerinnen auf den Seiten 200 bis 203).

PEAK-PERFORMANCE)))
EINE SPORTLERIN ERZÄHLT

DIE KAMPFSPORTLERIN, DIE IHRE AUFGEDUNSENHEIT BEZWANG

Es mag nicht schön sein, Mutter Natur auszutricksen, aber es gibt definitiv Momente, in denen kein Weg daran vorbeiführt. Nehmen wir zum Beispiel Amanda Tortorici, zugelassene Ernährungsberaterin, Certified Strength and Conditioning Specialist (CSCS) und Doktorandin. Amanda, 33 Jahre alt, tritt im Brazilian Jiu-Jitsu an, einer Kampfkunst, bei der sie in eine bestimmte Gewichtsklasse eingeteilt wird, damit sie sich mit anderen Frauen ähnlicher Statur messen kann.

»Die Gewichtsklassen variieren je nach Verband, der das Turnier ausrichtet«, erklärt sie. »Wenn ich regelmäßig trainiere (nicht während des Semesters), liegt mein normales Körpergewicht bei 54,4 Kilogramm. Wenn ich an der Uni bin und nicht so oft trainieren kann, liegt es bei ungefähr 56,7 Kilogramm. Meistens trete ich einfach in der Gewichtsklasse an, der ich mit meinem normalen Körpergewicht zugehöre. Aber für die Teilnahme bei einigen größeren Wettkämpfen reduziere ich mein Gewicht ein paarmal im Jahr auf nur noch gut 52 Kilogramm.«

Da Amanda bereits schlank ist – ihr Körperfettanteil beträgt laut Labortests gerade einmal 16 Prozent –, regelmäßig trainiert und als Ernährungsberaterin weiß, wie man sich gesund ernährt, ist es immer wieder eine Herausforderung für sie, diese knapp 2,5 Kilogramm loszuwerden. »Wenn ich das ‚Glück' habe, dass der Wettkampf um die Zeit meiner Periode herum stattfindet, fällt es mir viel schwerer, diese Pfunde zu verlieren. Ich habe nie genau gemessen, wie viel ich während der Blähphase vor meiner Periode zunehme, aber ich bin sicher, dass es mindestens ein paar Extrapfunde sind.«

Als dann kurz vor Einsetzen ihrer Periode ein großer Wettkampf anstand, kam Amanda zu mir und suchte nach einer Möglichkeit, die Aufgeblähtheit zu vermeiden und trotzdem ihr Wunschgewicht zu erreichen. Ich sagte ihr, dass die beste Möglichkeit, die Aufgedunsenheit zu mildern, darin bestehe, vorauszuplanen. Ich riet ihr, meine in dem Abschnitt »Spitzenleistung während des Prämenstruellen Syndroms« auf Seite 36 aufgeführten Empfehlungen zu befolgen. Ansonsten befolgte sie ihren üblichen Trainings- und Ernährungsplan vor einem Wettkampf.

»Es hat funktioniert!«, teilte mir Amanda mit und schickte mir per E-Mail ein Bild ihrer Sixpack-Bauchmuskeln und ihres perfekt geformten Torsos. »Ich habe es geschafft, innerhalb von zwei Wochen von 57,6 auf 53,5 Kilogramm runterzukommen (ich habe in diesem Sommer viel gegessen, haha!!!) – etwas, das ich normalerweise nicht tun würde. Aber mein Trainer hat erst in letzter Minute von dem Turnier erfahren, und ich wollte unbedingt teilnehmen. Ich habe kein Problem gehabt, meine Gewichtsklasse zu erreichen! Ich habe sogar gewonnen und durfte danach den blauen Gürtel tragen!«

PEAK-PERFORMANCE ▸▸▸

AUF DEN PUNKT GEBRACHT

- Der typische Menstruationszyklus dauert 28 Tage und besteht aus zwei unterschiedlichen Phasen: der Follikelphase (typischerweise die Tage 1 bis 14), die am ersten Tag der Periode beginnt und in der der Östrogen- und Progesteronspiegel niedrig ist, und der Gelbkörper- bzw. Lutealphase (typischerweise die Tage 15 bis 28), in der der Östrogen- und Progesteronspiegel hoch ist.
- Interessanterweise funktionieren Sie im Hinblick auf die sportliche Betätigung, die Energiezufuhr und die Wärmeregulierung während Ihrer Periode und der Follikelphase am ehesten wie ein Mann.
- Ihr Blutplasmavolumen kann während der hochhormonalen Lutealphase Ihrer Periode um bis zu 8 Prozent sinken. Das hat einen enormen Einfluss auf Ihre Hydrierungs- und Abkühlungsstrategien.
- In der Phase, in der die Hormonspiegel hoch sind (z. B. während des Prämenstruellen Syndroms), ist es schwieriger, intensiv zu trainieren und sich von harten Trainingseinheiten zu regenerieren.
- Viele der unerwünschten Nebenwirkungen der hohen Hormonspiegel können durch Ernährungsmaßnahmen neutralisiert werden, insbesondere, indem Sie Ihre Proteinaufnahme und Ihre Hydrierung richtig timen.

3

DURCH DIE MENOPAUSE KOMMEN

WIE SIE SICH ZUM BESSEREN VERÄNDERN

Die Menopause, die Phase im Leben einer Frau, in der sie aufhört zu menstruieren, wurde lange Zeit einfach nur als »die Veränderung« betrachtet, mit der im Grunde genommen nur eine einzige Veränderung gemeint ist: das Ende der Monatsblutungen und damit das Ende der Fruchtbarkeit. Doch in Wahrheit handelt es sich um eine Reihe von Veränderungen, die sich über mehrere Jahre – manchmal sogar über ein ganzes Jahrzehnt – hinziehen. Diese wirken sich vielfältig auf physischer und psychischer Ebene und auf alles aus, was Sie während Ihres restlichen Lebens tun werden.

Nach all diesen tiefgreifenden Veränderungen haben einige Frauen, mit denen ich arbeite, tatsächlich das Gefühl, dass sie kein frauenspezifisches Training und keine frauenspezifische Ernährungsberatung mehr brauchen, weil sie nicht mehr menstruieren und keine Babys mehr bekommen. Nehmen wir zum Beispiel Claire Lange, eine 67-jährige Ironman-Athletin.

»Ich dachte nicht, dass ich mich auf eine speziell für Frauen geeignete Weise ernähren muss, weil ich ja schon älter bin und die Wechseljahre hinter mir habe, aber mit dieser Annahme lag ich ganz schön daneben!« Claire versuchte, ihrem Körper den für ihr Training erforderlichen Brennstoff zuzuführen, indem sie regelmäßig fructosebasierte Getränke, Gels und Riegel zu sich nahm. Ihr war nicht bewusst, dass Frauen nach der

Menopause noch schwerer Fructose (Fruchtzucker) verstoffwechseln können als Frauen, die sich noch in ihren fortpflanzungsfähigen Jahren befinden.

Diese Erkenntnis ist nicht wirklich neu. Britische Wissenschaftler erkannten diesen Zusammenhang bereits in den 1960er-Jahren, als sie feststellten, dass postmenopausale Frauen nach dem Konsum stark fructosehaltiger Getränke mehr Fettsäuren im Blut hatten als nach dem Konsum von Getränken auf Glucose-Basis. Prämenopausale Frauen hatten dieses Problem nicht. In jüngerer Zeit berichteten Schweizer Forscher in einem in der Fachzeitschrift *Diabetes Care* publizierten Artikel über weitere Probleme postmenopausaler Frauen mit der Verwertung von Fructose. Während prämenopausale Frauen die überschüssige Energie aus Fructose als subkutane Fettspeicher (d. h. an Hüften und Oberschenkeln) speichern konnten, waren postmenopausale Frauen dazu nicht in der Lage, und so zirkulierten letztendlich mehr Fettsäuren in ihrem Blut und verursachten dort ein metabolisches Chaos. Unter anderem stiegen die Triglyceridwerte und die Insulinresistenz.

Für postmenopausale Sportlerinnen bedeutet dies, dass weniger Fructose in Glucose umgewandelt wird und als Energie zur Verfügung steht. »Ich habe meinen Brennstoff aus Nahrungsmitteln und Sportgetränken bezogen, die meine Leistung buchstäblich beeinträchtigt und dafür gesorgt haben, dass ich nach langen Trainingseinheiten und Radtouren völlig erschöpft und ausgelaugt war«, erinnert sich Claire. »Ich hatte auch stark mit Magen-Darm-Problemen, Krämpfen und Aufgedunsenheit zu kämpfen.« Während des Trainings und bei Wettkämpfen führte sie sich den für eine Ausdauersportlerin typischen Brennstoff zu: reichlich Gels, isotonische Getränke und andere kohlenhydratreiche Sportlernahrung. Als Erstes erklärte ich ihr, dass all diese Kohlenhydrate nicht von ihrem Körper absorbiert, sondern nur in ihrem Verdauungssystem deponiert würden und Wasser aus ihrem Blut in ihren Darm zögen, was zu ihren Magen-Darm-Beschwerden beitrage. Zweitens erklärte ich ihr, dass sie ihrem Körper weder die richtige Flüssigkeit noch den richtigen Brennstoff zuführe, was dazu beitrage, dass sie sich schlechter regeneriere und sich anhaltend erschöpft fühle.

Wir änderten die Art der Kohlenhydrate, die sie zu sich nahm, um die Aufnahme von Fructose zu vermeiden, und stellten ihre Ernährung um, um den Proteinanteil zu erhöhen (siehe »Peak-Performance – eine Sportlerin erzählt«).

Die Wirkungen zeigten sich sofort. »Die richtigen Bestandteile machten den entscheidenden Unterschied aus! Ich habe jetzt viel mehr Ausdauer bei meinen Work-outs und beim Training. Ich kann mich stärker ins Zeug legen, und meine Kräfte schwinden am Ende eines langen, anstrengenden Work-outs nicht mehr. Stattdessen habe ich noch jede Menge Energiereserven übrig und kann bis zum Ende des Trainings alles geben«, sagt Claire.

Die Menopause bedeutet nicht, dass Frauen in den Wechseljahren es langsamer angehen lassen oder, schlimmer noch, ganz mit dem Sport aufhören müssen. Mit ein paar einfachen Ernährungsumstellungen können Frauen wie Claire bis weit über sechzig und darüber hinaus intensiv trainieren und an Wettkämpfen teilnehmen! Bei dem letzten Triathlon, an dem sie teilnahm, hat meine Co-Autorin, Selene Yeager, sogar drei Frauen mit Nummern auf den Waden gesehen, die sie als über Achtzigjährige outeten. (Für diejenigen, die noch keinen Triathlon absolviert haben: Die Teilnehmer schreiben ihr Alter normalerweise mit einem Permanentmarker auf die Wade, damit man weiß, wer in der gleichen Altersgruppe ist – oder auch nicht –, wenn man von jemandem überholt wird oder man selbst versucht, jemanden zu überholen.) Eine der Frauen war 80, eine 81 und eine 83 Jahre alt.

»Als ich da saß und mir meine Badekappe aufsetzte, dachte ich: ‚So wie diese Frauen möchte ich eines Tages auch sein – immer noch super in Form und an Wettkämpfen teilnehmen.‘« Ich bin sicher, dass Selene das ganz bestimmt gelingen wird, denn eins ist für mich ganz klar: Wenn man sich richtig ernährt und richtig trainiert, gibt es für Ausdauersportarten (oder irgendeine andere Sportart) keine Altersbegrenzung. Im Folgenden erfahren Sie mehr darüber, wie sich die Veränderungen, die mit der Menopause einhergehen, auf Sie auswirken und was Sie als Sportlerin tun können, um das Beste daraus zu machen.

PEAK-PERFORMANCE)))
EINE SPORTLERIN ERZÄHLT

DIE ÜBER 60-JÄHRIGE IRONMAN-TRIATHLETIN

Mit zunehmendem Alter reagieren Frauen empfindlicher auf Kohlenhydrate und haben größere Probleme, diese zu verdauen. Zudem nimmt die Insulinresistenz bei der Aufnahme von Kohlenhydraten unabhängig von sportlicher Betätigung und der Teilnahme an Wettkämpfen zu. Ich habe den folgenden täglichen Ernährungsplan erstellt, der das Ziel hatte, Claires Auswahl an hochglykämischen Kohlenhydraten zu reduzieren und diese durch Obst, Gemüse und Vollkornprodukte zu ersetzen. Der Plan erhöhte zudem ihre Gesamtprotein-Aufnahme auf etwa 130 Gramm pro Tag, steigerte ihre Gesamtfettaufnahme und setzte auf die Strategie, vor und nach jeder Trainingseinheit verzweigtkettige Aminosäuren oder komplette Proteine zu sich zu nehmen.

Während des Trainings trennte Claire ihre Brennstoffzufuhr von ihrer Flüssigkeitszufuhr, sodass sie die erforderlichen Kalorien mit Nahrungsmitteln zu sich nehmen konnte, die wenig Fructose enthielten, um ihre Magen-Darm-Probleme zu minimieren und optimal trainieren zu können. »Jetzt kann ich am Ende einer 113-Kilometer-Radstrecke immer noch voll in die Pedale treten und verfüge sogar noch über Energiereserven!«, sagt sie.

CLAIRES TÄGLICHER ERNÄHRUNGSPLAN ZUR OPTIMIERUNG IHRER KÖRPERZUSAMMENSETZUNG UND IHRER REGENERIERUNG

Im Vordergrund steht dabei nicht eine Gewichtsveränderung, sondern die Verbesserung der Gesamtkörperzusammensetzung und der Regeneration. Zudem soll die Auswahl der Lebensmittel sicherstellen, dass Claires Versorgung mit Nährstoffen optimiert und ihre Magen-Darm-Beschwerden minimiert werden. Basierend auf

Claires Körperzusammensetzung, ihrer Größe und ihrem Idealgewicht (ungefähr 55,8 Kilogramm), konzentrierten wir uns auf die Qualität des Proteins (höherer Leucin-Gehalt) sowie auf die Aufnahme von Kohlenhydraten mit einem niedrigeren glykämischen Index. Darüber hinaus sollte zusätzliches Krafttraining dazu beitragen, die hormongesteuerte Veränderung ihrer Körperzusammensetzung hinauszuzögern. Mit dem Schwerpunkt auf Regeneration, Kraft, Ausdauer und Leistung war dies das beste Masse-Leistungs-Verhältnis (Power-to-Weight Ratio) für Claire:

Gramm Kohlenhydrate pro Tag: 170–195
Kalorien: 680–780

Gramm Fett pro Tag: 75–80
Kalorien: 675–720

Gramm Protein pro Tag: 120–130
Kalorien: 480–520

Basiskalorien pro Tag: 1.835–2.020
(40 % Kohlenhydrate, 25 % Protein, 35 % Fett)

Sie sollten beachten, dass es sich bei dieser Angabe für die Kalorienzufuhr um eine Empfehlung handelt, die speziell auf Claires Ernährungsplan zugeschnitten ist. Der untere Bereich der empfohlenen Kalorienmenge gilt für Ruhe- und Regenerationstage, der obere für lange Trainingstage, wobei die Kalorien, die während des Trainings aufgenommen werden, nicht enthalten sind. Sobald das Volumen und die Intensität des Trainings gesteigert werden, ändert sich der Kalorien- und Nährstoffbedarf des Körpers.

ERNÄHRUNGSPLAN

Dieser Ernährungsplan ist speziell auf das Triathlon-Training abgestimmt, aber das Konzept kann auch für andere Trainingsformen angewendet werden. Die Wahl der Kohlenhydrate spielt eine entscheidende Rolle. Wählen Sie Nahrungsmittel, die nährstoffreiche, komplexe Kohlenhydrate enthalten. Versuchen Sie, wenn Sie nicht trainieren, mehr Gemüse und Obst zu essen, um Ihren Kohlenhydratbedarf zu decken. (Empfehlungen für die tägliche Nährstoffzufuhr finden Sie in Kapitel 10.) Nehmen Sie täglich 75 bis 80 Gramm Fett zu sich.

NÄHRSTOFFZUFUHR FÜR EINEN 113-KILOMETER-TRIATHLON (1,9 KM SCHWIMMEN, 90 KM RADFAHREN UND 21,1 KM LAUFEN):

Wettkampfvorbereitung: Halten Sie in der 2- bis 3-wöchigen Tapering-Phase vor dem Wettkampf, während der Sie Ihren Trainingsumfang reduzieren, nach jeder Trainingseinheit an Ihrer gewohnten Regenerationsnahrungszufuhr fest. Auch wenn Ihr Trainingsumfang und die -intensität geringer sind, sollten Sie innerhalb von 30 Minuten nach dem Training Ihren Proteinvorrat und innerhalb von 2 Stunden nach dem Training Ihren Glykogenvorrat aufstocken. Nehmen Sie darüber hinaus 2 bis 3 Stunden nach dem Training weitere 20 bis 25 Gramm Protein zu sich. Während dieser letzten Wochen sollten Sie zudem für den Wettkampf essenzielle Elektrolyte auftanken, indem Sie Ihrer Nahrung täglich 150 Milligramm Magnesium, 500 Milligramm Kalzium, 300 Milligramm Kalium und 1.000 Milligramm Natrium hinzufügen. Sie können diese Elektrolyte in Form von Nahrungsmitteln oder als Nahrungsergänzungsmittel zu sich nehmen.

MUSTER EINES VORWETTKAMPF-SPEISEPLANS FÜR EINEN AM SONNTAG STATTFINDENDEN WETTKAMPF

ZEIT	
Tapering-Woche	• Carboloading: Erhöhung der Gesamt-Kohlenhydrataufnahme während der 7 Tage vor dem Wettkampf, vor allem nach dem Training. Streben Sie 6–7 Gramm Kohlenhydrate pro Kilogramm Körpergewicht pro Tag an • Während der ganzen Woche können Sie die folgenden Snacks zu sich nehmen: Mandeln, Haferflocken, Joghurt, Äpfel, Bananen, Orangen, Kartoffeln, Brot, Mandel- und/oder Erdnussbutter, Marmelade und Mandelmilch.
Freitagabend	• Nehmen Sie Ihr gewohntes Abendessen zu sich.
Samstagabend	• Nehmen Sie Ihr Abendessen gegen 17 Uhr zu sich. Quinoa-Reis-Gemisch (Nudeln sind zu schwer verdaulich und können Sie lethargisch machen oder aufblähen); dazu eine Proteinquelle in Form eines mageren, handflächengroßen Stücks Hühnerfleisch oder Fisch mit Gemüse. • Essen Sie vor dem Schlafengehen einen Snack, z. B. einen Proteinriegel. • Trinken Sie knapp 10 Milliliter eines Hyperhydratationsgetränks pro Kilogramm Körpergewicht.

ZEIT	
Sonntagmorgen	• Ballaststoffarmes Toastbrot mit Erdnussbutter, Honig und Bananenscheiben oder Haferflocken mit Mandelmilch und einem Esslöffel eingerührter Nussbutter. • Trinken Sie nach Belieben ein wenig Wasser • Nehmen Sie 1 Pfefferminz-Kautablette, um Magen-Darm-Problemen vorzubeugen
Sonntagmorgen vor dem Wettkampf	• Trinken Sie etwa 20 Minuten vor Beginn des Wettkampfes knapp 10 Milliliter eines Hyperhydratationsgetränks pro Kilogramm Körpergewicht • Trinken Sie Wasser, wenn Sie Durst verspüren. • Krönen Sie Ihre Nährstoffzufuhr mit ½ Energieriegel oder essen Sie einen ½ ballaststoffarmen Bagel mit Marmelade.

BEI ÜBERGANG 1 (WECHSELZONE ZWISCHEN SCHWIMMEN UND RADFAHREN): Nachdem Sie ungefähr 30 Minuten lang geschwommen sind, werden Ihre Glykogenwerte ein wenig niedrig sein, und das Gleiche gilt für Ihr Hydrierungslevel. Halten Sie in der Wechselzone eine Flasche eines kohlenhydratarmen, funktionalen Hydratationsgetränks bereit. Trinken Sie ein paar Schlucke, und stecken Sie sich auch ein wenig feste Nahrung (Riegel, Protein Bites, Sandwich) ein, die Sie auf den ersten 5 Kilometern der Radstrecke zu sich nehmen können. Das wird Ihrem Körper Brennstoff zur Verfügung stellen, den er auf der zweiten Hälfte der Radstrecke gut gebrauchen kann.

FLÜSSIGKEITSAUFNAHME PRO STUNDE AUF DEM FAHRRAD: Der untere Bereich für die empfohlene Menge liegt zwischen 6,57 und 7,88 ml pro Kilogramm Körpergewicht und der obere zwischen 9,86 und 11,83 ml pro Kilogramm Körpergewicht pro Stunde (bei Wettkämpfen unter Hitze sollte der obere Bereich angestrebt werden). Basierend auf Claires Gewicht ergibt das 340 bis 625 Milliliter pro Stunde.

KALORIENAUFNAHME PRO STUNDE AUF DEM FAHRRAD: 2,9 bis 3,6 Nahrungsmittelkalorien pro Kilogramm Körpergewicht pro Stunde. Die Absicht ist es, einen Brennstoffvorrat für die Radstrecke anzulegen und noch Energiereserven für den Lauf zu haben. Für Claire bedeutet dies, dass sie 160 bis 195 Kalorien pro Stunde zu sich nehmen sollte.

BEI ÜBERGANG 2 (WECHSELZONE ZWISCHEN RADFAHREN UND LAUFEN): Für den Fall einer Magenverstimmung sollten Sie eine Kautablette gegen Sodbrennen in der Tasche haben. Nehmen Sie ein paar Glucosetabletten (zuckerhaltige Kautabletten, die Sie in der Drogerie kaufen können). Falls Sie Koffein zu sich nehmen wollen, nehmen Sie die Hälfte der Dosis jetzt und die andere Hälfte, nachdem Sie etwa 14,5 Kilometer gelaufen sind.

FLÜSSIGKEITSZUFUHR WÄHREND DES LAUFS: Ähnlich wie bei der Radstrecke, aber im unteren Bereich, also 6,57 bis 7,88 Milliliter pro Kilogramm Körpergewicht, was im Fall von Claire 385 bis 444 Millilitern entspricht.

KALORIENAUFNAHME PRO STUNDE WÄHREND DES LAUFS: 2 bis 2,5 Nahrungsmittelkalorien pro Kilogramm Körpergewicht pro Stunde. Für Claire heißt das, dass sie pro Stunde 110 bis 140 Kalorien zu sich nehmen sollte.

DIE KÖRPERZUSAMMENSETZUNG VERÄNDERT SICH, WENN DIE WEIBLICHEN HORMONSPIEGEL SINKEN

Die erste Klage, die ich von Frauen höre, wenn sie in die Wechseljahre kommen, ist, dass sie das Gefühl haben, ihr Körper nehme von alleine eine neue Form an, ganz egal, was sie tun. Sie legen an Fett zu, bauen Muskeln ab und es fällt ihnen schwerer, schlank zu bleiben – obwohl sie ihre Ess- und Bewegungsgewohnheiten nicht geändert haben. Ein typisches Beispiel ist Tracy Paxton, eine Triathletin, die sich vegan ernährt und mich aufsuchte, weil sie ganz verzweifelt darüber war, dass ihre Muskeln und ihre Kraft immer mehr abbauten.

»Ich war mein ganzes Leben lang sportlich aktiv und habe in den vergangenen 15 Jahren immer wieder Triathlons absolviert, aber ich verlor nach und nach Muskelmasse«, erinnert sich Tracy. »Es war frustrierend, denn ich ernährte mich vollwertig und pflanzenbasiert, verzichtete auf jegliches Junkfood oder mit Konservierungsstoffen oder Chemikalien belastete Lebensmittel und erzielte nicht die Fitnesssteigerungen, die ich angesichts meines Trainingsumfangs erwartete beziehungsweise die ich mir wünschte. Ich hatte alle möglichen verschiedenen Techniken ausprobiert, zum Beispiel machte ich mehr Krafttraining und absolvierte HIIT-Work-outs (hoch intensives Intervalltraining), aber ich konnte dennoch keine wirklichen Verbesserungen meiner Körperzusammensetzung feststellen.«

Als Tracy 50 Jahre alt wurde, kam sie zu dem Schluss, dass es jetzt reichte. »Mein Körper veränderte sich, und ich war nicht bereit zu akzeptieren, dass meine schwindende Muskelmasse und die Tatsache, dass ich immer dicker wurde, schlicht und einfach altersbedingtem Katabolismus zuzuschreiben war.«

Tracy hatte recht, es lag nicht nur am altersbedingten Muskelabbau. Ihr Körper reagierte auf die tiefgreifende hormonelle Umstellung, die als Perimenopause bezeichnet wird und in den 5 bis 10 Jahren vor der Menopause auftritt. Das Endergebnis dieser Veränderung wird schließlich zum neuen Normalzustand, sobald man sich in der Menopause befindet, was in der Regel im Alter zwischen 48 und 55 Jahren der Fall ist.

Der Östrogenspiegel schwankt und sinkt schließlich im Alter zwischen vierzig und fünfzig Jahren. Östrogen ist für die Steuerung der Fortpflanzungsfunktion zuständig, aber es spielt auch eine wichtige Rolle beim Stoffwechsel, insbesondere im Hinblick darauf, wie wir Fett einlagern und auf Trainingseinheiten reagieren und uns anschließend regenerieren. Da der Östrogenspiegel mit der Zeit sinkt, verändert sich die Körperzusammensetzung. Unter anderem bewirkt der sinkende Östrogenspiegel, dass der Körper dazu neigt, eher am Bauch Fett anzusetzen (was das Risiko erhöht, eine Fettleber zu bekommen und an Herz-Kreislauf-Erkrankungen zu erkranken), anstatt an den Hüften und den Oberschenkeln.

Was hat es mit dem Muskelschwund auf sich? Wenn der Östrogenspiegel sinkt und sich die Einlagerung Ihres Körperfetts so verändert, dass die Form Ihres Körpers tendenziell eher derjenigen von Männern ähnelt – denken Sie an Apfel- statt Birnenform –, sollten Sie dann nicht einen verhältnismäßig höheren Testosteronspiegel haben und Ihr Körper somit besser in der Lage sein, Muskeln aufzubauen und zu erhalten?

Nun, es ist kompliziert. Testosteron fördert den Aufbau und den Erhalt von Muskelmasse. Obwohl die Testosteronwerte ihren Höhepunkt im Alter zwischen zwanzig und dreißig Jahren erreichen und im Laufe des späteren Erwachsenenalters allmählich abfallen, produzieren die Eierstöcke und Nebennieren weiterhin etwas Testosteron, und zwar auch noch, nachdem die Östrogenproduktion in den Wechseljahren eingestellt wird. Aber die Geschichte geht noch weiter: Es kommt auf die Muskelproteinsynthese (bei der das Protein, das Sie zu sich nehmen, in mageres Muskelgewebe umgewandelt wird, welches Sie einsetzen, um etwas zu heben, zu laufen und zu springen) und den Muskelproteinabbau (Ihr Körper baut Muskeln ab, um auf Protein zur Energiegewinnung zurückzugreifen) an. Mit dem Alter verändert sich das ausgewogene Verhältnis zwischen Muskelproteinsynthese und -abbau.

Auf den ersten Blick scheint die Umstellung für den Muskelaufbau günstig zu sein. Östrogen hemmt die Muskelproteinsynthese, sodass die Muskelproteinsyntheserate mit zunehmendem Alter und dem Absinken des Östrogenspiegels ansteigt. Super, aber warum fällt es postmenopausalen Frauen dann so schwer, Muskeln aufzubauen und zu erhalten? Weil die hohen Muskelproteinsyntheseraten bei postmenopausalen Frauen durch einen noch höheren Anstieg des Proteinabbaus konterkariert werden und das Verhältnis nicht mehr ausgewogen ist. Erschwerend kommt hinzu, dass Frauen nach der Menopause aufgrund des Östrogenspiegelabfalls nicht mehr so gut auf den muskelaufbauenden Stimulus durch Krafttraining und die Proteinaufnahme mit der Nahrung reagieren.

Eine Studie ergab, dass junge Männer und junge Frauen sowohl nach einem Widerstandstraining als auch nach dem Verzehr von Protein die gleiche Muskelproteinsyntheserate aufwiesen, aber postmenopausale Frauen hinkten im Vergleich zu gleichaltrigen Männern an beiden Fronten hinterher.

Das ist aus mehreren Gründen ein Problem. Wenn es Ihnen nicht gelingt, Ihre Muskeln zu erhalten, können Sie keine sportliche Leistung erbringen. Sie werden zwangsläufig langsamer, vor allem, wenn Sie auch noch Körperfett zulegen. (Die Mehrheit der postmenopausalen Frauen ist übergewichtig.) Selbst wenn Sie keine Leistungssportlerin sind, kann der Teufelskreis aus Gewichtszunahme und nachlassender körperlicher Leistungsfähigkeit Ihre Lebensqualität beeinträchtigen.

Auch wenn Sie Ihre Körperzusammensetzung beibehalten, können die Wechseljahre einige dauerhafte Veränderungen in Ihrem Nährstoffstoffwechsel hervorrufen, die Ihr

Training und Ihre Teilnahme an Wettkämpfen völlig aus dem Gleichgewicht bringen können, wenn Sie sich nicht auf diese Veränderungen einstellen.

Gleichzeitig wird es für Ihren Körper schwieriger, das Protein, das Sie zu sich nehmen, in die von Ihnen benötigten Muskeln umzuwandeln, und Sie verbrennen auch weniger Fett als früher. Als Wissenschaftler 41 Frauen, darunter prä- und postmenopausale Frauen, 45 Minuten lang auf Ergometern in einer Intensität trainieren ließen, die man typischerweise als »Fettverbrennungsmodus« oder aerobe Intensität bezeichnen würde, verbrannten die postmenopausalen Frauen 33 Prozent weniger Fett. Als die Wissenschaftler diese Zahlen unter Berücksichtigung der gesamten mageren Körpermasse bereinigten (die jüngeren Frauen hatten mehr), verbrannten die Frauen in den Wechseljahren immer noch 23 Prozent weniger Fett. Das bedeutet, dass menopausale und postmenopausale Frauen stärker auf ihre begrenzten Kohlenhydratspeicher angewiesen sind.

Und jetzt kommt der Knaller: Östrogen (insbesondere Östradiol) erhöht auch die Insulinsensitivität, was bedeutet, dass weniger Insulin benötigt wird, um nach dem Essen Zucker aus dem Blut in die Zellen zu transportieren. Wenn Ihr Östrogenspiegel sinkt, nimmt Ihre Insulinresistenz zu, sodass Ihr Körper mehr Insulin ausschüttet, was wiederum eine vermehrte Fettspeicherung auslöst. Dies wiederum katapultiert Sie auf die Blutzucker-Achterbahn mit ständigen Anstiegen und Abfällen des Blutzuckerspiegels, was dazu führen kann, dass Sie permanent müde und hungrig sind.

Ein weiterer Aspekt der Hormonumstellung und der Veränderung des Stoffwechsels, der oft übersehen wird, ist der Rückgang der Bildung von Dehydroepiandroesteron (DHEA), einem Hormon, das von den Nebennieren produziert wird und eine Vorstufe von Testosteron und Östrogen ist. DHEA hemmt die Wirkung von Cortisol, indem es die Verwertung von Glucose als Brennstoff fördert. Da der DHEA-Spiegel mit zunehmendem Alter sinkt, reagieren Sie empfindlicher auf Glucose und speichern diese daher eher als Bauchfett. Dieses Phänomen ist nicht nur in der Perimenopause und Postmenopause zu beobachten, es tritt auch bei starkem Stress auf. Wenn Sie also gestresst sind, sind die Auswirkungen noch schlimmer.

Sind wir also hoffnungslos ausgeliefert? Natürlich nicht. Für Frauen, die in die Wechseljahre kommen oder diese bereits hinter sich haben, gilt einfach nur das Gleiche wie für Frauen, die sich in der reproduktiven Phase ihres Lebens befinden: Sie müssen mit ihrer Physiologie zusammenarbeiten und die sich ändernden Bedürfnisse ihres Körpers berücksichtigen. Tracy versorgte Ihren Körper zum Beispiel mit dem gleichen Brennstoff, wie sie es seit Jahrzehnten getan hatte, und trainierte auch genauso, doch nichts funktionierte, weil sie im Hinblick auf ihre Physiologie nicht mehr der gleiche Mensch war.

KNOCHENSTÄRKE

Man ist nur so stark wie das Gerüst, das einen aufrecht hält. Zu keinem anderen Zeitpunkt in Ihrem Leben ist die Gesundheit Ihres Skeletts und Ihrer Knochen so wichtig wie in den Wechseljahren und danach, wenn Ihre Knochendichte schlagartig abnehmen kann. Wenn nichts dagegen unternommen wird, kann die Knochendichte einer Frau in den 5 bis 7 Jahren nach der Menopause um bis zu 20 Prozent abnehmen. Damit ist die Voraussetzung für Osteoporose gegeben – eine Skeletterkrankung, die durch brüchige Knochen gekennzeichnet ist. Laut der US-amerikanischen National Osteoporosis Foundation erleidet ungefähr jede zweite Frau über 50 einen Knochenbruch aufgrund von Osteoporose. Ich möchte nicht, dass Sie eine dieser Frauen sind. Falls Sie es noch nicht getan haben, lassen Sie eine Knochendichtemessung durchführen. Konsultieren Sie dann Kapitel 9, um zu erfahren, wie Sie Ihre Knochen weiter stark halten.

Gemeinsam stellten wir Tracys Ernährung so um, dass die von ihr aufgenommenen Kohlenhydrate eher aus Nahrungsmitteln mit einem niedrigen glykämischen Index stammten (mehr Gemüse und Obst, weniger Getreide, Brot und Nudeln), und sie bereicherte ihre Trainings- und Wettkampfnahrung um mehr Fett und Proteine nicht-tierischen Ursprungs. Insgesamt erhöhte sie die Qualität und die Quantität des Proteins und der Kohlenhydrate, die sie zu sich nahm, um die Entwicklung magerer Körpermasse und den Abbau von Körperfett zu optimieren.

»Schon in der ersten Woche nach Beginn der Umstellung bemerkte ich eine Veränderung: Ich konnte besser schlafen und fühlte mich nicht mehr so dick«, sagt Tracy. »In der zweiten Woche wurde meine Leistungsfähigkeit während meiner Trainingseinheiten konstanter. Ich erholte mich schneller von meinem täglichen Training, und im Laufe einiger Wochen erholte ich mich sogar zwischen zwei Work-outs am selben Tag schneller. Unterm Strich absolvierte ich qualitativ höherwertigere Trainingseinheiten, die mit weniger Aufwand zu besseren Zeiten führten. Ich habe zwar nicht signifikant an Gewicht verloren (was auch nicht meine Hauptpriorität war), aber meine Körperzusammensetzung hat sich definitiv verändert (ich kann jetzt Muskeln erkennen, die ich schon lange nicht mehr gesehen habe), ich habe etliche Zentimeter an Umfang verloren, und meine Kraft hat exponentiell zugenommen.«

Eine umfassendere Ernährungsplanung finden Sie in den folgenden Kapiteln, aber dies ist ein Beispiel dafür, dass Sie nicht unbedingt Ihre gesamte Ernährung umstellen müssen, sondern einfach Anpassungen an die Bedürfnisse Ihres Körpers vornehmen können, damit dieser optimale Leistungen erbringen kann.

GUTER SCHLAF KANN FLÜCHTIG SEIN

Ein Sprichwort unter Sportlern lautet: »Der Wettkampf wird im Bett gewonnen.« Hartes Training und gute Ernährung sind unerlässlich, aber im Schlaf regeneriert und repariert sich der Körper und bereitet sich darauf vor, Höchstleistungen erbringen zu können. Leider haben viele Frauen in den unterschiedlichen Stadien der Wechseljahre damit zu kämpfen, gut zu schlafen. Nach Angaben der National Sleep Foundation klagen mehr als 60 Prozent der postmenopausalen Frauen über Schlafstörungen.

Und wieder sind die Hormone schuld. Progesteron, das Anti-Angsthormon, hat eine unmittelbar beruhigende Wirkung und stimuliert die Atemwege. Wenn der Progesteronspiegel in den Wechseljahren sinkt, nehmen die Schlafstörungen zu. Östrogen fördert die REM-Schlaf-Phasen (Tiefschlaf), begünstigt den Serotonin-Stoffwechsel (ein Entspannungshormon) und verringert nachweislich die Schlaflatenz (die Zeit zwischen dem Zubettgehen und dem Einschlafen). Darüber hinaus sorgt Östrogen dafür, dass Sie in der Nacht nicht so oft aufwachen, insgesamt länger schlafen und dass Ihr Schlaf eine bessere Qualität hat. Östrogen hilft zudem, die Körpertemperatur zu regulieren, was für einen erholsamen Schlaf unerlässlich ist. Und zu guter Letzt reguliert Östrogen auch die Cortisolproduktion und trägt auf diese Weise dazu bei, den Schlaf zu stabilisieren. Da der Östrogenspiegel in den Wechseljahren sinkt, sind Sie selbst bei leichtem Stress wie Lärm und Licht anfälliger dafür, dass Ihr Cortisolspiegel nachts steigt.

PEAK-PERFORMANCE)))
EINE SPORTLERIN ERZÄHLT

DIE MUSKELBEPACKTE 50-JÄHRIGE VEGANERIN

Als Tracy zu mir kam, war sie am Ende ihrer Kräfte. Die perimenopausale Olympia- und Triathlon-Mitteldistanz-Wettkämpferin (113 Kilometer) baute Muskeln ab und setzte Fett an, vor allem an der Taille, und ihr Körper reagierte nicht mehr in der gleichen Weise auf ihre Ernährungsweise und Trainingsmethode wie früher.

Als Veganerin bezog Tracy ihr Protein ausschließlich aus pflanzlichen Nahrungsquellen. Rein rechnerisch nahm sie ausreichend Protein zu sich, um der empfohlenen täglichen Proteinzufuhr für ihr Alter gerecht zu werden, doch in funktioneller Hinsicht erhielt sie zu wenig. Tracy fehlten die Aminosäuren, die ihr Körper benötigte, um seine Regeneration zu optimieren und die Proteinsynthese und den Körperfettverlust zu stimulieren, weil ein großer Teil des Proteins, das sie zu sich nahm, aus Soja stammte.

Lassen Sie mich das erklären. Wir haben immer wieder gehört, dass Sojaprotein hervorragend für Frauen vor und nach der Menopause geeignet ist, weil die in Soja enthaltenen Isoflavone (pflanzliche Östrogene mit östrogenähnlicher Wirkung im menschlichen Körper) sich in mäßigender Weise positiv auf Hitzewallungen und andere Wechseljahresbeschwerden auswirken. Aber die Wahrheit ist auch, dass Sojaprotein keine gute Proteinquelle ist, um die Proteinsynthese und den Aufbau der mageren Körpermasse zu fördern. Warum? Es hat mit dem Aminosäureprofil des Proteins zu tun: Es werden 50 Gramm Sojaprotein benötigt, um die biologische Wirkung von 25 Gramm Molkenprotein zu erzielen.

Molkenprotein ist besser für die Muskelbildung geeignet, da es einen höheren Gehalt an der Aminosäure Leucin aufweist. Hoch intensives Training, eine veränderte Proteinsynthese und die Regeneration nach dem Training verändern den Aminosäure- und Proteinstoffwechsel in den Muskeln und kurbeln letztendlich den Leucinstoffwechsel an. Insbesondere stimuliert die Schädigung des Muskelgewebes den Abbau von verzweigtkettigen Aminosäuren und den Gesamtmuskelabbau. Um sich zu regenerieren, müssen Sie ausreichend hohe Mengen an Leucin zu sich nehmen, um die Abbauprozesse zu stoppen. Je mehr Leucin Sie zu sich nehmen, desto schneller wird Muskelgewebe aufgebaut und desto schneller erhalten Ihre Muskeln das Signal zur Reparatur und zum Wachstum. Allgemein gilt: Wenn Sie mit einer Mahlzeit 35 bis 40 Gramm vollständige Proteine zu sich nehmen, sollte der Leucin-Gehalt im Allgemeinen 2,5 bis 3 Gramm betragen.

Bei Tracys veganer Ernährung fehlte ihr die ausreichende Menge an Leucin, um nach dem Training den Muskelreparaturprozess auszulösen, der erforderlich ist, um die Bildung von magerer Körpermasse und den Fettabbau zu stimulieren. Wir gingen dieses Problem an, indem wir ihr vor und nach jeder Trainingseinheit verzweigtkettige Aminosäuren verabreichten. Durch eine Erhöhung der in ihrem Körper zirkulierenden Aminosäuren blieb der Leucinspiegel in ihrem Muskelgewebe in einem optimalen physiologischen Zustand.

»Ich befolge Stacys Plan erst seit ungefähr 5 Monaten, aber in dieser kurzen Zeit habe ich bereits erhebliche Fortschritte erzielt. Unter anderem hat sich meine Körperzusammensetzung verbessert, ich habe mein Tempo gesteigert, ich habe mehr Kraft, schlafe besser, meine Leistungsfähigkeit während meiner absolvierten Trainingseinheiten ist konstanter, und meine Wettkampferfahrungen sind besser. Ich bin froh zu wissen, dass ich den altersbedingten Abbauprozess noch viele Jahre hinauszögern kann!«

TRACYS TÄGLICHER BRENNSTOFFPLAN ZUR OPTIMIERUNG IHRER KÖRPERZUSAMMENSETZUNG UND REGENERATION

Das Zeitfenster der Proteinaufnahme ist entscheidend. Für vegane Athletinnen ist es wichtig, der verminderten Fähigkeit des Körpers, Körperfett abzubauen und magere Körpermasse zu erhalten, entgegenzuwirken. Achten Sie auf die Qualität der Nahrungsmittel, um die Zufuhr an Leucin, mit der Ihre Muskeln versorgt werden, zu erhöhen, denn das bewirkt eine Verbesserung der Regeneration und der Trainingsanpassungen.

Der Schwerpunkt liegt nicht gezielt auf einer Gewichtsveränderung, sondern auf der Verbesserung der Gesamtkörperzusammensetzung und Regeneration sowie darauf, sicherzustellen, dass Tracy mit ihrer veganen Art der Ernährung ihre Nährstoffzufuhr optimiert. Auf der Grundlage von Tracys Körperzusammensetzung, ihrer Größe und ihrem Idealgewicht (ungefähr 57 Kilogramm) musste sie auf die Qualität des von ihr aufgenommenen Proteins (höherer Leucin-Gehalt) und einen geringeren Konsum von Kohlenhydraten mit hoher glykämischer Last achten. Darüber hinaus trug die Einbeziehung von mehr Krafttraining in ihr Trainingsprogramm dazu bei, die hormonbedingten Veränderungen ihrer Körperzusammensetzung zu verzögern. Mit dem Schwerpunkt auf Regeneration, Kraft und Leistung war dies das beste Masse-Leistungs-Verhältnis (Power-to-Weight Ratio) für Tracy:

Gramm Kohlenhydrate pro Tag: 300–375
Kalorien: 1.200–1.500
Gramm Protein pro Tag: 120–140
Kalorien: 480–560

Gramm Fett pro Tag: 90–100
Kalorien: 810–900
Basiskalorien pro Tag: 2.490–2.960
(48 % Kohlenhydrate, 21 % Protein, 31 % Fett)

Sie sollten beachten, dass es sich bei dieser Angabe für die Kalorienzufuhr um eine Empfehlung handelt, die speziell auf Tracys Ernährungsplan zugeschnitten ist. Der untere Bereich der empfohlenen Kalorienmenge gilt für Ruhe- und Regenerationstage, der obere für lange Trainingstage, wobei die Kalorien, die während des Trainings aufgenommen werden, nicht enthalten sind. Sobald das Volumen und die Intensität des Trainings gesteigert werden, ändert sich der Kalorien- und Nährstoffbedarf des Körpers.

SPEISEPLAN

Dieser Speiseplan beinhaltet Trainingseinheiten am Morgen. Die Wahl der Kohlenhydrate spielt eine entscheidende Rolle. Wählen Sie Nahrungsmittel, die nährstoffreiche, komplexe Kohlenhydrate enthalten. Versuchen Sie, wenn Sie nicht trainieren, mehr Gemüse und Obst zu essen, um Ihren Kohlenhydratbedarf zu decken. (Empfehlungen für die tägliche Nährstoffzufuhr finden Sie in Kapitel 10.) Nehmen Sie täglich 90–100 Gramm Fett zu sich.

MUSTER-SPEISEPLAN
MIT EINER TRAININGSEINHEIT AM MORGEN

ZEIT	
7:00 Uhr: Aufwachen **7:30 Uhr: Frühstück**	Quinoa-Schale (Rezept auf S. 326) **ODER** Grüne-Göttin-Smoothie (Rezept auf S. 326) mit 2 Scheiben Sprossenvollkorntoast mit 2 TL Mandelbutter oder anderer Nussbutter **ODER** Proteinpfannkuchen (verwenden Sie eine Backmischung oder ein Rezept auf Proteinbasis)
9:00–11:00 Uhr: Schwimmen und ein kurzer Lauf	Am Rand des Schwimmbeckens: eine 710-ml-Flasche mit einem Hydrierungsgetränk Übergang zwischen Schwimmen und Laufen: 120 ml Proteinregenerationsgetränk (bestehend aus ½ Schöpflöffel [10 g] in Wasser oder ungesüßter Reismilch aufgelöstem Proteinpulver)
11:30 Uhr: Regeneration (innerhalb von 30 Minuten nach Beendigung der Trainingseinheit)	1½ Schöpflöffel Proteinpulver (30 g), aufgelöst in 175 ml Mandel- oder Reismilch, 175 ml Wasser und 1 EL eingerührter Mandelbutter oder anderer Nussbutter
13 Uhr: Mittagessen	2 Scheiben Sprossenvollkornbrot, 2 EL Hummus, Tomate, Avocado, geriebene Möhren und 100 g gekochte Quinoa oder 80 g Gerste (sowie 1 gekochtes Bio-Ei, wenn Sie Eier essen) Ein Stück frisches Obst: 1 Apfel, 1 Orange, 1 Kiwi oder 1 Banane **ODER** 120 g Fleischersatz (z. B. Quorn) in einem grünen Salat mit Spinat, Apfelstücken, Walnüssen, Leinsamen, Paprika, Gurke, Artischocke oder anderem Gemüse (ein Reisgericht kann aus ähnlichen Zutaten bestehen – achten Sie nur darauf, eher mehr Protein und Gemüse und weniger braunen Reis zu verwenden) **ODER** abgewandeltes Erdnussbutter-Gelee-Sandwich: 1 kleine Weizentortilla, belegt mit 2 EL Bio-Mandelbutter oder anderer Nussbutter, 120 g fettarmem griechischem Joghurt und 4 zerdrückten Erdbeeren
15 Uhr: Zwischenmahlzeit	Protein-Erdnussbutter-Banane: 1 EL Nussbutter mit 14 g Vanilleproteinpulver und so viel Wasser vermischen, dass ein Aufstrich entsteht. Auf ½ Banane streichen **ODER** 1 Scheibe Sprossentoast mit 2 EL Gebrannte-Mandel-Aufstrich und Zimt (Rezept auf S. 328)

ZEIT	
17:00 Uhr: Abendessen	200–300 g gemischtes kurzgebratenes Gemüse (z. B. Blumenkohl, Brokkoli, Zuckererbsen, Möhrenstücke, Paprika) auf 210–315 g gekochter Quinoa **ODER** Salat mit Quinoa, Brokkoli, Apfel, Granatapfel an Limonenvinaigrette auf 1½ Handvoll Spinat- oder Rucolablättern (Rezept auf S. 327). Bewahren Sie ein wenig fürs Mittagessen auf.

SPEISEPLAN FÜR EINEN WOCHENENDTAG MIT INTENSIVEREM TRAINING

ZEIT	
7:30 Uhr: Aufwachen **8:00 Uhr: Frühstück**	Kaffee mit einem Schuss Milch 2 Scheiben getoastetes Sprossenvollkornbrot mit 2 EL Mandelbutter oder anderer Nussbutter und Honig 115–170 g Proteindrink (z. B. 1 Schöpflöffel Proteinpulver gemischt mit 170 ml gesüßter Milchalternative wie Mandelmilch) **ODER** Haferbrei mit Blaubeeren und Chiasamen (Rezept auf S. 328)
9:00–12:00 Uhr: Training	Auf dem Fahrrad: Hydrierung: 3–3,6 ml pro Kilogramm Körpergewicht eines Hydrierungsgetränks. Nehmen Sie dieses Getränk zusammen mit fester Nahrung ungefähr 60 Minuten nach dem Beginn Ihres Fahrradtrainings zu sich (vorausgesetzt Sie haben vorher gefrühstückt). Kalorienaufnahme auf dem Fahrrad: 2,9–3,6 Nahrungskalorien pro Kilogramm Körpergewicht pro Stunde. 1 Nussbutter-Sandwich (2 Scheiben Brot mit niedrigem Ballaststoffgehalt mit 1 EL Mandelbutter oder anderer Nussbutter und 1 TL Gelee), Dattel-Brownie (Rezept auf S. 330), 5 kleine neue Kartoffeln (gekocht und gesalzen), 3–4 gesalzene Energiebällchen (Rezept S. 230) Während des Laufs: Kalorienaufnahme: 2–2,5 Nahrungskalorien pro Kilogramm Körpergewicht pro Stunde. Versuchen Sie bei Läufen, die länger als 60 Minuten dauern, während der letzten 30–45 Minuten alle 5–7 Minuten eine Glucosetablette zu nehmen.

ZEIT	
12:30 Uhr: Regeneration	2 Schöpflöffel Proteinpulver (40 g) in 0,35 ml Flüssigkeit mit 1 EL Mandelbutter oder anderer Nussbutter
13:30 Uhr: Mittagessen (Snack)	2–3 Vollkornwaffeln, belegt mit 20 g gerösteten Mandeln, 30 g frischen Blaubeeren und einem EL reinem Ahornsirup **ODER** Grüne-Göttin-Smoothie (Rezept auf S. 326) und 2 Scheiben Sprossenvollkorntoast mit 1 EL Mandelbutter oder anderer Butter **ODER** 115 g Fleischersatz (z. B. Quorn) in einem gemischten grünen Salat mit Spinat, Apfelstücken, Walnüssen, Leinsamen, Paprika, Gurke, Artischocke oder anderem Gemüse. Mit Hanföl und Meersalz beträufeln.
15:30 Uhr: Snack	15 Veggie-Sticks (Möhren, Sellerie, Zuckerschoten) mit 2–3 Esslöffeln Hummus und einem Smoothie mit 15 g Proteinpulver
18:00 Uhr: Abendessen (es ist in Ordnung, Bier oder Wein zu trinken, aber nicht zu viel: maximal 1–2 Gläser)	100–150 g gedämpftes Gemüse Ihrer Wahl 90 g gemischter grüner Salat mit 30 g Beeren, ½ zerkleinerten Apfel, ½ Grapefruit, 10 Kirschtomaten und schwarzen Bohnen oder Kichererbsen; gekrümeltes Tempeh oder Quorn, Meersalz und Pfeffer darüber streuen (kein Dressing) **ODER** 200–300 g kurzgebratenes Gemüse Ihrer Wahl mit einem Stück einer mageren Proteinquelle (115–170 g, handflächengroß) auf 175–250 g gekochtem schwarzem oder rotem Reis oder 210–315 g gekochter Quinoa Gemischter grüner Salat mit Spinat, Apfel, Beeren, Grapefruit, Tomate, Balsamico-Dressing light und 2 EL Kürbis- oder Sonnenblumenkernen **ODER** Karamelisierter Blumenkohl und Mandelsalat mit Apfelessig-Vinaigrette (Rezept auf S. 329)

Dann ist da noch der Melatonin-Faktor. Melatonin ist ein Schlüsselhormon bei der Schlafregulation. Bei menstruierenden Frauen trägt die erhöhte Melatoninproduktion während der Niedrighormonphase dazu bei, die Körpertemperatur in den Abendstunden zu senken, um den Schlaf zu erleichtern, aber in der Hochhormonphase hemmt Progesteron die Ausschüttung und Wirksamkeit von Melatonin, was zu einer höheren Körperkerntemperatur und vermehrt auftretenden Schlafstörungen führt.

Während der Perimenopause und der Postmenopause treten eine Reihe von Faktoren auf, die sich negativ auf die Körperkerntemperatur und den Schlaf auswirken. Der Östrogenentzug führt zu vermehrten Ausschüttungen eines Hormons namens Gonadotropin-Releasing-Hormon (GnRH), das die Vasodilation (die Erweiterung der Blutgefäße und die daraus resultierende Senkung des Blutdrucks) erhöht, sodass Sie zu viel Wärme abgeben und anfangen zu zittern, um wieder warm zu werden. Zudem ist der Noradrenalinspiegel im Gehirn höher, was die Fähigkeit des Körpers beeinträchtigt, mit Temperaturschwankungen umzugehen. Und als ob das noch nicht genug wäre, produziert der Körper auch weniger Melatonin, sodass er nicht so einfach herunterfährt, um einen optimalen Schlaf einzuleiten. Sogar die Frauen, die nicht unter Schlaflosigkeit leiden, haben oft Hitzewallungen – plötzlich im Körper aufsteigende Hitze und damit einhergehende nächtliche Schweißausbrüche, die den Schlaf extrem stören.

Ein Mangel an qualitativem Schlaf beeinträchtigt die Leistungsfähigkeit und die Regeneration und hat nachteilige Auswirkungen auf das allgemeine Wohlbefinden. Was kann man zur Verbesserung des Schlafs und der Schlafqualität tun? Sie können Ihr Verhalten anpassen, indem Sie regelmäßige Schlafenszeiten einführen, Licht und Bildschirme (Handys, Tablets, Fernseher) aus Ihrem Schlafzimmer verbannen und die Raumtemperatur kühl halten. Im Hinblick auf Ihre Ernährung sollten Sie versuchen, Alkohol und Koffein zu vermeiden, um Hitzewallungen und Beklemmungen zu lindern. Ziehen Sie auch die folgenden alternativen Schlafhilfen in Betracht:

Melatonin: Ein Hormon, das in der Zirbeldrüse des Gehirns produziert wird und für den natürlichen Schlaf-Wach-Zyklus von entscheidender Bedeutung ist. Ich werde oft gefragt, ob die Einnahme von Melatonin bei allgemeinen Schlafproblemen hilft, aber die Rolle, die Melatonin bei der Regulierung des Schlafs spielt, ist etwas komplex. Wie bereits erwähnt beeinflussen Ihre Hormone die Melatoninproduktion. Sollten Sie Melatonin einnehmen? Ich würde empfehlen, es zuerst mit Baldrian und Sauerkirschsaft (siehe unten) zu versuchen, da sich gezeigt hat, dass diese beiden Getränke die körpereigene Melatoninproduktion auf natürliche Weise anregen und nicht die katerartige Nebenwirkung von Melatonin haben, die oft auftritt, wenn man Melatonin in Reinform einnimmt. Falls Sie weiter unter temperaturbedingten Schlafstörungen leiden, sollten

Sie die kleinste wirksame Dosis Melatonin ausprobieren: 0,3 bis 1,0 Milligramm 30 Minuten vor dem Schlafengehen.

Montmorency-Sauerkirschsaft-Konzentrat: Sauerkirschsaft ist reich an der schlaffördernden Substanz Melatonin und hat zudem entzündungshemmende Eigenschaften (Entzündungen können den Schlaf stören). Untersuchungen haben ergeben, dass ältere Frauen (und Männer) besser und länger schliefen, wenn sie vor dem Schlafengehen Sauerkirschsaft tranken. Die besten Ergebnisse erzielen Sie, wenn Sie 30 Minuten vor dem Schlafengehen ein eiskaltes Glas Sauerkirschsaft trinken. Das trägt dazu bei, Ihre Körperkerntemperatur zu senken und Sie besser einschlummern zu lassen.

Baldrianwurzel (Tee oder Kapseln): Im Rahmen einer Studie, bei der natürliche Schlafhilfen untersucht wurden, schliefen die freiwilligen Teilnehmer der Studie, die vor dem Schlafengehen 400 Milligramm Baldrianextrakt erhielten, besser und verzeichneten eine höhere Schlafqualität als die derjenigen Probanden, die ein Placebo erhielten. Die Ergebnisse einer anderen Studie, bei der die gleiche Dosis Baldrianextrakt verwendet wurde, legt nahe, dass Baldrianextrakt auch dazu beiträgt, schneller einzuschlafen.

Wenn Sie sich dafür entscheiden, ein Melatoninpräparat einzunehmen, kann Baldrian eine perfekte Ergänzung sein. Melatonin verbessert den Tiefschlaf, während Baldrian hilft, schneller einzuschlafen.

Trauben-Silberkerze: Die Trauben-Silberkerze (auch bekannt als *Actaea racemosa* und *Cimicifuga racemosa*), ein Mitglied der Familie der Hahnenfußgewächse, ist eine mehrjährige Pflanze, die in Nordamerika beheimatet ist. Die Verwendung der Trauben-Silberkerze wurde als Alternative zur Hormontherapie in den Wechseljahren zur Linderung von Hitzewallungen und anderen Wechseljahresbeschwerden umfassend untersucht. Sie kann als Nahrungsergänzungsmittel oder als Tee eingenommen werden. Die Verwendung von Trauben-Silberkerze kann zur Verbesserung der Schlafqualität beitragen, indem sie Hitzewallungen reduziert.

HEISS HIER DRINNEN: THERMOREGULATION

Hitzewallungen treten nicht nur nachts auf. Sie können jederzeit und überall auftreten und sind sehr lästig, egal, wann und wo sie einen überraschen. Östrogen spielt eine wichtige Rolle bei der Steuerung des autonomen Nervensystems (ANS), das für die Ausschüttung von Kampf- oder Fluchthormonen wie Epinephrin, Norepinephrin und Adrenalin verantwortlich ist. Ohne die Steuerung durch Östrogen kann das ANS ein wenig verrücktspielen, was dazu führen kann, dass Sie in heißen Schweiß ausbrechen und Panik bekommen.

Es ist keine Überraschung, dass dieses hormonelle Durcheinander die Leistungsfähigkeit von Sportlerinnen in den Wechseljahren bei Hitze beeinträchtigen kann, da ihr Körper schneller erhitzt und nicht so gut in der Lage ist, abzukühlen wie die Körper ihrer jüngeren Konkurrentinnen. Die biologischen Schutzvorkehrungen, die uns vor Überhitzung schützen, zeigen möglicherweise nur schleppend Wirkung. Das zeigte sich zum Beispiel bei einer kürzlich durchgeführten Studie, an der prämenopausale Frauen (Durchschnittsalter 22 Jahre) bis hin zu postmenopausalen Frauen (Durchschnittsalter 52 Jahre) teilnahmen, die in drei Gruppen aufgeteilt wurden und bei denen während eines Trainings auf dem Laufband die Schwitzrate, das Schweißvolumen, der Natriumgehalt des Schweißes und das Durstempfinden untersucht wurde. Es stellte sich heraus, dass Frauen nach der Menopause weniger schwitzen und weniger Durst verspüren, was Sinn ergibt. Das Problem ist, dass sie wahrscheinlich auch eine höhere Körperkerntemperatur haben als jüngere Frauen, weshalb sie idealerweise eigentlich früher anfangen sollten zu schwitzen und von ihrem Körper das Signal erhalten sollten zu trinken.

SOLLTEN (POST-)MENOPAUSALE FRAUEN ES MIT EINER HORMONTHERAPIE VERSUCHEN?

Die entscheidende Frage lautet: Wenn Östrogen so toll für Sie ist und Sie auf all diese wundersamen Weisen schützt, warum sollte sich dann nicht jede Frau in den Wechseljahren einer menopausalen Hormontherapie (MHT, manchmal auch als Hormonersatztherapie bezeichnet) unterziehen, um das Hormon zurückzuerhalten? Nun, eine Zeit lang schien es so, als ob jede Frau sich dieser Therapie unterzöge. Aber im Jahr 2002 ergab eine groß angelegte, über zehn Jahre dauernde Studie, dass Frauen, die sich einer menopausalen Hormontherapie unterzogen, im Vergleich zu den Frauen der Kontrollgruppe, die Placebos erhielten, höhere Raten von Brustkrebs, Herzinfarkten, Schlaganfällen, Demenz und anderen gesundheitlichen Problemen aufwiesen. Die Verschreibungsraten sanken drastisch, und seitdem wurden wir davor abgeschreckt, uns einer Hormontherapie zu unterziehen. Jedenfalls bis vor Kurzem.

Heute befassen sich wieder mehr Forscher, Wissenschaftler und Ärzte damit, was für eine Rolle eine menopausale Hormontherapie im Leben einer Frau spielen kann. Ich rate grundsätzlich von einer menopausalen Hormontherapie ab, aber sie kann vorteilhaft sein, um zu Beginn der Wechseljahre die schlimmsten Symptome zu überstehen. Der allgemeine Konsens ist, dass Sie, wenn Sie und Ihr Arzt sich für eine Hormontherapie entscheiden, versuchen sollten, zum frühestmöglichen Zeitpunkt des Auftretens der Symptome die niedrigste wirksame Dosis zu nehmen. Führen Sie die Hormontherapie über den kürzest möglichen Zeitraum durch, um das Risiko von Nebenwirkungen und Erkrankungen zu verringern.

Die Lösung? Vorkühlung und Hydrierung sind unumgänglich. Zum Vorkühlen bedarf es lediglich eines eiskalten, zuckerarmen Elektrolytgetränks, um die Körperkerntemperatur zu senken (weitere Vorkühltechniken finden Sie in Kapitel 13). Die Hydrierung funktioniert ganz einfach: Geben Sie 1/16 Teelöffel Salz in 0,6 Liter Wasser (Achtung: normales Wasser hydriert nicht – weitere Informationen zur Hydrierung finden Sie in Kapitel 12) oder trinken Sie ein kohlenhydratarmes Elektrolytgetränk. Darüber hinaus sollten Sie zur Hydrierung über den Tag verteilt wasserhaltige Früchte, Gemüse, Proteindrinks, Tee und Mineralwasser zu sich nehmen.

BLÄHBAUCH UND MAGEN-DARM-BESCHWERDEN

Im Allgemeinen sind Frauen sowieso schon anfälliger für Aufgeblähtheit und Magen-Darm-Beschwerden als Männer. Aber es gibt Phasen in unserem Leben, insbesondere die perimenopausale und postmenopausale Phase, in denen dies umso mehr zutrifft. Die während dieser Jahre stark schwankenden Hormonspiegel können Ihre Verdauungsfunktionen durcheinanderbringen, was zu Durchfall, Erbrechen, Verstopfung und Bauchkrämpfen oder Schmerzen führen kann. Hohe Cortisolspiegel, die während der Wechseljahre ebenfalls häufig auftreten, verlangsamen die Verdauung und verschlimmern das Ganze noch.

Einer kürzlich im *American Journal of Physiology – Renal Physiology* veröffentlichten Studie zufolge tragen Sexualhormone dazu bei zu regulieren, wie viel Wasser rückresorbiert wird, wenn Ausscheidungsprodukte und Sekrete von den Nieren gefiltert werden. Wenn der Östrogenspiegel hoch ist, resorbieren Sie Wasser und urinieren öfter. Wenn der Östrogenspiegel fällt, halten Sie mehr Wasser zurück, was zu Aufgeblähtheit führt.

Es geht aber um mehr als nur um Salz und Wasser. Sie müssen Ihre gesamten Ernährungsgewohnheiten und Ihre Nährstoffzufuhr berücksichtigen, um Entzündungen insgesamt zu reduzieren. Peri- und postmenopausale Frauen erzählen mir oft, dass sie, wenn sie beginnen, sich gesund und vollwertig zu ernähren, in der ersten Woche 3 bis 4 Kilogramm abnehmen und ihre Kleidung besser sitzt. Das ist jedoch nicht auf Fettverlust zurückzuführen, sondern auf den Verlust überschüssigen Wassers, weil ihre Entzündungen zurückgehen und sich das Wasser weniger stark im Blut verteilt. Die anderen wesentlichen Ursachen für Aufgeblähtheit sind Zuckerersatzstoffe und Zuckeralkohole wie Xylit, Mannit und Sorbit.

ERINNERUNGEN UND STIMMUNGEN KOMMEN UND GEHEN

Sie können sich nicht an den Namen Ihrer Kollegin erinnern, obwohl Sie zehnmal am Tag an ihrem Schreibtisch vorbeigehen? Wo sind Ihre Schlüssel? Sie haben keine Lust, ins Fitnessstudio zu gehen? Und warum sollten Sie überhaupt trainieren? Falls Ihnen irgendetwas davon auch nur annähernd bekannt vorkommt, machen Sie sich keine Sorgen. Sie sind nicht allein. Stimmungswechsel und Gedächtnisstörungen kommen in den Wechseljahren extrem häufig vor, insbesondere in den Jahren vor der Menopause und den Jahren unmittelbar nach Ihrer letzten Menstruation.

Die bahnbrechende Studie über die Gesundheit von Frauen, die »Study of Women's Health Across the Nation (SWAN)«, an der mehr als 12.400 Frauen im Alter zwischen 40 und 55 Jahren teilnahmen, ergab, dass 31 Prozent der prämenopausalen Frauen, 44 Prozent der Frauen in der frühen oder späten Perimenopause und 42 Prozent der postmenopausalen Frauen Phasen erlebten, in denen sie Dinge vergaßen. Andere Forschungsergebnisse zeigen, dass Frauen in dieser Lebensphase, insbesondere in der Perimenopause, auch häufiger an Depressionen leiden. Tatsächlich berichten Frauen in der Perimenopause dreimal häufiger über Depressionssymptome als prämenopausale Frauen.

SCHMERZEN IM INTIMBEREICH

Viele Frauen leiden in einem gewissen Ausmaß an einer vaginalen Atrophie, wenn die Östrogenwerte sinken, während sie auf die Wechseljahre zusteuern. Die Verdünnung, Austrocknung und Rückbildung der Gewebeschicht in der Vagina und um sie herum kann nicht nur Sex schmerzhaft machen, sondern auch andere körperliche Aktivitäten wie Radfahren und sogar Laufen behindern, weil die exponierte Haut wund gerieben wird. Wenn Schmerzen Sie daran hindern, zu trainieren und sich sportlich zu betätigen, müssen Sie etwas unternehmen. In milden Fällen können Gleitmittel helfen, in schweren Fällen kann eine lokale Östrogenbehandlung mit einer Creme, einem Medikament oder einem Ring Abhilfe schaffen.

Es gibt es eine wichtige Verbindung, die dieses Phänomen erklärt. Östrogen erhöht die Konzentration von Neurotransmittern für Wohlfühlhormone wie Serotonin und Dopamin, die eine beruhigende Wirkung auf das Gehirn haben und dazu beitragen, sowohl die Stimmung als auch das Gedächtnis zu verbessern. Östrogen hemmt auch das Stresshormon (bzw. das Kampf-oder-Flucht-Hormon) Cortisol. Progesteron wird ebenfalls mit der psychischen Gesundheit in Verbindung gebracht, da es Paniksymptome verhindern kann.

Wenn diese Hormonspiegel absinken, sind Sie extrem anfällig für Angstzustände, Depressionen und Gehirnnebel. Man muss kein Neurowissenschaftler sein, um zu dem Schluss zu kommen, dass diese Symptome in Verbindung mit schlechtem Schlaf jegliche Motivation ziemlich schnell auf null bringen können.

Die Übergangsjahre, bis sich Ihr Gehirn an den neuen hormonellen Zustand gewöhnt hat, scheinen die schwierigsten zu sein. Aber man muss nicht einfach nur dasitzen und vor sich hin schmoren. Versuchen Sie es in der Zwischenzeit mit gezielt eingenommenen verzweigtkettigen Aminosäuren (vor und nach dem Training, da sie die Blut-Hirn-Schranke überwinden und die Aktionen des Zentralnervensystems unterstützen), mit Sauerkirschsaft und Baldrian, um Ihren Schlaf zu verbessern, und erholen Sie sich gut von intensiven Trainingseinheiten, um Ihre sich verändernde Physiologie zu unterstützen und Ihren Stimmungsschwankungen entgegenzuwirken.

MENOPAUSE UND SPORT: NUR DIE FAKTEN

Da immer mehr Frauen bis Ende vierzig und weit darüber hinaus sportlich sehr aktiv bleiben, gibt es einige spezifische Veränderungen, die postmenopausalen Sportlerinnen zu schaffen machen können. Im Folgenden einige häufig in den Wechseljahren auftretende Veränderungen und mögliche Lösungen:

1. Die Blutgefäße sind weniger elastisch (d. h. Blutdruckänderungen erfolgen verlangsamt).
   Lösung: Erwägen Sie die Verwendung einer Beta-Alanin-Supplementierung als gefäßerweiterndes Mittel zur Verbesserung der Blutzirkulation während des Trainings.

2. Die Köperperkerntemperaturtoleranz nimmt ab (was bedeutet, dass Sie Hitze schlechter vertragen).
   Lösung: Kühlung nach dem Training ist eine gute Möglichkeit, die Durchblutung für die Regenerierung zu fördern. Mithilfe kühler Handtücher oder durch Eintauchen in kaltes Wasser werden die Hautgefäße ein wenig verengt und das Blut zurück in den zentralen Kreislauf gebracht. Nehmen Sie während des Trainings kalte Nahrungsmittel und Flüssigkeiten zu sich. In Kapitel 13 finden Sie weitere Kühltechniken.

3. Sie beginnen bei körperlicher Aktivität später zu schwitzen, und es kommt zu einer länger anhaltenden Erweiterung der Blutgefäße (d.h. Ihr Körper versucht, die Wärme dadurch abzubauen, dass er mehr Blut zur Haut schickt, ein Prozess, der als konvektive Kühlung bezeichnet wird, anstatt sich ausschließlich auf das Schwitzen zu verlassen, um Sie über einen längeren Zeitraum abzukühlen).

BLEIBEN SIE SPORTLICH AKTIV

Für viele Frauen ist die Gewichtszunahme eine der unerwünschtesten Nebenwirkungen der Wechseljahre. Sportliche Betätigung kann dazu beitragen, dass die Zahlen auf der Waage nicht immer weiter steigen. Wissenschaftliche Erkenntnisse haben sogar ergeben, wie viele Minuten Sie pro Woche aktiv sein müssen, um Ihr Gewicht unter Kontrolle zu halten. In einer bahnbrechenden Studie verfolgten Wissenschaftler 13 Jahre lang die Trainingsgewohnheiten und Gewichtsschwankungen von mehr als 34.000 Frauen (Durchschnittsalter 54 Jahre). Im Durchschnitt nahmen die Frauen ungefähr 2,7 Kilogramm zu. Es verwundert nicht, dass es einen direkten Zusammenhang zwischen der Menge an praktiziertem Sport und der Höhe der Gewichtszunahme bzw. der Stagnation ihres Gewichtes gab. Die magische Trainingszeit zur Minimierung der Gewichtszunahme? Im Durchschnitt eine Stunde pro Tag.

Das ist mehr als doppelt so viel wie die normalerweise empfohlenen 150 Minuten pro Woche (ca. 22 Minuten pro Tag) zur Förderung der Gesamtgesundheit, wobei es für einige Frauen schwer genug sein dürfte, sich bei ihren bereits vollen Terminplänen auch nur diese Minuten freizuschaufeln. Hinzu kommt, dass Sie möglicherweise gegen ein wachsendes Gefühl einer durch zu viel Sitzen bedingten Trägheit ankämpfen, ohne sich dessen überhaupt bewusst zu sein. Auch wenn Wissenschaftler den zugrunde liegenden Mechanismus noch nicht verstanden haben, weiß man, dass Östrogen dafür sorgt, dass Sie sich mehr bewegen. Eine interessante über 9 Monate dauernde Studie an Ratten, denen die Eierstöcke entfernt worden waren, ergab, dass diese deutlich weniger Zeit (etwa siebenmal weniger) auf den Laufrädern in ihren Käfigen verbrachten als ihre Art-

Lösung: Achten Sie auf ausreichende Hydrierung: Denken Sie daran, etwas zu essen in der Tasche und ein Hydrierungsgetränk in der Flasche zu haben. Die Befolgung der auf S. 63 beschriebenen Hydrierung vor dem Wettkampf ist hilfreich.

4. Es besteht eine größere Sensitivität gegenüber Kohlenhydraten (d.h. mehr Blutzuckerschwankungen und insgesamt weniger Bedarf an Kohlenhydraten). **Lösung:** Versuchen Sie weniger Kohlenhydrate zu sich zu nehmen – zwischen 40 und 50 Gramm pro Stunde –, und erhöhen Sie Ihre Kalorienaufnahme durch Nahrungsmittel mit gemischten Makronährstoffen, die relativ ausgewogene Mengen an Fett, Protein und Kohlenhydraten enthalten.

genossen, bei denen nur eine Scheinoperation durchgeführt und die Eierstöcke (und somit die Östrogenausschüttung) erhalten geblieben waren. Beobachtungsstudien am Menschen spiegeln diese Ergebnisse wider. Die freiwillige körperliche Betätigung nimmt während des Übergangs in die Wechseljahre so weit ab, dass sie dem Verbrauch von ungefähr 230 Kalorien pro Tag entspricht.

Die meisten der Frauen, die ich berate, sind sportlich sowieso schon sehr aktiv. Aber die heimtückische Bewegungsarmut, die sich zunehmend in unser Leben einschleicht, beunruhigt mich, denn wie Sie vielleicht gehört haben, können die Stunden, die Sie ganz ohne Bewegung verbringen, vor allem im Sitzen, sogar einen guten Teil Ihrer sportlichen Betätigung zunichtemachen. Kanadische Forscher, die die Lebensgewohnheiten von 17.000 Männern und Frauen untersucht haben, berichteten darüber in aller Deutlichkeit: Je mehr Zeit Sie jeden Tag sitzend verbringen, desto wahrscheinlicher ist es, dass Sie einen frühen Tod sterben, egal wie fit Sie sind. Das ist ernüchternd.

Jüngste Forschungsergebnisse zeigen, dass 2 Minuten Bewegung pro Stunde ausreichen, um dem vorzubeugen. Im Rahmen einer Studie, an der mehr als 3.200 Personen teilnahmen, ergab eine Erhebung der *US National Health and Nutrition Examination Survey*, dass es schon ausreicht, sich einmal in der Stunde leicht zu bewegen, zum Beispiel den Flur entlangzugehen, statt zu sitzen, um das Risiko eines vorzeitigen Todes um 33 Prozent zu senken. Wenn Sie in einem Büro arbeiten, stellen Sie die Uhr Ihres Computers so ein, dass jede Stunde ein Signalton ertönt, der Sie daran erinnert, der natürlichen Neigung, sitzen zu bleiben, entgegenzuwirken und sich einige Minuten lang zu bewegen.

5. Ihr Körper verwertet Protein weniger effektiv (was bedeutet, dass die Art und Qualität des Proteins und der Zeitpunkt, wann Sie es zu sich nehmen, für den Aufbau und den Erhalt magerer Körpermasse sehr wichtig werden).
   Lösung: Nehmen Sie 30 Minuten vor dem Training 15 Gramm Molkenprotein-Isolat oder 9 Gramm verzweigtkettige Aminosäuren und innerhalb von 30 Minuten nach dem Training 25 Gramm Molkenprotein-Isolat mit Casein zu sich. (Greifen Sie nicht auf Sojaprotein zurück, da es für postmenopausale Frauen nicht genug Leucin enthält, um die Muskelproteinsynthese zu stimulieren.) Für eine gute Regeneration sollten Sie 2 Stunden nach dem Training weitere 20 bis 25 Gramm Molkenprotein-Isolat mit Casein zu sich nehmen und vor dem Schlafengehen möglichst noch einmal 10 bis 15 Gramm Protein.

6. Geringere Krafterzeugung (d.h. Sie müssen die Kraft trainieren, nicht die Ausdauer). **Lösung:** Konzentrieren Sie sich auf das Krafttraining. Die Geschwindigkeit und die Kraft der Muskelkontraktionen nehmen mit dem Alter tendenziell ab. Deshalb sind Kraft- und Geschwindigkeitstraining wichtige Aspekte des postmenopausalen Trainings. Spezifische Übungen zur Förderung Ihrer Leistungsfähigkeit finden Sie in Kapitel 7.

PEAK-PERFORMANCE ▶▶▶

AUF DEN PUNKT GEBRACHT

- Mit dem Einsetzen der Wechseljahre sinken der Östrogen- und der Progesteronspiegel.
- Sinkende Hormonspiegel führen zu einer Reihe von Veränderungen, die bewirken können, dass das Training sich anstrengender anfühlt. Unter anderem sind die Blutgefäße weniger elastisch (was bedeutet, dass sich Blutdruckveränderungen verlangsamen). Außerdem fällt es dem Körper schwerer, mit Hitze klarzukommen.
- Frauen in den Wechseljahren reagieren empfindlicher auf Kohlenhydrate, sodass ihre Blutzuckerwerte stärker schwanken und ihr Kohlenhydratbedarf insgesamt niedriger ist.
- In dieser Lebensphase verwertet Ihr Körper Protein weniger effektiv, sodass die Art und Qualität des Proteins und der Zeitpunkt, zu dem Sie es zu sich nehmen, sehr wichtig für den Aufbau und den Erhalt Ihrer Muskeln werden.
- Hoch intensives Krafttraining ist enorm wichtig, sobald Sie in die Wechseljahre kommen, um Muskelschwund und -schwäche im Alter zu verhindern.

4

MÜSSEN SIE EINE SCHWANGERSCHAFTS-PAUSE EINLEGEN?

ALLES IST EIN BISSCHEN ANDERS, WENN SIE FÜR ZWEI MENSCHEN TRAINIEREN

Ich erinnere mich daran, als wäre es gestern gewesen – an jenen Moment, der mein Leben für immer verändert hat. Ich war draußen und absolvierte mein letztes Intervalltraining auf dem Fahrrad, um mich auf den XTerra-Cross-Triathlon auf Maui vorzubereiten. Ich fühlte mich nicht wohl. Ich konnte keine Leistung bringen, meine Herzfrequenz war total durcheinander, und meine Brüste taten wirklich weh. Ich ging in meinem Kopf alle möglichen Ursachen für mein Unwohlsein durch. »Habe ich beim Tapering etwas falsch gemacht? Brüte ich etwas aus? Kriege ich meine Tage? Moment mal. Wann hatte ich denn das letzte Mal meine Tage? Oh nein. Das kann doch nicht sein. Unmöglich.«

Ich beendete mein Training, eher gestresst als alles andere, und befasste mich mit der sehr realen Möglichkeit, dass ich schwanger war. Aber während des Denkprozesses führte ich alle möglichen Gründe dafür an, dass das nicht sein konnte. »Unmöglich. Ich bin zu mager, um schwanger zu werden. Ich bekam meine Periode unregelmäßig. Ich bin bestimmt unfruchtbar.« Als ich nach Hause kam, ging ich ins Bad, machte drei Schwangerschaftstests hintereinander, und alle zeigten das gleiche Ergebnis an: positiv.

»So ein Mist! Nicht vor der XTerra-Weltmeisterschaft!« Ich ging in das Arbeitszimmer meines Mannes und sagte: »Hallo Schatz, ich habe ein paar Neuigkeiten. Erstens müssen wir noch ein paar neue Schwangerschaftstests kaufen, weil die hier alle das gleiche

Ergebnis anzeigen, nämlich dass ich schwanger bin. Und zweitens: Wenn ich wirklich schwanger bin, trete ich trotzdem auf Maui an. Ich habe so hart trainiert, und wenn irgendjemand mit der Hitze klarkommt und sich mit dem weiblichen Körper auskennt, dann deine Frau.« Ich kann es mir wohl schenken zu sagen, dass wir sofort ins Auto gesprungen sind und ein paar weitere Schwangerschaftstests besorgt haben, und ja, sie haben alle das Gleiche ergeben: Ich war schwanger. Und ja, ich habe an dem Wettkampf auf Maui teilgenommen und bin unter die ersten 10 gekommen!

Im Leben einer Frau gibt es nur wenige Phasen, die so sehr von Verwirrung, Meinungsverschiedenheiten und, offen gesagt, falschen Informationen geprägt sind, wie die Zeit während einer Schwangerschaft. Freunde, Familienangehörige, Experten, sogar völlig Fremde erzählen einem, was man essen soll und was nicht, und ob man den Sport, den man betreibt – was auch immer man macht – weiter betreiben sollte oder nicht. Wenn man die offiziellen Richtlinien des *American College of Obstetricians and Gynecologists (ACOG)* aus dem Jahr 1985 befolgen würde, in denen schwangeren Frauen geraten wird, die Herzschlagfrequenz unter 140 zu halten und tägliche körperliche Aktivitäten auf 15 Minuten oder weniger zu beschränken, würde man kaum noch aus dem Haus gehen können, bevor man sich schon wieder hinsetzen und sich ausruhen müsste!

Fürs Protokoll: Das ACOG hat diese Richtlinien inzwischen verworfen, aber viele Mythen und Ängste wie »das Baby rauszuschütteln«, wenn man zu viel läuft, oder »das Baby zu kochen«, wenn man zu viel schwitzt, halten sich hartnäckig weiter. Wenn man nicht gerade unter Schwangerschaftskomplikationen leidet, muss Sport während der Schwangerschaft gar nicht so kompliziert sein und kann wirklich gut für Sie sein – und für das Baby auch.

Die aktuellen Richtlinien empfehlen Frauen, sich an den meisten Tagen der Woche, wenn nicht sogar täglich, 30 Minuten oder länger moderat körperlich zu betätigen. Laut einer in der Zeitschrift *Obstetrics and Gynecology* veröffentlichten Forschungsarbeit wird Frauen sogar empfohlen, während der Schwangerschaft etwas intensiveren Sport zu treiben (mit einer Belastung von bis zu 85 Prozent der maximalen Herzfrequenz oder der Stufe 7 auf einer Skala von 1 bis 10), wie zum Beispiel 4 bis 5 Stunden pro Woche auf einem Ergometer zu trainieren, um Komplikationen wie Schwangerschaftsdiabetes zu vermeiden. Der Studie zufolge kann das Risiko, an Schwangerschaftsdiabetes zu leiden, durch intensive körperliche Aktivität um 24 Prozent gesenkt werden.

Doch nur jeder zweite Arzt empfiehlt dieses Maß an Bewegung, und die meisten schwangeren Frauen befolgen diese Empfehlung nicht einmal annähernd. Gerade einmal 15 Prozent der schwangeren Frauen erreichen diese sehr moderaten Empfehlungsvorgaben. Bis heute haben zu viele Frauen, die vor der Schwangerschaft sportlich nicht aktiv waren, Angst davor, während der Schwangerschaft anzufangen, und zu viele

Frauen, die sich sehr wohl sportlich betätigt haben, bevor sie schwanger wurden, sind so verunsichert, dass sie es komplett bleiben lassen.

DAMALS UND HEUTE

Früher arbeiteten schwangere Frauen auf den Feldern, und bevor die modernen Haushaltsgeräte Einzug hielten, verrichteten die Frauen, die in der Regel viele Kinder hatten, die harte körperliche Arbeit, die damit verbunden war, die Kinder satt zu bekommen, sich um die Wäsche zu kümmern, zu putzen und aufzuräumen. Doch die heutigen Ärztevereinigungen haben beschlossen, dass wir zu zerbrechlich sind, um uns während der Schwangerschaft körperlich zu stark zu betätigen, und sind dazu übergegangen, die Schwangerschaft wie eine Krankheit zu behandeln, anstatt wie eine natürliche Phase im Leben vieler Frauen. Nicht all diese Empfehlungen sind per se schlecht. Aber einige schon. Und es ist leicht zu verstehen, wie eine schwangere Frau, die diese Empfehlungen erhält, so verunsichert ist, dass sie die Schwangerschaft lieber sitzend verbringt. Sehen wir uns diese früheren Richtlinien an (und was wir heute wissen).

- Die Herzschlagfrequenz der werdenden Mutter soll 140 Schläge nicht überschreiten (gilt nicht mehr).
- Anstrengendes Training sollte nicht länger als höchstens 15 Minuten dauern (gilt nicht mehr).
- Nach dem vierten Schwangerschaftsmonat sollten sportliche Übungen in Rückenlage mit Vorsicht durchgeführt (oder vermieden) werden. (Stimmt. Im zweiten und dritten Schwangerschaftsdrittel könnte das Liegen auf dem Rücken dazu führen, dass die Vene, die das Blut aus der Gebärmutter führt, zusammengedrückt und infolgedessen die Versorgung des Babys mit Sauerstoff gestört wird. Wenn Sie auf einer Hantelbank trainieren, stellen Sie sie in Schräglage.)
- Wenn man auf dem Rücken liegt (was Sie vermeiden sollten), langsam aufstehen, um einen plötzlichen Abfall des Blutdrucks/Schwindel zu vermeiden. (Stimmt.)
- Vermeiden Sie Übungen, bei denen das Valsalva-Manöver zum Einsatz kommt. (Stimmt. Bei diesem Manöver, bei dem man forciert gegen die verschlossene Mund- und Nasenöffnung ausatmet – normalerweise, um etwas Schweres zu heben – wird ein zu hoher Druck im Bauchbereich aufgebaut, was zu einer bedenklichen Veränderung des Blutdrucks führen kann.)
- Vermeiden Sie körperliche Betätigung bei Hitze oder in einer Intensität, die dazu führen kann, dass die Körperkerntemperatur auf über 38,9 Grad steigt, weil die Hyperthermie ein ernsthaftes Risiko für den Fötus darstellt. (Stimmt. Das Risiko

durch Hitze besteht wirklich. Aber ohne eine Körperkerntemperaturkapsel einzunehmen, kann man diese Temperatur nicht kennen. Die Oraltemperatur sollte 37,7–38,3 Grad Celsius nicht übersteigen. Aber normalerweise haben Sie ja kein Fieberthermometer dabei, wenn Sie draußen Sport treiben, um ständig Ihre Temperatur zu messen. Um das Risiko einer Überhitzung zu vermeiden, trainieren Sie am besten während der kühleren Tageszeiten. Im Fitnessstudio trainieren Sie am besten in der Nähe der Belüftung und trinken ein kaltes Getränk. Benutzen Sie Ihren Kopf. Sie können spüren, wenn es Ihnen unangenehm warm wird.)

- Die Kalorienzufuhr sollte der körperlichen Betätigung entsprechen und ausreichend sein, um sowohl Sie als auch das in Ihnen heranwachsende Baby zu versorgen. (Stimmt. Für den Fötus benötigen Sie ungefähr 300 zusätzliche Kalorien. Der Bedarf an zusätzlichen Kalorien für sportliche Betätigung hängt von deren Dauer ab. Wie bei jedem vernünftigen Trainingsprogramm sollten Sie vor dem Sport ausreichend gegessen haben, während eines Trainings, das länger als 90 Minuten dauert, etwas zu sich nehmen, und sich 30 bis 60 Minuten nach dem Training einen Regenerationssnack genehmigen, der sowohl Kohlenhydrate als auch Protein enthält.)
- Regelmäßiger Sport (drei- oder viermal in der Woche) ist besser als unregelmäßige Aktivitäten. (Stimmt. Sich täglich 45 bis 90 Minuten zu bewegen, ist ideal, selbst dann, wenn Sie sich mies fühlen. Leichte Bewegung bringt den Kreislauf in Schwung und hilft bei Hormonschwankungen.)
- Meiden Sie heftige (ruckartige, hüpfende) Bewegungen. (Stimmt. Sie sollten Ihre Gelenke schonen, die durch die Schwangerschaft sowieso bereits zusätzlich belastet werden.)
- Vor einem intensiven Training sollte man sich aufwärmen und danach eine Phase allmählich nachlassender Aktivität folgen lassen. (Stimmt immer, unabhängig davon, ob man schwanger ist oder nicht.)
- Minimieren Sie Ihre Teilnahme an Wettkämpfen. (Stimmt nicht in jedem Fall. Kontaktsportarten sind tabu. Aber Golf oder Tennis – wenn Sie diesen Sport bereits betreiben – ist absolut unbedenklich. Während der Schwangerschaft mit einer neuen Sportart zu beginnen, ist nicht ratsam.
- Vermeiden Sie aufgrund des Risikos einer Bindegewebsschwäche starkes Beugen und Strecken der Gelenke. (Überwiegend zutreffend. Aber wenn Sie schon vor der Schwangerschaft entsprechende Übungen gemacht haben – zum Beispiel Yoga – und entsprechend beweglich sind, ist es okay.)
- Nehmen Sie viel Flüssigkeit zu sich. (Stimmt. Ausreichende Flüssigkeitszufuhr ist sehr wichtig. Nehmen Sie Obst und Gemüse mit hohem Wassergehalt, Suppen, Tees, mit Wasser verdünnte Säfte, mit Kohlensäure versetztes Mineralwasser und

was immer Sie möchten zu sich. Das Fruchtwasser und das erhöhte Blutvolumen während der Schwangerschaft sowie die Thermoregulation erfordern eine erhöhte Flüssigkeitsaufnahme.)

Stellen wir die Dinge also richtig. Wenn Sie nicht unter schweren Komplikationen leiden (mehr dazu unter »Legen Sie eine Trainingspause ein« auf Seite 79), sollten Sie während der Schwangerschaft definitiv Sport treiben. Wenn Sie sportlich aktiv sind – und da Sie dieses Buch in den Händen halten, stehen die Chance gut, dass dies der Fall ist –, können Sie auch nach einem positiven Schwangerschaftstest weiter Sport treiben.

Sportliche Betätigung während der Schwangerschaft ist in vielerlei Hinsicht sowohl für die werdende Mutter als auch für das Baby gut. Werdende Mütter, die während der Schwangerschaft sportlich aktiv sind, verbessern ihre körperliche Fitness. Tatsächlich können sie sogar einen deutlichen Fitnessschub verzeichnen. Im Rahmen einer Studie, an der Läuferinnen teilnahmen, verbesserte sich die maximale Sauerstoffaufnahmekapazität VO_2max (der Richtwert für aerobe Fitness) bei denjenigen Frauen, die während ihrer Schwangerschaft weiterliefen, im Vergleich zu den Frauen, die nicht schwanger waren, um 8 bis 10 Prozent. Sportliche Betätigung trägt auch dazu bei, einer übermäßigen Gewichtszunahme (insbesondere bei werdenden Müttern, die bereits übergewichtig sind – beachten Sie dazu die folgende Tabelle zur empfohlenen Gewichtszunahme) während der Schwangerschaft – sowie Schwangerschaftsdiabetes vorzubeugen. Darüber hinaus hebt Sport während der Schwangerschaft die Stimmung und verbessert die Körperhaltung, die Muskelkraft, das Gleichgewichtsgefühl und die Ausdauer. Außerdem kann Sport werdenden Müttern dabei helfen, besser zu schlafen und den Körper auf die harte Arbeit der Geburt vorzubereiten.

EMPFOHLENE GEWICHTSZUNAHME WÄHREND DER SCHWANGERSCHAFT

SCHWANGER-SCHAFT BMI	BMI	GESAMT-GEWICHTS-ZUNAHME (kg)	RATE DER GEWICHTSZUNAHME 2. und 3. Drittel (kg pro Woche)
Untergewicht	<18,5	12,7–18,1	0,45 (0,45–0,59)
Normalgewicht	18,5–24,9	6,8–15,9	0,45 (0,36–0,45)
Übergewicht	25–29,9	6,8–11,3	0,27 (0,23–0,32)
Fettleibig	> 30	4,99–9	0,23 (0,18–0,27)

Quelle: Institute of Medicine

Wenn Sport während der Schwangerschaft schon für Sie so viel Gutes bewirkt, stellen Sie sich mal vor, wie gut er erst für das in Ihnen heranwachsende Baby ist. So wie Sport Ihre Blutgefäße gesund und geschmeidig hält, trägt er auch dazu bei, die Gesundheit der Blutgefäße Ihres Babys zu fördern und dafür zu sorgen, dass sie weniger anfällig für künftige Herz-Kreislauf-Erkrankungen sind. Darüber hinaus trägt sportliche Betätigung auch dazu bei, ein gesundes endokrines System aufzubauen und den Stoffwechsel zu verbessern – ja, auch in der Gebärmutter –, sodass Ihr Baby ein geringeres Risiko hat, als Kind an durch Übergewicht ausgelöstem Diabetes zu erkranken. Kinder von aktiven Sportlerinnen, die auch während der Schwangerschaft in Bewegung geblieben sind, haben nicht nur ein gesünderes Geburtsgewicht, sondern sind auch im Alter von 5 Jahren bei gleicher Größe, gleichem Kopfumfang, gleichem kognitiven Entwicklungsstand und gleicher Entwicklung des Gehirns schlanker als die Kinder von Müttern, die sich nicht oder wenig bewegen.

Kurz gefasst lässt sich sagen: In der frühen Schwangerschaft Sport zu treiben, hat eine sehr positive Wirkung für das sich entwickelnde Baby, da sportliche Aktivität das Wachstum und die Funktion der Plazenta sowie die Entwicklung der Organe und der Systeme des Babys stimuliert. Wenn Sie auch während der späteren Phasen der Schwangerschaft aktiv bleiben, fördert das das Wachstum und die Entwicklung Ihres Babys. Und für all diese positiven Dinge reicht es aus, sich gerade einmal 30 bis 45 Minuten am Tag sportlich zu betätigen.

Viele von Ihnen sind es natürlich gewohnt, mehr – vielleicht sogar deutlich mehr – Sport zu treiben. Und wenn das der Fall ist, lautet die Frage, die sich Ihnen stellt: Wie viel ist zu viel? Das ist eine gute Frage, denn auch wenn Sport während der Schwangerschaft unbedenklich und empfehlenswert ist, kann er dennoch gewisse Risiken bergen. Und da es ziemlich schwierig ist, Studien an schwangeren Frauen durchzuführen, gibt es nicht gerade viele wissenschaftlich fundierte Erkenntnisse darüber, wo die obere Grenze für Sport in der Schwangerschaft liegt. Aber mehr als vierzig Jahre nach der Verabschiedung des Title-IX-Gesetzes, durch das der Sport von Frauen an öffentlichen Bildungseinrichtungen massiv gefördert wurde, und dank Millionen aktiver sportlicher Mütter – sowohl Profisportlerinnen als auch Amateurinnen –, von denen wir lernen können, wissen wir ziemlich gut, wo die realen Risiken liegen und worüber man sich Sorgen machen muss (oder eben nicht).

IHR KÖRPER IST SCHLAU. SIE AUCH.

Während der 40 Wochen, in denen in Ihnen ein Mensch heranwächst, passiert wirklich viel. Ihr Blutvolumen nimmt um 50 Prozent zu, das entspricht in etwa einem 3,5-Liter-Krug. Sie nehmen an Gewicht zu. Während des ersten Schwangerschaftsdrittels nach und nach einige Kilogramm, und insgesamt nimmt eine Frau mit Durchschnittsgewicht während der Schwangerschaft ungefähr 11,3 bis 15,9 Kilogramm zu. (Eine untergewichtige Frau sollte 18,1 Kilogramm zunehmen, eine übergewichtige Frau höchstens 6,8 Kilogramm.) Zudem beginnt Ihr Körper, Sie auf die Geburt vorzubereiten, indem er ein Hormon ausschüttet, das passenderweise Relaxin heißt, das dafür sorgt, die Dehnbarkeit und die Beweglichkeit der Gelenke zu verbessern, damit Sie Ihr Becken öffnen können, um es dem Baby zu ermöglichen, herauszukommen.

Selbst wenn Sie Ihre sportlichen Aktivitäten während der Schwangerschaft weiter betreiben, wird die Art und Weise, wie Sie trainieren, sich ändern, weil Sie sich ändern. Und das ist genau der Punkt, an dem einige berechtigte Bedenken aufkommen. Zum einen befinden sich die Pfunde, die Sie zulegen, nicht an den Stellen, an denen Sie sie normalerweise tragen, nämlich alle vorne (obwohl Sie hinten auch ein bisschen zulegen). Das hat Einfluss auf Ihren Schwerpunkt, Ihr Gleichgewicht und Ihre Koordinationsfähigkeit. In Kombination mit den gelockerten Gelenken kann dies Ihr Verletzungsrisiko erhöhen. Zum anderen wird ihr Herz-Kreislauf-System aufgrund der massiven Bedürfnisse des Fötus und der Plazenta maximal beansprucht (die Plazenta wird sowohl von Ihnen als auch von dem heranwachsenden Baby mit Blut versorgt). Zum Zeitpunkt der Geburt wird die Plazenta pro Minute mit ungefähr 600 bis 700 Milliliter Blut versorgt (das entspricht einer großen Fahrradtrinkflasche). Wenn Sie dann noch den Blutbedarf

Ihrer Muskeln hinzunehmen, wenn Sie Sport treiben, können Sie sich leicht vorstellen, wie eine plötzliche Veränderung des Kreislaufs zu einem Abfall des Blutdrucks führen und Schwindel verursachen kann. Und nicht zuletzt verändert sich Ihre Körperkerntemperatur erheblich. Da Ihr Stoffwechsel sich beschleunigt, erzeugt Ihr Körper mehr Wärme. Zum Glück scheint die Regulation der Körperkerntemperatur bei schwangeren Frauen aber sehr gut zu funktionieren, sodass die Körpertemperatur schwangerer Frauen während des Trainings nicht so stark ansteigt wie bei Frauen, die nicht schwanger sind.

Was von alldem ist nun wirklich ein Risiko für das Baby? Nun, »übermäßiges« Training könnte den Kleinen oder die Kleine dem Risiko einer Hypoxämie (Sauerstoffmangel), einer Hypoglykämie (niedriger Blutzucker) oder einer Hyperthermie (zu viel Hitze) aussetzen. Klingt beängstigend! Aber sehen wir uns ein wenig genauer an, was wirklich passiert. Es stimmt zwar, dass die Blutzufuhr zur Plazenta reduziert und kostbarer Sauerstoff und Glucose (Blutzucker) verwendet wird, um Ihre arbeitenden Muskeln zu versorgen, wenn Sie Sport treiben, aber der Körper ist sehr schlau und gut darin, seine Bedürfnisse (und die des heranwachsenden Babys) zu befriedigen.

Das in die Plazenta eingebettete Baby hat einen relativ geringen Sauerstoffbedarf, und die Gefäße der Plazenta ermöglichen es, den roten Blutkörperchen mehr Sauerstoff zu entziehen, als dies der Körper der Mutter tut.

Schwangere Sportlerinnen sind im Allgemeinen gar nicht in der Lage, so intensiv weiterzutrainieren, dass die Trainingsbelastung als gefährlich angesehen werden könnte. Einen Menschen in sich heranwachsen zu lassen, erfordert eine Menge Energie, und viele schwangere Frauen sind einfach zu erschöpft, um genauso intensiv weiterzutrainieren wie vor der Schwangerschaft – selbst wenn sie es wollten. Meine Co-Autorin Selene Yeager, eine Triathletin und semiprofessionelle Mountainbike-Rennfahrerin, hat während ihrer gesamten Schwangerschaft weitertrainiert, aber es gab auch Tage – vor allem zu Beginn der Schwangerschaft – an denen sie es vorzog, sich in der Ecke ihres Arbeitszimmers zusammenzurollen und ein Nickerchen zu halten, anstatt auch nur zu versuchen, ihre Laufschuhe zu schnüren. Und dies, weil sie einfach hundemüde war.

Darüber hinaus arbeitet das Herz ab dem zweiten Schwangerschaftsdrittel im Ruhezustand etwa 40 Prozent intensiver, da es bei jedem Schlag mehr Blut pumpt, was dazu führt, dass die Herzschlagfrequenz um gut 15 Prozent steigt. Wenn Sie bedenken, wie viel härter Ihr Herz-Kreislauf-System während der Schwangerschaft schon arbeitet, wenn Sie einfach nur bewegungslos dasitzen, wird Ihnen der gesunde Menschenverstand sagen, dass Ihre Belastungsgrenze niedriger sein wird als vor der Schwangerschaft.

Es ist alles andere als überraschend, dass Sie mehr Sauerstoff – im Ruhezustand ungefähr 10 bis 20 Prozent mehr – benötigen, wenn Sie schwanger sind. Schon der bloße Akt des Atmens wird zunehmend schwerer, wenn das Baby wächst und mehr Raum in

Anspruch nimmt und das Zwerchfell einengt. Möglicherweise fühlen Sie sich schon kurzatmig, bevor Sie auch nur einen einzigen Schritt gegangen sind oder ein einziges Mal in die Pedale getreten haben.

Reden wir auch über die Gewichtszunahme. Da ist nicht nur das stetig zunehmende Gewicht des in Ihnen heranwachsenden Babys, sondern hinzu kommen auch noch Flüssigkeitseinlagerungen (viele Frauen leiden während der Schwangerschaft unter geschwollenen Beinen, Füßen und Händen). Wenn Sie immer schwerer werden, werden Sie es zugleich immer langsamer angehen lassen. Das ist reine Physik.

Wie bereits erwähnt, ist Ihre Körperkerntemperatur während der Schwangerschaft erhöht, und Sie reagieren empfindlicher auf die Umgebungstemperaturen. Überhitzung ist weiterhin eines der Risiken, die werdenden Müttern, welche Sport treiben, am meisten Anlass zur Sorge geben. Gehen Sie es klug an. Trainieren Sie während der kühlen Phasen des Tages oder in einem klimatisierten Raum. Trinken sie vor und nach dem Sport und während des Trainings kalte Getränke. Walken Sie, anstatt zu laufen, um weniger Hitze zu erzeugen, und achten Sie auf Ihren Körper!

Als eine sportlich aktive Frau sind Sie es gewohnt, Widrigkeiten zu überwinden. Offensichtlich ist eine Schwangerschaft nicht wirklich der geeignete Zeitpunkt, um persönliche Bestleistungen erzielen zu wollen, aber während der Schwangerschaft ist es in der Tat sehr schwierig, im anaeroben Bereich zu trainieren, selbst wenn man es möchte. Ihr Körper ist zu sehr mit anderen Dingen beschäftigt. Wenn Sie sich so energiegeladen fühlen, dass Sie ein anstrengendes Work-out absolvieren wollen, könnte es tatsächlich sein, dass Ihr Körper etwas Blut, das für die Gebärmutter bestimmt ist, zu Ihren Muskeln umleitet. Allerdings gibt es bisher keine Erkenntnisse, die darauf hindeuten, dass dies langfristig Folgen für das Baby haben könnte. Tatsächlich wird die Plazenta von Frauen, die Sport treiben, während der Phasen, in denen sie nicht trainieren, besser durchblutet, sodass dies für die Entwicklung des Babys langfristig wahrscheinlich von Vorteil ist.

LEGEN SIE EINE TRAININGSPAUSE EIN

Wenn Sie unter einem der folgenden Probleme leiden, dürfen Sie während der Schwangerschaft und kurz nach der Geburt auf keinen Fall Sport treiben:

Blasensprung

Präeklampsie

Zugenähter Gebärmutterhals

Zwillingsschwangerschaft

Wenn Sie unter einem der folgenden Probleme leiden, haben Sie ein erhöhtes Risiko, wenn Sie während der Schwangerschaft Sport treiben:

vorzeitige Wehen

Placenta previa

Blutungen während des zweiten und dritten Schwangerschaftsdrittels

ernsthafte Herz- und/oder Lungenerkrankung

frühere Fehlgeburt oder Frühgeburt

leichte bis mittelschwere kardiovaskuläre oder respiratorische Erkrankung

schlecht kontrollierte systemische Erkrankung (wie Bluthochdruck)

Zwillingsschwangerschaft (nach der 28. Woche)

extremes krankhaftes Übergewicht

starke Raucherin (bitte aufhören)

zu kleiner Embryo in der aktuellen Schwangerschaft

TRAININGSEMPFEHLUNG FÜR WERDENDE MÜTTER

Die beste Trainingsempfehlung für schwangere Frauen unterscheidet sich nicht groß von einer Trainingsempfehlung für nicht schwangere Frauen: Absolvieren Sie an den meisten Tagen der Woche 30 bis 60 Minuten lang Ausdauertraining wie Laufen, Radfahren, Ellipsentraining, Walken und Schwimmen. Zusätzlich können Sie ein- oder zweimal in der Woche noch ein wenig Widerstandstraining absolvieren. Passen Sie Ihren Trainingsplan einfach Ihrem Gefühl an, wenn Ihr Körper sich während der Schwangerschaft verändert. Die einzigen sportlichen Aktivitäten, die tabu sind, sind die, die mit einem hohen Verletzungsrisiko verbunden sind oder Sie und das Baby übermäßig belasten wie Gerätetauchen, Abfahrtsskilaufen, Kontaktsportarten oder Höhentraining. Das Ziel von Krafttraining sollte sein, die Kraft und die Ausdauer des Ober- und Unterkörpers für die Zeit nach der Geburt zu verbessern, nicht die Wettkampffähigkeit zu steigern oder eine bessere Figur zu bekommen. Das bedeutet geringeres Gewicht und mehr Wiederholungen. Wenn Sie zum Beispiel an der Beinpresse normalerweise 8 bis 12 Wiederholungen mit 22,5 Kilogramm

Gewicht machen, versuchen Sie es mit 15 bis 20 Wiederholungen mit 13,5 Kilogramm. Im Folgenden einige Richtlinien für die jeweiligen Schwangerschaftsdrittel.

Erstes Schwangerschaftsdrittel

Für einige Frauen sind die ersten 3 Monate der Schwangerschaft die schlimmsten. Müdigkeit, morgendliche Übelkeit und Veränderungen des Kreislaufs können Sie völlig fertigmachen.

Cardio: Gewicht, Gleichgewicht und Stabilität stellen noch nicht wirklich ein Problem dar. Gehen Sie einfach weiter Ihren sportlichen Lieblingsaktivitäten nach, verzichten Sie jedoch auf diejenigen, die ein übermäßig hohes Risiko bergen, dass Sie stürzen oder sich verletzen könnten, zum Beispiel technisch anspruchsvolles Mountainbiking. Auch hier gilt: Achten Sie auf Ihren Körper.

Widerstandstraining: Konzentrieren Sie sich auf Kraft, Ausdauer und den Aufbau von Muskelgedächtnis. All das wird sich nach der Geburt des Babys als hilfreich erweisen. Die Stärkung der Köpermitte ist ein Muss. Machen Sie Übungen, die Ihre gesamte Körpermitte stärken (Bauch, Rücken, Taille und Becken), damit sie Sie stützt wie ein inneres Korsett und Ihrem Körper Kraft und Stabilität verleiht, wenn Ihr Bauchumfang wächst.

Zweites Schwangerschaftsdrittel

Dieser Abschnitt wird oft die »goldene Phase« genannt, wenn die Energie zurückkehrt, man Ihnen ansieht, dass Sie schwanger sind und Sie spüren, dass das Baby sich bewegt. In dieser Phase wird Ihr wachsender Bauch beginnen, Ihre Haltung, Ihre Stabilität und Ihr Gleichgewicht zu verändern. In dieser Phase werden Sie womöglich Rundbandschmerzen verspüren, ein heftiges Stechen im Unterbauch oder in der Leiste rechts oder links oder an beiden Seiten. Die runden Mutterbänder sind dicke Bänder, die den vorderen Teil der Gebärmutter an der Stelle, an der die Beine mit dem Becken verbunden sind, mit den Leisten verbinden. Im Laufe des zweiten Schwangerschaftsdrittels können sie strapaziert werden.

Cardio: Wenn der Bauch größer wird und der Körper sich schwerer anfühlt, kann eine Aufprallbelastung unangenehmer werden. In dieser Phase kann Spinning, Schwimmen und schonendes »Low-Impact-Training« das Richtige sein.

Widerstandstraining: Konzentrieren Sie sich auf Haltung, Körpermitte und Gleichgewicht. Machen Sie Übungen mit dem Ziel, die Wirbelsäule in einer korrekten, aufrechten, geraden Position zu halten, denn in diesem Schwangerschaftsdrittel werden Ihr Rücken und Ihr Nacken anfangen, die Last des Gewichts zu spüren, das Sie vorne tragen. Übungen zur Dehnung der Rumpfmuskulatur und zur Stärkung der Körpermitte können dazu beitragen, Rundbandschmerzen zu lindern.

Drittes Schwangerschaftsdrittel

Die Zielgerade kann der härteste Abschnitt der Schwangerschaft sein, um sich sportlich zu betätigen, und zwar schon allein deshalb, weil die Gewichtszunahme und der gewachsene Bauchumfang Ihre Lungenkapazität reduziert haben. In dieser Phase leiden Sie möglicherweise auch unter allgemeinen Beschwerden (Schmerzen, Unwohlsein, Harndrang, Aufgeblähtheit etc.).

Cardio: Laufen kann sich in dieser Phase in Schlurfen verwandeln, und am Fahrrad müssen Sie womöglich Sattel und Lenker höherstellen (indoor und outdoor), um Platz für Ihren Bauch zu schaffen.

Widerstandstraining: Konzentrieren Sie sich auf Flexibilität, die Beweglichkeit der Gelenke und auf die Geburtsvorbereitung. Absolvieren Sie Übungen zur Stärkung der Beckenbodenmuskulatur. Diese Übungen fördern auch die Beweglichkeit des Beckens, der Wirbelsäule und der Hüften, lindern Beschwerden und bereiten Ihren Körper auf die Geburt vor.

ENTKRÄFTUNG VON MYTHEN: WAS MAN DEN SCHWARZMALERN ENTGEGNEN KANN

Ganz egal, was Sie auch tun, es wird Leute geben, die missbilligend mit dem Finger wedeln und Ihre Entscheidung verurteilen, während der Schwangerschaft regelmäßig ins Fitnessstudio zu gehen, anstatt diese Phase Ihres Lebens auf dem Sofa zu verbringen. Im Folgenden einige der meistverbreiteten Mythen, die meine Klientinnen von den Schwarzmalern hören, und der Realitätscheck, den ich ihnen an die Hand gebe, damit sie dagegenhalten können.

MYTHOS: Wenn Sie vor Ihrer Schwangerschaft keinen Sport getrieben haben, ist jetzt nicht der richtige Zeitpunkt, damit zu beginnen.

REALITÄT: Eine Schwangerschaft ist der ideale Zeitpunkt, um damit zu beginnen, sich sportlich zu betätigen. Wenn Sie ganz neu loslegen, ist Gehen die beste Wahl der Bewegung, und Gehen wird nicht als bedenklich erachtet. Wirklich bedenklich ist sportliche Inaktivität, denn wenn man sich nicht bewegt, trägt dies zu übermäßiger Gewichtszunahme, erhöhtem Blutdruck, Schmerzen und Unwohlsein bei und darüber hinaus zu einem höheren Risiko, das Baby per Kaiserschnitt auf die Welt bringen zu müssen oder an Schwangerschaftsdiabetes zu leiden.

MYTHOS: Sport während der Schwangerschaft führt zu Fehlgeburten, Totgeburten oder dem Tod von Neugeborenen.
REALITÄT: Es gibt keine wissenschaftlichen Erkenntnisse, die einen Zusammenhang zwischen Sport während der Schwangerschaft und dem Auftreten von Fehlgeburten, Totgeburten oder dem Tod von Neugeborenen bestätigen. Im Gegenteil: Sport während der Schwangerschaft fördert das Wachstum der Plazenta und die Entwicklung des Fötus.

MYTHOS: Widerstandstraining während der Schwangerschaft kann zu Gelenkverletzungen führen, weil das Hormon Relaxin dafür sorgt, dass die Bänder sich lockerer anfühlen, weshalb das Verletzungsrisiko höher ist.
REALITÄT: Das behauptete Relaxin-Risiko ist überwiegend eine Theorie. Es gibt keine seriösen Studien, die ein erhöhtes Risiko belegen, allerdings sagt einem der gesunde Menschenverstand, dass es bestehen könnte. Aber die Schwangerschaft ist ohnehin nicht der richtige Zeitpunkt für Powerlifting. (Sie können Ihren besorgten Familienangehörigen und Freunden versichern, dass Sie nicht die Absicht haben, einen Bus zu stemmen.) Denken Sie daran, dass Sie stark sein müssen, wenn das Baby kommt, und Krafttraining ist die beste Art und Weise, sich darauf vorzubereiten. Eine 12 Wochen dauernde Studie, an der 32 schwangere Frauen teilnahmen, die noch nie Krafttraining gemacht hatten, ergab, dass die Frauen (gemessen an der Beinpresse) bei nur zweimaligem Training pro Woche eine Kraftzunahme um 36 Prozent verzeichnen konnten. Sie erlitten keine Verletzungen, und ihr Blutdruck stieg weder während des Trainings noch im Anschluss daran. Nachdem die Frauen die richtigen Atemtechniken gelernt hatten und anwendeten, ließen jegliche Begleiterscheinungen wie Schwindel, Kopf- und Beckenschmerzen nach.

MYTHOS: Wenn Sie sehr sportlich sind, müssen Sie die Intensität Ihres Trainings drastisch reduzieren. Andernfalls übertreiben Sie es, überhitzen Ihren Körper und entziehen dem Baby Sauerstoff.
REALITÄT: Natürlich müssen Sie die Intensität Ihres Trainings herunterfahren. Sie werden in den kommenden 9 Monaten keine persönlichen Rekorde aufstellen oder Wettkämpfe gewinnen, also sollten Sie während der Schwangerschaft kein hoch intensives Intervalltraining machen. Aber Sie können mit der Billigung Ihres Arztes auf jeden Fall weiter Sport treiben. Ihr Körper ist die Belastung durch die sportliche Betätigung gewöhnt, deshalb ist sowohl Ihr normaler Daseinszustand als auch Ihr Stoffwechsel darauf eingestellt,

dass Sie Sport treiben. Wenn Sie plötzlich aufhören, Sport zu treiben, besteht ein größeres Risiko, dass Sie übermäßig zunehmen, Ihre Fitness nachlässt oder sich das Ungeborene nicht optimal entwickelt.

MYTHOS: Laufen während der Schwangerschaft ist gefährlich. Sie könnten das Baby losschütteln.
REALITÄT: Solange Sie in den Gelenken keine Schmerzen haben oder irgendwelche Veränderungen verspüren, können Sie ruhig laufen. Das Baby ist gut gepolstert im Fruchtwasser eingebettet und kann nicht losgeschüttelt werden. Rundbandschmerzen können das Tempo, den Laufstil und die Fähigkeit, die gewohnte Laufgeschwindigkeit und Distanz aufrechtzuhalten, beeinträchtigen. Achten Sie also auf Ihren Körper. Sie werden es langsamer angehen lassen müssen, und das ist in Ordnung.

MYTHOS: Sie sollten während der Schwangerschaft kein Bauchmuskeltraining machen. Flach auf dem Rücken zu liegen, kann die Hohlvene zusammendrücken und die Versorgung der Plazenta mit Sauerstoff unterbrechen.
REALITÄT: Sie brauchen eine starke Körpermitte, und Beckenbodenübungen alleine reichen nicht aus! Wahr ist: Die Crunches sollten Sie weglassen (wobei diese Übung, ehrlich gesagt, sowieso nicht so viel bringt, weil sie nur den rectus abdominis trainiert und sonst nicht viel). Versuchen Sie es stattdessen mit grundlegenden Übungen zur Stärkung der Körpermitte wie Side Planks (siehe S. 125)

ECHTE MÜTTER IN BEWEGUNG

Die besten Belege dafür, wie gut Sport während der Schwangerschaft ist, liefern die Frauen, mit denen ich leibhaftig im Laufe der Jahre zusammengearbeitet habe. Im Folgenden zusammengefasst die Erfahrungen von vier Frauen, die zum ersten Mal Mütter wurden, ihre Trainingsentscheidungen und ihre jeweiligen Resultate.

DIE FREIZEITSPORTLERIN

Eine 35 Jahre alte Frau, die an den meisten Tagen der Woche trainiert, um ihre allgemeine Fitness zu stärken und weil es ihr Spaß macht. Unter anderem macht sie einmal in der Woche Yoga, zweimal in der Woche Cardiotraining und einmal in der Woche Widerstandstraining. Vor der Schwangerschaft hatte sie einen BMI von 22, ihr Körperfettanteil beträgt 26 Prozent.

Während der Schwangerschaft erhöhte sie ihr aerobes Training auf 3- bis 4-mal in der Woche bei einer Intensität von 70 bis 85 Prozent der maximalen Herzfrequenz gemäß den aktuell geltenden Richtlinien. Sie absolvierte dreimal in der Woche Krafttraining, zweimal in der Woche ein Zirkeltraining im Fitnessstudio und besuchte einen Kurs für vorgeburtliche Pilates-Übungen sowie einen Kurs für vorgeburtliche Yoga-Übungen.

Sie war 39 Wochen mit ihrem Baby schwanger und nahm während der Schwangerschaft insgesamt 10 Kilogramm zu. Das Geburtsgewicht des Babys betrug 3486 Gramm. Während der Schwangerschaft litt sie unter keinerlei Komplikationen wie Schwangerschaftsdiabetes, Präeklampsie oder morgendliche Übelkeit.

DIE WETTKAMPF-TRIATHLETIN

Eine 28 Jahre alte wettkampforientierte Triathletin, die 15 bis 18 Stunden pro Woche trainiert. Ihr Training besteht aus einer Kombination aus Schwimmen, Radfahren, TRX-Training und Yoga. Ihr BMI vor der Schwangerschaft betrug 19, ihr Körperfettanteil 14 Prozent.

Da es für wettkampforientierte Sportlerinnen keine speziellen Richtlinien im Hinblick auf die sportliche Aktivität während der Schwangerschaft gab, fuhr sie ihr Training entsprechend den allgemeinen geltenden Empfehlungen zurück. Sie reduzierte ihr aerobes Training auf eine Belastungsintensität von 70 bis 85 Prozent ihrer maximalen Herzfrequenz und schwamm dreimal in der Woche. Sie absolvierte dreimal in der Woche ein Krafttraining mit geringen Gewichten, das aus zwei Zirkeltrainings im Fitnessstudio und einem Kurs für vorgeburtliche Pilates-Übungen bestand. Darüber hinaus machte sie vorgeburtliche Yoga-Übungen.

Sie war 41 Wochen mit ihrem Baby schwanger und nahm während der Schwangerschaft 18,6 Kilogramm zu. Die Geburt wurde erfolglos eingeleitet, woraufhin ein Notfall-Kaiserschnitt vorgenommen werden musste. Das Geburtsgewicht des Babys betrug 3790 Gramm. Die Mutter litt während der Schwangerschaft unter Schwangerschaftsdiabetes, schwerer morgendlicher Übelkeit und Ödemen.

DIE SPITZENLÄUFERIN

Eine 32-jährige Wettkampfläuferin, die, zwei intensive Trainingseinheiten und einen 100-Minuten-Lauf eingeschlossen, pro Woche zwischen 124 und 129 Kilometer zurücklegt. Vor der Schwangerschaft hatte sie einen BMI von 18,2, ihr Körperfettanteil beträgt 14 Prozent.

Während der Schwangerschaft trainierte sie genauso weiter wie vor der Schwangerschaft, nahm jedoch einige Änderungen vor. Sie reduzierte die Intensität und ihre zurückgelegte Distanz auf der Laufbahn und absolvierte zusätzlich Krafttraining für die Haltung und Übungen zur Kräftigung der Körpermitte. Zudem achtete sie bei ihren Läufen eher auf die Dauer als auf die Distanz.

Sie war 38 Wochen mit dem Baby schwanger und nahm während der Schwangerschaft 6,8 Kilogramm zu. Das Geburtsgewicht des Babys betrug 3345 Gramm. Während der Schwangerschaft litt sie unter keinerlei Komplikationen wie Schwangerschaftsdiabetes, Präeklampsie oder morgendliche Übelkeit. Sie konnte ihr Lauftraining bis zur Geburt fortsetzen und nahm es zwei Wochen nach der Geburt wieder auf.

DIE SPITZENRADFAHRERIN

Eine wettkampforientierte Radfahrerin, die während der Rennsaison von Februar bis Oktober 18 bis 20 Stunden in der Woche trainiert. Außerdem absolviert sie Krafttraining und praktiziert Bikram-Yoga. Ihr BMI vor der Schwangerschaft betrug 18,2, ihr Körperfettanteil 11 Prozent.

Sie litt während der gesamten Schwangerschaft unter starker Übelkeit und musste sich häufig erbrechen. Das bedeutete ein höheres Risiko, dass ihr Baby ein niedriges Geburtsgewicht haben würde und sie mit anderen Komplikationen rechnen musste. Es ging ihr nur gut, wenn sie sportlich aktiv war. Während des ersten Schwangerschaftsdrittels trainierte sie weiter im Freien, reduzierte jedoch die Intensität ihres Trainings und die Distanz der von ihr zurückgelegten Strecken. Sie trainierte weiter auf den gleichen Strecken und im gleichen Gelände, aus Angst vor Gruppenstürzen jedoch nicht mehr zusammen mit vielen anderen. Sie setzte ihr Krafttraining für die Haltung fort, machte weiter Übungen zur Kräftigung der Körpermitte und praktizierte weiter Bikram-Yoga. Während des zweiten Schwangerschaftsdrittels trainierte sie weiter im Freien, jedoch auf flacheren Straßen, reduzierte die Steigungen und mied technisch anspruchsvolle Mountainbike-Strecken. Außerdem ergänzte sie ihr Training um Schwimmen und ersetzte das Bikram-Yoga durch Vinyasa. Während des letzten Schwangerschaftsdrittels trainierte sie weiterhin auf flachen Straßen, jedoch mit einem modifizierten Rennrad. Außerdem machte sie Wanderungen, schwamm nach wie vor und setzte ihr Krafttraining fort. Tatsächlich war sie noch an dem Tag, an dem die Wehen einsetzten, mit ihrem Fahrrad unterwegs.

Sie war 39 Wochen mit dem Baby schwanger und nahm während der Schwangerschaft 2,7 Kilogramm zu. Aufgrund der geringen Gewichtszunahme wurde ein Termin für eine Einleitung der Geburt angesetzt, doch in der Nacht vor dem vereinbarten Termin setzten die Wehen auf natürliche Weise ein. Das Geburtsgewicht des Babys betrug 3255 Gramm. Sie litt nicht unter weiteren Komplikationen und konnte ihr Fahrradtraining drei Wochen nach der Geburt wieder aufnehmen.

ESSEN FÜR ZWEI ODER NUR FÜR SIE?

Um es ganz klar zu sagen: Auch wenn Sie de facto Nahrung zu sich nehmen, um zwei Lebewesen am Leben zu erhalten, essen Sie nicht für zwei, wenn Sie schwanger sind, denn eines dieser beiden Lebewesen ist ja wirklich ziemlich klein! Das bedeutet aber nicht, dass Sie für sich und Ihr Ungeborenes nicht mehr Nahrung zu sich nehmen müssen als nur für sich selbst. Das tun Sie, aber normalerweise nehmen Sie während des ersten Schwangerschaftsdrittels nur ungefähr 100 Kalorien mehr am Tag und während des zweiten und dritten Schwangerschaftsdrittels 300 Kalorien mehr am Tag zu sich als vor der Schwangerschaft.

Tatsächlich zeigen faszinierende Forschungserkenntnisse, dass der Darm sich während der Schwangerschaft verändert und Sie in die Lage versetzt, aus der gleichen Menge Nahrung mehr Energie und Nährstoffe aufzunehmen als vor der Schwangerschaft, sodass sie keine Essmaschine werden müssen, die sich neun Monate lang ununterbrochen vollstopft. Das ist doch ziemlich genial.

Natürlich ist es immer wichtig, sich ausgewogen und mit unbelasteten Nahrungsmitteln zu ernähren – und wenn Sie schwanger sind, ist es noch wichtiger, weil das, was Sie zu sich nehmen, die Hauptnährstoffquelle für Ihr Baby ist. Wenn es je einen Zeitpunkt gibt, um dazu überzugehen, auf industriell verarbeitete Lebensmittel zu verzichten, dann in dem Moment, in dem Sie schwanger sind.

Wenn Sie sich gesund und ausgewogen ernähren, werden Sie mit größerer Wahrscheinlichkeit die Nährstoffe zu sich nehmen, die Sie und Ihr Baby benötigen. Aber sie werden mehr essenzielle Nährstoffe (insbesondere Kalzium, Eisen und Folsäure) benötigen als vor der Schwangerschaft. Die meisten schwangeren Frauen können ihren erhöhten Nährstoffbedarf befriedigen, indem sie eine gesunde Kost zu sich nehmen, die viel Obst und Gemüse, Vollkorngetreideprodukte und proteinhaltige Produkte enthält. Dem American College of Obstrecians an Gynocologists (ACOG) zufolge sollten Sie versuchen, eine breite Vielfalt dieser grundlegenden Lebensmittelgruppen zu sich zu nehmen. Wenn Sie das tun, werden Sie wahrscheinlich alle Nährstoffe erhalten, die Sie für eine gesunde Schwangerschaft benötigen.

Die wichtigsten Nährstoffe, die Sie benötigen

Dem ACOG zufolge benötigen Sie und Ihr Baby die folgenden wichtigen Nährstoffe und Nahrungsbestandteile für eine gesunde Schwangerschaft:

Kalzium: Trägt zum Aufbau starker Knochen und Zähne bei. Hauptquellen sind unter anderem Milch, Käse, Joghurt und Sardinen. Während der Schwangerschaft benötigen Sie 1.000 Milligramm (mg) täglich.

Eisen: Trägt dazu bei, dem Baby Sauerstoff zuzuführen. Eisenquellen sind unter anderem mageres rotes Fleisch, getrocknete Bohnen, Erbsen und mit Eisen angereicherte Getreideprodukte. Während der Schwangerschaft benötigen Sie 27 mg täglich.

Vitamin A: Dieses Vitamin fördert eine gesunde Haut, das Sehvermögen und das Knochenwachstum. Möhren, dunkles Blattgemüse und Süßkartoffeln sind gute Vitamin-A-Quellen. Während der Schwangerschaft benötigen Sie 770 Mikrogramm täglich.

Vitamin C: Fördert gesundes Zahnfleisch, gesunde Zähne und Knochen und hilft dem Körper dabei, Eisen aufzunehmen. Gute Vitamin-C-Quellen sind unter anderem Zitrusfrüchte, Brokkoli, Tomaten und Erdbeeren. Während der Schwangerschaft benötigen Sie 85 mg täglich.

Vitamin D: Hilft dem Körper dabei, Kalzium aufzunehmen und dadurch die Bildung der Knochen und der Zähne des Babys zu fördern. Vitamin-D-Quellen sind unter anderem Sonnenlicht, mit dem Vitamin angereicherte Milch und fettreicher Fisch wie Lachs. Während der Schwangerschaft benötigen Sie 600 I.E. täglich.

Vitamin B_6: Fördert die Bildung roter Blutkörperchen und hilft dem Körper dabei, Protein, Fett und Kohlenhydrate zu verwerten. Vitamin B_6 ist in Rindfleisch, Leber,

Schweinefleisch, Vollkorn-Cerealien und Bananen enthalten. Während der Schwangerschaft benötigen Sie 1,9 mg täglich.

Vitamin B_{12}: Fördert die Bildung roter Blutkörperchen und stärkt das Nervensystem. Dieses Vitamin ist nur in tierischen Produkten enthalten. Gute Quellen sind Leber, Fleisch, Fisch, Geflügel und Milch. Während der Schwangerschaft benötigen Sie 2,6 Mikrogramm täglich.

Folsäure: Ein Vitamin B, das eine wichtige Rolle bei der Blut- und Proteinbildung spielt und zudem das Risiko eines Neuralrohrdefekts (eines Geburtsfehlers des Gehirns und des Rückenmarks) reduziert. Folsäure ist in grünem Blattgemüse, Leber, Orangensaft, Hülsenfrüchten (Bohnen, Erbsen, Linsen) und Nüssen enthalten.

Vor der Schwangerschaft und während der ersten 12 Wochen der Schwangerschaft benötigen Sie mindestens 400 Mikrogramm Folsäure täglich, um das Risiko eines Neuralrohrdefekts zu reduzieren. Ärzte empfehlen, während der Schwangerschaft 600 Mikrogramm täglich zu sich zu nehmen.

Protein: Während der Schwangerschaft benötigt man zusätzliches Protein, um das Wachstum des Babys und der eigenen mageren Körpermasse zu fördern (dadurch, dass Sie mehr Gesamtkörpergewicht tragen müssen, werden Sie stärker). Grundsätzlich sollte man sich vornehmen, 75 bis 100 Gramm Protein pro Tag zu sich zu nehmen. Gute Proteinquellen sind mageres Fleisch, Geflügel, Fisch und Eier. Weitere Optionen sind getrocknete Bohnen und Erbsen, Milchprodukte und Nussbutter.

Wasser: Dehydrierung ist während der Schwangerschaft ein großes Problem, und pikanterweise landete ich während meiner eigenen Schwangerschaft wegen morgendlicher Übelkeit einige Male in der Notaufnahme am Tropf. Hydriert zu bleiben, wenn einem übel ist, ist nicht leicht. Um hydriert zu bleiben, isst man am besten wasserreiches Obst und Gemüse und nimmt Suppen, Tees, Mineralwasser mit Kohlensäure oder stilles Wasser mit einer Prise Salz zu sich. Man kann auch kohlenhydratarme Elektrolytgetränke trinken, jedoch besser keine zuckerfreien, denn die Zuckerersatzstoffe sollte man lieber meiden. Die Flüssigkeitsaufnahme zu fördern, ist essenziell, und es kann hilfreich sein, auch während der Wehen zu trinken.

VORSICHT VOR PREGOREXIE

Der jüngsten »Health-and-Healthcare«-Umfrage des Markt- und Meinungsforschungsinstituts Gallup zufolge versucht zu jedem x-beliebigen Zeitpunkt ein Drittel der US-amerikanischen Frauen abzunehmen. Noch schlimmer ist: Eine kürzlich gemeinsam mit der *University of North Carolina at Chapel Hill* durchgeführte Untersuchung der Zeitschrift *Self* ergab, dass 75 Prozent – drei Viertel – der US-amerikanischen Frauen ein gestörtes Essverhalten aufweisen, wozu auch ernsthafte krankhafte Essstörungen wie Anorexie und Bulimie gehören. Was hat das mit Schwangerschaft zu tun? Ganz einfach: Auch die Frauen, die ein gestörtes Essverhalten aufweisen, werden schwanger, und die damit verbundenen körperlichen Probleme und die zwanghaften Essstörungen verschwinden mit der Schwangerschaft nicht unbedingt. Tatsächlich verschlimmern sie sich sogar. Obwohl Pregorexie, die Angst davor, während der Schwangerschaft zuzunehmen, offiziell nicht als Krankheit anerkannt ist, handelt es sich um ein sehr ernst zu nehmendes Problem.

Experten schätzen, dass etwa 30 Prozent der schwangeren Frauen nicht ausreichend zunehmen. Auch wenn nicht alle von ihnen unter Pregorexie leiden, gibt der Umstand, dass die Promi-Kultur Frauen feiert, die perfekte Babybäuche haben und nach der Geburt schnell wieder die gleiche perfekte Figur haben wie vor der Schwangerschaft, zunehmend Anlass zur Sorge. Essstörungen – und das gilt auch für solche, die während der Schwangerschaft auftreten – kann man nicht alleine bewältigen. Wenn Sie Kalorien reduzieren, Mahlzeiten auslassen, bewusst zu viel Sport treiben und/oder sich zwanghaft mit Essen und Gewichtszunahme befassen, wenden Sie sich an Ihren Arzt und bitten Sie darum, an einen Spezialisten überwiesen zu werden. Sie können dieses Problem überwinden – Ihrer Gesundheit und der Ihres Babys zuliebe. Aber Sie können es nicht alleine schaffen – und Sie sind nicht alleine.

Abschließend sei noch darauf hingewiesen, dass der Verzehr einiger Lebensmittel während der Schwangerschaft dem sich entwickelnden Baby schaden kann. Achten Sie darauf, jegliches Fleisch gründlich zu garen, um eine Infektion mit Toxoplasma, Salmonellen oder anderen gefährlichen Bakterien zu vermeiden. Verzichten Sie auf Alkohol und reduzieren oder eliminieren Sie koffeinhaltige Getränke (Softdrinks, Kaffee) aus Ihrer täglichen Kost.

PEAK-PERFORMANCE ▶▶▶
AUF DEN PUNKT GEBRACHT

- Während der Schwangerschaft Sport zu treiben, ist sowohl für Ihre Gesundheit als auch für die des in Ihnen heranwachsenden Babys empfehlenswert (es sei denn, Sie leiden unter einem ernsthaften gesundheitlichen Problem).

- Ihr Körper ist schlau. Er wird Ihnen sagen, was Sie tun können und was nicht (zum Beispiel werden Sie nicht in der Lage sein, anaerob zu trainieren).

- Gewichtszunahme ist ein normaler, gesunder Bestandteil der Schwangerschaft. Gehen Sie davon aus, abhängig von Ihrem Körpergewicht vor Schwangerschaftsbeginn ungefähr 7 bis 16 Kilogramm zuzunehmen.

- Die beste Trainingsempfehlung für eine schwangere Frau unterscheidet sich nicht groß von der für eine nicht schwangere Frau: Absolvieren Sie an den meisten Tagen der Woche 30 bis 60 Minuten Cardiotraining wie Laufen, Radfahren, Training auf dem Crosstrainer, Gehen oder Walken und Schwimmen. Machen Sie darüber hinaus zweimal in der Woche Widerstandstraining. Achten Sie darauf, wie Sie sich fühlen und wie sich Ihr Körper verändert, und passen Sie Ihr Training gegebenenfalls an.

- Um »für zwei« zu essen, sind weniger Kalorien erforderlich, als man ursprünglich immer gedacht hat. Normalerweise benötigt eine schwangere Frau während des ersten Schwangerschaftsdrittels gerade einmal 100 Kalorien am Tag zusätzlich und während des zweiten und dritten Schwangerschaftsdrittels täglich 300 Kalorien mehr als vor der Schwangerschaft.

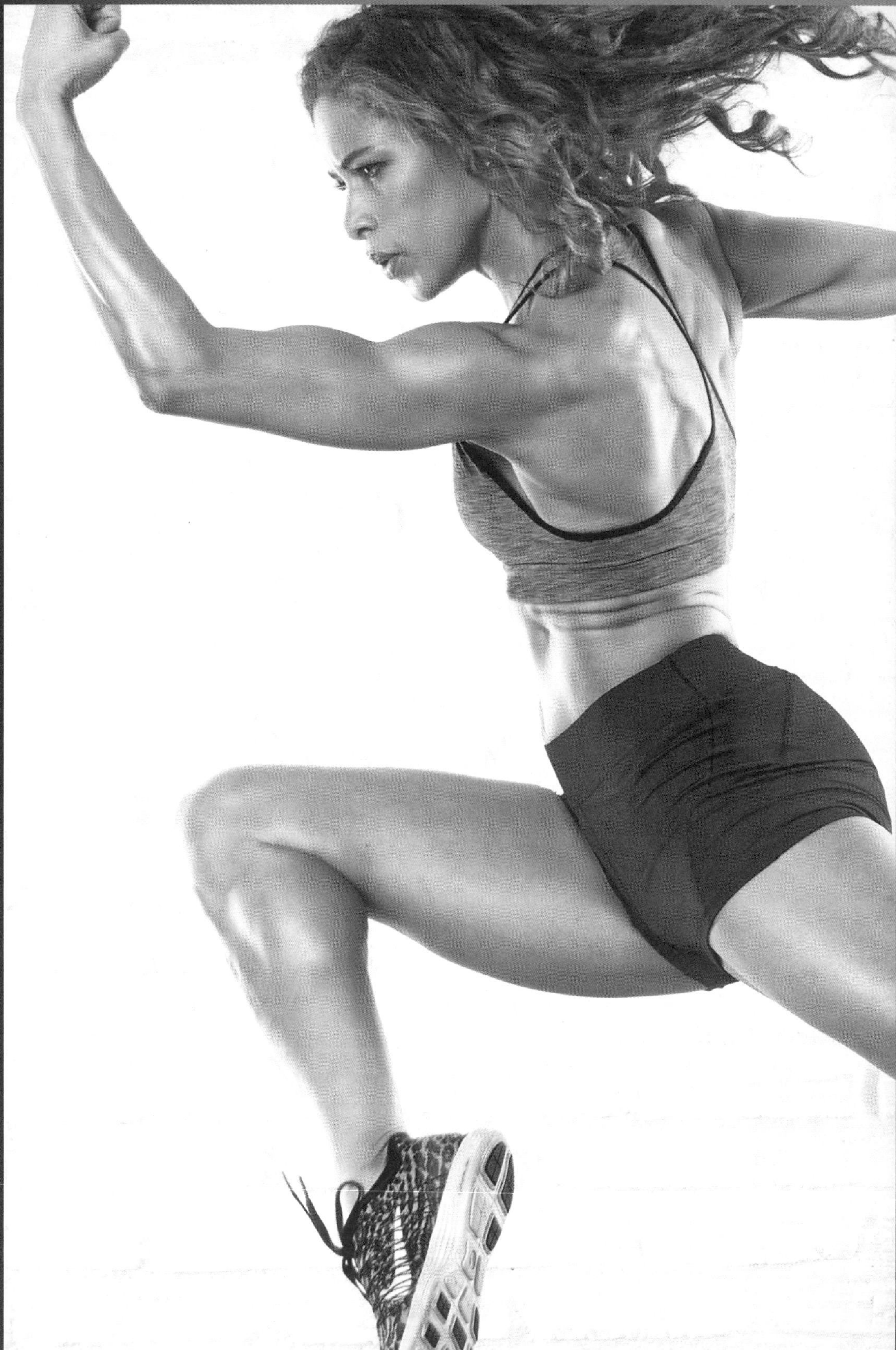

TEIL 2

IHR WEIBLICHES FITNESS-FUNDAMENT

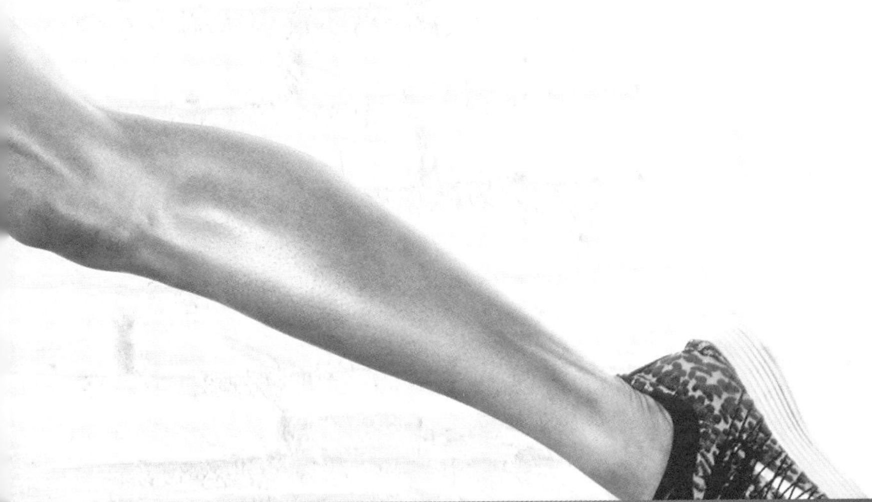

5

DAS RICHTIGE KÖRPERGEWICHT FINDEN

STARKE, GESUNDE KÖRPER GIBT ES IN VIELEN FORMEN UND GRÖSSEN. HIER ERFAHREN SIE, WIE SIE DAS BESTE AUS IHREM KÖRPER HERAUSHOLEN.

Was hat es mit Frauen und ihrem Körpergewicht auf sich? Wir werden ständig mit Informationen über das Körpergewicht, Schlanksein, perfektes Gewicht für optimale sportliche Leistungsfähigkeit, Gesundheit und natürlich unser Aussehen überschüttet. Mir ist noch keine Frau begegnet, die zu jedem Zeitpunkt ihres Lebens eine gesunde Beziehung zu ihrem Gewicht hatte. Tatsächlich haben die meisten Frauen, mit denen ich gearbeitet habe, gegen die ich angetreten bin oder die ich einfach nur kennengelernt habe, in ihrem Leben mindestens eine Zeit lang unter gestörtem Essverhalten, wenn nicht sogar unter einer voll ausgeprägten Essstörung gelitten. Genau genommen kämpfen die meisten Frauen – mich eingeschlossen – die längste Zeit ihres Lebens mit ihrem Gewicht.

Der Kern des Problems besteht meiner Meinung nach in der Annahme, dass es ein magisches Gewicht gibt, das wir anstreben sollten. Doch so ein magisches Gewicht existiert einfach nicht. In meinem Wettkampfleben hat mein Gewicht um gut 9 Kilogramm geschwankt. Ich habe mit 67 Kilogramm an einem Ironman teilgenommen, mit

60 Kilogramm an Radrennen, bei meinem XTerra-Cross-Triathlon wog ich knapp 62 Kilogramm, und jetzt bringe ich 58 Kilogramm auf die Waage und absolviere hauptsächlich CrossFit-Training. Doch ungeachtet der Tatsache, dass ich bei all diesen verschiedenen Körpergewichten wettkampffähig war, wollte ich immer schlanker sein, denn das war die Botschaft, die mir meine Trainer schon von klein auf eingebläut hatten. Das Gleiche habe ich bei Sportlerinnen aller Altersstufen beobachtet. Irgendwann haben ihre Trainer zu ihnen gesagt: »Wenn du doch bloß x Kilogramm abnehmen würdest, wärst du so viel schneller«, und dieser Gedanke hat sich in ihrem Kopf festgesetzt. Aber denken Sie dabei immer an meine Kernphilosophie: Man muss *mit* seiner Physiologie arbeiten, nicht gegen sie.

Ein sehr gutes Beispiel ist Katie Compton, professionelle Cyclo-Cross-Rennfahrerin für Trek Factory Racing. Katie, auch bekannt als KFC, was für Katie F*cking Compton steht, ist die weltweit erfolgreichste Cyclo-Cross-Rennfahrerin. Sie hat mehr als 20 Weltmeisterschaften gewonnen, vier Medaillen bei den Cyclo-Cross-Championships sowie eine erstaunliche dreistellige Anzahl an Siegen der Union Cycliste Internationale (UCI) eingefahren und ist damit die erfolgreichste US-amerikanische Cyclo-Cross-Athletin (was ihre Titel angeht auch erfolgreicher als jeder männliche Cyclo-Cross-Radrennfahrer). Von 2004 bis 2010 und von 2012 bis 2015 gewann sie jedes Jahr den Titel der USA Cycling Cyclo-Cross National Championships Elite Women. Man könnte meinen, dass diese Frau mit ihrem Gewicht im Reinen ist. Weit gefehlt.

»Ich habe mein ganzes Leben lang versucht abzunehmen und nicht zu schwer zu sein und war nie damit zufrieden, wie viel ich wog oder wie ich aussah. Das ist ziemlich ätzend«, sagt sie klar und deutlich. »Es stimmt, dass es beim Laufen und Radfahren von Vorteil ist, wenn man zierlicher ist und weniger auf die Waage bringt, aber das bedeutet nicht, dass man seine genetischen Anlagen nicht optimieren kann, um besser zu sein, wenn man nicht von Natur aus zierlich ist, was ich nun einmal nicht bin. Ich habe das Wuchtige-Mädchen-Gen.«

In ihrer schwersten Phase brachte Katie 78 Kilogramm auf die Waage. »Ich habe Pommes und Chicken Wings gegessen und Bier getrunken, das war nicht gerade gesund. Aber ich habe trotzdem Rennen gewonnen, weil ich auf meine Kraft und mein technisches Können zurückgreifen konnte. Als ich zum Swiss World Cup nach Europa reiste, hatte ich meine Ernährung schon ein wenig umgestellt. Aber ich wog immer noch 70 Kilo, und die Trainer ließen mich wissen, dass ich zu dick sei. Immer, wenn ich etwas aß, kamen sie mit Sprüchen wie: ‚Muss das jetzt sein?‘, worauf ich entgegnete: ‚Ja, ich habe Hunger, und bis morgen nehme ich sowieso keine 9 Kilo ab.‘«

Also beschloss sie, dünner zu werden. »Ich fing an, Kalorien zu zählen und schob die ganze Zeit Hunger und war mies drauf, aber ich schaffte es, auf 60 Kilo und darunter zu kommen. Das habe ich etwa ein Jahr lang durchgehalten, und ich hatte das Gefühl, dass ich Anstiege besser bewältigen und besser beschleunigen konnte, aber es war mir einfach nicht möglich, dieses Gewicht zu halten. Ich bekam Schilddrüsenprobleme, hatte einfach keine Energie, und meine Leistung ließ nach. Ich fing wieder an zu essen und nahm wieder zu, aber zumindest war ich wieder voll wettkampffähig.«

Inzwischen stellt Katie sich auf ihren Körper ein und arbeitet mit ihrer Physiologie, anstatt unablässig gegen sie anzukämpfen. »Jetzt esse ich, wenn ich Hunger habe, und achte darauf, mich gesund zu ernähren. Ich halte mein Gewicht unter Kontrolle, indem ich nicht zu viel Muskelmasse zulege, was bei mir ziemlich leicht passiert. Als Crosstraining mache ich Yoga und Pilates, und natürlich trainiere ich auf meinem Fahrrad. Außerdem habe ich mich entschieden, nur an den Rennen teilzunehmen, die am besten zu meinem Körpertyp passen. Ich könnte richtig hart trainieren, um eine Mountainbike-Weltcup-Rennfahrerin zu werden, aber ich würde nie so leicht sein, wie ich es sein müsste, also würde ich im Mittelfeld fahren. Stattdessen konzentriere ich mich auf Cyclo-Cross-Rennen, bei denen ich meine Statur und meine Kraft zu meinem Vorteil nutzen kann.«

Sie ermutigt andere Frauen, das Gleiche zu tun. »Solange Sie sich gesund ernähren und in ausgewogenem Maß ausreichend viele Nährstoffe zu sich nehmen, wird Ihr Körper sein optimales Sollgewicht finden. Seien Sie einfach damit zufrieden. Sie können nicht ewig gegen Ihre genetischen Anlagen ankämpfen. Wenn Sie das tun, können Sie Ihr Gewicht nur halten, indem Sie ständig Hunger schieben. Finden Sie Ihr individuelles Sollgewicht, leben Sie Ihr Leben, und seien Sie glücklich damit.«

SIE SIND MEHR ALS EINE ZAHL

Es wäre durchaus verlockend, das Kapitel an dieser Stelle zu beenden. Essen Sie gesund (in Kapitel 10 finden Sie konkrete Anleitungen, wie Sie das tun können), finden Sie Ihr individuelles Sollgewicht und seien Sie zufrieden. Aber ich weiß, dass Sie nach etwas mehr Orientierungshilfe suchen. Mein erster Ratschlag lautet: Stellen Sie sich mindestens einen Monat lang nicht auf eine Waage. Zu viele Frauen lassen sich durch eine Zahl definieren, und in der Regel handelt es sich dabei um eine Zahl, die auf nichts weiter beruht als auf einer Vorstellung davon, was sie glauben, wie viel sie wiegen sollten.

Auch wenn ich verstehe, dass man seine Fortschritte verfolgen will, wenn man versucht, schlank zu werden, ist die Waage nicht der beste Erfolgsmesser. Wie gut Sie sich fühlen und wie Ihre Kleidung sitzt, sind bessere Indikatoren für den Erfolg. Ich möchte Ihnen auch nahelegen, Ihren Körperbautyp zu bestimmen, der, wie der Fall von Katie zeigt, Ihre natürliche Form und Körpermaße bestimmt. Die meisten von uns können ihren Körperbau in eine von drei grundlegenden Kategorien einordnen (wobei es auch innerhalb dieser Kategorien eine breite Vielfalt an Formen und Körpermaßen gibt).

Ektomorph: Sie neigen dazu, lange Arme und Beine zu haben und nicht besonders muskulös zu sein. Sie können dünn sein und dennoch einen hohen Körperfettanteil haben, das heißt, Sie wiegen relativ wenig und/oder sind relativ klein, haben aber einen hohen Körperfettanteil.

Mesomorph: Es fällt Ihnen superleicht, Muskelmasse aufzubauen, und Sie sind insgesamt proportional gebaut.

Endomorph: Sie sind im Allgemeinen weicher und rundlicher und neigen dazu, leicht Fett zu speichern und anzusetzen.

Wenn Sie Ihren individuellen Körperbautyp identifiziert haben, befolgen Sie die spezifischen Ernährungs- und Trainingsempfehlungen in diesem Kapitel und sehen Sie, was passiert. Geben Sie sich mindestens einen Monat Zeit, damit Ihr Körper sich anpassen kann, bevor Sie sich wieder auf die Waage stellen. Oder noch besser: Sparen Sie sich das Wiegen ganz und lassen Sie Ihre Körperzusammensetzung mit der Dual-Energie-Röntgenabsorptiometrie (DXA) testen, um zu erfahren, wie viel Ihrer Körpermasse aus magerem Gewebe und wie viel aus Fett besteht.

Seine Körperzusammensetzung zu kennen, hat etwas Befreiendes, weil es einem etwas gibt, auf das man sich auf positive Weise konzentrieren kann: die magere Körpermasse. Ganz egal, was die Waage sagt, wenn Ihre Körperzusammensetzung sich in einem gesunden Bereich befindet, ist alles gut! Ihre ideale Körperzusammensetzung hängt von Ihren Zielen ab. Wenn Sie eine Leistungssportlerin sind, ist Ihr Ziel wahrscheinlich das untere Ende der Körperfettanteilsskala (wiederum unter Berücksichtigung Ihres Körpertyps), aber denken Sie daran, dass Sie nie darauf aus sein sollten, null Prozent Körperfett zu erreichen, und dass ein niedrigerer Wert nicht immer besser ist. Frauen haben von Natur aus einen höheren Körperfettanteil als Männer, da wir über eine größere Menge an essenziellem Fett verfügen (Fett, das für Körperfunktionen benötigt wird, von der Bildung von Fortpflanzungsgewebe bis hin zur Unterstützung der Absorption von Vitaminen, die wir über verschiedene Nahrungsmittel aufnehmen). Die Körperfettanteile für eine optimale Gesundheit liegen bei Frauen zwischen 14 und 30 Prozent und bei Männern zwischen 6 und 25 Prozent. Sehen Sie das Ganze aber nicht zu verkniffen. Wenn Sie sich am unteren Ende der Körperfettanteilsskala befinden, Ihr Fitnesslevel aber eher unter dem allgemeinen Fitnesslevel oder dem einer Sportlerin liegt, werden Sie keine Verbesserung Ihrer Leistungsfähigkeit erzielen, wenn Sie sich darauf konzentrieren, Fett abzubauen. Das könnte sogar dazu führen, dass Sie krank werden. Im Folgenden die Bandbreiten der Körperfettenteile entsprechend des Fitnesslevels.

KÖRPERFETTANTEILE BEI UNTERSCHIEDLICHEN GESUNDHEITS- UND FITNESSLEVELS

	FRAUEN (%)	MÄNNER (%)
Essenzielles Fett	10–12	2–5
Sportler	12–22	5–13
Allgemein fit	16–25	12–18
Gesund	18–30	10–25
Zu hoher Fettanteil/fettleibig	≥ 31	≥ 25

Essen als ektomorpher Körpertyp

Ektomorphe Körpertypen sind diejenigen, die aufgrund ihres schnellen Stoffwechsels am resistentesten gegen Gewichtszunahme sind. Mit anderen Worten: Ektomorphe Typen sind oft in der Lage, zu viel zu essen und dabei nur wenig oder gar nicht zuzunehmen. Menschen mit diesem Körpertyp haben wenig sichtbares Körperfett, besitzen eher dünne Muskeln und haben einen schmalen Körperbau (und kleine Gelenke). Im Wesentlichen ist die Fähigkeit ihres Körpers, Muskelmasse aufzubauen, aufgrund ihrer genetischen Veranlagung beschränkt. Konzentrieren Sie sich beim Training auf Kraft- und Widerstandstraining, um Kraft aufzubauen.

Um die Körperzusammensetzung als ektomorpher Typ zu optimieren (Zunahme an magerer Körpermasse, Verlust an Körperfett), sollten Sie qualitativ hochwertige Fette sowie Protein in einer moderaten Menge von 25 bis 30 Gramm pro Mahlzeit (vier Mahlzeiten pro Tag, wenn Sie einen Mini-Snack vor dem Training einnehmen) zusammen mit hochwertigen Kohlenhydraten zu sich nehmen. An trainingsfreien Tagen sollten Sie den frühmorgendlichen Mini-Snack und den Morgensnack weglassen: Das Frühstück ist herzhaft genug, um Sie bis zum Mittagessen durchhalten zu lassen. Wenn Sie nachmittags einen Snack zu sich nehmen, sollten Sie beim Abendessen vielleicht etwas weniger essen als im Folgenden angegeben.

MUSTERSPEISEPLAN FÜR EINEN OPTIMALEN STOFFWECHSEL ALS EKTOMORPHER TYP

UHRZEIT	SPEISE BZW. WORK-OUT
6:00 Uhr: **Aufwachen** **Mini-Snack vor dem Training**	Kaffee 175 ml Vanille-Mandelmilch mit 15 g Proteinpulver **ODER** 1 Scheibe Sprossenvollkorntoast mit 1 EL Mandelbutter oder anderer Nussbutter
6:30–7:45 Uhr: **Krafttraining**	Laufen: Bergwiederholungen, danach plyometrisches Training
8:00 Uhr: **nach dem Training:** **Frühstück** **(Versuchen Sie, innerhalb des 30-Minuten-Regenerationsfensters zu frühstücken)**	Kaffee Quinoa-Schale (Rezept auf S. 326) **ODER** 2 Scheiben Sprossenvollkorntoast mit 2 EL Mandelbutter oder anderer Nussbutter Grüne-Göttin-Smoothie (Rezept auf S. 326)
10:30 Uhr: **Snack**	1 frische Frucht mit 25 g gemischten Nüssen und 120 g fettarmem griechischem Joghurt
12:30 Uhr: **Mittagessen**	Sandwich aus 2 Scheiben Vollkornsprossenbrot mit 2 EL Hummus, Tomaten-, Avocado- und Möhrenscheiben 100 g gekochte Quinoa oder 80 g Gerste sowie 1 hart gekochtes Bio-Ei oder 115 g einer mageren Proteinquelle 1 frische Frucht: Apfel, Apfelsine, Kiwi oder Banane **ODER** gemischter grüner Salat mit 115 g Kaltwasserfisch oder gegrilltem Hühnerfleisch auf Spinat mit Apfelstücken, Walnüssen, Leinsamen, Paprika, Gurke, Artischocke oder anderem Gemüse 100 g Quinoa oder gekeimter Naturreis
15:30 Uhr: **Snack**	235 ml grüner Tee oder Kaffee, dazu entweder: 15 Gemüsesticks (Möhren, Sellerie, Zuckererbsen) und 2–3 EL Hummus **ODER** 120 g fettarmer (2 %) griechischer Naturjoghurt mit 60 g frischen Beeren und 1 EL gerösteten Mandelscheiben **oder** 2 Scheiben Sprossenvollkornbrot mit 2 EL Mandelbutter oder anderer Nussbutter
17:30 Uhr: **Vorabend-Snack**	15 Gemüsesticks (Möhren, Sellerie, Zuckererbsen) und 2–3 EL Hummus

UHRZEIT	SPEISE BZW. WORK OUT
18:30 Uhr: Abendessen	Rotes Meeresfrüchte-Curry mit Aubergine und Broccoli auf 175 g Naturreis oder 200 g Quinoa **ODER** 170 g Lachs oder mageres Bisonfleisch, als Beilage 230 g gedämpftes Gemüse 90 g gemischter grüner Salat mit 30 g Beeren, ½ Apfel, ½ Grapefruit, 10 Kirschtomaten und 45 g schwarzen Bohnen oder Kichererbsen, garniert mit Rührei aus 2 Eiweißen, Meersalz und Pfeffer **ODER** 460 g Wokgemüse Ihrer Wahl mit 115–170 g einer mageren Proteinquelle (handflächengroß), auf 175–260 g gekochtem schwarzem oder rotem Reis oder 200–300 g Quinoa gemischter grüner Salat mit Spinat, Apfel, Beeren, Grapefruit, Tomate, Balsamico-Vinaigrette light und 2 EL Kürbis- oder Sonnenblumenkernen
20:30 Uhr: Abend-Snack	20 g Casein-Proteinpulver mit 120 ml Sauerkirschsaft

Essen als mesomorpher Körpertyp

Mesomorphe Körpertypen können leicht ab- und zunehmen, sind in der Lage, schnell Muskeln aufzubauen und zeichnen sich in der Regel durch eine aufrechte Körperhaltung aus. Dieser Körpertyp neigt dazu, einen langen Rumpf und kurze Gliedmaßen zu haben. Frauen mit einem mesomorphen Körpertyp sind kräftig und sportlich. Mesomorphe Körperbautypen stechen in Sportarten heraus, in denen Explosivkraft gefragt ist, d. h. Kraft und Schnelligkeit. Der Grund für diese Begabung liegt in der Art der Muskeln, über die mesomorphe Körperbautypen verfügen. Mesomorphe Körperbautypen haben einen höheren Prozentsatz an schnell zuckenden Muskelfasern (Fast-Twitch-Fasern) und bauen schneller Muskelmasse auf als jeder andere Körpertyp. Grundsätzlich eignet sich Ihre genetische Veranlagung für Kraft und Stärke. Konzentrieren Sie sich beim Training auf moderates Ausdauertraining, hoch intensives Intervalltraining (HIIT) und plyometrisches Training. Mit Pilates oder Yoga können Sie zusätzlich Kraft aufbauen.

Um die Körperzusammensetzung als mesomorpher Typ zu optimieren (Zunahme an magerer Körpermasse, Verlust an Körperfett), sollten Sie qualitativ hochwertige Fette und moderate Mengen an Kohlenhydraten zu sich nehmen und auf ein gutes Timing für die Aufnahme der Proteine und der verzweigtkettigen Aminosäuren achten. Lassen Sie an trainingsfreien Tagen den vor dem Training empfohlenen Snack weg und trinken Sie am Nachmittag nur grünen Tee oder Kaffee. Nehmen Sie Ihre üblichen Snacks vor dem Abendessen und am Abend zu sich.

MUSTERSPEISEPLAN FÜR EINEN OPTIMALEN STOFFWECHSEL ALS MESOMORPHER TYP

UHRZEIT	SPEISE BZW. WORK OUT
6:00 Uhr: Aufwachen vor dem Training	Kaffee 175 ml Vanille-Mandelmilch mit 5 verzweigtkettigen Aminosäuren
6:30–7:45 Uhr	Hydrierung während des Work-outs CrossFit- oder Tempo-Ausdauertraining
8:00 Uhr: nach dem Training Frühstück (Versuchen Sie innerhalb des 30-Minuten-Regenerations-Fensters zu frühstücken)	Kaffee Eiweiß von 3 Eiern mit Eigelb von 1 Ei (zubereitet nach Belieben), ¼ Avocado, 2 Mais-Tortillas, 30–60 g Cheddar-Käse, 55 g fettarmer Hüttenkäse mit 2–3 EL Salsa **ODER** Bratkartoffeln aus lila Kartoffeln mit Spinat, Roter Bete und 115 g einer mageren Proteinquelle, garniert mit Orangen- oder Grapefruitscheiben
10:30 Uhr: Snack	2 hart gekochte Eier mit 1 frischen Frucht 25 g gemischte Nüsse
12:30 Uhr: Mittagessen	gemischter grüner Salat mit 115 g Kaltwasserfisch oder einer anderen mageren Proteinquelle auf Spinat oder Grünkohl mit Apfelstücken, Walnüssen, Leinsamen, Paprika, Gurke, Artischocke oder anderem Gemüse **ODER** 6–8 Sushi-Rollen mit Avocado und 240 ml Miso-Suppe **ODER** eine 15-cm-Quinoa-Tortilla, gefüllt mit 80 g Hummus, 115 g Fisch oder Hühnerfleisch sowie Gemüse (Salat, Gurken, Tomaten etc.) in unbegrenzter Menge 1 frische Frucht: Apfel, Orange, Kiwi oder Banane **ODER** 115 g gegrilltes Hühnerfleisch mit 1 kleinen Süßkartoffel, 90 g gemischtem grünem Salat und ½ Avocado
15:30 Uhr: Snack	235 ml grüner Tee oder Kaffee mit: ½ EL Nussbutter mit 14 g Vanille-Proteinpulver und einem Spritzer Wasser vermengen, um einen Aufstrich zu erhalten. Auf ½ Banane servieren
oder 17:30 Uhr: Vorabend-Snack	1–2 vegane Nussbutter-Bällchen (Rezept auf S. 330)

UHRZEIT	SPEISE BZW. WORK OUT
18:30 Uhr: Abendessen	460 g Wokgemüse Ihrer Wahl auf 175 g gekeimtem Vollkornreis oder 210 g Quinoa als Beilage ein kleiner gemischter grüner Salat mit Olivenöl-Vinaigrette **ODER** Salat aus Quinoa, Brokkoli, Apfel und Granatapfel mit Limetten-Dressing (Rezept auf S. 327). Ein wenig für das Mittagessen aufbewahren! Dazu 2 Scheiben Sprossenvollkornbrot mit 1–2 TL gesalzener Butter **ODER** warmer Kartoffelsalat mit Brokkoli und Cranberrys mit Orangen-Vinaigrette (Rezept auf S. 331) auf Rucola und 115 g einer mageren Proteinquelle Ihrer Wahl
20:30 Uhr: Abend-Snack	20 g Casein-Proteinpulver mit 120 ml Sauerkirschsaft

Essen als endomorpher Körpertyp

Endomorphe Körpertypen sind diejenigen, die am ehesten das Gefühl haben, die Arschkarte gezogen zu haben. Sie neigen von Natur aus zu kurvigen, fülligeren Figuren und haben Mühe, ihren Körperfettanteil in Schach zu halten. Die größte Herausforderung für endomorphe Körperbautypen besteht vielleicht darin, sich darüber klar zu werden, dass man tatsächlich ein endomorpher Typ sind. Warum? Sobald man weiß, dass man ein endomorpher Typ ist, weiß man, dass man so geboren wurde. Es kann schwierig sein, zu der Erkenntnis zu gelangen, dass man wahrscheinlich sehr leicht zunimmt.

Sie haben die Art von Stoffwechsel, die nicht verzeiht. Das bedeutet jedoch nicht, dass Sie dazu verdammt sind, übergewichtig oder sogar fettleibig zu sein. Als endomorpher Typ müssen Sie eine bewusste, gezielte Anstrengung unternehmen, um die Dinge zu tun, die Ihr Körper eigentlich automatisch für Sie tun sollte. Wenn Ihr Körper Ihnen nicht instinktiv signalisiert, sich mehr zu bewegen, müssen Sie dafür sorgen, dass Bewegung Teil Ihrer täglichen Routine ist. Wenn Ihr Stoffwechsel träge ist, müssen Sie die richtigen Nahrungsmittel zu sich nehmen, die Ihren Stoffwechsel ankurbeln. Im Hinblick auf sportliche Betätigung sind hoch intensive Aktivitäten wie HIIT und CrossFit großartig, ebenso wie Krafttraining und moderates Ausdauertraining. Nehmen Sie als endomorpher Körperbautyp qualitativ hochwertige Fette und Proteine zu sich und begrenzen Sie Ihre Kohlenhydrataufnahme, um Ihre Körperzusammensetzung zu optimieren (Zunahme an magerer Körpermasse, Verlust an Körperfett) sowie

Ihren Insulin- und Blutzuckerspiegel unter Kontrolle zu halten. Frühstücken Sie an trainingsfreien Tagen innerhalb von 45 Minuten nach dem Aufwachen und lassen Sie die vor und nach dem Training empfohlenen Snacks weg. Achten Sie darauf, Ihren Nachmittagssnack Ihrem Appetit anzupassen.

MUSTERSPEISEPLAN FÜR EINEN OPTIMIERTEN STOFFWECHSEL ALS ENDOMORPHER TYP

UHRZEIT	SPEISE BZW. WORK OUT
6:00 Uhr: **Aufwachen** **vor dem Training**	Kaffee ½ Banane oder ½ Apfel mit 120g fettfreiem griechischem Joghurt **ODER** 175ml Vanille-Mandelmilch mit 1 Schöpflöffel Proteinpulver
6:30 Uhr: **HIIT**	Laufen: 10–15 Minuten zum Aufwärmen, dann 4 x 200-Meter-Sprints, 30 Sprung-Kniebeugen, 200-Meter-Sprint, 20 Liegestütze, 200-Meter-Sprint, 10 Burpees (Liegestützsprünge), 20 Tabata-V-ups (oder Sit-ups), danach Cool-down
7:30 Uhr: **nach dem Training** **(Versuchen Sie, innerhalb des 30-Minuten-Regenerationsfensters zu frühstücken)**	120g fettfreier griechischer Joghurt mit 10 Mandeln und ½ Apfel **ODER** 1 Scheibe Sprossenvollkorntoast mit 85g fettarmem Cheddar- oder Colby-Käse mit Tomatenscheiben und Avocado
9:00 Uhr: **Frühstück**	Kaffee 2 pochierte Eier mit Spinat-Sauté (Butter oder Traubenkernöl verwenden) auf 2 Scheiben Sprossenvollkorntoast **ODER** 65g Haferschrot, über Nacht in Mandelmilch eingeweicht, garniert mit 1 EL Walnüssen, 30g Blaubeeren und 60g fettarmem (2%) griechischem Joghurt **ODER** Grüne-Göttin-Smoothie (Rezept auf S. 326) **ODER** 2 Protein-Pfannkuchen (Pfannkuchenmischung oder ein Rezept auf Proteinpulverbasis verwenden) mit frischen Blaubeeren oder Erdbeeren
11:30 Uhr: **Snack**	2 hart gekochte Eier mit 1 frischen Frucht

UHRZEIT	SPEISE BZW. WORK OUT
13:30 Uhr: Mittagessen	Eine 15-cm-Vollkornweizen-Pita, gefüllt mit 80 g Hummus, Gemüse in unbegrenzter Menge (Salat, Gurke, Tomate etc.) und 225 g fettfreiem Hüttenkäse oder 100 g in Wasser eingelegtem Thunfisch 1 Orange oder 2 Mandarinen **ODER** großer gemischter Salat mit 115–170 g gegrilltem Hühnerfleisch auf Spinat mit Mandeln oder Walnüssen, Beeren, Tomate, Gurke und Apfelstücken. Mit Hanföl und Meersalz bestreuen. **ODER** 1 mittelgroße weiße Mais-Tortilla, bestrichen mit 2 EL Mandelbutter oder anderer Nussbutter, garniert mit 120 g fettarmem griechischem Joghurt oder Ricottakäse und 4 zerdrückten Erdbeeren
16:30 Uhr: Snack	235 ml grüner Tee oder Kaffee mit: 1 Apfel mit 55 g fettarmem Käse **ODER** 4 Scheiben mageres Puten-Frühstücksfleisch mit 4 Erdbeeren **ODER** 155 g gedämpfte Edamame mit 30 g Paranüssen
18:30 Uhr: Abendessen	115–170 g mageres Rind- oder Hühnerfleisch oder Kaltwasserfisch mit 230 g gedämpftem Gemüse 90 g gemischter grüner Salat mit 30 g Beeren, ½ Apfel, ½ Grapefruit, 10 Kirschtomaten und 45 g schwarzen Bohnen oder Kichererbsen, garniert mit Rührei aus 2 Eiweißen, Meersalz und Pfeffer **ODER** 460 g Wokgemüse Ihrer Wahl mit 115–170 g einer mageren Proteinquelle (handflächengroß) auf 175–260 g gekochtem schwarzem oder rotem Reis oder 200–300 g Quinoa gemischter grüner Salat mit Spinat, Apfel, Beeren, Grapefruit, Tomate, Balsamico-Vinaigrette light und 2 EL Cashewnüssen oder Mandeln
20:30 Uhr: Abend-Snack	20 g Casein-Proteinpulver mit 120 ml Sauerkirschsaft

SCHLANKHEITSTIPPS FÜR JEDEN KÖRPERBAUTYP

Sie werden feststellen, dass ich nirgendwo in diesem Buch empfehle, Kalorien zu zählen. Das liegt daran, dass die Qualität der Nahrungsmittel, die Sie zu sich nehmen, viel wichtiger ist, um abzunehmen, als die Anzahl der Kalorien, die sie enthalten. Das ganze Debakel, das in der Empfehlung bestand, sich fettarm zu ernähren, basierte auf der Tatsache, dass Fett eine höhere Kaloriendichte aufweist als Kohlenhydrate oder Eiweiß, was wiederum zu der Schlussfolgerung führte, dass wir weniger Kalorien zu uns nehmen, wenn wir auf Fett verzichten, und dadurch schlank werden. Aber das hat nicht funktioniert. Stattdessen haben wir leere Kalorien zu uns genommen, die uns nicht satt gemacht haben, und wurden immer schwerer.

Darüber hinaus ist die Theorie, dass 3.500 Kalorien einem Pfund entsprechen (man seine Kalorienzufuhr also um 500 Kalorien pro Tag reduzieren muss, um ein Pfund pro Woche zu verlieren), absolut falsch. (Darüber hinaus haben jüngste Forschungsergebnisse gezeigt, dass diese Zahl aufgrund der Auswirkungen, die verschiedene Nahrungsmittel auf unsere Hormone haben, tatsächlich eher bei 4.200 Kalorien liegt.) Kalorienreiche Nahrungsmittel wie Nüsse, Avocados, Olivenöl und so weiter sind genau das, was Sie brauchen, um gesund und schlank zu sein. Außerdem zeigen Untersuchungen, dass die mentale Anstrengung, die damit verbunden ist, Kalorien zu zählen, Stress, Müdigkeit und Burn-out verursacht und Heißhungerattacken auslöst, weil man sich elend und ausgelaugt fühlt.

Und als ob das alles noch nicht genug wäre, ergab eine kürzlich durchgeführte Studie, an der Männer und Frauen teilnahmen, die ein wöchentliches Defizit von 3.500 Kalorien erzeugten, indem sie entweder weniger aßen oder sich sportlich betätigten, dass der Appetit der Frauen, wenn sie Sport trieben, stabil blieb, doch wenn sie die Kalorien dadurch einsparten, dass sie weniger aßen, stiegen die Spiegel der Hormone, die den Appetit regulieren, was dazu führte, dass sie mehr Hunger verspürten und mehr aßen. Sich auf Diät zu setzen, ist nichts Natürliches und funktioniert nicht. Tun Sie es nicht. Tun Sie stattdessen das Folgende:

Essen Sie Produkte, die in der Nahrungskette unten stehen. Essen Sie Nahrungsmittel, die Sie als solche erkennen, die in der Erde gewachsen sind, und entscheiden Sie sich nach Möglichkeit für lokale und/oder Bio-Produkte, weil Pestizide Entzündungen verursachen und den normalen Stoffwechsel stören können.

Timen Sie Ihre Nahrungsaufnahme. Beginnen Sie eine Trainingseinheit nicht vollkommen nüchtern, vor allem nicht morgens, wenn der Cortisolspiegel am höchsten ist. Ein kleiner Snack, der Protein und Kohlenhydrate enthält (insgesamt ungefähr 150 Kalorien), vor dem Beginn des Trainings wird der Ausschüttung von Cortisol ein wenig entgegenwirken. Das Wichtigste ist jedoch die Regeneration nach dem Training. Nehmen Sie die empfohlene Dosis Protein (30 Gramm) oder verzweigtkettige Aminosäuren (5 bis 7 Gramm) innerhalb von 30 Minuten nach Beendigung des Trainings ein. Es muss kein spezielles Nahrungsergänzungsmittel sein. Sie können auch einfach einen Teil einer sowieso vorgesehenen Mahlzeit zu sich nehmen. Sie können zum Beispiel den proteinhaltigen Bestandteil Ihres Frühstücks innerhalb von 30 Minuten nach dem Training zu sich nehmen und den Rest innerhalb von 90 Minuten nach Beendigung Ihres Work-outs. Das reicht noch, um den Cortisolspiegel zu senken.

Fasten Sie nicht. Bitte, bitte, verzichten Sie auf Intervallfasten. Fasten treibt den Cortisolspiegel nach oben, was zu einem erhöhten Grundspiegel von Cortisol führt, was wiederum die Einlagerung von Fett begünstigt. Außerdem kann eine anhaltende Erhöhung des Cortisolspiegels zu einer Nebenniereninsuffizienz führen.

Eine Grundlage aufrechterhalten. Streben Sie an, täglich ungefähr 180 bis 200 Gramm qualitativ hochwertige Kohlenhydrate in Form von Getreide, Obst, Gemüse und Brot mit niedrigem Zuckergehalt aufzunehmen.

Konzentrieren Sie sich auf Ihre Körperzusammensetzung, nicht auf die Gewichtsanzeige auf der Waage. Das ist weniger stressig, und wir befinden uns nicht mehr in der Schlankheitswahn-Ära, in der es hieß: »Kate Moss ist cool.« Spindeldürr war gestern – stark ist das neue Superschlank!

PASSEN SIE SICH IHREM KNOCHENBAU AN

»Schwere Knochen haben« ist zu einer etwas höhnischen Formulierung geworden, mit der man sagen will, dass jemand »dick« ist. Aber es ist tatsächlich so: Unser Skelett kann zierlich, durchschnittlich oder robust sein. Deshalb rangiert das niedrigste und das höchste empfohlene Gewicht für eine bestimmte Körpergröße in einer Spanne von ungefähr 16 Kilogramm. Das individuelle Sollgewicht einer 1,65 Meter großen Frau mit einem zierlichen Knochenbau kann 53,5 Kilogramm betragen, während das individuelle Sollgewicht einer gleich großen Frau mit einem robusteren Knochenbau 70 Kilogramm betragen kann.

Um zu bestimmen, wie Ihr Skelett beschaffen ist, messen Sie den Abstand zwischen den beiden Knöchelchen auf beiden Seiten Ihres Ellenbogens. Halten Sie Ihren Arm in einem 90-Grad-Winkel mit der Handfläche zu sich gewandt. Ertasten Sie mit der anderen Hand die beiden Knochen an der jeweiligen Außenseite Ihres Ellbogengelenks. Legen Sie den Zeigefinger auf den einen Knochen und den Daumen auf den anderen. Ermitteln Sie dann den Abstand zwischen den beiden Knochen (oder noch besser – lassen Sie sich von jemandem helfen). Verwenden Sie die folgende Tabelle, um die Beschaffenheit Ihres Skeletts zu bestimmen. Die angegebenen Maße gelten für ein durchschnittlich beschaffenes Skelett. Wenn Ihr Maß niedriger ist als das für Ihre Körpergröße angegebene, haben Sie einen zierlichen Knochenbau, wenn es höher ist als das für Ihre Körpergröße angegebene, verfügen Sie über einen kräftigen Knochenbau.

MASSE BEI FRAUEN MIT EINEM DURCHSCHNITTLICHEN KNOCHENBAU

KÖRPERGRÖSSE in cm	ELLBOGENBREITE in cm
145–150	5,5–6,5
151–160	5,5–6,5
161–170	6–6,7
171–180	6–6,7
181–185	6,5–7,0

Wenn Sie Ihren Knochenbautyp ermittelt haben, können Sie anhand der folgenden Tabelle entsprechend Ihrer Körpergröße Ihren gesunden Gewichtsbereich ermitteln. Um es noch einmal zu sagen: Ich möchte wirklich nicht die Zahlen auf der Waage in den Vordergrund stellen, aber die folgende Tabelle gefällt mir, weil sie verdeutlicht, dass Frauen mit einem gesunden Gewicht sehr unterschiedlich gebaut und groß sein können.

GEWICHTSTABELLE FÜR FRAUEN AUF DER BASIS IHRES KNOCHENBAUTYPS

KÖRPER-GRÖSSE in cm	ZIERLICH (kg)	DURCH-SCHNITTLICH (kg)	ROBUST (kg)
147–148	46,3–50,3	49,4–54,9	53,5–59,4
149–151	46,7–51,3	50,3–55,8	54,4–60,8
153	47,2–52,2	51,3–57,2	55,3–62,1
154–156	48,1–53,5	52,2–58,5	56,7–63,5
157–158	49,0–54,9	53,5–59,9	58,1–64,9
159–161	50,3–56,2	54,9–61,2	59,4–66,7
162–163	51,7–57,6	56,2–62,6	60,8–68,5
164–166	53,1–59,0	57,6–64,0	62,1–70,3
167–168	54,4–60,3	59,0–65,3	63,5–72,1
169–171	55,8–61,7	60,3–66,7	64,9–73,9
172–173	57,2–63,0	61,7–68,0	66,2–75,7
174–176	58,5–64,4	63,0–69,4	67,6–77,1
177–179	59,9–65,8	64,4–70,8	68,9–78,5
180–181	61,2–67,1	65,8–72,1	70,3–79,8
183–184	62,6–68,5	67,1–73,5	71,7–81,2

PEAK-PERFORMANCE)))
EINE SPORTLERIN ERZÄHLT

JEDEN TAG 1.000 KALORIEN MEHR ESSEN UND ENDLICH SCHLANK SEIN

Cammie Urban, 48, suchte mich mit dem speziellen Wunsch auf, sich sportlich zu verbessern. Mit Anfang zwanzig war sie eine Mountainbike-Rennfahrerin gewesen, hatte aber eine Pause eingelegt, als sie ihre Kinder bekam. Als ihre Tochter Kelsey im Highschool-Alter anfing, Rennen zu fahren, wollte Cammie unbedingt auch wieder an Wettkämpfen teilnehmen. Doch sie verfügte nicht über die Kraft, die sie sich wünschte, um erfolgreich zu sein. Wie sich herausstellte, war das wenig überraschend, denn sie aß einfach nicht genug – nicht einmal annähernd.

»Meine Tochter und ich hatten unsere Kalorienaufnahme reduziert, um abzunehmen. Aber es stellte sich heraus, dass wir unserem Körper letztendlich mehr schadeten, als ihm Gutes zu tun, weil wir ihn nicht ausreichend mit Brennstoff versorgten. Mein Körper baute in Wahrheit Muskeln ab, weil ich ihnen weder die Glucose zur Verfügung stellte, die sie zur Energiegewinnung benötigten, noch das Protein, das sie zur Regeneration benötigten. Außerdem haben wir streng darauf geachtet, Fett zu meiden – ein weiterer großer Fehler«, sagt Cammie.

Das Ganze führte dazu, dass die beiden ständig Hunger hatten und nicht schlank wurden, sondern Muskeln abbauten und Kraft einbüßten. Als Erstes verordnete ich ihnen ein großes Frühstück – eine Schale Hafergrütze mit Blaubeeren und Proteinpulver – vor allem an Trainingstagen. Außerdem essen sie jetzt während ihres Fahrradtrainings etwas (siehe Kapitel 11 »Tipps zur Energiezufuhr beim Training«) und trinken einen Regenerationsdrink, sobald sie von ihren Fahrrädern absteigen. Sie essen jetzt nährstoffreichere Lebensmittel, unter anderem solche, die gesunde Fettsäuren enthalten, Quinoa und andere Getreidesorten sowie viel Protein und natürlich Obst und Gemüse.

»Ich habe meine Nahrungszufuhr fast verdoppelt«, sagt Cammie. »Früher habe ich mich auf 1.300 Kalorien pro Tag beschränkt. Heute komme ich eher auf 2.300 Kalorien, bin dabei schlanker denn je und zugleich deutlich leistungsfähiger. Auf dem Fahrrad habe ich nie Hunger, und ich habe eine ziemlich große Selbstgewissheit, meinen Körper optimal mit Brennstoff zu versorgen.«

Diese Selbstgewissheit brachte ihr 2015 den Weltmeistertitel. Erstaunlich, was der richtige Brennstoff bewirken kann!

WICHTIGE MASSNAHMEN:

1. Qualitativer Schlaf ist wichtig. Achten Sie darauf, mindestens 7 bis 8 Stunden gut zu schlafen. Weniger als 7 Stunden Schlaf werden mit einem erhöhten Risiko für Herz-Kreislauf- und Stoffwechselerkrankungen assoziiert und verringern die Zeit, die Ihrem Körper für die Reparatur zur Verfügung steht.
2. Nehmen Sie Ihre Kalorien vor allem zu Beginn des Tages oder in der Tagesmitte zu sich. Von morgens bis mittags ist der Körper besser darauf eingestellt, Nahrung aufzunehmen, und reagiert weniger empfindlich auf Kohlenhydrate. Wachstum und Reparatur finden im Schlaf statt, deshalb ist die Aufnahme von Protein am Abend essenziell.
3. Erhöhen Sie die Aufnahme von Vitamin D, Kalzium und Magnesium sowie von Protein und Fett, und essen Sie mehr über den Tag verteilt. Reduzieren Sie den Verzehr von Trockenfrüchten und essen Sie stattdessen mehr frische Zitrusfrüchte.
4. Nehmen Sie Früchte, Gemüse und Getreideprodukte zusammen mit Protein zu sich, um die Auswirkungen der Empfindlichkeit gegenüber Kohlenhydraten zu verringern.
5. Nehmen Sie mehr Vitamin-B_{12}-haltige Lebensmittel wie Eier und Fisch zu sich.

EIN HINWEIS ZU DIESEM ERNÄHRUNGSPLAN

Wenn wir uns der Menopause nähern, reagiert unser Körper empfindlicher auf Kohlenhydrate und es fällt ihm schwerer, sich zu regenerieren (weshalb wir häufiger eine Dosis Aminosäuren benötigen). Die Absicht, die diesem Plan zugrunde liegt, besteht darin, nährstoffreiche Lebensmittel zu bevorzugen, die die Speicherung von Glykogen in der Leber und in den Muskeln fördern und den Abbau von Körperfett sowie die Erhaltung und Zunahme der mageren Körpermasse unterstützen. Die Auswahl der aufgenommenen Lebensmittel insgesamt zu erweitern, sorgt für eine erhöhte Aufnahme von Mikronährstoffen (Vitaminen und Mineralien).

Veränderungen der Körperzusammensetzung werden auch durch die Art der Kohlenhydrate beeinflusst, die Sie zu sich nehmen, und davon, wann Sie diese zu sich nehmen. Der Körper ist vor allem morgens früh und wenn es auf die Mittagszeit zugeht, darauf eingestellt, Kohlenhydrate aufzunehmen (um den Blutzuckerspiegel zu erhöhen und so das gute Funktionieren von Gehirn, Herz, Lunge, Nieren und anderen Organsystemen zu gewährleisten). Im Laufe des Tages steigt die Bereitschaft des Körpers, Proteine aufzunehmen, insbesondere am Nachmittag und gegen Abend. Protein spielt bei vielen zellulären Prozessen und bei der Reparatur der Muskeln, die im Schlaf stattfindet, eine entscheidende Rolle. Allgemein gilt für die Ernährung, dass man mehrere kleine Mahlzeiten über den Tag verteilt zu sich nehmen sollte, wobei komplexe Kohlenhydrate vor allem morgens bis gegen Mittag aufgenommen werden sollten und qualitativ hochwertige Proteine vor allem ab dem Nachmittag und bis in den Abend hinein.

Die Wahl von Nahrungsmitteln, die einen mäßigen bis niedrigen glykämischen Index haben, kann dazu beitragen, Blutzuckerschwankungen während des Tages zu reduzieren. Eine weitere Möglichkeit, die Wirkung von Einfachzucker und Kohlenhydraten zu mildern, ist die gleichzeitige Aufnahme von Protein, weshalb Protein in diesem Ernährungsplan so eine wichtige Rolle spielt.

CAMMIES TÄGLICHER POWER-SPEISEPLAN ZUR OPTIMIERUNG IHRER KÖRPERZUSAMMENSETZUNG UND REGENERATION

Der Schwerpunkt liegt bei diesem Plan nicht auf einer Gewichtsveränderung, sondern auf der Verbesserung der Gesamtkörperzusammensetzung. Ausgehend von Cammies Körperzusammensetzung, ihrer Größe und ihrem aktuellen Gewicht (57,7 Kilogramm) wurde der Schwerpunkt darauf gelegt, dass sie den ganzen Tag über in regelmäßigen Abständen isst und hoch intensives Intervalltraining absolviert. Indem sie ihren Körper mit Brennstoff versorgte, wenn dieser welchen benötigte, erholte sie sich schneller und wurde schlanker und kräftiger. Mit dem Schwerpunkt auf Allgemeingesundheit und Leistungsfähigkeit war dies das beste Masse-Leistungs-Verhältnis (Power-to-Weight Ratio) für Cammie:

Gramm Kohlenhydrate pro Tag: 195–210
Kalorien: 780–840
Gramm Protein pro Tag: 115–125
Kalorien: 460–500

Gramm Fett pro Tag: 90–95
Kalorien: 720–855
Basiskalorien pro Tag: 1.960–2.195
(40 % Kohlenhydrate, 25 % Protein, 35 % Fett)

Sie sollten beachten, dass es sich bei dieser Angabe für die Kalorienzufuhr um eine Empfehlung handelt, die speziell auf Cammies Ernährungsplan zugeschnitten ist. Der untere Bereich der empfohlenen Kalorienmenge gilt für Ruhe- und Regenerationstage, der obere für lange Trainingstage, wobei die Kalorien, die während des Trainings aufgenommen werden, nicht enthalten sind. Sobald das Volumen und die Intensität des Trainings gesteigert werden, ändert sich der Kalorien- und Nährstoffbedarf des Körpers.

SPEISEPLAN

Dieser Speiseplan ist darauf eingestellt, dass am Morgen eine Krafttrainingseinheit und am Nachmittag ein Fahrradtraining absolviert wird. Die Wahl der Kohlenhydrate spielt eine entscheidende Rolle. Wählen Sie Nahrungsmittel, die nährstoffreiche, komplexe Kohlenhydrate enthalten. Versuchen Sie, wenn Sie nicht trainieren, mehr Gemüse und Obst zu essen, um Ihren Kohlenhydratbedarf zu decken. (Empfehlungen für die tägliche Nährstoffzufuhr finden Sie in Kapitel 10.) Nehmen Sie täglich 80 bis 95 Gramm Fett zu sich. Der Hauptfokus liegt auf Protein mit ein wenig Fett und Kohlenhydraten. Es empfiehlt sich, die Kohlenhydrate vor allem aus Obst und Gemüse und hin und wieder durch den Verzehr von etwas Brot zu beziehen.

MUSTER-SPEISEPLAN BEI EINER KRAFTTRAININGSEINHEIT AM MORGEN UND FAHRRADTRAINING AM NACHMITTAG

ZEIT	SPEISE
6:30 Uhr: Aufwachen **7:00 Uhr: Frühstück**	Latte mit fettfreier oder fettarmer Milch (2 %) oder einer Milchalternative 2 pochierte Eier mit Spinat-Sauté (Butter oder Traubenkernöl verwenden) auf 2 Scheiben Sprossenvollkorntoast **ODER** 65 g Haferschrot, über Nacht in Mandelmilch eingeweicht, garniert mit 1 EL Walnüssen, 30 g Blaubeeren und 60 g fettarmem (2 %) griechischem Joghurt **ODER** Grüne-Göttin-Smoothie (Rezept auf S. 326)
8:30 – 10:00 Uhr: Krafttraining	ausschließlich ein Hydrierungsgetränk: 475 ml, 5 g verzweigtkettige Aminosäuren hinzufügen
12:30 Uhr: Mittagessen	6–8 Sushi-Rollen mit Avocado und 240 ml Miso-Suppe **ODER** eine 15-cm-Quinoa-Tortilla, gefüllt mit 80 g Hummus, Gemüse (Salat, Gurken, Tomaten etc.) in uneingeschränkten Mengen und 115 g Fisch oder Hühnerfleisch 1 frische Frucht: Apfel, Orange, Kiwi oder Banane **ODER** 1 glutenfreier Bagel mit Räucherlachs, Frischkäse, Tomate, Avocado, Salz und Pfeffer, 120 g fettfreier griechischer Joghurt oder Kefir oder Hüttenkäse, 20 Mandeln und ½ Apfel **ODER** 115 g gegrilltes Hühnerfleisch mit 1 kleinen Süßkartoffel, 90 g gemischtem grünem Salat und ½ Avocado
16:30 – 18:00 Uhr: Fahrradtraining	Hydrierungsgetränk: während der ersten 90 Minuten entsprechend dem Durstgefühl trinken, falls Sie länger fahren, nicht vergessen pro Stunde pro Kilogramm Körpergewicht 6,6 bis 7,9 ml eines Hydrierungsgetränks zu trinken Nahrung: Kalorienaufnahme während des Fahrradtrainings 2,9 bis 3,6 Kalorien pro kg Körpergewicht Falls Sie innerhalb von 2 Stunden vor dem Training gegessen haben, können Sie während der ersten Trainingsstunde wenig zu sich nehmen, danach auf Kartoffeln oder Happen von einem Sandwich zurückgreifen, um die Brennstoffvorräte zu füllen

ZEIT	SPEISE
18:30 Uhr: Regenerations-Snack (Versuchen Sie, innerhalb des 30-Minuten-Regenerations-fensters Nahrung zu sich zu nehmen)	475 ml Smoothie aus 1 gefrorenen Banane, 120 ml fettfreier Milch, 1 Schöpflöffel Proteinpulver (20–25 g) und 120 g fettfreiem (ungesüßtem) Joghurt
20:00 Uhr: Abendessen	Rotes Meeresfrüchte-Curry mit Aubergine und Brokkoli auf 175 g Naturreis oder 200 g Quinoa **ODER** 230 g gedämpftes Gemüse 170 g Lachs, Bisonfleisch oder Quorn auf 90 g gemischtem grünem Salat mit 30 g Beeren, ½ Apfel, ½ Grapefruit, 10 Kirschtomaten und 45 g schwarzen Bohnen oder Kichererbsen, garniert mit Rührei aus 2 Eiweißen, Meersalz und Pfeffer **ODER** 240 ml Brühe (Miso oder Gemüsebrühe) 115–170 g einer mageren Proteinquelle (Lachs, Hühner- oder Lammfleisch, oder sautierte Champignons und Kichererbsen mit Tamari-Soja- und süßer Chilisauce), dazu 1 gehäufte Schale Brokkoli, gekocht, mit 1 TL Olivenöl Gemischter Spinatsalat: 1½ Handvoll Spinat, ½ gewürfelter Apfel, ½ Grapefruit, 1 EL Samen, Fetakäsekrümel und 4 Avocadoscheiben (entsprechend ⅓ Avocado)

PEAK-PERFORMANCE ▶▶▶
AUF DEN PUNKT GEBRACHT

- Ihr Gewicht und Ihre Körperzusammensetzung hängen von Ihrem Körperbautyp ab: ektomorph, mesomorph oder endomorph. Essen und trainieren Sie entsprechend Ihrer Physiologie.
- Lassen Sie sich nicht von der Zahl auf der Anzeige der Waage irritieren. Was zählt, ist die Körperzusammensetzung.
- Ein Pfund entspricht nicht 3.500 Kalorien. Hören Sie auf, Kalorien zu zählen.
- Fasten Sie nicht. Insbesondere als Frau können Sie durch Fasten Fett ansetzen.
- Nehmen Sie bestimmte Nährstoffe, insbesondere Kohlenhydrate, vor allem früh am Tag zu sich, wenn Ihr Körper darauf eingestellt ist, diese zu verbrennen.

6

STARKE KÖRPERMITTE, STABILITÄT UND MOBILITÄT

VORBEUGUNG VOR VERLETZUNGEN VON INNEN NACH AUSSEN

Core-Training für eine Stärkung der Muskulatur der zentralen Körperpartie ist in der Fitnessbranche seit mehr als einem Jahrzehnt sehr angesagt. Leider ist Core-Training in viel zu vielen Fällen zu einem Synonym für Sixpacks geworden. Ein Waschbrettbauch mag vielleicht nett anzusehen sein, aber der Rumpf hört nicht da auf, wo der Hemdsaum endet. Bei uns Frauen fängt die Körpermitte genau genommen dort an.

Als Frau generieren Sie den Löwenanteil Ihrer Kraft und Stabilität aus Ihren Hüften. Und auch wenn Frauen zwar kräftige Beine haben, ist es um die Stärke unserer Körpermitte im Vergleich dazu eher schlecht bestellt, was an Orten wie auf dem Fußballplatz oder dem Basketballfeld zu Verletzungen führen kann.

Als Folge des Inkrafttretens des Antidiskriminierungsgesetzes Title IX und der wachsenden Zahl junger Frauen, die Sport treiben, ist es zu einer Lawine von Bänderrissen gekommen. Statistiken zeigen, dass Sportlerinnen zwei- bis achtmal häufiger eine Knieverletzung erleiden als Sport treibende Männer (je nach Sportart). Das beeinträchtigt nicht nur Ihre sportliche Leistungsfähigkeit und Ihre Spielstärke (ganz zu schweigen von Ihrer langfristig eingeschränkten Mobilität), sondern erschüttert auch Ihr Selbstvertrauen und bringt Sie um den Stressabbau und die Freude, die Sie bei der Ausübung Ihres Sports empfinden.

Einige der Faktoren, die unsere Gelenke verletzungsanfälliger machen, entziehen sich unserer Kontrolle. Unsere schwankenden Hormonspiegel können dafür sorgen, dass unser Bindegewebe zu bestimmten Zeiten unseres Zyklus schlaffer wird. Wir haben breitere Hüften, was uns anfälliger dafür macht, ein wenig x-beinig zu sein und beim Springen und Landen zu stark in die Knie zu gehen und daher Gefahr zu laufen, einzuknicken und uns einen Riss des vorderen Kreuzbands zuzuziehen (dies kann auch zu einer übermäßigen Pronation der Füße und zu Knöchelproblemen führen). Außerdem sind wir einfach kleiner als Männer. Das bedeutet, dass auch unser vorderes Kreuzband kleiner ist, ebenso wie die Intercondylar-Kerbe, ein kleiner Spalt am Ende des Oberschenkelknochens, durch den das Kreuzband läuft und mit diesem Knochen verbunden ist. Aber es sind nicht nur unsere Knie. Auch die Schultern von Frauen sind anfällig. Eine schwächere Schultermuskulatur und ein lockereres Stützgewebe sorgen dafür, dass unser Schultergelenk weniger stabil ist als das von Männern. Bevor Sie Ihre genetische Veranlagung verfluchen, sollten Sie jedoch eines wissen: Verletzungen in diesen beiden Bereichen sind leicht zu vermeiden. Sie müssen nur Ihrer Körpermitte einige Beachtung schenken – Ihrer *vollständigen Körpermitte*, die ich als Ihren kompletten Rumpf außer Kopf, Armen und Beinen definiere.

STÄRKEN SIE IHR LENKRAD

Ich habe einmal gehört, wie ein sehr weiser Physiotherapeut den Hintern – einen wesentlichen und übersehenen Teil Ihres Rumpfes – als Lenkrad und Stabilisator für die Beine beschrieben hat. Wenn Sie das Lenkrad nicht zuverlässig beherrschen, machen Ihre Beine, was Sie wollen. Das mit dem Lenkrad ist ein brillanter Vergleich! Ich habe es tatsächlich in Aktion gesehen. Derselbe Physiotherapeut zeigte mir Videoclips von Serena Williams, die ja nun wirklich stark ist, wie sie von einer Kiste springt. Bei ihrer Landung auf dem Boden konnte man deutlich sehen, wie ihre Knie nach innen einknickten – ein Risiko für das vordere Kreuzband –, denn sie setzte ihre Quadrizeps – ihre dominanten Oberschenkelmuskeln – ein, um die ganze Arbeit zu erledigen. Das ist ein bei Frauen sehr häufig anzutreffendes Ungleichgewicht. Ihre Quadrizeps allein können Sie jedoch nicht ausreichend stabilisieren. Außerdem steigt so nicht nur das Risiko eines Risses des vorderen Kreuzbands, sondern dies kann auch eine Vielzahl von Zerrungen und Verstauchungen im Bereich des Unterkörpers nach sich ziehen, da einige Muskeln doppelt stark beansprucht werden, während andere das Gewicht nicht tragen können.

Wenn Ihre Gesäßmuskeln stark sind, reagieren sie als Erste, halten Ihr Becken stabil und ermöglichen es Ihrem vierköpfigen Oberschenkelmuskel, sich so zu bewegen, wie er es tun soll, anstatt dafür zu sorgen, dass die Knie nach innen knicken. Wenn Sie sich von der Taille nach oben bewegen, helfen starke Bauchmuskeln, schräge Bauchmuskeln und Rückenmuskeln dabei, alles in einer Linie zu halten, sodass Sie sich als eine stabile Einheit bewegen.

Bitte beachten Sie in diesem Zusammenhang, dass Sie niemals Crunches durchführen sollten. Falls Sie immer noch Crunches oder Sit-ups machen, hören Sie sofort damit auf. Sie möchten doch sicher, dass Ihr Core-Training Sie wie einen großen, geradlinigen Bambusstamm aussehen lässt und nicht wie einen biegsamen Strohhalm. Von all den Krümmbewegungen, die wir machen, ähneln schon jetzt viel zu viele von uns biegsamen Strohhalmen. Crunches sorgen dafür, dass diese Haltung eines gebogenen Strohhalms sich verstetigt, weil sie absolut nichts für Ihre Gesäßmuskeln und Ihre Rückenmuskulatur bewirken, die Sie aufrecht halten. Stattdessen bringen Crunches Sie in dieselbe vorwärtsgebeugte Position, in der Sie sich sowieso schon den ganzen Tag lang befinden. Genau genommen sind Crunches nicht einmal so gut geeignet, die Bauchmuskeln zu stärken. Im Rahmen einer in der Fachzeitschrift *Medicine and Science in Sports and Exercise* veröffentlichten direkten Vergleichsstudie stellten Forscher fest, dass die Bauchmuskulatur durch Planks (Unterarmstütz) doppelt so stark beansprucht wird wie bei herkömmlichen Crunches. Zusätzlich stärkt diese Position Ihre Schultern, Ihren Rücken und Ihre Gesäßmuskulatur, was Ihre Haltung verbessert und Ihnen hilft, gerader zu stehen.

Während wir hier über Planks und Körperhaltung sprechen, möchte ich die Aufmerksamkeit auf die innere Einheit Ihres Rumpfes lenken, also die tiefsten Bauchmuskeln, die wie Shapewear funktionieren und Ihre gesamte Körpermitte – vorne und hinten – fest und straff halten. Diese innere Einheit muss gestärkt werden, bevor Sie auch nur daran denken, die sechs sichtbaren Wölbungen der Muskulatur im Bauchbereich, das »Sixpack«, aufzubauen.

Wenn Ihr gesamter Rumpf – vom Schlüsselbein bis zu den Hüftknochen – stark und fest ist, sind Sie es auch. Sie werden aufrechter stehen, sich besser bewegen und sich viel seltener verletzen. Nehmen wir zum Beispiel Tänzer, die sich im Gegensatz zu vielen traditionellen Sportlern darauf konzentrieren, als Fundament für jede ihrer Bewegungen ihre Körpermitte zu stärken. In einer sehr aufschlussreichen Studie wurde die Biomechanik von 40 Top-Modern-Dance-Tänzern und Top-Balletttänzern (20 Männer und 20 Frauen) und 40 Mannschaftssportlern (20 Männer und 20 Frauen) verglichen, die von einer 30,5 Zentimeter hohen Plattform hinunterspringen und auf einem Bein landen sollten.

Sowohl die Tänzerinnen und Tänzer als auch die männlichen Mannschaftssportler landeten alle mit geraden und stabilen Knien. Und die Mannschaftssportlerinnen? Nicht so sehr. Wie bei Serena und so vielen anderen Athletinnen waren die Knie nach innen geknickt. Die Tänzer verfügten auch über eine größere Rumpfstabilität als die Mannschaftssportler. Es überrascht nicht, dass sowohl Tänzer als auch Tänzerinnen wesentlich seltener Verletzungen des vorderen Kreuzbandes erleiden als Mannschaftssportler.

Untersuchungen haben gezeigt, dass Frauen, wenn sie präventive Übungen zur Stärkung dieser wichtigen Körperbereiche durchführen, insgesamt seltener unter Verletzungen leiden, sagt Holly J. Silvers, Master of Physical Therapy an der Santa Monica Sports Research Foundation, die unter dem Namen *prevent injury and enhance performance (PEP) – Verletzungsprävention und Leistungssteigerung* – ein Programm zur Vorbeugung von Verletzungen des vorderen Kreuzbandes entwickelt hat. »Wir wissen, dass Frauen Muskelungleichgewichte und Bewegungsmuster aufweisen, die sie einem höheren Risiko für diese Verletzungen aussetzen«, so Holly J. Silvers. »Wir wissen aber auch, dass wir die Häufigkeit von Verletzungen des vorderen Kreuzbandes verringern können, weil wir es nämlich geschafft haben, diese zu verringern«, sagt sie.

Die Sportvereine haben die Programme zur Prävention von Verletzungen des vorderen Kreuzbandes zwar nur zögerlich umgesetzt, doch dort, wo es getan wurde, wie im Rahmen des Basketball-Programms der *Pepperdine University*, wurden große Erfolg verzeichnet. An der *Pepperdine University* führte die Umsetzung von Silvers Programm in der Saison nach dessen Einführung zu einer Reduzierung der Häufigkeit von Verletzungen des vorderen Kreuzbandes um 100 Prozent – während bei den Basketballspielern sonst pro Jahr normalerweise zwei Fälle von Bänderriss auftraten, sank die Zahl der Fälle auf null. Eine andere Studie, an der mehr als 2.100 Fußballspielerinnen teilnahmen, ergab bei denjenigen Teilnehmerinnen, die das Verletzungspräventions- und Leistungssteigerungstraining ein Jahr lang absolvierten, einen Rückgang der Fälle von einem Riss des vorderen Kreuzbands um 88 Prozent.

Ein einfacher Plan zur Stärkung der Körpermitte und zur Verletzungsprävention

Diese wichtigen Übungen des Plans zur Verletzungsprävention und Leistungssteigerung werden dazu beitragen, Ihre Körpermitte und Ihr Lenkrad stabil und stark zu halten. Um optimale Ergebnisse zu erzielen, sollten Sie an 3 Tagen in der Woche jeweils 2 Sätze jeder Übung durchführen.

GEHEN IM AUSFALLSCHRITT

(1 Minute oder 3 Sätze mit 10 Wiederholungen)

Stärkt die Gesäß- und Oberschenkelmuskeln und verbessert das Gleichgewicht und die Stabilität

Machen Sie mit Ihrem rechten Bein einen großen Ausfallschritt nach vorne. Das hintere Knie gerade absenken und das vordere Knie über dem Fußknöchel halten (Sie sollten Ihre Zehen sehen können). Stoßen Sie sich mit dem rechten Bein ab und machen Sie mit dem linken Bein einen Ausfallschritt nach vorne. Wiederholen Sie die Bewegung. Kontrollieren Sie die Bewegungsausführung und versuchen Sie darauf zu achten, dass das Knie des vorderen Beins nicht nach innen knickt.

Wer es schwieriger haben will:

Bei der Übung Kurzhanteln halten

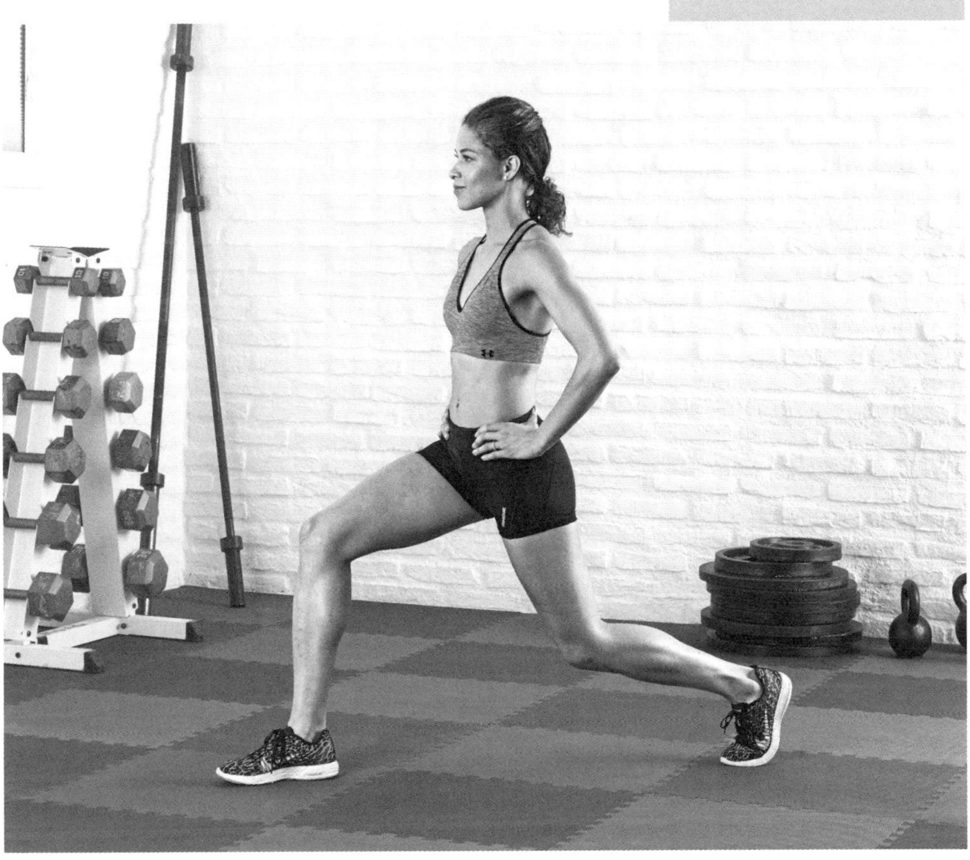

EINSEITIGE ZEHENHEBUNG

(1 Minute oder 2 Sätze mit 30 Wiederholungen)

Stärkt den Wadenmuskel,
verbessert die Festigkeit der Gesäßmuskulatur
und das Gleichgewicht

Stehen Sie aufrecht und legen Sie die Hände auf die Hüften. Heben Sie das linke Knie nach oben und spannen Sie die rechte Gesäßmuskulatur und die Bauchmuskeln an, um das Gleichgewicht zu halten. Erheben Sie sich langsam auf den rechten Zehen, während Sie das Gleichgewicht halten. Sie können die Arme parallel zum Boden ausstrecken, um sich besser zu stabilisieren. Senken Sie nach einer 1 Minute langsam den Fuß auf den Boden und wechseln Sie die Seite.

Wer es schwieriger haben will:

Bei der Übung Kurzhanteln halten

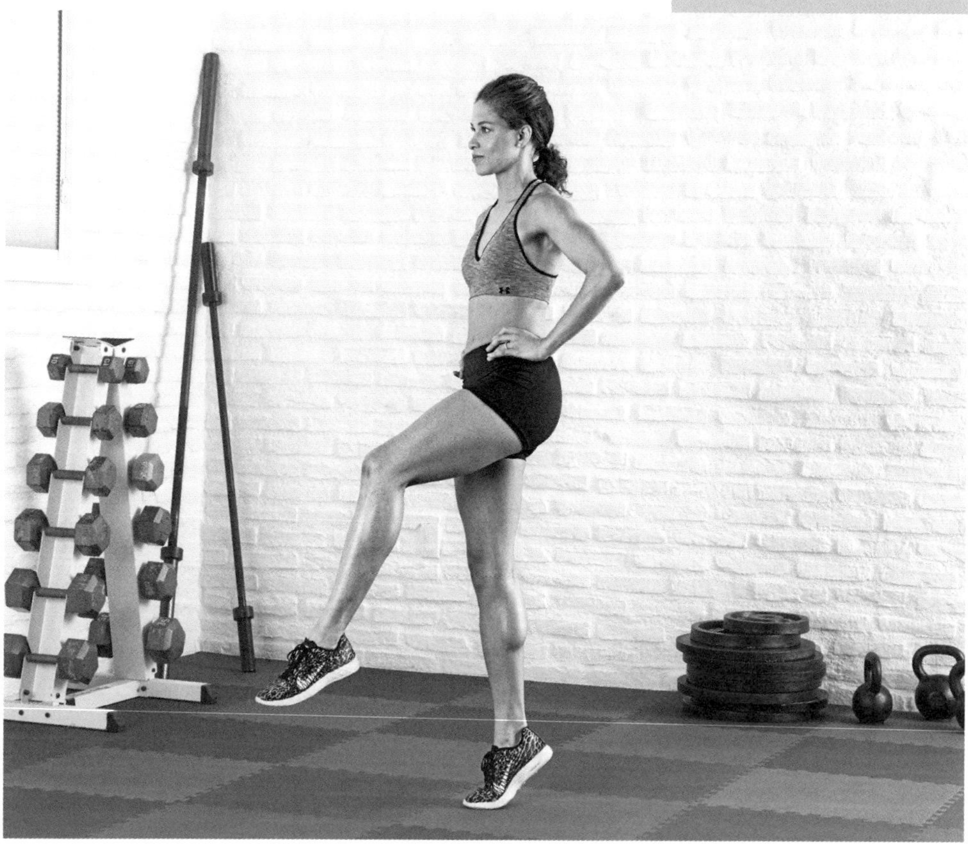

BRÜCKE MIT WECHSELNDER HÜFTBEUGUNG

(15 Wiederholungen pro Seite)

Stärkt die äußeren Hüftmuskeln und die Gesäßmuskulatur

Legen Sie sich auf den Rücken und winkeln Sie die Knie an, sodass die Füße auf dem Boden stehen. Heben Sie den Po vom Boden hoch und spannen Sie die Pobacken an. Heben Sie den rechten Fuß vom Boden ab und achten Sie darauf, dass die rechte Hüfte nicht absinkt. Senken Sie den rechten Fuß, und wiederholen Sie die Bewegung mit der linken Seite, um einen vollständigen Satz zu absolvieren.

Wer es schwieriger haben will:

Absolvieren Sie einen ganzen Satz pro Seite anstatt jeweils nach einer Übung die Seite zu wechseln.

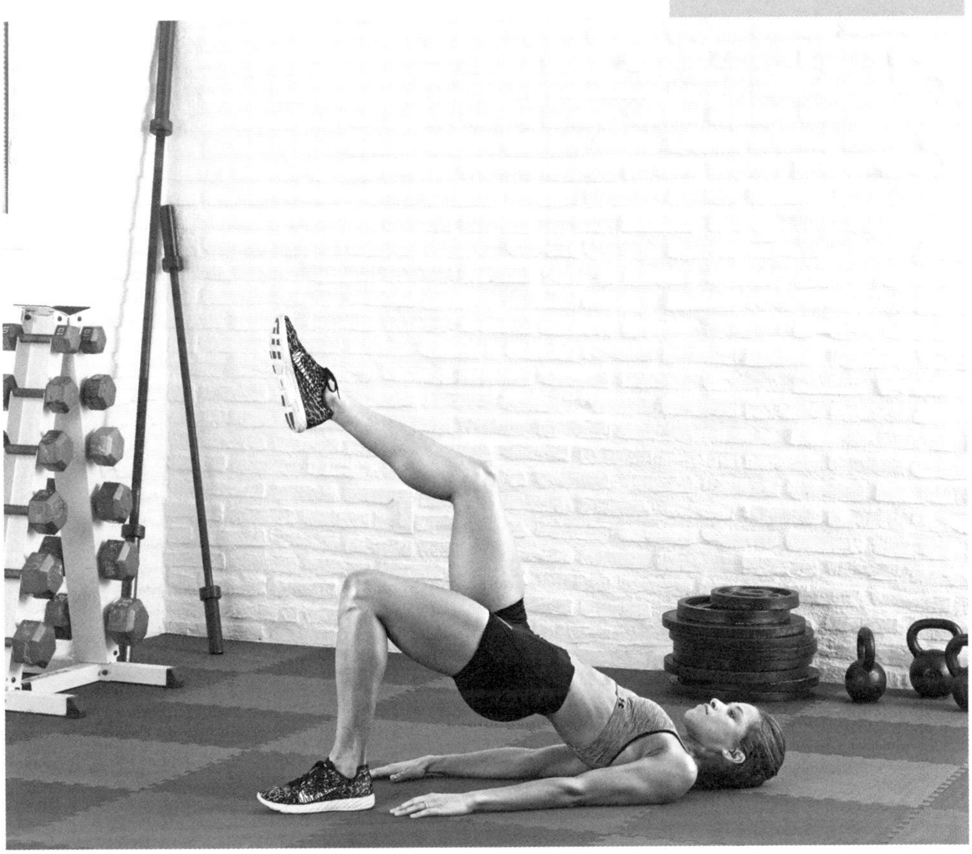

PLANK MIT KNIE ABSENKEN

(10-mal absenken pro Seite)

Stärkt die Bauchmuskeln, Schultern, Hüften und die Gesäßmuskulatur

Gehen Sie in die Liegestützposition und strecken Sie die Arme so, dass Ihre Hände direkt unter Ihren Schultern auf dem Boden liegen. Strecken Sie die Beine dabei gerade durch, das Gewicht lastet auf den Fußballen. Spannen Sie die Bauchmuskeln an, und halten Sie Ihren Körper in einer geraden Linie. Ziehen Sie die Bauchmuskeln nach innen, lassen Sie sich langsam herunter, und tippen Sie mit dem linken Knie auf den Boden. Strecken sie das linke Bein wieder gerade, und wiederholen Sie die Bewegung mit dem rechten Knie. Zum Beenden eines kompletten Satzes kehren Sie in die gerade Plank-Position zurück.

Wer es schwieriger haben will:

Absolvieren Sie die Übung mit gebeugten Ellbogen und dem Oberkörper auf die Unterarme gestützt.

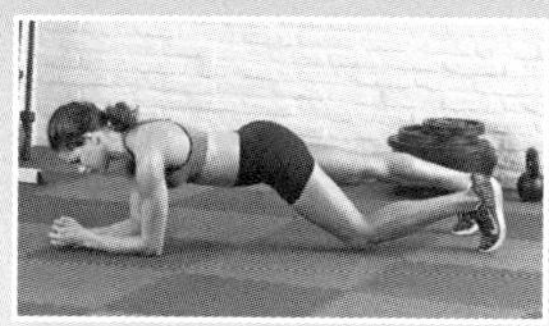

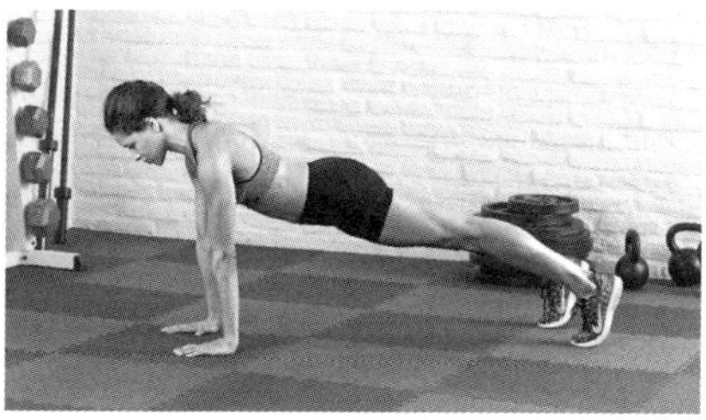

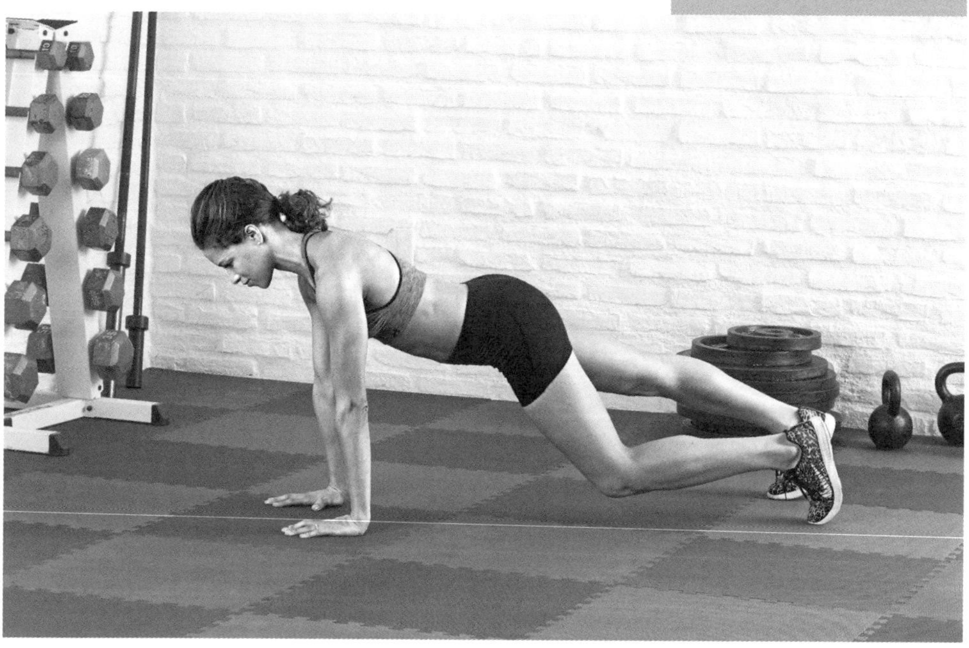

PLANK MIT KNIE ABSENKEN SEITSTÜTZ (SIDE PLANK)

(20 bis 30 Sekunden lang pro Seite halten)

Stärkt die Bauchmuskeln,
die seitliche Bauchmuskulatur und die Schultern

Legen Sie sich mit ausgestreckten Beinen auf die rechte Seite, die Füße und Hüften befinden sich parallel übereinander. Stützen Sie den Oberkörper auf dem rechten Ellenbogen und Unterarm ab. Heben Sie die Hüften an, bis Ihr Körper von den Knöcheln bis zu den Schultern eine gerade Linie bildet. Halten Sie diese Position. Drehen Sie sich dann um, sodass Sie auf der linken Seite liegen, und wiederholen Sie die Übung. Wenn Sie eine Anfängervariante der Übung absolvieren möchten, können Sie die Knie anwinkeln und die Unterschenkel auf dem Boden lassen.

Wer es schwieriger haben will:

Fügen Sie eine Drehung hinzu. Winkeln Sie den oberen Arm an (den, mit dem Sie sich nicht abstützen) und legen Sie die Hand dieses Arms hinter den Kopf, der Ellbogen zeigt zur Decke. Halten Sie die Hüften parallel übereinander, während Sie den Oberkörper langsam drehen und den Ellbogen in Richtung Boden bringen. Drehen Sie sich wieder in die Anfangsposition. Wiederholen Sie die Übung 6- bis 8-mal und wechseln Sie dann die Seiten.

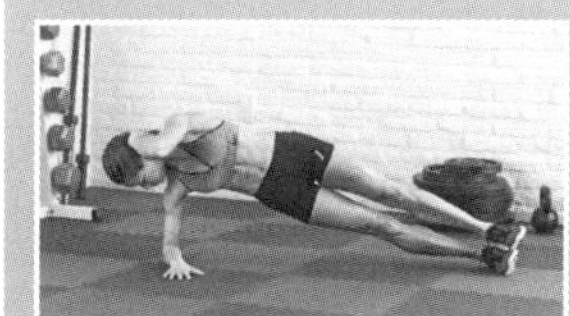

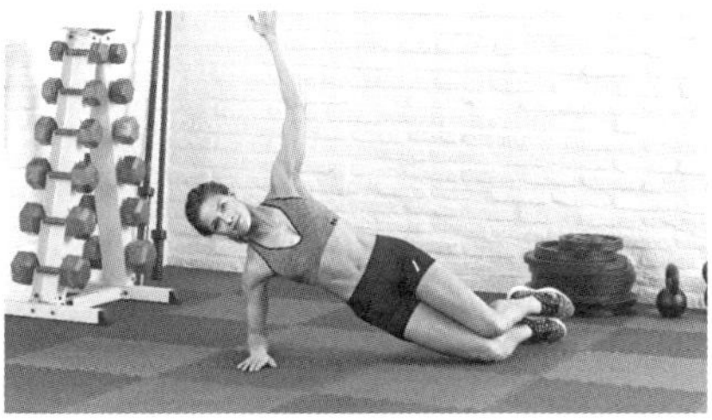

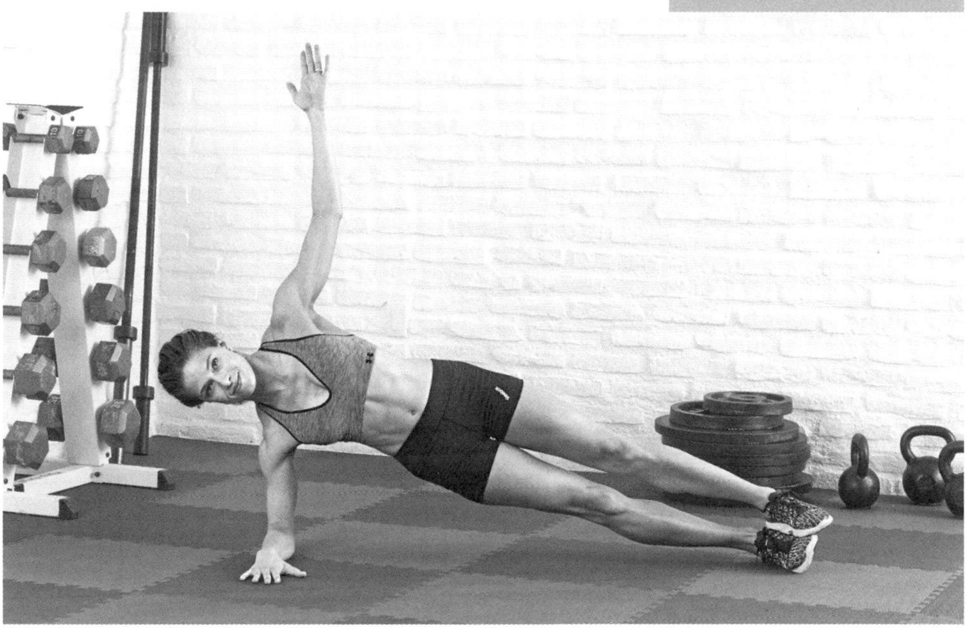

Haben Sie ein hohes Risiko, sich das vordere Kreuzband zu verletzen? Laura Ramus, Physiotherapeutin, staatlich geprüfte Sporttrainerin und Gründerin von *GirlsCanJump.com*, einer Website, die sich der Prävention von Kreuzbandrissen widmet, sagt, dass Sie diese Frage mithilfe einiger einfacher Tests beantworten können. »Wir haben fast 1.000 Sportler untersucht und ein Acht-Punkte-Test-Programm entwickelt, um das Risiko eines Sportlers, einen Kreuzbandriss zu erleiden, vorherzusagen«, sagt sie. Ihr Ziel ist es, dieses Testprogramm bei Mädchen, die Sport treiben wollen, standardmäßig vor Beginn der Saison anzuwenden, aber Sie können es ebenfalls nutzen. Darauf sollten Sie achten:

FUSSTYP: Prüfen Sie Ihre Füße. Haben Sie Plattfüße oder hohe Fußgewölbe? Beides erhöht das Risiko, eine Verletzung des vorderen Kreuzbandes zu erleiden. Plattfüße begünstigen eine Pronation (einen nach innen einknickenden Fuß), sodass die Knie bei der Landung eher nachgeben. Hochgewölbte Füße sind starr, sodass die Knöchel beim Springen möglicherweise nicht ausreichend nachgeben, wodurch die Knie stärker belastet werden.

BIEGSAMKEIT: Beugen Sie Ihr Handgelenk und versuchen Sie, mit dem Daumen Ihren Arm zu berühren. Wenn Sie das schaffen, sind Sie übermäßig elastisch. Das erhöht Ihr Risiko, da Ihre Muskeln besonders hart arbeiten müssen, um Ihren Körper in der richtigen Ausrichtung zu halten, wenn Sie plötzlich anhalten und/oder beim Laufen die Richtung ändern.

DOMINANZ DES MUSCULUS QUADRICEPS FEMORIS: Hüpfen Sie auf und ab. Welche Muskeln arbeiten Ihrer Meinung nach am meisten? Wenn Sie spüren, dass Ihr Quadriceps zuerst in Aktion tritt, dominiert bei Ihnen, wie bei vielen Frauen, der vierköpfige Oberschenkelmuskel. Sie müssen lernen, Ihre Gesäßmuskeln als primäre Bewegungsmuskeln einzusetzen, um Ihre Knie zu schonen.

LANDESTABILITÄT: Stellen Sie sich auf eine Stufe oder Kiste und springen Sie herunter. Ihre Knie sollten sich bei der Landung gerade vor Ihnen nach vorne beugen. Falls Sie nach innen einknicken, gilt dies als ernstes Warnsignal: Ihr Risiko, sich eine Verletzung des vorderen Kreuzbandes zuzuziehen, ist hoch.

KRÄFTIGE GESÄSSMUSKULATUR: Für gesunde Knie sind die Stärke der Gesäßmuskulatur und die Stabilität des Beckens von größter Bedeutung. Stellen Sie sich auf die Kante einer Stufe, sodass Ihr Fuß parallel zur Stufe verläuft, und lassen Sie das andere Bein von der Kante baumeln. Bleibt Ihr Becken gerade oder hängt es herunter? Ein Absacken deutet auf eine schwache Gesäßmuskulatur hin und erhöht Ihr Risiko.

RUMPFSTÄRKE: Legen Sie sich auf den Rücken und beugen Sie die Hüften und die Knie um 90 Grad. Spannen Sie die Bauchmuskeln an und versuchen Sie, die Knie an die Brust zu ziehen. Schaffen Sie es nicht? Da sind Sie bei Weitem nicht allein. Die meisten Sportler, die Ramus-Tests durchgeführt haben, konnten es nicht. Das bedeutet, dass Sie einen verspannten Rücken, einen schwache Körpermitte und eine schlechte Rumpfstabilität haben, was direkt mit einem höheren Risiko verbunden ist, sich eine Verletzung des vorderen Kreuzbands zuzuziehen.

BEIN-DOMINANZ: Zeichnen Sie ein Quadrat auf den Boden und hüpfen Sie auf dem rechten Bein 30 Sekunden lang so oft wie möglich vor und zurück und hin und her zu den Seiten und zählen Sie die Sprünge. Wiederholen Sie das Ganze dann mit dem linken Bein. Die Ergebnisse sollten höchstens 10 Prozent voneinander abweichen. Falls der Unterschied größer ist, haben Sie auf einer Seite eine zu stark ausgeprägte Bein-Dominanz.

POSITION IN DER HOCKE: Halten Sie einen Besenstiel über den Kopf und gehen Sie in die Hocke, sodass Ihre Hüften unter Kniehöhe sinken. Ihre Fersen sollten fest auf dem Boden stehen bleiben und der Stiel sich direkt über Ihrem Kopf befinden. Wenn Ihre Fersen vom Boden hochkommen oder der Besenstiel nach vorne fällt, sind Sie eine Kandidatin für eine Verletzung des vorderen Kreuzbandes.

Beweglichkeit ist wichtiger als Flexibilität

Sie können die Stabilität Ihrer Körpermitte nicht angehen, ohne auch Ihre Flexibilität und, was noch wichtiger ist, Ihre Beweglichkeit zu berücksichtigen, und auf Letzteres sollten Frauen sich wirklich konzentrieren. Einfach nur flexibel zu sein, wie es viele Frauen sind, ist nicht unbedingt von Vorteil, wenn es darum geht, über optimale Beweglichkeit zu verfügen – die Fähigkeit, den Körper so zu bewegen, wie man will, ohne durch Steifheit oder ein unausgewogenes Gleichgewicht oder natürlich durch Verletzungen eingeschränkt zu werden.

Um dies zu erklären, habe ich die Hilfe von Kelly Starrett, promovierter Physiotherapeut, Coach und Beweglichkeits-Guru, in Anspruch genommen, dessen Buch »Werde ein geschmeidiger Leopard« eines der besten Bücher zu diesem Thema ist, das ich je gelesen habe.

»Flexibilität beschreibt die Eigenschaften eines elastischen Bands«, sagt Dr. Starrett. Die meisten Menschen, die über Flexibilität sprechen, meinen damit ihren Bewegungsradius um ein Gelenk, der mehr mit dem Bindegewebe wie Bändern zu tun hat als mit Muskeln. Wir wissen, dass Frauen einen höheren Spiegel eines Hormons mit dem treffenden Namen Relaxin haben, das die Bänder in den Gelenken weich macht und entspannt und so für Elastizität des Bindegewebes sorgt. Das kann die Fähigkeit der Lendenwirbelsäule (unterer Rücken) schwächen, Aufprall- und Drehkräften zu widerstehen, was das Risiko erhöht, sich Knie- und Lendenwirbelsäulenverletzungen zuzuziehen, die noch häufiger während des prämenstruellen Syndroms und der Menstruation auftreten.

Es gibt auch Frauen, die hyperbeweglich sind, wie zum Beispiel Frauen, die seit vielen Jahren Yoga praktizieren oder langjährige Turnerinnen.

»Wenn Ihr Gewebe lockerer ist, haben Ihre Gelenke nicht die erforderliche Stabilität, weil die Gelenke stark gedehnt sind«, sagt Dr. Starrett. Das beeinträchtigt Ihre Propriozeption, also das Gefühl dafür, wie Ihre Gliedmaßen im Raum und im Verhältnis zueinander ausgerichtet sind, was ein sehr wichtiger Faktor im Hinblick auf Beweglichkeit und Stabilität ist. Wenn Sie dieses propriozeptive Feedback nicht erhalten, werden Ihre Bewegungsmuster durcheinandergebracht. Deshalb ist es eigentlich vorteilhaft, wenn die Gelenke ein wenig gesunde Steifheit aufweisen, anstatt sehr locker zu sein.

Dr. Starrett sagt: »Ein steifer Sportler neigt sich in die Steifheit hinein, um bei seinen Bewegungen Unterstützung zu erhalten. Wenn man hyperbeweglich ist, muss man das Ende seines Bewegungsradius auf bewusste Weise wahrnehmen.«

Die Lendenwirbelsäule eines jeden Menschen hat einige keilförmige Wirbel – ähnlich wie keilförmige Ziegelsteine oder Steine, die Architekten zur Konstruktion von Bögen verwenden –, die die natürliche Krümmung der Wirbelsäule erzeugen. Frauen haben drei dieser keilförmigen Wirbel, Männer dagegen nur zwei. Auch dies gehört zu den von Mutter Natur geschaffenen Vorkehrungen bei der Konstruktion des Körperbaus im Hinblick auf die Schwangerschaft. Wenn der Bauch einer schwangeren Frau an Umfang zunimmt, kann sie sich mithilfe der Wirbelsäule weiter zurücklehnen (bis zu 28 Grad), um ihren Gewichtsschwerpunkt über den Hüften auszubalancieren und ihr Gleichgewicht zu halten. Die Kehrseite dieser Anpassungsfähigkeit ist, dass einige Frauen permanent in einer Position der übertriebenen Lendenwirbelsäulenkrümmung verharren, was wiederum dafür sorgt, dass das Becken nach vorne kippt und die Rumpfmuskeln und die Beckenbodenmuskeln beeinträchtigt, was zu Inkontinenzproblemen führen kann.

Selbst wenn Sie nie schwanger werden, kann Ihre Wirbelsäule in ähnlicher Weise beeinträchtigt werden, wenn Sie viel Zeit in hochhackigen Schuhen verbringen, denn die Pumps im High-Heels-Stil bringen Sie in eine ähnliche Haltung, in der Ihr Körper nach vorne gekippt wird – diesmal durch die hohen Absätze – und Sie gleichen diese

Haltung aus, indem Sie sich zurücklehnen. »Ich sehe viele berufstätige Frauen, bei denen sich die Lendenwirbelsäule die ganze Zeit in einer schrecklichen Position befindet, und der Körper passt sich dieser Position an«, sagt Dr. Starrett.

VERANKERN SIE IHRE WIRBELSÄULE

Eine richtig verankerte Neutralstellung der Wirbelsäule ist der Schlüssel für eine optimale Bewegungsmechanik und für effektive, sichere Bewegungen mit dem maximalen Ergebnis von Energie und Kraft, sagt Dr. Kelly Starrett. Er hat eine Reihe von Übungen entwickelt, mit deren Hilfe man lernt, seine Wirbelsäule in der neutralen Stellung zu verankern. Ich empfehle allen Frauen dringend, diese so lange zu praktizieren, bis sie ihnen in Fleisch und Blut übergegangen sind. Das Schöne an dieser Reihe von Übungen aus Dr. Starretts Buch *Werde ein geschmeidiger Leopard* ist, dass die Übungen bei den Füßen beginnen und sich systematisch bis zum Kopf hocharbeiten, um sicherzustellen, dass Sie alle Haltungsfehler angehen, die sich im Laufe der Zeit bei Ihnen eingeschlichen haben könnten. Praktizieren Sie diese Übungen ein paarmal am Tag einfach nur so und außerdem immer vor dem Krafttraining.

Schritt 1: Spannen Sie Ihr Gesäß an

Die erste Aufgabe, die es zu bewältigen gilt, ist, das Becken in eine neutrale Stellung zu bringen. Dazu befinden sich Ihre Füße im Stand exakt unter der Hüfte und zeigen parallel nach vorne. Drücken Sie die Fußsohlen in den Boden und spannen Sie das Gesäß so fest an, wie Sie können. Denken Sie nicht an irgendeine Neigung des Beckens. Spannen Sie nur das Gesäß an! So gelangen Sie immer in die richtige Stellung. Unsere Gesäßmuskeln haben sich im Lauf der Evolution extra zur Unterstützung von Becken und Wirbelsäule entwickelt. Es ist also falsch zu glauben, man könne die richtige Haltung alleine durch Anspannen der Bauchmuskeln erreichen. Die Rumpfmuskulatur stabilisiert zwar die Wirbelsäule, aber man kann mit den Bauchmuskeln nicht das Becken kontrollieren. Deshalb müssen Sie Ihr Gesäß zur Hilfe nehmen.

Schritt 2: Führen Sie den Brustkorb nach unten

Ziehen Sie die unteren Rippen so ein, dass der Brustkorb sich exakt über dem Becken befindet. Stellen Sie sich dabei vor, Becken und Brustkorb seien zwei bis zum Rand mit Flüssigkeit gefüllte Schüsseln. Nun gilt es, beide so zu halten, dass sie nirgends überlaufen. Wenn Sie ins Hohlkreuz fallen, verliert das Becken vorne Wasser und der Brustkorb hinten. Mit gebeugtem Rücken kann die Beckenschüssel das Wasser hinten nicht mehr halten und der Brustkorb gießt es nach vorne aus. Die Vorstellung gilt zwar für den exakten aufrechten Stand, die damit erzielte Neutralstellung ist aber auf alle möglichen Körperlagen übertragbar. Schließlich geht es darum, Brustkorb und Becken in die richtige Stellung zueinander zu bringen.

Schritt 3: Spannen Sie den Bauch an

Nun gilt es, Becken und Brustkorb mithilfe der Bauchmuskeln in der richtigen Stellung zu halten. Mit angespanntem Gesäß können Sie sich schlecht bewegen, deshalb brauchen Sie die Bauchmuskeln. Man kann es so sagen: Die Gesäßmuskeln schaffen die richtige Stellung, die Bauchmuskeln halten sie. Etwa 20 Prozent der maximalen Muskelspannung sind nötig, um eine gut verankerte Neutralstellung der Wirbelsäule herzustellen und zu halten. Spannen Sie dazu die Gesäßmuskeln an, atmen Sie tief ein und danach aus. Spannen Sie mit dem Ausatmen die Bauchmuskulatur an. Stellen Sie sich vor, Sie umwickeln die Wirbelsäule mit den Bauchmuskeln, indem Sie den Nabel zur Wirbelsäule führen. Die Rumpfmuskulatur zieht sich zur Körpermitte hin zusammen. So entsteht um die Wirbelsäule herum ein größerer Druck und damit ein unnachgiebiger Hebel. Eine andere Herangehensweise zum Bewältigen dieses Schritts ist die Vorstellung, den Beckenboden zu heben, eine Aktivität, die gerne mit dem Spruch »Schließmuskel zum Nabel« umschrieben wird. Die Wirbelsäule befindet sich in Neutralstellung, Gesäß und Bauch sind angespannt – Sie können in das nun kompakte System hineinatmen wie in einen Stahltank.

Schritt 4: Halten Sie Kopf und Hals aufrecht und führen Sie die Schultern in eine stabile Position

Zuletzt befindet sich Ihr Kopf mittig über den Schultern und Sie schauen geradeaus. Stellen Sie sich vor, dass sich Ohren, Schultern, Hüfte und Sprunggelenke von der Seite her betrachtet auf einer Linie befinden. Währenddessen führen Sie die Oberarme etwas nach hinten, »öffnen« die Schlüsselbeine und lösen die Schultern nach unten. Halten Sie die Daumen so, dass sie nach vorne zeigen. Es ist nicht notwendig, die Schulterblätter zusammenzupressen. Es genügt, wenn Sie das Gefühl haben, die Spitzen der Schulterblätter reichen hinab zur Hüfte. So sind Sie insgesamt und zudem in der Schulter stabil.

Ihre Wirbelsäule ist nicht die einzige Gelenkstruktur, die durch übermäßig langes Tragen von hochhackigen Schuhen in Mitleidenschaft gezogen wird. Wenn sich Ihre Füße in Plantarflexion befinden, sind auch Ihre Knöchel betroffen. »Frauen, die die meiste Zeit hochhackige Schuhe tragen, haben am Ende kürzere Fersenstränge, was wiederum verhindert, dass sich der Knöchel in seinem gesamten Bewegungsradius drehen und bewegen kann, wenn diese Frauen mal nicht mit hochhackigen Schuhen unterwegs sind«, sagt Dr. Starrett. »Sie fangen an, die Füße beim Gehen und Aufsetzen auf den Boden auswärts zu drehen, um sich so dem verkürzten Fersenstrang anzupassen.« Eine Studie aus dem Jahr 2010 ergab, dass die Wadenmuskeln von Frauen, die an fünf oder mehr Tagen in der Woche Schuhe mit Absätzen von 5 Zentimetern oder mehr trugen, im Durchschnitt 13 Prozent kürzer waren als die Wadenmuskeln von Frauen, die flache Schuhe trugen, und die Achillessehnen der Trägerinnen von hochhackigen Schuhen waren 22 Prozent dicker als die der Frauen, die flache Schuhe trugen.

Nimmt man alles zusammen – die natürlich gekrümmte Lendenwirbelsäule, die möglicherweise verkürzten Fersenstränge und das breitere Becken, das einen leicht x-beinigen Stand verursacht – wird deutlich, warum eine gute Beweglichkeit wichtiger ist als Flexibilität. Es kann hilfreich sein, so selten wie möglich Schuhe mit hohen Absätzen zu tragen, ebenso können die Kräftigungsübungen zur Stärkung der Körpermitte und der Verletzungsprävention ab Seite 120 helfen. Die Übungen helfen nicht nur, Kraft aufzubauen, die Verletzungen vorbeugt, sondern können auch Ihre Stabilität und Beweglichkeit verbessern.

PEAK-PERFORMANCE ▶▶▶

AUF DEN PUNKT GEBRACHT

- Ihre Körpermitte, Ihr »Core«, besteht nicht nur aus Ihren Bauchmuskeln: Zu Ihrer Körpermitte gehört alles außer Ihren Gliedmaßen. Vor allem Frauen müssen ihre Körpermitte stärken, um ihre Gelenke zu schonen.

- Vergessen Sie Crunches. Sie beugen sich oft genug nach vorne. Freunden Sie sich stattdessen mit Plank-Übungen an.

- Flexibilität wird überbewertet und ist manchmal nachteilig. Streben Sie stattdessen eine optimale Beweglichkeit an.

- Zu häufiges Tragen von hochhackigen Schuhen kann Ihren Waden und Ihrem Rücken schaden.

- Ihre Gesäßmuskeln und Hüften sind das Lenkrad Ihres Körpers. Sorgen Sie dafür, dass sie stark bleiben, um Ihr Gleichgewicht und Ihre Stabilität zu verbessern.

7

STÄRKEN SIE IHRE MUSKELN

STARK ZU SEIN IST NICHT NUR SEXY – ES IST UNERLÄSSLICH

Als Frau haben Sie nur wenige wertvolle natürliche Ressourcen, die so wichtig sind wie Ihre Muskeln. Sie sorgen dafür, dass Sie kräftig, fit und unabhängig bleiben. Sie können Ihre Muskeln aber auch erschreckend leicht verlieren. Um das 30. Lebensjahr herum beginnen Frauen, an Muskeldichte zu verlieren. Zwischen dem 30. und 80. Lebensjahr geht die magere Muskelmasse alle 10 Jahre um etwa 3 Prozent zurück, während die Kraft zwischen dem 50. und 70. Lebensjahr um 30 Prozent abnimmt, und danach geht es noch rapider bergab.

Diesen Umstand stellten die Forscher der bahnbrechenden *Framingham-Studie* klar, als sie berichteten, dass 40 Prozent der Frauen zwischen 55 und 64 Jahren, 45 Prozent der Frauen zwischen 65 und 74 Jahren und 65 Prozent der Frauen zwischen 75 und 84 nicht mehr in der Lage waren, ein Gewicht von 5 Kilogramm zu heben! 5 Kilogramm! Das entspricht einer großen Tüte Katzenfutter.

Als Frauen haben wir von Anfang an weniger Muskeln als unsere männlichen Altersgenossen, und mit dem Alter verlieren wir mehr, weil unsere Hormone den Muskelaufbau nicht begünstigen. Östrogen kann das anabole Wachstum zum Stillstand bringen, und Progesteron löst katabole Prozesse aus. Ja, wir haben es also schwerer, Muskeln aufzubauen. Aber es ist nicht unmöglich!

Es bedeutet nur, dass Sie hart trainieren müssen. Alles Kardiotraining der Welt wird nicht ausreichen. Studien an Frauen, insbesondere an Frauen über 40 Jahren, haben ergeben, dass selbst eine hohe aerobe Aktivität nicht zu einer nennenswerten Veränderung der mageren Körpermasse führt. Die einzige Lösung ist Krafttraining, Krafttraining und noch mal Krafttraining. Und damit meine ich nicht Muskeltraining mit 2,5-Kilogramm-Hanteln. Ich meine hoch intensives Krafttraining – das Stemmen schwerer Gewichte für den reinen Kraftaufbau. Diese Art des Trainings stimuliert Ihr neuromuskuläres System und aktiviert ein Maximum an Muskelfasern. Außerdem sorgt es für eine Beanspruchung der hoch energetischen, leistungsstarken Typ-II-Muskelfasern, was von entscheidender Bedeutung ist, weil diese Muskelfasern für Schnelligkeit erforderlich sind und die ersten sind, die verschwinden.

Forschungserkenntnisse zeigen, dass Ausdauersportler, die mit zunehmendem Alter langsamer werden, vor allem deshalb langsamer werden, weil sich ihre Muskeln einfach nicht mehr so schnell und so kraftvoll zusammenziehen wie in jüngeren Jahren. Diese Verlangsamung lässt sich verhindern und beheben – durch Krafttraining. Kräftige Beine sorgen beim Laufen für einen kraftvolleren Fußauftritt und Rebound-Effekt vom Boden. Sie treten auch mit mehr Kraft in die Pedale, wenn Sie auf dem Fahrrad aus dem Sattel gehen und im Stehen sprinten. Und wissen Sie was? Sie sehen auch fantastisch aus. Als ob all das noch nicht Grund genug wäre, sich ein paar Gewichte zu schnappen, stärkt Widerstandstraining auch das Bindegewebe und kann dazu beitragen, Verletzungen vorzubeugen.

Das Beste dabei ist, dass die Vorteile des Krafttrainings sich nahezu unmittelbar bemerkbar machen. Noch bevor Ihre Muskeln größer und kräftiger werden, wecken Sie schlafende Muskelfasern und bilden neuromuskuläre Verbindungen, die bereits nach wenigen Trainingseinheiten zu Kraftzuwächsen führen.

DIE PEAK-PERFORMANCE-REGELN FÜR DEN MUSKELAUFBAU

Im Folgenden erfahren Sie, was Sie wissen müssen, um die Resultate Ihres Krafttrainings zu optimieren.

Heben Sie schwere Gewichte. Auch wenn es sicherlich Ausnahmen gibt, heben immer noch viel zu viele Frauen Gewichte, die nicht schwer genug sind, um eine Hypertrophie (Muskelwachstum) anzuregen. Damit dies geschieht, müssen Sie Ihre Muskeln beanspruchen, herausfordern und stimulieren, sodass sie sich abbauen und während der Regenerationsphase größer und stärker werden.

Wie schwer ist schwer genug? Nehmen Sie ein Gewicht auf und heben Sie es zehnmal. Wie schwer sind die letzten beiden Wiederholungen? Sie haben das richtige Gewicht gewählt, wenn Sie kaum in der Lage sind, die letzte Wiederholung unter Beibehaltung der korrekten Haltung zu bewältigen. Wenn Sie problemlos noch zwei oder drei weitere Wiederholungen schaffen könnten, müssen Sie schwerere Gewichte wählen. Ungeachtet dessen ist allerdings darauf hinzuweisen, dass es online eine endlose Fülle von Videos gibt, in denen schlecht trainierte Gewichtheber zu sehen sind, die viel zu schwere Gewichte verwenden und sich dabei auf furchtbare Weise verrenken, was zu Verletzungen führen kann. So etwas sollten Sie nicht tun. Das Rezept für gute Ergebnisse lautet: schwere Gewichte plus gute Ausführung. Zu wenig Gewicht ist Zeitverschwendung. Zu viel ist kontraproduktiv. Sie können auch Übungen mit dem eigenen Körpergewicht durchführen, die sehr effektiv sein können, wenn Sie den gleichen Erschöpfungspunkt erreichen wie bei der Verwendung von Gewichten, was mit Liegestützen und einbeinigen Kniebeugen recht einfach zu bewerkstelligen ist. Denken Sie beim Heben immer daran, alle Kräfte zusammenzunehmen, die Wirbelsäule kraftvoll in neutraler Position zu halten und den Rumpf mit einzubeziehen, um maximale Effizienz und Ergebnisse zu erzielen.

Häufig Gewichte heben. Eine gute Faustregel lautet, zwei oder drei Sätze mit ungefähr 10 Wiederholungen oder so vielen Wiederholungen durchzuführen, wie Sie in dem vorgeschlagenen Zeitrahmen schaffen können. Versuchen Sie, an zwei bis drei Tagen in der Woche Krafttraining in Ihren Tagesablauf zu integrieren. Drei Trainingseinheiten pro Woche sind noch besser, aber Sie werden auch bei zwei Trainingseinheiten Resultate sehen.

Variieren Sie Ihr Training. Es gibt unzählige Übungen, die Sie durchführen können, und Abwechslung ist gut, wenn es gilt, Muskeln aufzubauen. Denken Sie daran, dass Ihr Körper sich an die Herausforderungen, die Sie ihm stellen, anpasst. Wenn Sie immer wieder die gleichen Übungen praktizieren, langweilt sich Ihr Körper, und Sie erzielen keine Fortschritte mehr, oder schlimmer noch, Sie machen Rückschritte! Kein Mensch will umsonst harte Arbeit leisten. Variieren Sie Ihre Übungen also mindestens alle 2 bis 3 Wochen.

ÜBUNGEN MIT DEM EIGENEN KÖRPERGEWICHT

Der beste Weg, das Training interessant zu gestalten, besteht meiner Meinung nach darin, die Hanteln zur Seite zu legen, aus dem Fitnessstudio herauszukommen und ein paar Ganzkörper-Power-Übungen zu absolvieren. Medizinbälle und Kettlebells sind dafür hervorragend geeignet (mehr dazu später), aber man kann auch ohne Geräte ein intensives Power-Training absolvieren. Im Folgenden finden Sie meine wichtigsten Kräftigungsübungen mit dem eigenen Körpergewicht, für die keine Geräte erforderlich sind.

BRÜCKE MIT WECHSELNDER HÜFTBEUGUNG

(60 Sekunden)

Stärken die Gesäßmuskulatur und die vordere und rückseitige Oberschenkelmuskulatur

Stellen Sie sich mit hüftbreit nebeneinanderstehenden Füßen und nach vorne gerichteten Zehen hin. Bewegen Sie den Po und die Hüften nach hinten, als ob Sie sich auf einem Stuhl niederlassen würden, und gehen Sie so weit wie möglich nach unten. Halten Sie dabei das Gewicht auf den Fersen, und strecken Sie die Arme nach oben. Kehren Sie in die Ausgangsposition zurück und wiederholen Sie das Ganze.

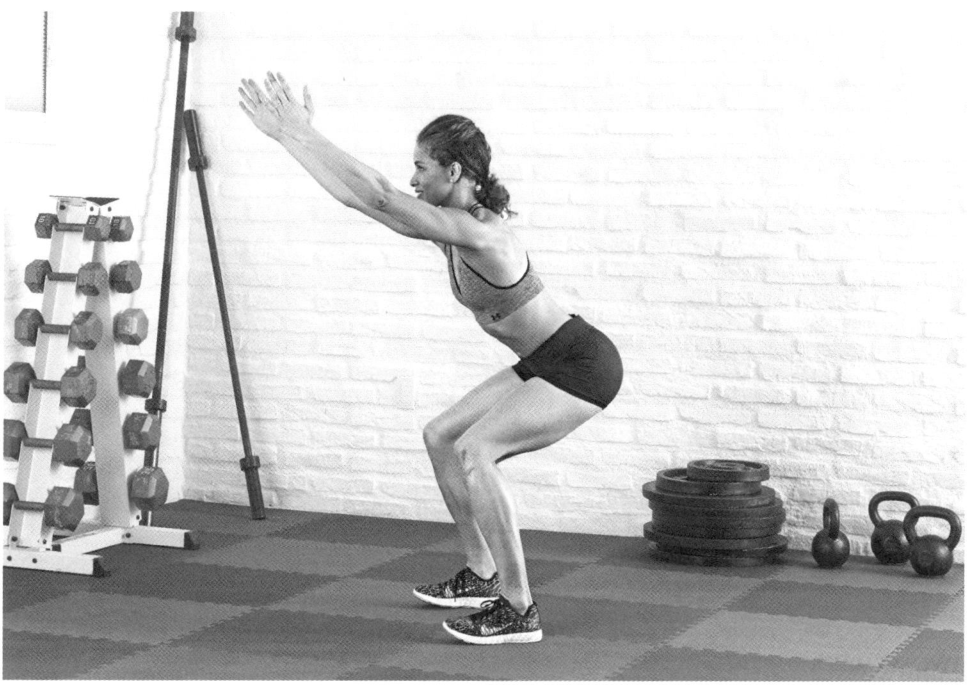

PISTOL SQUAT (EINBEINIGE KNIEBEUGE)

(so viele, wie Sie schaffen!)

Stärkt die Gesäßmuskulatur, die vordere und rückseitige Oberschenkelmuskulatur, die Waden und den Rumpf

Stellen Sie sich auf den rechten Fuß, der linke Fuß ist vom Boden abgehoben und das Bein vor Ihnen ausgestreckt. Beugen Sie das rechte Bein und bewegen Sie die Hüften nach hinten. Senken Sie sich nach unten, als ob Sie sich auf einem Stuhl niederlassen würden. Gehen Sie so tief wie möglich hinunter und achten Sie dabei auf eine saubere Ausführung. Versuchen Sie so weit hinunterzukommen, dass die Rückseite Ihrer Oberschenkel und Ihre Wade sich berühren (es kann eine Weile dauern, bis Sie das schaffen!). Wenn Sie mehr Halt benötigen, können Sie sich mit einer Hand an einer stabilen Oberfläche festhalten. Kehren Sie in die Ausgangsposition zurück und wiederholen Sie die Übung mit dem linken Bein.

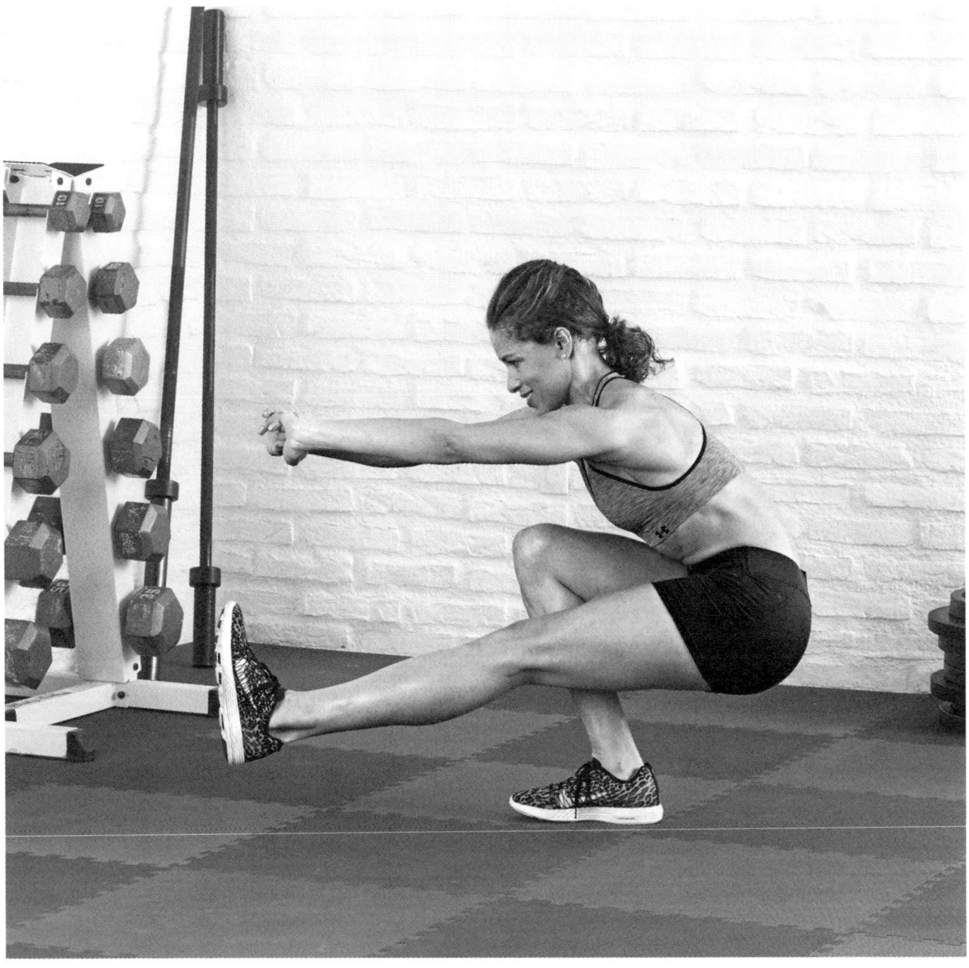

AUSFALLSCHRITT GEKREUZT

(60 Sekunden)

Stärkt die Gesäß- und die vordere und rückseitige Oberschenkelmuskulatur sowie die Körpermitte

Stellen Sie sich mit schulterbreit nebeneinanderstehenden Füßen hin, die Zehen zeigen nach vorn, die Hände liegen auf den Hüften. Machen Sie mit dem rechten Bein einen Riesenschritt diagonal nach vorne und kreuzen Sie es vor dem linken Bein. Halten Sie den Rücken gerade, beugen Sie die Knie und senken Sie die Hüften in Richtung Boden, bis der Winkel zwischen Ober- und Unterschenkel Ihres rechten Beins 90 Grad beträgt. Kommen Sie wieder hoch in die Ausgangsstellung und wiederholen Sie die Übung mit dem anderen Bein.

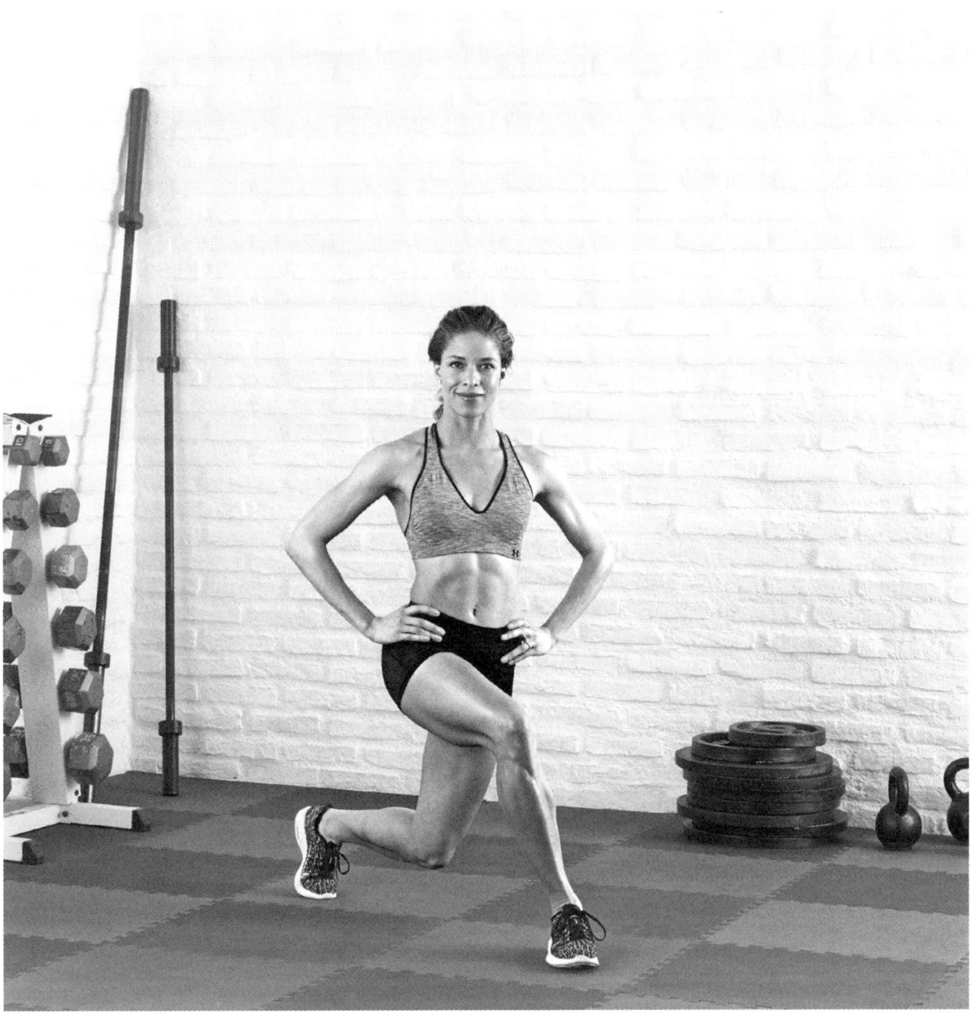

LIEGESTÜTZE MIT PLANK UND SPRUNG

(60 Sekunden)

Stärkt die Brustmuskulatur, die Schultern, den Trizeps (dreiköpfiger Armmuskel), die Körpermitte, die Gesäßmuskulatur, die vordere und rückseitige Oberschenkelmuskulatur und die Waden

Beginnen Sie in der Liegestützposition, spannen Sie den Bauch an und senken Sie sich vollständig zur tiefen Liegestützposition ab. Drücken Sie sich zurück in die Ausgangsposition, springen Sie sofort mit den Füßen in Richtung Ihrer Hände und stoppen Sie in gebückter Position mit parallel zum Boden ausgestreckten Armen ab. Springen Sie zurück in die Ausgangs-Liegestützposition. Wiederholen Sie die Übung.

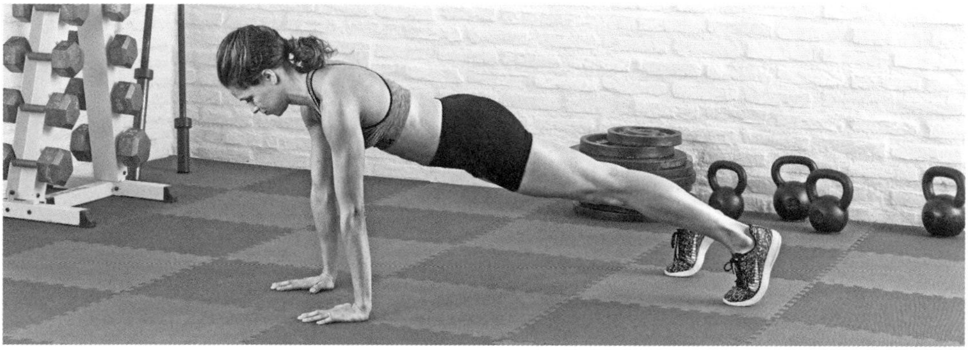

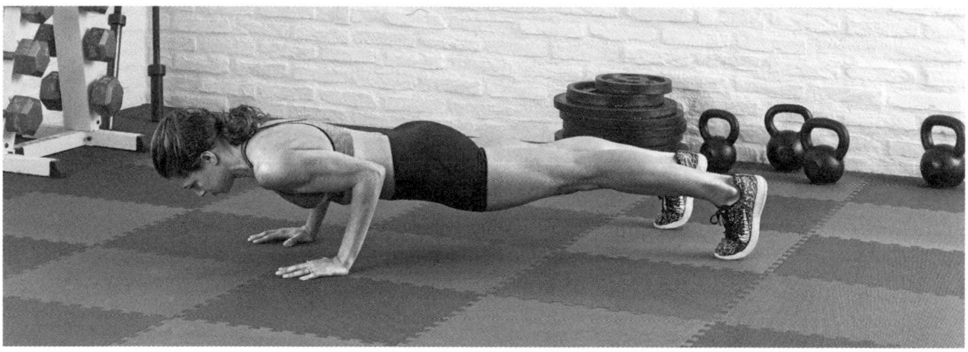

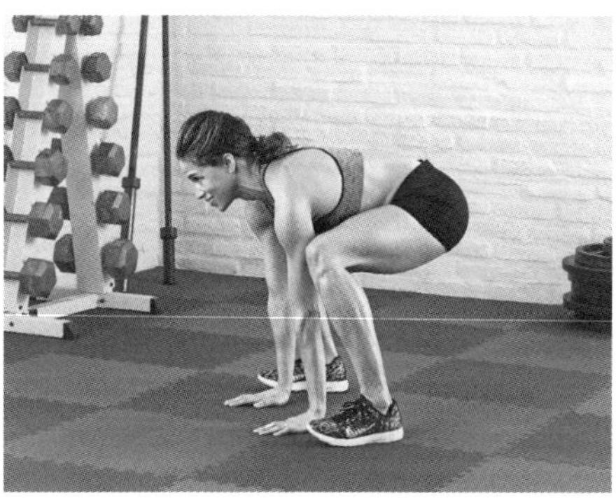

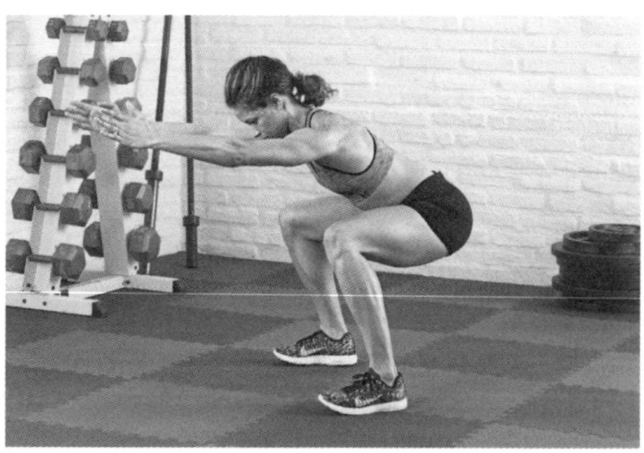

LIEGESTÜTZSPRUNG (BURPEE)

(60 Sekunden)

Stärkt die Brustmuskulatur, die Schultern, den Trizeps (dreiköpfiger Armmuskel), die Körpermitte, die Gesäßmuskulatur, die vordere und rückseitige Oberschenkelmuskulatur und die Waden

Beginnen Sie in der Hocke, legen Sie die Handflächen vor sich auf den Boden. Springen Sie in Liegestützposition, indem Sie die Beine nach hinten ausstrecken. Ziehen Sie die Beine sofort wieder an, sodass Sie wieder in der Ausgangsposition sind. Springen Sie aus der Hocke heraus so hoch wie möglich. Landen Sie sanft, Füße, Knie und Hüften sollten in einer Linie und nach vorne ausgerichtet sein. Wiederholen Sie die Übung.

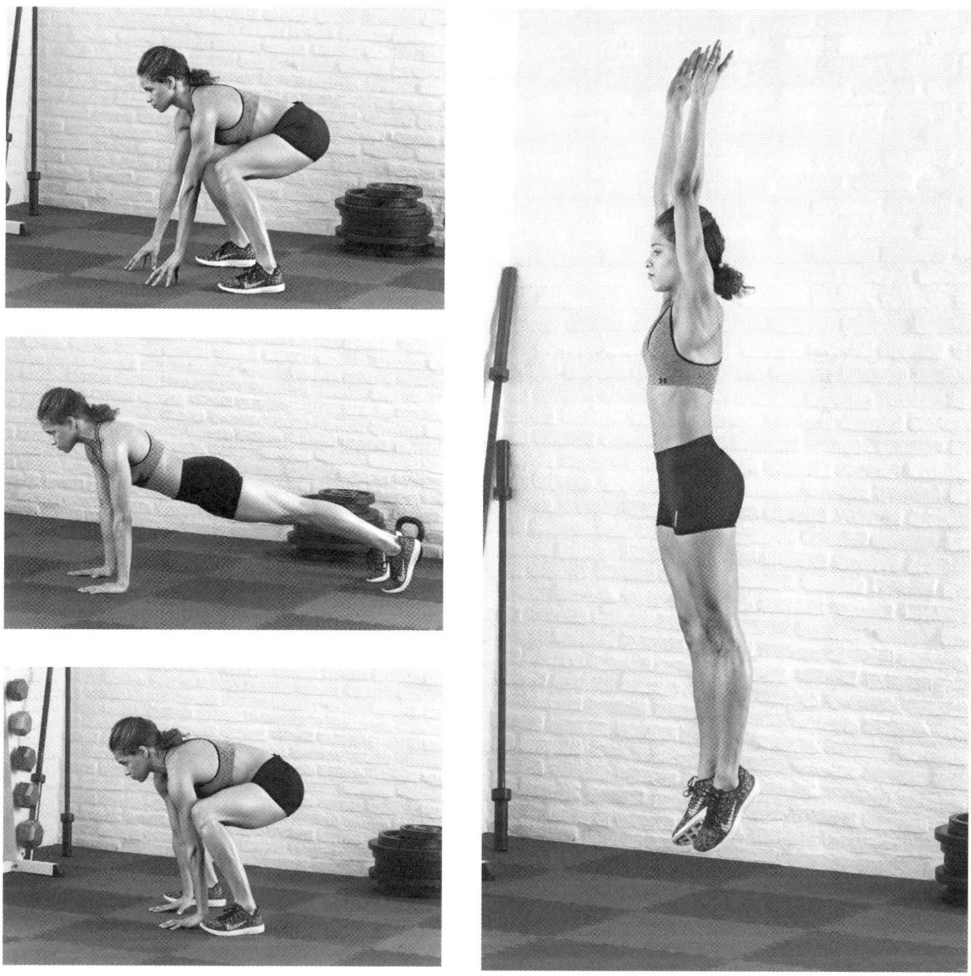

PLYOMETRISCHE SPRÜNGE

Springen steigert die Explosivkraft und die Knochenfestigkeit. Tun Sie es einfach!

EINBEINIGER AUSFALLSCHRITT MIT SPRUNG

(30–60 Sekunden)

Stärkt die Gesäßmuskulatur, die vordere und hintere Oberschenkelmuskulatur, die Waden und die Körpermitte

Stehen Sie mit dem rechten Bein nach vorne und dem linken Bein nach hinten gestreckt. Beugen Sie das rechte Knie und senken Sie das linke Knie zum Boden, sodass Sie sich in einer Ausfallschritt-Position befinden. Strecken Sie die Arme gerade vor sich oder zu den Seiten aus. Springen Sie schnell hoch, wechseln Sie in der Luft die Beine und landen Sie in der Gegenposition. Wenn das hintere Knie den Boden berührt, springen Sie erneut. Springen Sie kontinuierlich weiter, ohne sich auszuruhen, bis Sie mit beiden Seiten einen vollen Satz absolviert haben.

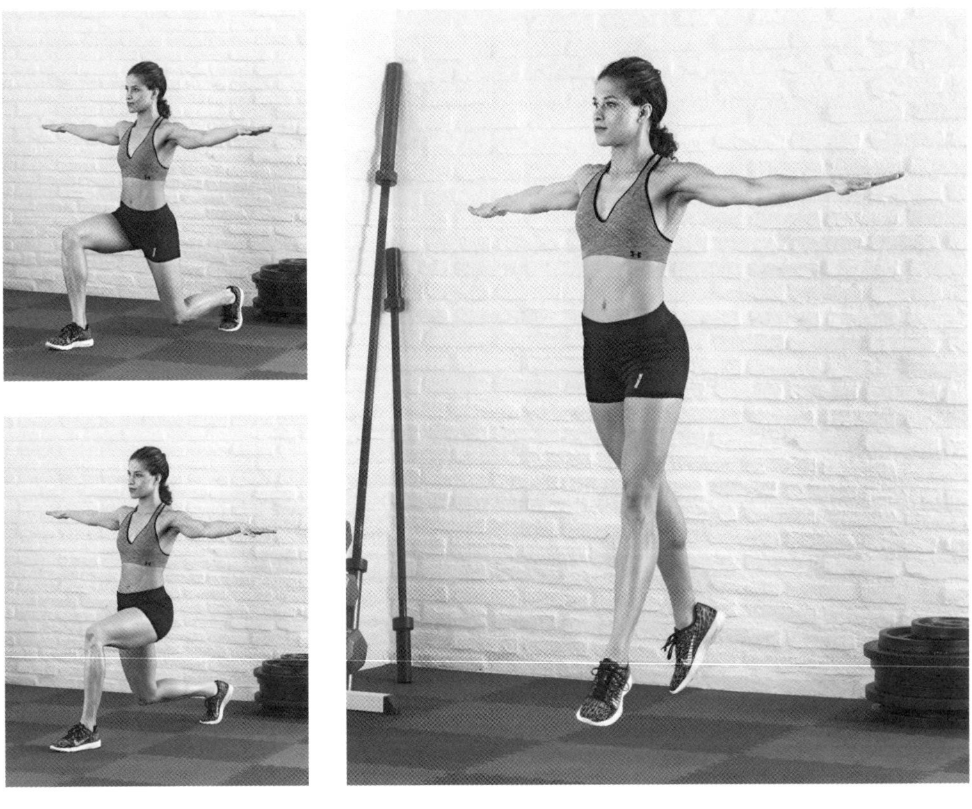

POWER-SPRUNG MIT HOCHGEZOGENEM KNIE

(60 Sekunden)

Stärkt die Gesäßmuskeln, die Hüftbeuger, die vordere und hintere Oberschenkelmuskulatur, die Waden und die Körpermitte

Es sieht aus wie übersteigertes Hüpfen. Springen Sie vom rechten Fuß ab, und zwar von den Zehen, während Sie das linke Knie nach vorne und nach oben ziehen. Landen Sie sanft auf dem Ballen des linken Fußes, beugen Sie das linke Bein, und springen Sie sofort mit hochgezogenem rechtem Knie wieder hoch. Führen Sie einen vollständigen Satz pro Seite aus.

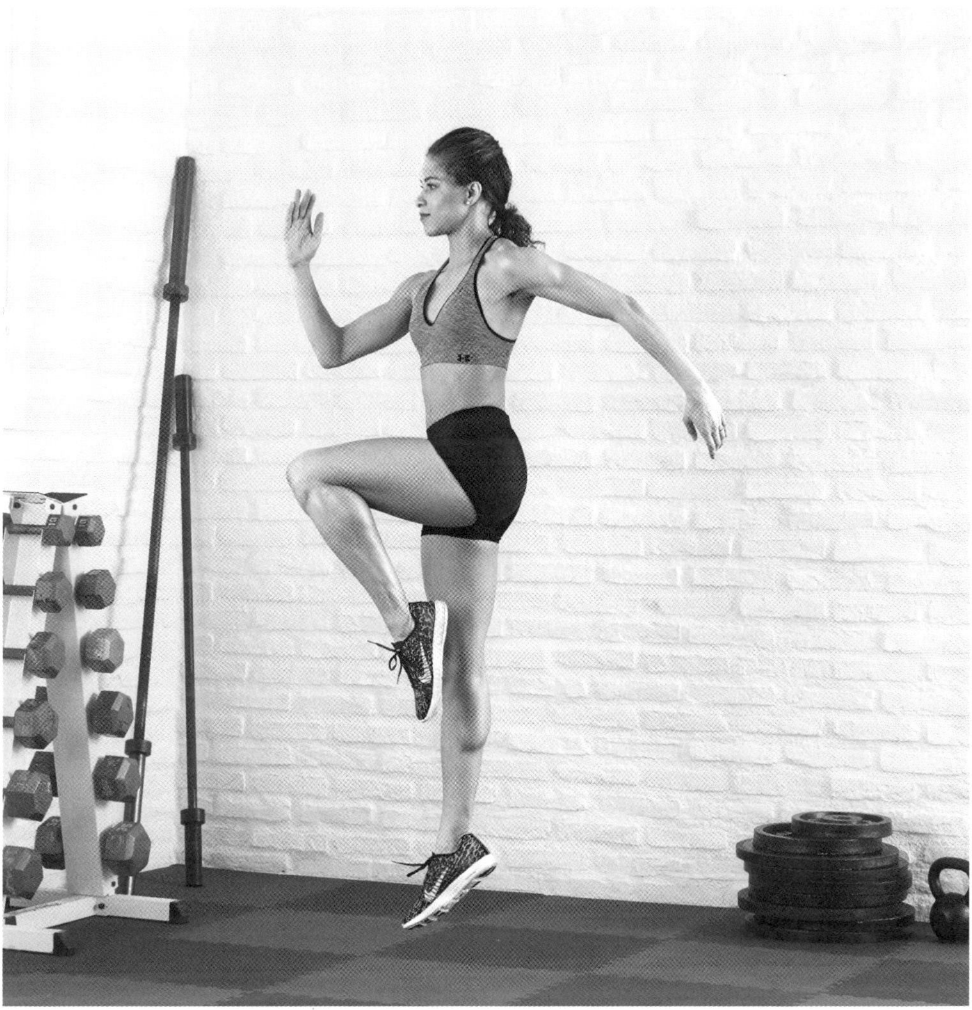

HOCKSPRUNG

(30–60 Sekunden)

Stärkt die Gesäßmuskulatur, die Hüftbeuger, die vordere und hintere Oberschenkelmuskulatur, die Wadenmuskeln und die Körpermitte

Stellen Sie sich mit schulterbreit nebeneinanderstehenden Füßen hin, die Zehen zeigen geradeaus. Gehen Sie leicht in die Hocke, als ob Sie sich auf einem Stuhl niederlassen würden. Springen Sie hoch und ziehen Sie beide Knie in Richtung Ihrer Brust. Versuchen Sie so hochzukommen, dass Ihre Oberschenkel sich in einer parallelen Linie zum Boden befinden. Landen Sie sanft, Füße, Knie und Hüften sollten in einer Linie und die Zehen nach vorne ausgerichtet sein. Wiederholen Sie die Übung.

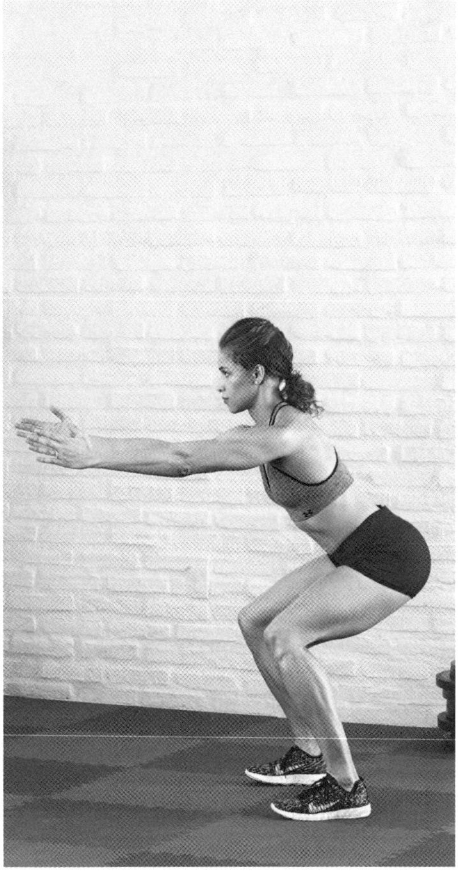

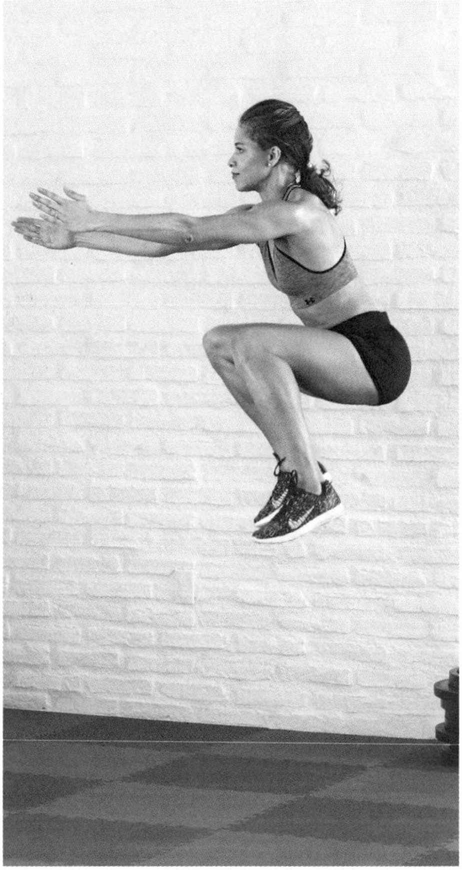

JUMP SQUAT

(30–60 Sekunden)

Stärkt die Gesäßmuskulatur, die vordere und hintere Oberschenkelmuskulatur, die Wadenmuskeln und die Körpermitte

Stellen Sie sich mit schulterbreit nebeneinanderstehenden Füßen und geradeaus zeigenden Zehen hin. Gehen Sie in die Hocke, als ob Sie sich auf einem Stuhl niederlassen würden, und strecken Sie die Arme nach hinten aus. Schwingen Sie die Arme nach vorne, springen Sie hoch und strecken Sie die Arme über dem Kopf aus. Landen Sie sanft, Füße, Knie und Hüften sollten in einer Linie sein und die Zehen nach vorne ausgerichtet. Wiederholen Sie die Übung.

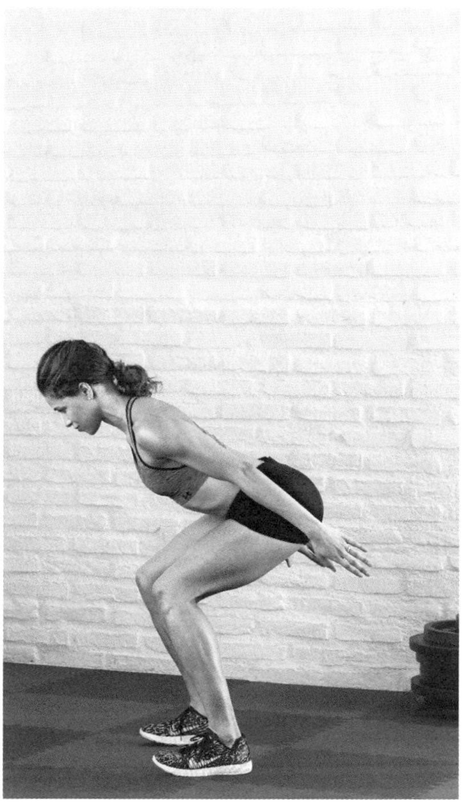

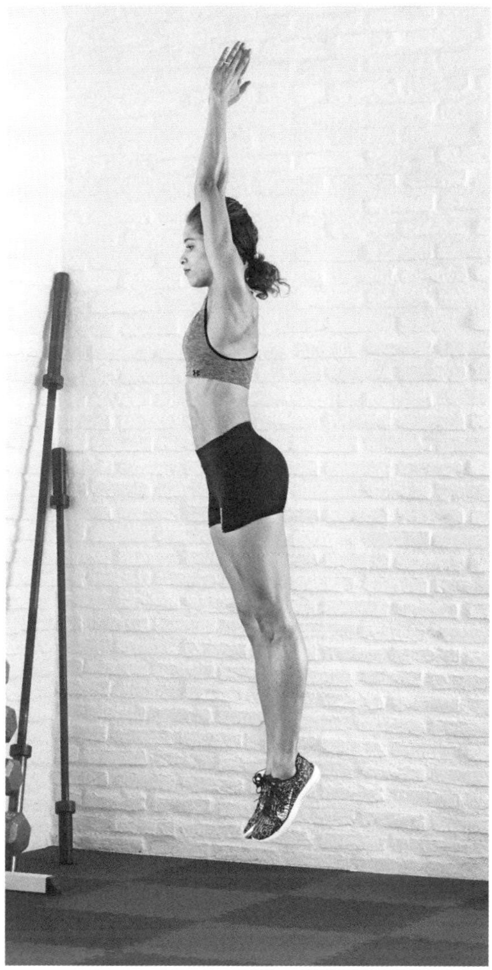

KISTEN-SPRUNG

(30–60 Sekunden)

Stärkt die Gesäßmuskulatur, die Hüftbeuger, die vordere und hintere Oberschenkelmuskulatur, die Wadenmuskeln und die Körpermitte

Oberschenkelmuskulatur, die Wadenmuskeln und die Körpermitte
Stellen Sie sich vor eine stabile Kiste, die ungefähr 30 bis 45 Zentimeter hoch ist. Gehen Sie in die Hocke und schwingen Sie die Arme nach hinten. Schwingen Sie die Arme in einer einzigen explosiven Bewegung nach vorne, springen Sie gleichzeitig hoch und landen Sie in Kniebeugeposition auf der Kiste, die Füße, die Knie und die Hüften in einer Linie nach vorne ausgerichtet. Steigen Sie ab und wiederholen Sie die Übung

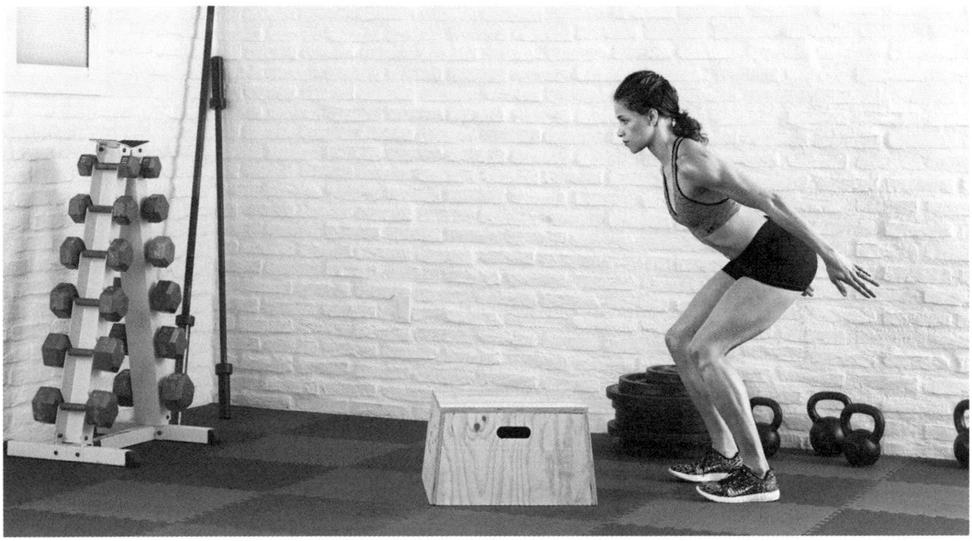

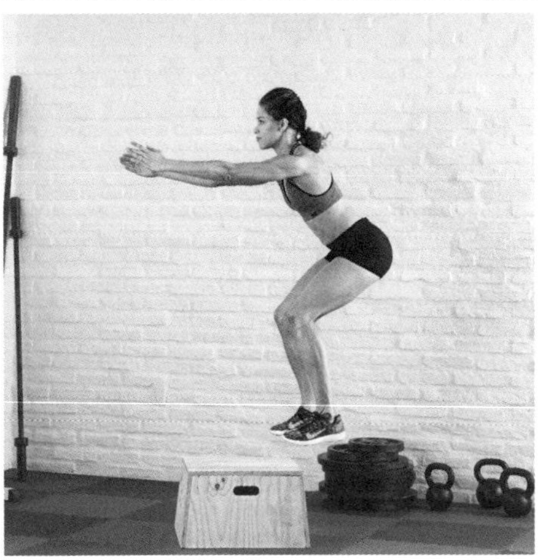

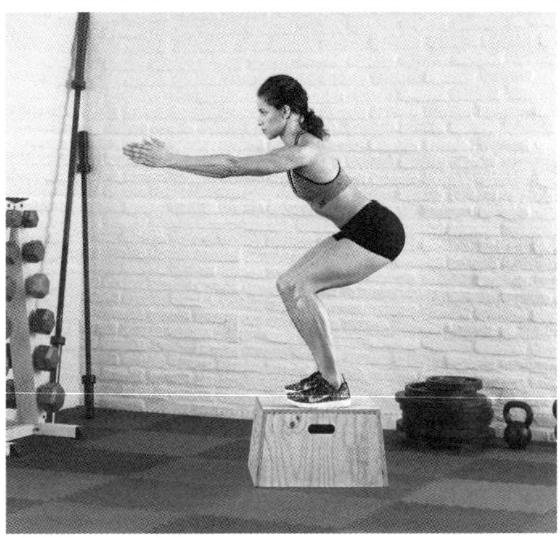

ÜBUNGEN MIT DEM MEDIZINBALL

Ich liebe Medizinbälle, weil es Spaß macht, mit ihnen zu trainieren. Es gibt schließlich einen Grund, warum bei so vielen Sportarten Bälle verwendet werden, oder? Sie vermitteln das Gefühl, dass sich alles, sogar das Training, wie ein Spiel anfühlt. Darüber hinaus sind sie auch wirklich zweckmäßig und effektiv. Bei den meisten Übungen mit Medizinbällen werden zahlreiche Muskeln trainiert, und sie sind sehr gut für die Stärkung der Körpermitte. Verwenden Sie einen Ball, der zwischen 4,5 und 5,5 Kilogramm wiegt.

MEDIZINBALL-ROTATION

(30–60 Sekunden)

Stärkt die geraden und die schrägen Bauchmuskeln

Sie sitzen auf dem Boden, halten einen Medizinball in beiden Händen, die Schultern sind entspannt, die Ellbogen angewinkelt und die Arme eng an die Seiten des Körpers gezogen. Knie und Füße sind etwa hüftbreit auseinander, die Fersen auf dem Boden, die Knie gebeugt, der Rücken ist gerade. Spannen Sie die Bauchmuskeln an und lehnen Sie sich mit geradem Rücken oberhalb der Hüften nach hinten, bis Sie spüren, wie Ihre Bauchmuskeln beansprucht werden. Halten Sie die Fersen auf dem Boden, die Bauchmuskeln angespannt, die Arme eng am Körper, und drehen Sie sich von der Taille zur linken Seite. Drehen Sie sich zurück in die mittlere Ausgangsposition. Rotieren Sie zur gegenüberliegenden (rechten) Seite. Kehren Sie in die Ausgangsposition zurück, um die Übung zu komplettieren. Wiederholen Sie die Übung und beginnen Sie diesmal mit der anderen Seite.

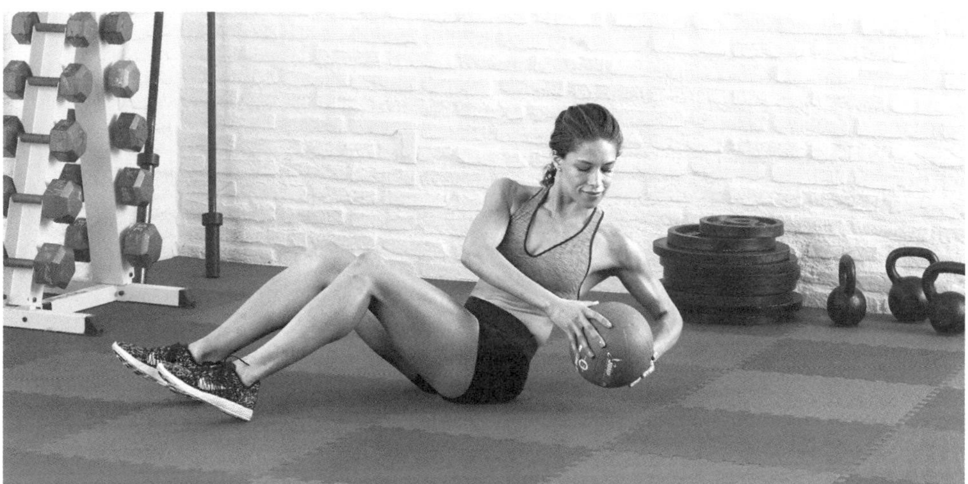

WANDBALL

(30–60 Sekunden)

Stärkt die Gesäßmuskulatur, die vordere und hintere Oberschenkelmuskulatur, die Wadenmuskeln, Schultern, Arme und die Brustmuskulatur

Stellen Sie sich ein Stück weit von einer Wand entfernt mit dem Gesicht zur Wand hin, und halten Sie einen Medizinball auf Brusthöhe, knapp unter dem Kinn. Machen Sie eine Kniebeuge. Kommen Sie schnell und explosiv wieder hoch, gehen Sie auf die Zehen, strecken Sie die Arme kraftvoll aus und »spielen« Sie den Ball an die Wand, sodass er abprallt und zu Ihnen zurückkommt. Fangen Sie den Ball, ziehen Sie ihn zu Ihrem Körper zurück und gehen Sie erneut in eine Kniebeuge hinunter. Wiederholen Sie die Übung.

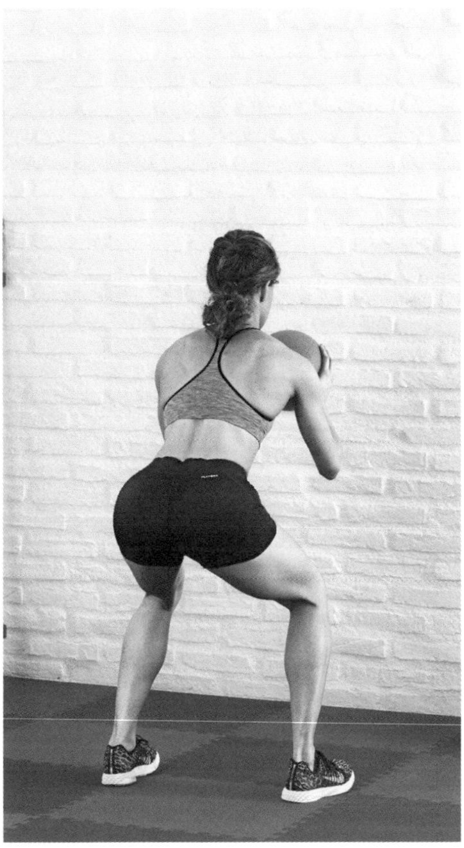

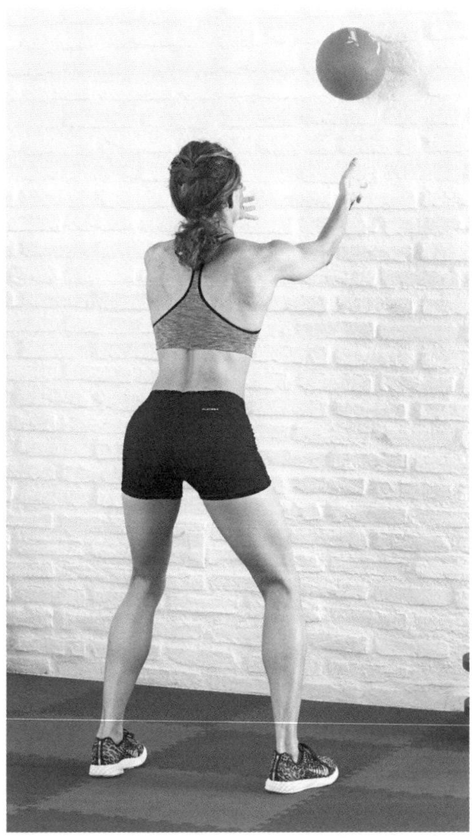

MEDIZINBALL AUF DEN BODEN WERFEN

(30–60 Sekunden)

Stärkt die Schultern, die großen Rückenmuskeln, die Arme und die Bauchmuskulatur

Stellen Sie sich mit schulterbreit nebeneinanderstehenden Füßen hin, die Knie sind leicht gebeugt, und halten Sie einen Medizinball über den Kopf. Spannen Sie die Bauchmuskeln an, und werfen Sie den Ball mit so viel Kraft wie möglich vor Ihren Füßen auf den Boden. Fangen Sie den vom Boden abprallenden Ball auf. Heben Sie den Medizinball zurück in die Ausgangsposition. Wiederholen Sie die Übung.

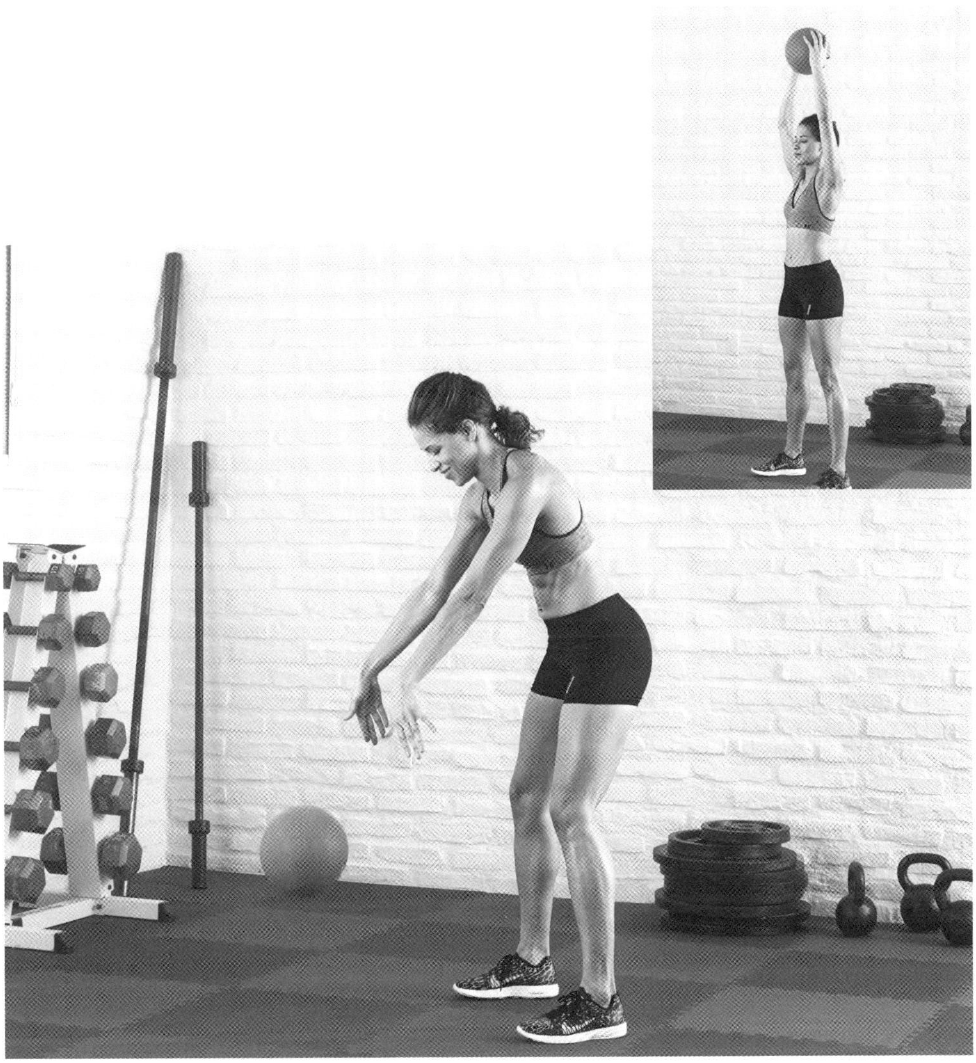

MEDIZINBALL UMSETZEN

(30–60 Sekunden)

Stärkt die Gesäßmuskulatur, die vordere und rückseitige Oberschenkelmuskulatur, den Rumpf, die Arme und die Schultern

Stellen Sie sich mit etwas weiter als schulterbreit nebeneinanderstehenden Füßen hin. Legen Sie einen Medizinball zwischen Ihren Füßen auf den Boden. Gehen Sie in die Hocke, legen Sie die Hände außen um den Ball und halten Sie die Arme senkrecht zum Boden. Packen Sie den Ball, richten Sie sich wieder auf, schieben Sie die Hüften nach vorne, heben Sie gleichzeitig die Schultern, gehen Sie in die Kniebeugen-Position und bringen Sie die Hände unter den Ball, sodass er auf gleicher Höhe mit Ihrem Kopf ist. Kehren Sie in die stehende Position zurück und heben Sie den Ball über Ihren Kopf. Legen Sie den Ball auf den Boden zurück und wiederholen Sie die Übung.

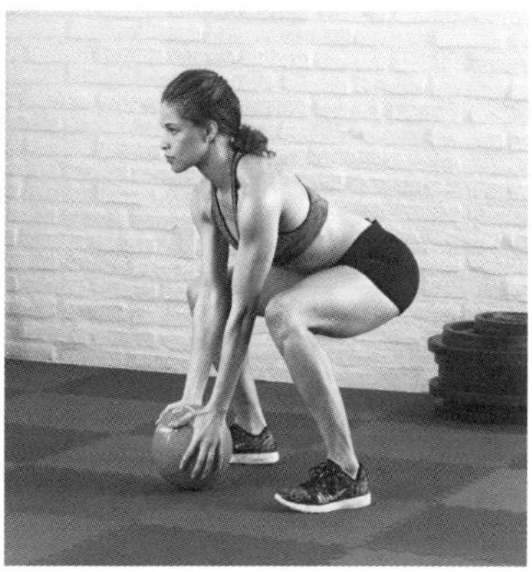

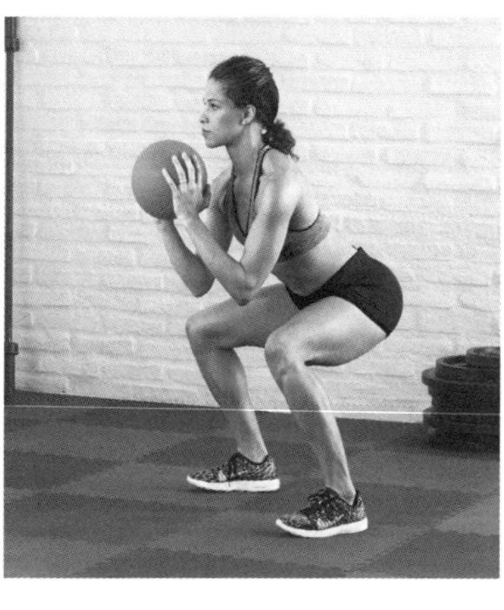

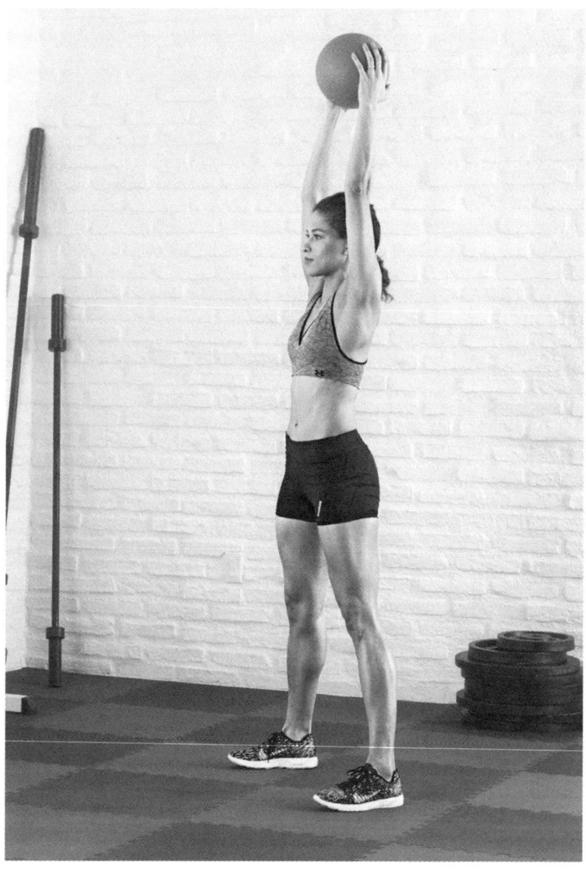

MEDIZINBALLSTEMMEN

(30–60 Sekunden)

Stärkt die Gesäßmuskulatur, die vordere und rückseitige Oberschenkelmuskulatur, die Körpermitte und die Arm- und Schultermuskeln

Stellen Sie sich mit hüft- bis schulterweit nebeneinanderstehenden Füßen hin, die Füße zeigen nach vorn, und halten Sie einen Medizinball dicht vor der Brust. Beugen Sie die Hüften und die Knie und gehen Sie in die Hocke, als ob Sie sich auf einem Stuhl niederlassen würden, bis die Oberschenkel sich in einer parallelen Linie zum Boden befinden. Richten Sie sich auf, drücken Sie die Fersen gegen den Boden, strecken Sie die Arme aus und stemmen Sie den Medizinball gerade nach oben über Ihren Kopf. Kehren Sie in die Ausgangsposition zurück. Wiederholen Sie die Übung.

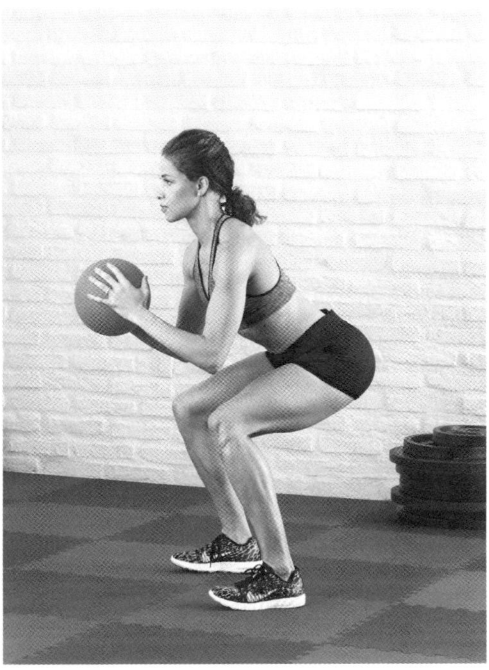

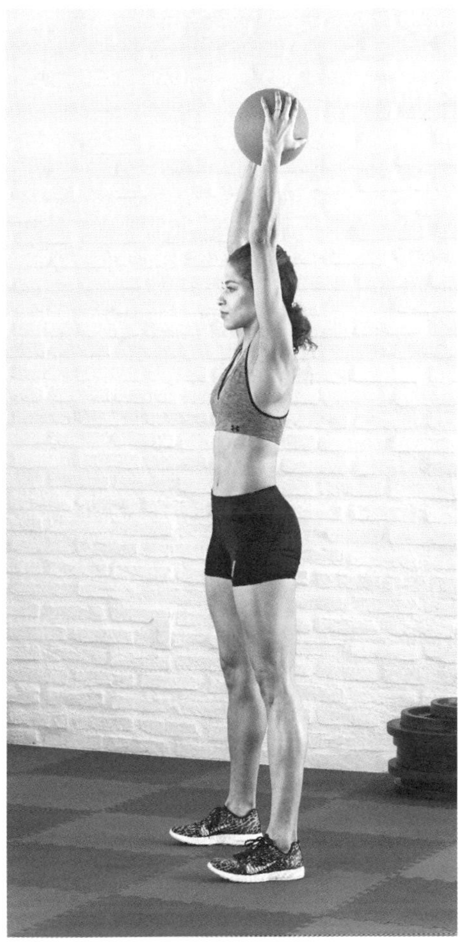

KETTLEBELL-ÜBUNGEN

Da das Gewicht unter Ihrer Hand hängt, stellen Kettlebells eine instabile Art von Widerstand dar, der Ihren ganzen Körper bei jeder Bewegung in Alarmbereitschaft versetzt. Eine Studie des American Council of Exercise aus dem Jahr 2010 ergab, dass ein 20-minütiges Work-out mit Kettlebells ein optimales Herzkreislauf- und Krafttraining bietet, das die aerobe Fitness aufrechterhält und gleichzeitig die Hüften, die Körpermitte, die Beine und die Arme stärkt. Bei einem 20-minütigen Kettlebell-Training werden außerdem 272 Kalorien verbrannt (ungefähr 14 Kalorien pro Minute – das entspricht einem Lauf von 1.600 Metern in 6 Minuten oder einem sehr schnellen Skilanglauf).

EINBEINIGES KREUZHEBEN

(8–10 Wiederholungen)

Stärkt die Gesäßmuskulatur, die vordere und rückseitige Oberschenkelmuskulatur und die Körpermitte

Halten Sie mit der rechten Hand eine Kettlebell am Griff und stellen Sie sich auf das rechte Bein. Beugen Sie das Knie ein wenig, beugen Sie sich ab der Hüfte nach vorne und strecken Sie das linke Bein hinter sich aus, um das Gleichgewicht zu halten. Senken Sie die Kettlebell weiter ab, bis sich Ihr Oberkörper in einer parallelen Linie zum Boden befindet. Kehren Sie in die Ausgangsposition zurück. Wiederholen Sie die Übung, um einen vollständigen Satz zu absolvieren, und wechseln Sie die Seiten.

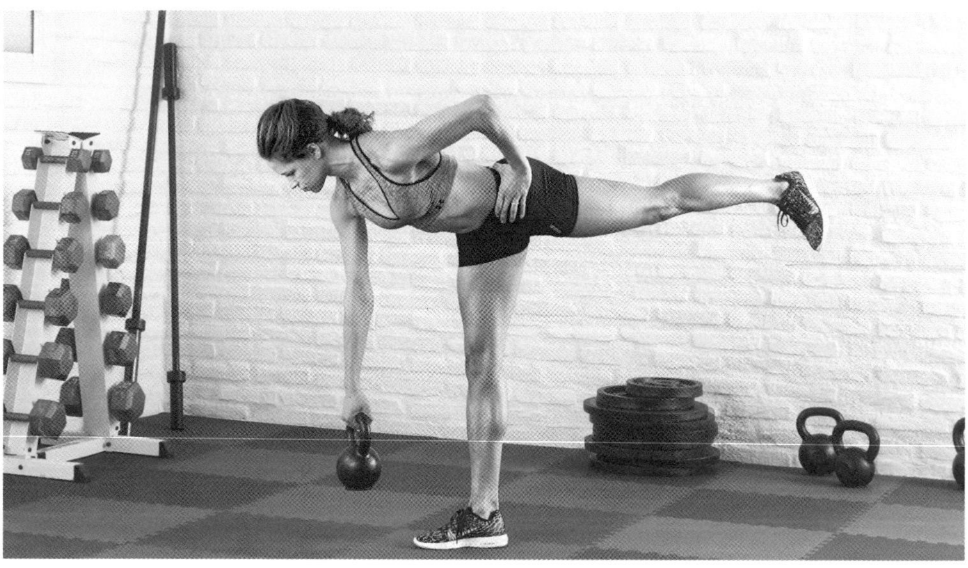

HÄNGEN LASSEN – HOHER ZUG (HANG HIGH PULL)

(8–10 Wiederholungen)

Stärkt die Gesäßmuskulatur, die vordere und rückseitige Oberschenkelmuskulatur, die Körpermitte, die Arm- und Schultermuskeln und den oberen Rücken

Stellen Sie sich mit gespreizten Beinen hin, die Zehen in einem 45-Grad-Winkel nach außen gedreht, und halten Sie eine Kettlebell in beiden Händen, sodass das Gewicht vor Ihrem Körper herunterhängt. Machen Sie eine Kniebeuge, indem Sie die Hüften nach unten und hinten absenken, und lassen Sie dabei auch das Gewicht sinken, bis sich die Oberschenkel in einer parallelen Linie zum Boden befinden. Richten Sie sich kraftvoll wieder auf in eine stehende Position, biegen Sie die Ellbogen nach außen und oben und ziehen Sie die Kettlebell bis auf Kinnhöhe. Senken Sie das Gewicht zurück in die Ausgangsposition. Wiederholen Sie die Übung.

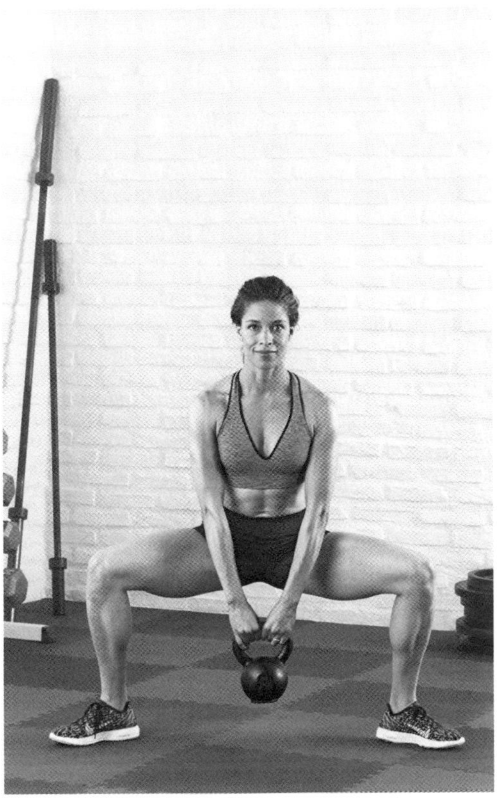

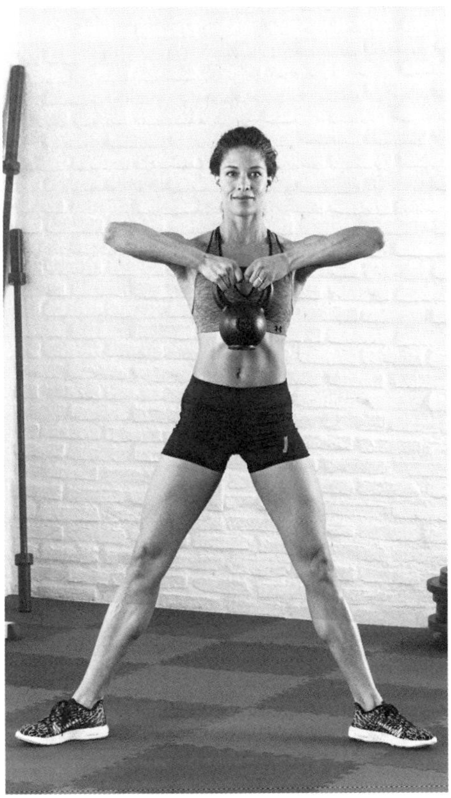

DYNAMISCHES KETTLEBELL-REISSEN, -HEBEN UND -STEMMEN

(8–10 Wiederholungen)

Stärkt die Gesäßmuskulatur, die vordere und rückseitige Oberschenkelmuskulatur, die Körpermitte, die Arm- und Schultermuskeln und den oberen Rücken

Stellen Sie sich mit schulterbreit nebeneinanderstehenden Füßen hin, die Zehen ungefähr in einem 45-Grad-Winkel nach außen gedreht, und halten Sie mit beiden Händen eine Kettlebell. Gehen Sie in die Hocke und platzieren Sie die Kettlebell zwischen Ihren Füßen auf dem Boden. Richten Sie sich auf und ziehen Sie das Gewicht auf Brusthöhe. Umfassen Sie die Seiten des Griffbügels und stemmen Sie die Kettlebell gerade nach oben über den Kopf. Senken Sie sie dann bis zur Brust ab, umfassen Sie den Griff wieder von oben, setzen Sie die Kettlebell wieder auf den Boden und kehren Sie in die Ausgangsposition zurück. Das entspricht einer Wiederholung.

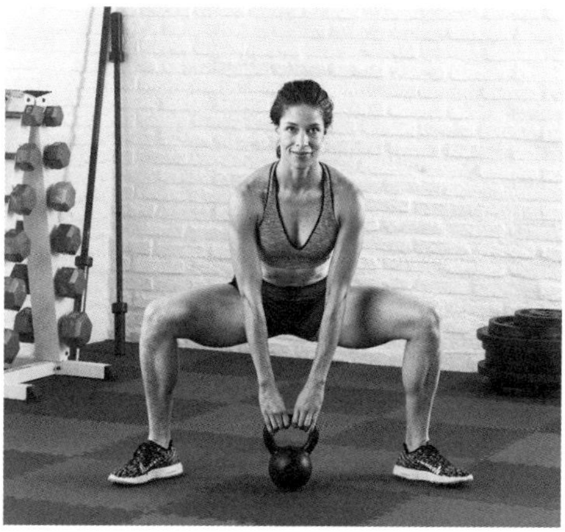

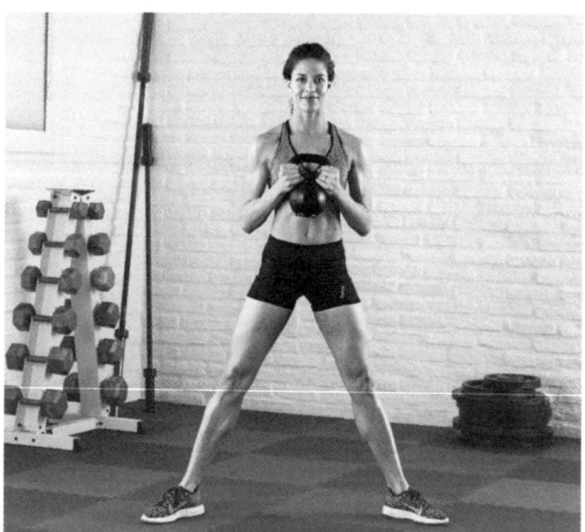

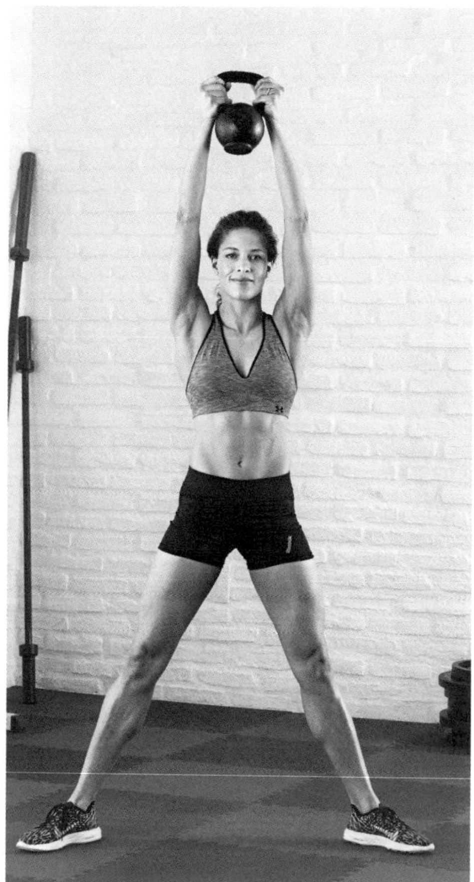

HALB AUFRICHTEN

(5 Wiederholungen pro Seite)

Stärkt die Bauchmuskeln, die Schultern und die Hüftbeuger

Legen Sie sich auf den Boden, das Gesicht nach oben, die Beine gestreckt, und halten Sie die Kettlebell in der rechten Hand senkrecht über der Schulter. Beugen Sie das linke Knie, stellen Sie den Fuß auf den Boden und stützen Sie sich auf den linken Arm. Halten Sie das Gewicht in einer geraden Linie mit der Schulter und richten Sie sich auf, bis der Rücken gerade ist. Führen Sie die Bewegung umgekehrt aus und kehren Sie in die Ausgangsposition zurück. Das entspricht einer Wiederholung.

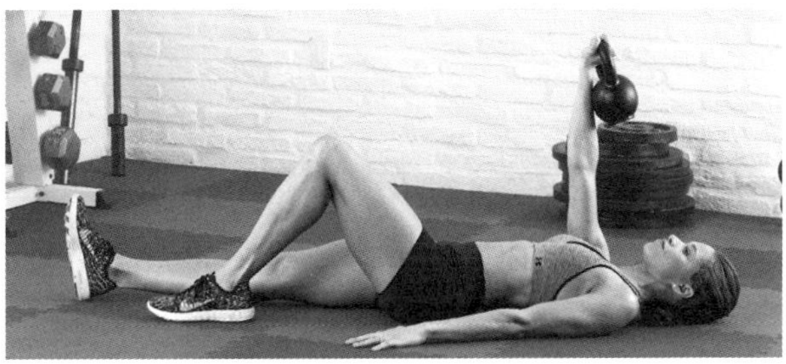

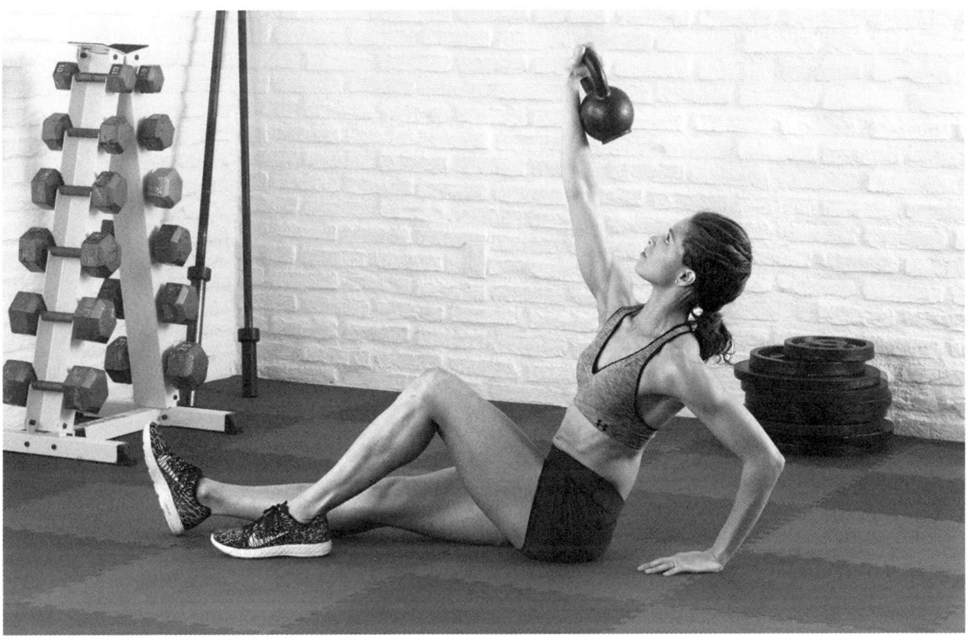

KETTLEBELL-SCHWUNG

(10 Wiederholungen)

Stärkt die Gesäßmuskulatur, die vordere und rückseitige Oberschenkelmuskulatur, die Körpermitte, die Arm- und Schultermuskeln und den oberen Rücken

Halten Sie eine Kettlebell mit beiden Händen und stellen Sie sich so hin, dass Ihre Füße breiter als hüftbreit nebeneinanderstehen. Gehen Sie in die Hocke, bis die Oberschenkel sich fast in einer parallelen Linie zum Boden befinden. Richten Sie sich ruckartig auf und schwingen Sie die Kettlebell bis auf Schulterhöhe vor sich hoch. Wenn die Kettlebell sich wieder nach unten zu neigen beginnt, beugen Sie die Knie, gehen in die Hocke und schwingen die Kettlebell zwischen Ihren Beinen hindurch. Das entspricht einer Wiederholung.

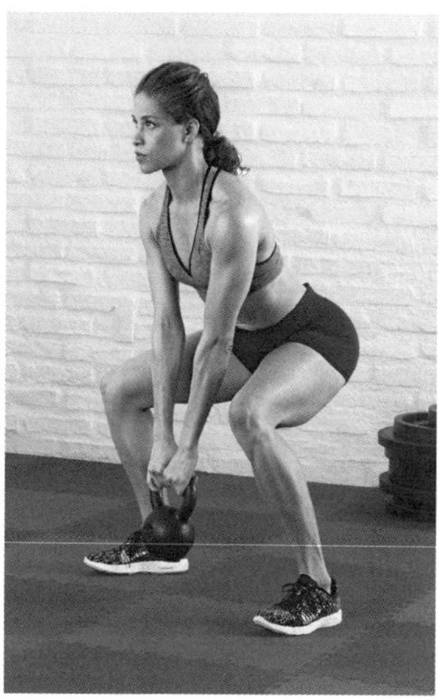

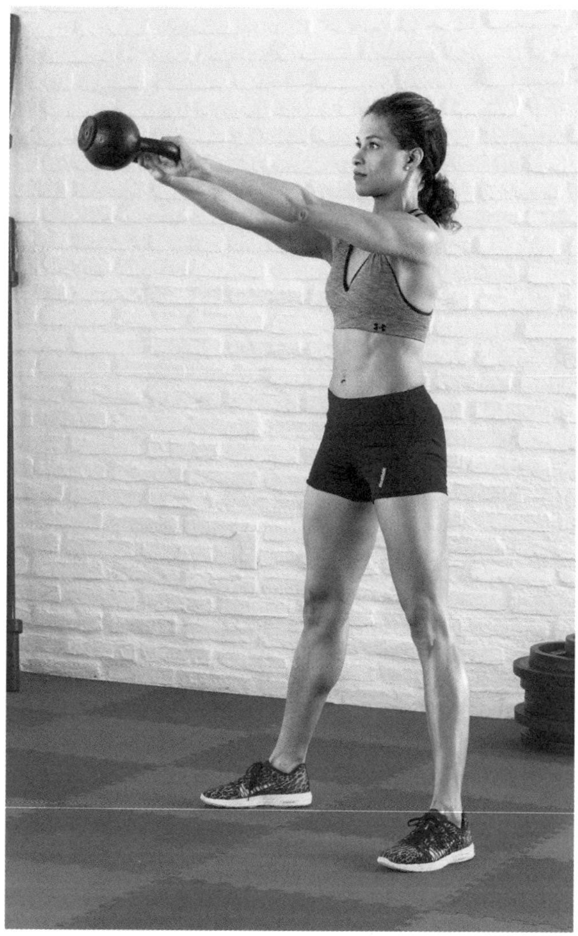

SPLIT SQUAT MIT DER KETTLEBELL

(8–10 Wiederholungen)

Stärkt die Gesäßmuskulatur, die vordere und rückseitige Oberschenkelmuskulatur, die Körpermitte sowie die Arm- und Schultermuskeln

Halten Sie eine Kettlebell in der linken Hand am Griffbügel, die Arme befinden sich seitlich am Körper, die Handflächen zeigen nach innen. Stellen Sie den linken Fuß 60 bis 90 Zentimeter vor den rechten, die Zehen zeigen nach vorne, die Ferse des hinteren Beins ist vom Boden abgehoben. Beugen Sie die Knie, senken Sie die Hüften in Richtung Boden und führen Sie die Kettlebell unter dem vorderen Bein hindurch zu Ihrer rechten Hand. Führen Sie die Kettlebell dann, während Sie die Beine strecken, über Ihr vorderes Bein zu Ihrer linken Hand. Lassen Sie die Kettlebell 8-mal kreisen und wechseln Sie dann die Richtung Ihrer Armbewegungen. Wechseln Sie die Beine und wiederholen Sie die Übung.

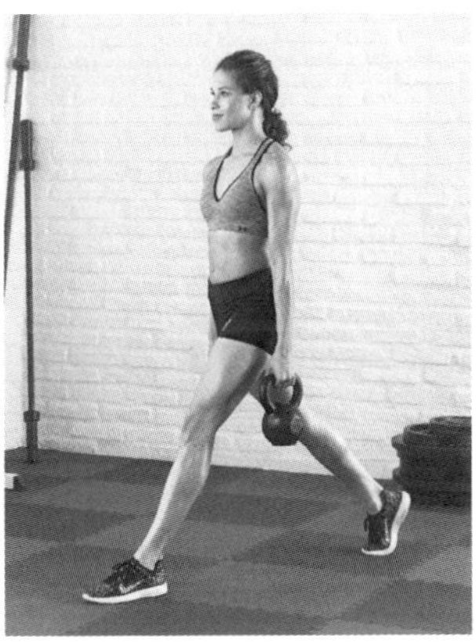

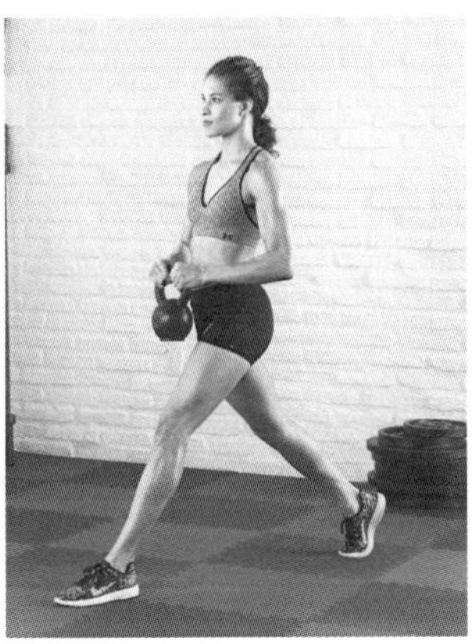

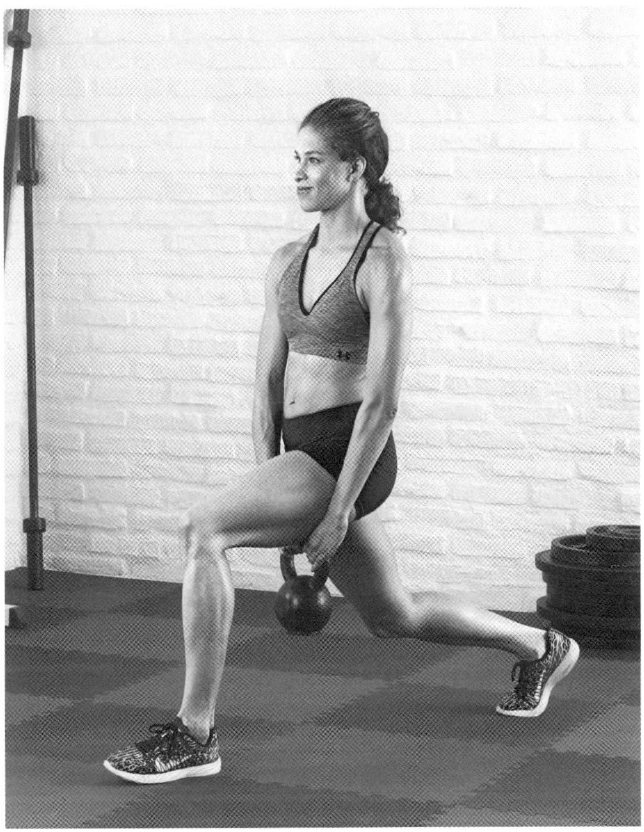

IHR KRAFTZYKLUS

Ihr Monatszyklus wird sich definitiv darauf auswirken, wie stark Sie sich fühlen, wenn Sie Krafttraining machen. Untersuchungen zeigen, dass er auch Ihren Kraftgewinn beeinflussen kann. Am besten passen Sie Ihr Krafttraining an Ihren Zyklus an, indem Sie sich einfach danach richten, wie Sie sich fühlen. Statt einen unerfreulichen Kampf mit dem Prämenstruellen Syndrom durchzustehen, sollten Sie sich eine Ruhephase gönnen und ein bisschen Yoga machen, eine kleine Radtour unternehmen oder sich einfach den Tag freinehmen. Untersuchungen zeigen, dass es besser ist, eine Pause einzulegen, als ohne Rücksicht auf die jeweilige Phase des Zyklus an einem starren Trainingsplan festzuhalten.

Im Rahmen einer in der Zeitschrift *International Journal of Sports Medicine* veröffentlichten Studie beobachteten Wissenschaftler einen Monat lang zwei Gruppen von Frauen. Die Teilnehmerinnen der einen Gruppe stemmten während ihres gesamten Zyklus alle drei Tage Gewichte. Die Teilnehmerinnen der anderen Gruppe absolvierten während ihrer Hochhormonphase nur einmal in der Woche Gewichttraining und während der Niedrighormonphase an jedem zweiten Tag. Die Frauen, die ihr Krafttraining auf ihren Zyklus einstellten und verstärkt während ihrer Niedrighormonphase Gewichte stemmten und sich während ihrer Hochhormonphase längere Erholungspausen gönnten, verzeichneten einen Kraftgewinn von 32 Prozent – mehr als das Doppelte des 13-Prozent-Kraftgewinns, den die Frauen verzeichneten, die ungeachtet der Zyklusphase, in der sie sich befanden, immer gleich trainierten.

PLAN FÜR IHR KRAFTTRAINING

Sorgen Sie für gute Resultate, indem Sie Ihr Training interessant gestalten. Im Folgenden finden Sie einen einfachen Monatsplan, der darauf ausgerichtet ist, jeden Muskel zu fordern. Wenn Sie das Ende erreicht haben, fangen Sie einfach wieder von vorne an. Versuchen Sie, an durchschnittlich 2 oder 3 Tagen pro Woche Krafttraining zu absolvieren (beachten Sie dabei, dass Sie Ihr Training auf Ihren Zyklus abstimmen und verändern können, wenn Sie sich besonders schlecht fühlen).

WOCHE 1: 3 Übungen mit dem eigenen Körpergewicht, 2 Sprünge, 2 Übungen mit dem Medizinball, 2 Kettlebell-Übungen

WOCHE 2: 3 Sprünge, 2 Übungen mit dem eigenen Körpergewicht, 2 Übungen mit dem Medizinball, 2 Kettlebell-Übungen

WOCHE 3: 3 Übungen mit dem Medizinball, 2 Übungen mit dem eigenen Körpergewicht, 2 Sprünge, 2 Kettlebell-Übungen

WOCHE 4: 3 Kettlebell-Übungen, 2 Übungen mit dem Medizinball, 2 Übungen mit dem eigenen Körpergewicht

SIND FRAUEN ERMÜDUNGSRESISTENTER?

Da Frauen im Begriff sind, die geschlechtsspezifische Kluft in Ausdauersportarten wie dem Marathonlauf zu schließen, ist eine Debatte darüber im Gange, ob Frauen die Männer letztendlich einholen werden. Einige unveränderliche Faktoren arbeiten dabei allerdings gegen uns. Obwohl wir nicht einfach nur kleine Männer sind, sind wir im Allgemeinen kleiner, vor allem was Herz und Lunge betrifft, und das hat einen großen Einfluss auf unsere sportliche Leistungsfähigkeit. Allerdings verfügen wir sehr wohl über einige einzigartige Vorteile, die uns dabei zugutekommen, den Männern im Hinblick auf ihre sportliche Leistungsfähigkeit ziemlich nahezukommen, auch wenn wir sie nicht ganz überholen. Einer davon ist unsere Ermüdungsresistenz. In einer Studie mit 20 Ultraausdauerläufern – die Hälfte männlich, die Hälfte weiblich – fanden Forscher heraus, dass die Wadenmuskulatur der Männer nach einem 110-Kilometer-Trailrunning-Wettkampf fast dreimal stärker ermüdet war als die der Frauen, und die Muskelkraft ihrer Quadrizeps war erheblich stärker vermindert. Diese bei Frauen festzustellende muskuläre Widerstandsfähigkeit könnte teilweise erklären, warum Frauen im Hinblick auf die sportliche Leistungsfähigkeit umso näher zu den Männern aufschließen, je länger das Rennen dauert.

PEAK-PERFORMANCE ▶▶▶

AUF DEN PUNKT GEBRACHT

- Sie müssen Krafttraining absolvieren, um Ihre Muskeln zu erhalten. Frauen, die das nicht tun, können nach dem 30. Lebensjahr damit rechnen, alle 10 Jahre mindestens 3 Prozent ihrer Muskelmasse zu verlieren.
- Krafttraining verbessert auch Ihre Ausdauerleistung.
- Heben Sie schwere Gewichte. Haben Sie keine Angst vor viel Last. Haben Sie Angst vor Muskelschwund.
- Abwechslung ist entscheidend, um Ihre Muskeln stimuliert und stark zu halten.
- Während Ihrer Niedrighormonphase erzielen Sie größere Kraftzuwächse. Wenn Ihnen also während der PMS-Phase nicht danach ist, intensiv zu trainieren, ist das in Ordnung. Sparen Sie sich Ihre Kräfte für die nächste Woche.

8

HÖREN SIE AUF IHREN BAUCH

SIE HABEN ÜBER HEISSHUNGERATTACKEN AUF SCHOKOLADE, IHRE STIMMUNG UND DIE ANZAHL DER TAGE, AN DENEN SIE SICH SCHLECHT FÜHLEN, MEHR KONTROLLE, ALS SIE DENKEN.

Es gibt ein altes Sprichwort: Der Weg zum Herzen eines Mannes führt durch seinen Magen. Das ist heute eine ziemlich antiquierte Ansicht. Aber es ist wahr, dass der Weg zur allgemeinen Gesundheit oder zur physischen Leistungsfähigkeit eines jeden Menschen (egal ob Mann oder Frau) über den Magen – oder, genauer gesagt, über den Darm – führt. Tatsächlich haben die spezifischen Bakterien, die in Ihrem Verdauungstrakt, insbesondere in Ihrem Magen und Darm leben, einen großen Einfluss auf so ziemlich alles in Ihrem Körper, unter anderem auf Ihre Stimmungen, Ihre Heißhungerattacken, Ihren Stoffwechsel, Ihr Immunsystem, Ihre Fettspeicherung und auf vieles mehr, von dem wir wahrscheinlich noch gar nichts wissen. Deshalb ist es ungeheuer wichtig, sich gut um seinen Bauch zu kümmern und darauf zu achten, dass im Darm eine gesunde Umgebung herrscht.

Bevor wir uns eingehender mit diesem Thema befassen, ist es wichtig, darauf hinzuweisen, dass die moderne Wissenschaft, die sich mit den Bakterienkolonien im Darm und deren Einfluss auf die Gesundheit befasst, noch in den Kinderschuhen steckt. Fast täglich werden die Ergebnisse neuer Studien veröffentlicht, und wie es in der Wissenschaft häufig der Fall ist, können unterschiedliche Erkenntnisse mitunter widersprüchliche Informationen mit sich bringen. In diesem Kapitel wird der Erkenntnisstand wiedergegeben, den wir zum gegenwärtigen Zeitpunkt haben, aber halten Sie sich auf dem Laufenden. In den kommenden Monaten und Jahren werden viele weitere Erkenntnisse dazukommen.

DIE ARMEE IM INNEREN DES KÖRPERS

Beginnen wir mit der Grundfunktion des Darms: der Verdauung. Wie Sie wissen, nimmt Ihr Darm die Nahrung auf, die Sie zu sich nehmen, und spaltet sie auf, sodass die einzelnen Bestandteile vom Blut aufgenommen und zu Ihren Organen und Ihren Muskeln transportiert werden können. Der Prozess ähnelt ein wenig dem Prozess des Kompostierens. Beim Kompostieren sind eine Vielfalt aktiver Bakterien und eine gesunde Flora erforderlich, um die organischen Abfälle komplett zu zersetzen und fruchtbare Erde zu bilden. Andernfalls verbleiben die Abfälle alle unverarbeitet im Komposthaufen. Aktive Bakterien in Ihrem Darm sind unverzichtbar für eine gute Verdauung, und wie Sie in diesem Kapitel erfahren werden, ist eine gute Verdauung die Grundlage einer guten Gesundheit. Denn gute Verdauung bedeutet, dass Sie aus jedem Bissen, den Sie zu sich nehmen, das Maximum an Nährstoffen herausholen, weshalb schon allein das Grund genug ist, eine möglichst gesunde Darmflora anzulegen.

Aber das ist erst der Anfang. Die Verdauung ist keine Einbahnstraße, die so funktioniert, dass wir einfach auf der einen Seite Nahrung zuführen, damit die Bakterien sie aufspalten und auf den weiteren Weg schicken. Entgegen dem verbreiteten Glauben arbeiten die Mikroorganismen, die der menschliche Körper beherbergt, nicht wirklich für uns. Vielmehr sind sie an ihrem eigenen Überleben und an ihrer eigenen Reproduktion interessiert. Doch auf sich gestellt können sie nicht überleben, deshalb gehen sie von Natur aus eine symbiotische Beziehung mit ihrem menschlichen Wirt ein. Mit anderen Worten: Diese Beziehung kann für beide Seiten von Vorteil sein, aber das ist nicht immer der Fall. Zum Beispiel gibt es Mikroorganismen in Ihrem Darm, die Polysaccharide (Zuckerketten) zersetzen und in Energie umwandeln, die Sie nutzen können, was ein positiver Nebeneffekt ihrer Aktivität ist. Andere hingegen verwenden ihre Energie darauf, einander zu bekämpfen – mit dem Ziel, das Wachstum anderer Mikroorganismen zu unterdrücken, um die eigenen Lebensbedingungen zu optimieren. Manchmal ist das zu Ihrem Vorteil, zum Beispiel im Fall einer Spezies namens *bifidobacterium,* die die Eigenschaft hat, die Darmumgebung auf Kosten nicht so nützlicher Bakterien positiv zu verändern. Doch andere mikrobielle Gebietskämpfe können für die menschliche Gesundheit schlecht sein. Haben Sie schon mal eine Magenverstimmung gehabt, wenn Sie Antibiotika eingenommen haben? Das liegt daran, dass Antibiotika sowohl gute als auch schlechte Bakterien töten und es den weniger vorteilhaften Mikroorganismen ermöglichen, sich zu vermehren, die Übermacht zu übernehmen und Toxine zu produzieren.

Wie jede gute Armee kümmern sich Darmbakterien ausschließlich um ihr eigenes Wohlergehen, was keine geringe Aufgabe ist, da es sehr viele von ihnen gibt. Ihr Darm beherbergt mehr als 100 Billionen Mikroorganismen. Das sind zehnmal mehr Mikroorganismen, als der gesamte Körper Zellen hat. Wenn Sie von einer Sorte zu viele haben und von einer anderen nicht ausreichend, können die Dinge leicht aus dem Ruder laufen. In unserem schnelllebigen Dasein, das dazu führt, dass wir oft übermüdet, übermäßig gestresst und untererernährt (obwohl zugleich mit zu viel Essen vollgestopft) sind und wir unser Immunsystem überstrapazieren und komplett abschleifen, kann es leicht passieren, dass unsere Darmflora ein wenig durcheinanderkommt, was wiederum Auswirkungen auf unsere Gesamtgesundheit hat.

Sehen wir uns das Ganze näher an. Bei Billionen von Mikroorganismen ist es unmöglich, sie alle kennenzulernen, aber wir können uns einige Arten von Bakterien als Beispiele ansehen. Der typische Darm eines Erwachsenen beherbergt normalerweise sechs oder sieben verschiedenen Bakterienstämme (Arten von Bakterien), von denen wir wissen, dass sie für die Gesamtgesundheit eine Rolle spielen.

Die beiden wichtigsten Bakterienstämme sind:

Firmicutes: Diese Bakterien spielen eine wichtige Rolle bei der Fettspeicherung. Je stärker die Firmicutes-Population in Ihrem Darm, desto höher die Umwandlung der von Ihnen aufgenommenen Nahrung in Energie. Diese Energie kann von Ihrem Körper gespeichert oder sofort verwendet werden.

Bakteroidetes: Anders als die Firmicutes verwenden diese Bakterien einen Großteil des Zuckers, den sie konsumieren, für sich selbst und verringern dadurch die Energiemenge, die ihrem Wirt zur Verfügung steht und von diesem gespeichert werden kann – also Ihre!

Die Bakterien dieses Stamms sind nicht so reichhaltig vorhanden, aber sie sind dennoch wichtig, weil alle Bakterienstämme einander in Schach halten, auf diese Weise dafür Sorge tragen, dass kein Stamm die Übermacht übernehmen kann und so für eine gesunde, ausgewogene Darmflora sorgen.

Actinobacteria: In Kartoffeln, Weizen und Reis zu finden.

Verrucomicrobia: In kultiviertem Boden zu finden.

Euryarchaeota: Methanbildend und salzliebend.

Proteobacteria: Zu dieser Gruppe gehört nahezu ein Drittel aller bekannten Bakterien, unter anderem *Escherichia coli* (E. coli), das am besten untersuchte Bakterium. *E. coli* wird in viele Stämme unterteilt, von denen einige pathogen sein und bei Kindern Durchfall und bei älteren Erwachsenen Harnwegsinfektionen verursachen können. Doch *E. coli* kann für seine Wirte in ernährungsphysiologischer Hinsicht auch vorteilhaft sein, da es Vitamine wie Vitamin K bildet.

Es ist sehr wichtig (und faszinierend) zu verstehen, dass die Folgen dieser Kämpfe zwischen den Bakterien nicht nur auf Ihren Darm beschränkt sind. Sie haben Einfluss auf Ihr ganzes Wesen. Diese Mikroorganismen können sogar die Neurotransmitter in Ihrem Gehirn verändern, was wiederum einen Einfluss darauf hat, auf welche Dinge Sie Heißhunger haben, und somit die Wahl Ihrer Nahrungsmittel beeinflusst.

Wenn Sie am Abend um halb elf auf einmal von einer unerklärlichen Unruhe befallen werden und damit zu kämpfen haben, dem verlockenden Ruf eines Stücks dunkler Schokolade zu widerstehen, liegt das nicht an mangelnder Selbstbeherrschung oder einem plötzlichen Anfall von Kontrollverlust. Das haben Sie Ihrer Darmflora zu verdanken, die Ihrem Gehirn ein paar ernste, klare Botschaften sendet. Ja, Ihr Darm kommuniziert mit Ihrem Gehirn. Tatsächlich verfügt der Darm durch den Vagusnerv, den 10. Hirnnerv, über einen direkten, kurzen Draht zu Ihrem Gehirn.

Diese Kommunikation wurde tatsächlich bei Studien beobachtet, bei denen Wissenschaftler die Darmbakterien von Menschen mit verbreiteten Essgelüsten untersuchten. Diese Studien ergaben, dass die Darmbakterien das Essverhalten steuern, indem sie an den Geschmacksrezeptoren im Darm herumbasteln (ja, dort haben Sie auch Geschmacksrezeptoren) und Sie dazu bringen, mehr von der Art Nahrungsmittel zu sich nehmen zu wollen, von denen sie sich ernähren und die ihnen dabei helfen, sich zu vermehren. So haben Studien zum Beispiel gezeigt, dass im Darm von Menschen, die starken Heißhunger auf Schokolade haben, andere dominierende Bakteriengattungen anzutreffen sind als im Darm von Menschen, die Schokolade eher ein Gefühl der Gleichgültigkeit entgegenbringen. Es ist möglich, dass der Verzehr von Schokolade die Vermehrung derjenigen Bakterien fördert, die durch Schokolade gedeihen, und dadurch die Zusammensetzung der Darmflora verändert und infolgedessen noch stärkerer Heißhunger auf Schokolade ausgelöst wird. Das könnte erklären, warum es einigen Menschen so schwer fällt, keine Schokolade mehr zu essen, ihre Gelüste auf Schokolade jedoch, sobald sie keine Schokolade mehr essen, nachlassen. Dies geschieht in dem Maße, in dem die schokoladeliebenden Bakterien absterben, wenn ihnen der Brennstoff entzogen wird, der ihre Vermehrung fördert.

Ihre Darmbakterien unterstützen auch die Produktion von Hormonen, die Steuerung des Immunsystems und können sogar Ihre Stimmungen beeinflussen, was Sie vor allem dann merken, wenn Sie unter einem Mangel an bestimmten entscheidenden Bakterien leiden. Wenn zum Beispiel die Menge eines bestimmten wichtigen Bakterienstamms wie die des *Lactobacillus* (der zur Gattung *Firmicutes* gehört) sinkt, treten vermehrt psychologische Stresssymptome wie innere Unruhe, Schlafstörungen oder eine erhöhte Herzschlagfrequenz auf. Auf der anderen Seite zeigen die wissenschaftlichen Erkenntnisse aber auch, dass die Stimmung sich deutlich verbessert, wenn eine gesunde Menge dieser Bakterien wiederhergestellt wird. Eine Studie, an der 710 College-Studenten teilnahmen, ergab, dass diejenigen Teilnehmer, die am meisten Nahrungsmittel mit lebenden Mikroorganismen, wie Joghurt oder Sauerkraut, Salzgurken oder Kimchi, zu sich nahmen, seltener an sozialen Ängsten mit Symptomen wie schwitzenden Handflächen und Herzrasen litten als diejenigen Teilnehmer, die am wenigsten von diesen Nahrungsmitteln zu sich nahmen.

Wenn man während einer Fastenphase einen wichtigen Teil der Darmflora aushungert, reduziert dies die Nährstoffe, die die Bakterien benötigen, um zu gedeihen und sich zu vermehren. Infolgedessen nimmt die Schmerzwahrnehmung zu. Der Darm sendet so lange die Botschaft, dass man nicht in der Verfassung ist, sich intensiv körperlich zu betätigen, bis der Körper wieder die Nahrung erhält, die er benötigt.

LASSEN SIE IHRE DARMFLORA GEDEIHEN

Na gut, das ist viel Stoff zu verdauen (das Wortspiel ist beabsichtigt!). Zum aktuellen Zeitpunkt können Sie, wenn Sie sich nicht testen lassen, nicht wirklich wissen, wie Ihre Darmflora zusammengesetzt ist, aber Sie können sinnvolle Maßnahmen ergreifen, um die Bildung einer Darmflora zu fördern, die so gesund ist wie nur irgend möglich. Bakterien orientieren sich an der Nahrung, die Sie zu sich nehmen. Am besten können Sie die Zusammensetzung Ihrer Darmflora in eine positive Richtung steuern, wenn Sie eine breite Vielfalt an Probiotika und Präbiotika zu sich nehmen. Probiotika sind die Bakterien, die in Ihrem Darm leben. Präbiotika sind die Substanzen, von denen die Bakterien sich ernähren. Nahrungsmittel sind die beste Quelle für Probiotika und Präbiotika, da die Vielfalt der in Nahrungsergänzungsmitteln enthaltenen Bakterien nicht so reichhaltig ist wie in der Natur. Ihre zweite Wahl könnte ein qualitativ hochwertiges Nahrungsergänzungsmittel zur Förderung der Darmflora sein.

Der erste Schritt zum Aufbau einer gesunden Darmflora ist eine ausgewogene, vielseitige Kost. Spezielle Mikroorganismen benötigen bestimmte Nahrungsmittel und Nährstoffe, um gedeihen zu können. Wenn Ihre Kost unausgeglichen ist, wird auch die Zusammensetzung Ihrer Darmbakterien unausgeglichen sein, was einen ungesunden Teufelskreis in Gang setzt, der dazu führt, dass eine Art von Darmbakterien vorherrscht und andere dominiert. Indem Sie eine ausgewogene Kost zu sich nehmen, können Sie diesen Teufelskreis durchbrechen und eine reichhaltige, vielfältige Darmflora aufbauen und unter anderem die Ansiedelung der Bakterienstämme fördern, die mit Schlanksein und Gesundheit assoziiert werden. Unterm Strich haben schlankere Menschen eine reichhaltigere, vielfältigere Darmflora als fettleibige Menschen. Die wichtigsten Nahrungsmittelbestandteile für alle nützlichen Bakterien sind Ballaststoffe – nehmen Sie also mindestens 25 Gramm Ballaststoffe pro Tag zu sich, die einer Vielzahl von Produkten entstammen sollten, vor allem Gemüse und Hülsenfrüchten.

Der nächste Schritt zum Aufbau einer gesunden Darmflora besteht darin, darauf zu achten, dass Ihre tägliche Kost reich an bestimmten Probiotika ist. Probiotika sind in vielen verschiedenen Produkten enthalten, unter anderem in fermentierten Lebensmitteln wie Kimchi, Sauerkraut, weichem und altem Käse, Miso, Sauerteigbrot und besonders probiotikareichen Lebensmitteln wie Joghurt und Kefir.

Diese probiotischen Nahrungsmittel bauen in Ihrem Darm eine gesunde Darmflora auf, die dem Vagusnerv die Botschaft sendet, dass in Ihrem Darm alles bestens ist und Sie sich also beruhigen können und keinen Heißhunger mehr auf Süßigkeiten zu haben brauchen. Darüber hinaus helfen sie natürlich bei der Verdauung, was schon für sich genommen einen sehr großen gesundheitlichen Nutzen haben kann. Im Rahmen einer sehr aufschlussreichen Studie nahm eine Gruppe übergewichtiger Männer und Frauen konstant viele Kalorien zu sich, doch die Teilnehmer der Studie ergänzten ihre Kost um probiotikareichen Joghurt. Nach nur 6 Wochen hatten sie im Durchschnitt 4 Prozent Körperfett verloren. Sie hatten weder weniger gegessen noch mehr Sport getrieben. Sie hatten nur dafür gesorgt, dass ihr Verdauungssystem besser funktionierte, was wiederum ihren Stoffwechsel ankurbelte und zu einem Fettabbau und einer gesünderen Körperzusammensetzung führte.

Wenn Sie erst einmal eine gesunde Darmflora aufgebaut haben, müssen Sie diese hegen und pflegen. Genauso wenig, wie Sie einen Garten anlegen würden und diesen anschließend weder wässern noch mit Kompost versorgen würden, können Sie nicht einfach zusätzlich zu einer schlechten Kost ein bisschen Kefir zu sich nehmen und erwarten, dass die nützlichen Mikroorganismen gedeihen und sich vermehren. Sie müssen sie füttern! Eine Nahrungsquelle für Ihr Darm-Mikrobiom sind die Ballaststoffe, die Sie mit einer ausgewogenen Kost zu sich nehmen. Aber um die Bakterien wirklich zu »düngen«, ist es effizienter, ihnen ihre Lieblingsspeisen zu servieren, genauer gesagt, Präbiotika, die für Ihre Darmflora die gleiche Wirkung haben wie ein Superdünger für das Wachstum von Pflanzen. Sehr gute präbiotische Nahrungsmittel sind unter anderem gerade so reife Bananen, Artischocken, Zwiebeln, Knoblauch, Lauch, Spargel, Löwenzahn, Haferflocken und Hülsenfrüchte.

PRÄBIOTIKA UND PROBIOTIKA IN PILLENFORM

In dem Maße, in dem der gesundheitliche Nutzen von Probiotika sich immer mehr herumspricht und Probiotika immer beliebter werden, gibt es auch immer mehr probiotische Produkte, die um Ihre Aufmerksamkeit buhlen. Am besten ist es, Nahrungsmittel zu verzehren, die Präbiotika und Probiotika enthalten, um die Bakterien zu sich zu nehmen, die man benötigt. Ob man ein probiotisches Nahrungsergänzungsmittel in Pillenform einnehmen sollte, ist fraglich, da es keine wirkliche Garantie dafür gibt, dass die in ihm enthaltenen Bakterien auch wirklich ihre Funktion erfüllen. Wenn Sie ein solches Produkt zu sich nehmen, müssen Sie sicher sein, dass es sich um ein qualitativ hochwertiges Nahrungsergänzungsmittel handelt, das gezielt die Darmflora gedeihen lässt, die Sie haben wollen, und nicht nur die Bakterien in der Küchenspüle. Probiotische und präbiotische Getränke wie Kefir sind eine sehr gute Wahl, weil sie auch andere Inhaltsstoffe (wie Glucose und andere Mikronährstoffe, Vitamine und Mineralstoffe) enthalten, die dazu beitragen, dass die Bakterien aufgenommen werden und ihre Funktion erfüllen.

WIE PROBIOTIKA DIE GESUNDHEIT UND DIE LEISTUNGSFÄHIGKEIT FÖRDERN

Tag für Tag entdecken Wissenschaftler weitere Vorteile, von denen man profitiert, wenn man eine Darmflora hat, die sich durch eine Vielfalt wimmelnder Bakterien auszeichnet. Im Folgenden einige fördernde Eigenschaften von Probiotika für die Gesundheit und die Leistungsfähigkeit, die wir sicher kennen:

Mehr Energie: Probiotika und eine gesunde Darmflora fördern eine gute Verdauung und ermöglichen es Ihrem Körper, all die Vitamine und Mineralstoffe aufzunehmen, die Sie benötigen, um gute sportliche Leistungen erbringen zu können und sich gut zu regenerieren.

Verbesserte Immunität: Wissenschaftliche Erkenntnisse zeigen, dass Probiotika helfen können, schädliche Bakterien zu bekämpfen und Infektionen der oberen Atemwege (wie Erkältungen) und Magen-Darm-Leiden wie Durchfall abzuwehren und die Dauer dieser Leiden, wenn man daran erkrankt, zu verkürzen. Eine besonders interessante Studie ergab, dass sehr gut trainierte Langstreckenläufer (die aufgrund eines überstrapazierten Immunsystems anfällig für Erkrankungen sind) nur halb so viele Krankheitstage hatten, wenn sie ihre Kost mit Probiotika anreicherten.

Hitzetoleranz: Auch wenn weitere Studien erforderlich sind, scheint es so zu sein, dass das Vorhandensein einer gesunden Menge an Probiotika auch die Leistungsfähigkeit bei Hitze verbessert. Im Rahmen einer Studie wurden Läufer gebeten, mehrfach bis zur Erschöpfung zu laufen, und zwar vor und nach der Einnahme probiotischer Supplemente (genau genommen 45 Milliarden KBE von *Lactobacillus-, Bifidobacterium- und Streptococcus*-Stämmen). Nach der Supplementierung verbesserten die Läufer ihre Leistungen unter heißen Bedingungen um sage und schreibe 14 Prozent. Wahrscheinlich wird die Darmschleimhaut von den Probiotika vor Schäden geschützt, was es der Verdauung und dem Thermoregulationssystem ermöglicht, optimal zu arbeiten.

Weniger Entzündungen: Studien haben ergeben, dass Probiotika den Grad von Entzündungen im Körper senken können. Das trägt dazu bei, zahlreichen Leiden und Erkrankungen vorzubeugen, unter anderem chronischen Krankheiten wie Krebs, Herzerkrankungen und Diabetes sowie durch Entzündungen ausgelösten Leiden wie rheumatoide Arthritis, Psoriasis und Reizdarmsyndrom.

Verbessertes Wohlbefinden: Probiotika wurden mit allen möglichen positiven Wirkungen für die allgemeine Gesundheit assoziiert, unter anderem einem niedrigeren Cholesterinspiegel, einem niedrigeren Blutdruck, einem gesünderen Blutzuckerspiegel, einem gesünderen Körpergewicht, einer gesünderen Körperzusammensetzung und sogar einer besseren Mundgesundheit. Das Vorhandensein gesunder Mengen Probiotika kann die Stimmung verbessern und einigen Studien zufolge ebenso bei der Behandlung von Depressionen helfen.

ENTZÜNDUNGSHEMMENDE MITTEL ABSETZEN. NEHMEN SIE LIEBER PFEFFERMINZ-KAUTABLETTEN UND PRÄBIOTIKA

Ermuntert durch intensive Werbung der Pharmaindustrie, nehmen viel zu viele Sportler vor dem Training Ibuprofen ein, um möglichen Schmerzen vorzubeugen. Das ist aus vielen Gründen keine gute Idee, aber im Hinblick auf die Darmgesundheit ist es eine ganz schlechte Praxis. Die verbreitete Einnahme entzündungshemmender Medikamente wie nichtsteriodaler Antirheumatika, NSAR (Ibuprofen, Paracetamol, Naproxen) und Aspirin kann Magen-Darm-Blutungen verschlimmern und das Leaky-Gut-Syndrom (durchlässiger Darm) verursachen. Das ebnet fiesen Bakterien den Weg, in Ihr System einzudringen und in den Nieren den Flüssigkeitshaushalt zu stören, was zur Folge haben kann, dass Ihr Körper leichter dehydriert. Studien zeigen, dass die Einnahme solcher Mittel auch die Regenerierung nach dem Training beeinträchtigen kann. Sie brauchen diese Mittel nicht. Nehmen Sie sie nicht.

Ein Trick, um die Leistung zu steigern, besteht darin, ungefähr 20 Minuten vor dem Lauftraining ein paar Pfefferminztabletten (Kalziumkarbonat) zu kauen. Bei einem hoch intensiven Training wie Intervalltraining auf der Laufbahn oder einem Wettkampf sollten Sie zusätzlich ein paar Pfefferminztabletten zur Hand haben, um eventuell auftretende Magen-Darm-Probleme lindern zu können. Das Kalzium unterstützt die neuromuskulären Kontraktionen und den Muskelstoffwechsel, das Karbonat hilft bei der Beschichtung der Darmzellen, wodurch die Endotoxinfreisetzung und die daraus resultierenden Symptome reduziert werden; zudem ist Pfefferminze ein homöopathisches Mittel bei Magen-Darm-Beschwerden.

Es gibt auch ein paar neue Produkte, die Präbiotika auf Polyphenolbasis enthalten, die sich im Hinblick auf die Erhaltung der Darmschleimhaut als wirksam erwiesen haben. Indem Sie die Erosion der Darmschleimhaut reduzieren, erhalten Sie die natürliche Barriere über einen längeren Zeitraum aufrecht, denn die Schleimhaut kann in nur 30 Minuten erodieren. Die Präbiotika funktionieren besonders gut, wenn der Darm während des Trainings aufgrund erhöhter Körperwärme und einer verringerten Sauerstoff- und Blutzufuhr unter Stress steht. Während der Tapering-Woche jeden Morgen eines dieser präbiotischen Produkte zu sich zu nehmen, kann die Intaktheit des Darms signifikant verbessern.

PEAK-PERFORMANCE)))
EINE SPORTLERIN ERZÄHLT

DIE ELITE-LÄUFERIN, DIE GEGEN DAS REIZDARMSYNDROM ANKÄMPFT

Ich habe mit ziemlich vielen Sportlerinnen (Freizeitsportlerinnen und professionellen Sportlerinnen) gearbeitet, die mit übermäßiger Müdigkeit, innerer Unruhe, Magen-Darm-Beschwerden und Heißhungerattacken zu kämpfen hatten. Die standardmäßigen Laborwerte all dieser Sportlerinnen waren im normalen Bereich, aber ungeachtet von Erholungsphasen oder anderen Arten der Behandlung machten ihnen die genannten Probleme nach wie vor zu schaffen. Indem wir verstehen, was verschiedene Bakterienstämme im Darm in physiologischer und psychologischer Hinsicht bewirken, können wir individualisierte Pläne erstellen, um die Darmflora der Betroffenen zu regenerieren und dadurch zu erreichen, dass die Probleme komplett verschwinden.

Im Folgenden das in diesem Zusammenhang perfekt passende Beispiel von Dr. Kiki Silver, die in der Klinik für integrative Medizin »Boulder Peka Health« in Colorado arbeitet und auf die Behandlung von Müdigkeit, Verdauungsproblemen und hormonellen Ungleichgewichten spezialisiert ist. Ich verweise viele Sportlerinnen, die mit solchen Problemen zu mir kommen, an sie, und sie erzielt hervorragende Ergebnisse.

Lisa, eine professionelle Weltklasse-Läuferin wurde für weitere Untersuchungen an mich verwiesen, weil sie unter verschiedenen Symptomen litt, die auch anderen Elite-Läuferinnen häufig zu schaffen machen: Reizdarmsyndrom, unter anderem geprägt durch Stuhlunregelmäßigkeiten mit Durchfall und Verstopfung im Wechsel, aufgeblähtem Bauch, übermäßiger Bildung von Darmgasen, Heißhunger auf komplexe Kohlenhydrate und Schwierigkeiten abzunehmen, obwohl ihre Kalorienzufuhr dem hohen Volumen und der Intensität ihres Trainings entsprach.

Lisa war frustriert, weil sie das Reizdarmsyndrom, unter dem sie litt, nicht mit dem Verzehr eines bestimmten Nahrungsmittels in Verbindung bringen konnte. Außerdem machte sie sich Sorgen, dass alle Symptome zusammengenommen ihre Leistungsfähigkeit bei den bevorstehenden Wettkämpfen beeinträchtigen könnten. Sie hatte sich bereits an ihre Hausärztin gewandt, die ihr geraten hatte, weniger zu trainieren und zu versuchen, Stress abzubauen. Doch Lisa war richtigerweise davon überzeugt, dass die Symptome, unter denen sie litt, Ausdruck eines tiefer liegenden Problems waren.

Das Reizdarmsyndrom (RDS) ist durch eine Reihe von Symptomen gekennzeichnet, die mindestens über einen Zeitraum von 6 Monaten andauern und in den zurückliegenden 3 Monaten mindestens dreimal pro Monat aufgetreten sind. Das Reizdarmsyndrom ist immer mit Bauchschmerzen oder Unwohlsein verbunden, wobei die Beschwerden von leichtem Unwohlsein bis zu starken Schmerzen reichen können. Die Schmerzen müssen mit zwei der folgenden drei Merkmale verbunden sein, um als Reizdarmsyndrom diagnostiziert zu werden: Linderung nach dem Stuhlgang, Veränderung der Häufigkeit des Stuhlgangs oder Veränderung des Stuhls. RDS wird normalerweise diagnostiziert, nachdem ernsthaftere Erkrankungen durch umfangreiche Untersuchungen und Tests ausgeschlossen wurden. RDS tritt unglaublich häufig auf. Unter dem Reizdarmsyndrom leiden 10 bis 15 Prozent der Bevölkerung, und Frauen sind häufiger betroffen als Männer (das Verhältnis Mann zu Frau beträgt 1:2). Ursachen, die im Hinblick auf die Pathologie von RDS identifiziert wurden, sind unter anderem eine veränderte Darmmotilität, Überempfindlichkeit des Darms, Entzündungen, hormonelle Veränderungen, Nahrungsmittelallergien und Empfindlichkeiten gegenüber bestimmten Nahrungsmitteln sowie Veränderungen der Darmflora.

Im Rahmen mehrerer groß angelegter Studien wurde der Einsatz von Probiotika bei Magen-Darm-Erkrankungen untersucht – vom Reizdarmsyndrom bis hin zu schwereren entzündlichen Darmerkrankungen. Insbesondere im Hinblick auf das Reizdarmsyndrom haben die Studien eine potenziell positive Wirkung von Probiotika ergeben. Darüber hinaus haben die Studien ergeben, dass sogar eine noch größere Linderung der Symptome möglich ist, wenn die zur Behandlung eingesetzten Probiotika speziell auf die individuelle Darmflora der betroffenen Person abgestimmt werden (was durch eine Stuhlanalyse möglich ist). Möglicherweise können Probiotika die Durchlässigkeit des Darms verbessern, die Darmmotilität erhöhen, die viszerale Schmerzwahrnehmung reduzieren und die Menge der schädlichen Mikroorganismen, die auf der Darmschleimhaut wachsen oder sie besiedeln, senken.

Nachdem Lisa umfassend untersucht worden war und eine bestätigte Diagnose erhalten hatte, dass sie unter dem Reizdarmsyndrom litt, führte ich eine noch gründlichere Stuhlanalyse durch. Die Ergebnisse dieser Stuhlanalyse ergaben, dass ihre Darmflora nicht nur von einer relativ niedrigen Gesamtmenge an Mikroorganismen gekennzeichnet war, sondern auch durch eine geringe Vielfalt, insbesondere durch eine geringe Menge der nützlichen Bakteriengattungen *Lactobacillus* und *Bifidobacterium*. Darüber hinaus verfügte sie nur über geringe Mengen der Nährstoffquellen, die ihre Darmzellen benötigten, um sich bester Gesundheit zu erfreuen. Mit dieser überaus wichtigen Information war ich in der Lage, Lisa eine Empfehlung zu geben, welche speziellen Probiotika sie am besten zu sich nehmen sollte, und ich konnte ihr dabei helfen, präbiotische und probiotische Nahrungsmittel zu identifizieren.

Darüber hinaus empfahl ich ihr weitere Nahrungsmittel, die zusammen mit den Probiotika dabei helfen sollten, die Darmgesundheit und die Intaktheit ihrer Darmschleimhaut zu fördern. Zu guter Letzt minimierte Lisa die mit ihrem intensiven Training und der hohen Stressbelastung verbundenen Veränderungen ihrer allgemeinen Immunbalance. Nach einigen Wochen, in denen Lisa diese Umstellungen vorgenommen hatte, stellte sie fest, dass die Symptome ihres Reizdarmsyndroms und ihre Heißhungerattacken nachließen. Nach zwei Monaten waren die Symptome ihres Reizdarmsyndroms und ihre Heißhungerattacken komplett verschwunden, und sie war auf dem besten Weg zu einer erstrebenswerten und gesunden Körperzusammensetzung.

Diese Fallstudie zeigt eindrucksvoll das ganze Ausmaß der symbiotischen Beziehung, die wir mit unserer Darmflora eingehen. Diese Beziehung muss gehegt und gepflegt werden, um eine harmonische Koexistenz zu erreichen und aufrechtzuerhalten. Das gilt insbesondere für Frauen, die anfällig dafür sind, unter dem Reizdarmsyndrom zu leiden.

BOMBEN FÜR DEN DARM

Eine gesunde, ausgewogene Kost, die reich an Probiotika und Präbiotika ist, ist der Schlüssel, um eine gedeihende, vielfältige Darmflora aufzubauen und zu erhalten. Aber Sie können nicht erwarten, dass Ihr glückliches, gesundes Darmmikrobiom den Bomben standhält, mit denen viele von uns ihren Darm attackieren – manchmal täglich. Im Folgenden einige verbreitete Feinde Ihrer nützlichen Bakterien und Ratschläge, wie Sie Ihr Mikrobiom vor Schädigungen schützen können.

Antibiotika: Schon der Name sagt es – *Anti*biotika. Es besteht kein Zweifel, dass diese Medikamente in unserem modernen medizinischen Arsenal zur Bekämpfung von Krankheiten eine wichtige Rolle spielen und weltweit dazu beigetragen haben, Leben von Menschen zu verbessern und zu verlängern. Aber sie werden auch schlimm missbraucht und übermäßig angewendet. Die *Centers for Disease Control and Prevention (CDC)* schätzen, dass etwa die Hälfte aller verordneten Antibiotika unnötigerweise verschrieben werden, da viele Krankheiten, zu deren Bekämpfung sie eingesetzt werden, von Viren verursacht werden und der Einsatz von Antibiotika deshalb wirkungslos ist. Wenn Sie eine Erkältung oder Halsschmerzen haben oder unter einer anderen Infektion der oberen Atemwege leiden, sind eine Hühnersuppe (mit viel Knoblauch) und Ruhe das probate Mittel. Ersparen Sie Ihrem Darm die Dezimierung der Bakterien, die durch die Einnahme von Antibiotika ausgelöst wird. Auf diese Weise haben Sie langfristig eine höhere Immunität, und Antibiotika werden besser wirken, wenn Sie sie wirklich benötigen. Bei Ihnen zu Hause reichen Wasser und Seife vollkommen aus, um sich die Hände zu waschen oder zu putzen. Meiden Sie antibakterielle Produkte.

Entzündungshemmende Mittel: Dieser Hinweis ist in vielerlei Hinsicht wichtig. Frauen nehmen oft nichtsteroidale Antirheumatika (NSAR) wie Ibuprofen (Advil) und Naxopren (Aleve) gegen Menstruationskrämpfe ein. Diese Medikamente wirken, indem sie die Produktion bestimmter hormonartiger Prostaglandine genannter Substanzen reduzieren, die die Krämpfe verursachen. Es gibt jedoch auch Prostaglandine, die die Magenschleimhaut und die Darmschleimhaut schützen. Die Einnahme nichtsteroidaler Antirheumatika mindert auch die Produktion dieser Prostaglandine. Das führt zu einer Erosion der schützenden Darmschleimhaut, was wiederum zu einer gesundheitlichen Beeinträchtigung führen kann, die als Leaky-Gut-Syndrom bekannt ist. Dabei wird die Darmwand zu durchlässig, sodass Giftstoffe aus dem Darm ins Blut gelangen und Entzündungen, Magen-Darm-Beschwerden und Autoimmunerkrankungen verursachen oder die sportliche Leistungsfähigkeit beeinträchtigen können.

Dieses Problem ist besonders ernst zu nehmen, wenn Sie sportlich aktiv sind, weil Ihr Darm bereits aufgrund der Belastung durch die körperliche Anstrengung anfällig für Schädigungen ist. Denn während des Trainings wird das sauerstoffreiche Blut zu den arbeitenden Muskeln gepumpt, sodass der Darm unter Sauerstoffmangel leidet und damit irgendwie klarkommen muss. Probiotika tragen selbst unter diesen Bedingungen dazu bei, für starke Darmbarrieren zu sorgen. Die Darmbarrieren durch die Einnahme nichtsteroidaler Antirheumatika zu schwächen, öffnet die Tür – und Ihre Darmwand – für Probleme.

Künstliche Süßstoffe: Neue Forschungsergebnisse haben ergeben, dass künstliche Süßstoffe die Darmbakterien in einer Weise verändern, die zu einer Glucoseintolerenaz führt. Das passiert normalerweise, wenn Ihr Körper die hohe Zuckerlast Ihrer Kost nicht verkraften kann, und bereitet den Weg für Fettleibigkeit und Stoffwechselerkrankungen wie Diabetes. Die Entwicklung einer Glucoseintoleranz kann einer der Gründe dafür sein, dass Menschen, die viel Diät-Softdrinks trinken, in Wahrheit eher übergewichtig sind, obwohl sie weniger Zucker und weniger Kalorien zu sich nehmen.

Verarbeitete Lebensmittel: Lebensmittel, die raffinierten Zucker enthalten, verursachen im Darm eine explosionsartige Vermehrung von Firmicutes. Wenn dieser Bakterienstamm im Darm die Vorherrschaft übernimmt, folgt in der Regel eine Gewichtzunahme.

Orale Verhütungsmittel: Niemand redet darüber, aber Antibabypillen werden zusehends zu einem ernsthaften Gesundheitsproblem. Antibabypillen und andere hormonelle Verhütungsmittel interagieren in einer Weise mit Ihrer Darmflora, die Sie dem Risiko aussetzen kann, eine Autoimmunkrankheit zu entwickeln (was kurz gesagt bedeutet, dass das körpereigene Immunsystem gesunde Zellen angreift). Deshalb wirkt sich die Einnahme solcher Verhütungsmittel nicht nur auf Ihr Fortpflanzungssystem aus. Wie Sie bereits erfahren haben, wirken Östrogen und Progesteron auf den Hypothalamus, auf das zentrale Nervensystem, die Nieren und letztendlich auf den Darm, um nur einige Wirkungen zu nennen, die die Immunreaktionen verändern und Autoimmunerkrankungen auslösen können. Frauen, die orale Verhütungsmittel einnehmen, haben ein um 50 Prozent erhöhtes Risiko, an Lupus erythematodes zu erkranken.

PEAK-PERFORMANCE ▶▶▶

AUF DEN PUNKT GEBRACHT

- Die Bakterien in Ihrem Darm können Ihre Stimmung, Ihren Heißhunger und Ihre Fettspeicherung beeinflussen. Eine gesunde Darmflora zu hegen und zu pflegen ist von entscheidender Bedeutung.
- Die Einnahme probiotischer Nahrungsergänzungsmittel kann in Ordnung sein, aber Sie sollten dringend eine Kost zu sich nehmen, die reich an probiotischen und präbiotischen Nahrungsmitteln ist.
- Schlanke Menschen haben eine reichere, vielfältigere Darmflora als solche, die übergewichtig sind.
- Meiden Sie künstliche Süßstoffe. Sie können die Darmbakterien in einer Weise verändern, die eine Gewichtszunahme fördert.
- Nehmen Sie nur dann Antibiotika ein, wenn dies unbedingt erforderlich ist. Sie vernichten die guten Bakterien mit den schlechten.

9

BAUEN SIE IHRE KNOCHEN AUF

SIE KÖNNEN NICHT STARK SEIN, WENN IHR SKELETT SCHWACH IST – SO KÖNNEN SIE IHR KÖRPERGERÜST STÄRKEN

Als Frau haben Sie ein höheres Risiko als Männer, Knochenbrüche oder Stressfrakturen zu erleiden, insbesondere mit zunehmendem Alter. 80 Prozent aller Menschen, die in den USA unter Osteoporose leiden, sind Frauen. Die Hälfte der Frauen über 50 bricht sich aufgrund von Osteoporose, einer Erkrankung, bei der die Knochen brüchig werden, irgendwann im Laufe ihres Lebens einen Knochen. Das ist ein beängstigender Befund!

Aber Sie brauchen keine Angst zu haben. Nutzen Sie diese Informationen, um stark und kräftig zu sein. Wenn es um die Knochengesundheit geht, spielt die Zeit eine entscheidende Rolle, deshalb sollten Sie sofort anfangen, an der Gesundheit Ihrer Knochen zu arbeiten. Die meisten von uns betrachten ihre Knochen als eine statische Struktur, wie das innere Stahlträgergerüst eines Gebäudes. Doch in Wahrheit befinden sich die Knochen ständig in einem Zustand des Umbaus, in dessen Verlauf altes Knochengewebe abgebaut und am gleichen Ort neues Knochengewebe aufgebaut wird. Bei diesem Prozess des Knochenaufbaus (Modeling) und des Knochenumbaus (Remodeling) kommt es während der Kindheit und im frühen Erwachsenenalter zu einem Nettogewinn an Knochenmasse, und sowohl Männer als auch Frauen haben im Alter zwischen 30 und 35 die meiste Knochenmasse. Um die Dinge in die richtige Perspektive zu rücken: Während des ersten Lebensjahres werden 100 Prozent des Skeletts erneuert, doch dieser Anteil sinkt bis zum frühen Erwachsenenalter auf 10 Prozent, und mit zunehmendem Alter sinkt der Anteil des Knochenumbaus weiter.

Testosteron fördert den Muskelaufbau, was wiederum für kräftigere Knochen sorgt. Deshalb haben Sie als Frau zu dem Zeitpunkt, zu dem Sie am meisten Knochenmasse haben, bereits weniger Knochenmasse als Männer zu diesem Zeitpunkt. Ab dem Moment, in dem Sie die meiste Knochenmasse haben, geht es bergab, da zusehends mehr Knochen abgebaut als wiederaufgebaut werden. Östrogen spielt beim Knochenumbau eine wichtige Rolle, deshalb hilft es, den Abbau unter Kontrolle zu halten. Bei prämenopausalen Frauen schreitet der Knochenabbau mit ungefähr 0,5 bis 1 Prozent pro Jahr eher langsam voran. Nach der Menopause, wenn die schützenden Wirkungen des Östrogens nachlassen, kann sich der Knochenabbau auf bis zu 2 bis 3 Prozent beschleunigen.

Egal, ob Sie jung sind und Ihr Körper noch neue Knochen aufbaut, oder ob Sie die Menopause hinter sich haben und es mit Ihrem Knochenumbau bereits bergab geht – je früher sie etwas tun, desto stärker können Sie Ihr Skelett kräftigen und erhalten. Wie bei den Muskeln ist ein wenig Knochenverlust mit zunehmendem Alter unvermeidlich, aber Ihre Ernährungsgewohnheiten, Ihre Sportroutine und Ihre Lebensweise können sehr viel dazu beitragen, Ihnen dabei zu helfen, das Körpergerüst, das Sie haben, zu behalten.

BEWIRKEN SIE ETWAS

Jede Ihrer Bewegungen wird dadurch bewirkt, dass Ihre Muskeln an Ihren Knochen ziehen, um die Bewegung stattfinden zu lassen. Je mehr Sie Ihren Körper bewegen, desto stärker belasten Sie Ihre Knochen. Die Zellen in Ihren Knochen registrieren die Belastung und reagieren darauf, indem sie dafür sorgen, dass Ihre Knochen dichter und kräftiger werden. Mädchen und Jungen, die sportlich aktiv sind, haben, wenn sie größer werden, eine höhere maximale Knochenmasse als ihre Altersgenossen, die sich nicht bewegen. Regelmäßiges Training erhöht nicht nur Ihre Knochendichte, sondern kann auch dazu beitragen, Knochenverlust vorzubeugen, wenn Sie älter werden, und sogar ein wenig Knochenverlust zu ersetzen. Die besten sportlichen Aktivitäten sind diejenigen, bei denen das eigene Körpergewicht als Belastungsanreiz eingesetzt wird (und Sie gezwungen sind, gegen die Schwerkraft anzuarbeiten), und solche mit mäßiger Aufprallbelastung wie Gehen, Laufen, Tanzen, Tennis und andere Ballsportarten sowie Krafttraining. Radfahren und Schwimmen sind sehr gut für die Muskeln und das Herz, aber nicht so sehr für die Knochen. Wenn das Ihre primären sportlichen Aktivitäten sind, sollten Sie Ihre Trainingsroutine einige Male in der Woche um Crosstraining (wie die in Kapitel 7 vorgestellten Übungen) ergänzen, um Ihr Skelett stark zu halten. Achten Sie darauf, gezielt den Oberkörper zu trainieren, da Frauen dazu tendieren, im Oberkörper weniger Muskelmasse – und somit auch dünnere Knochen – zu haben.

Wenn bei Ihnen bereits Osteoporose oder Osteoponie (eine Minderung der Knochendichte, die jedoch nicht so weit unter dem Normwert liegt, um als osteoporotisch eingestuft zu werden) diagnostiziert wurde, sollten Sie Ihre sportlichen Aktivitäten vielleicht mit ein wenig mehr Bedacht auswählen, aber Sie können und sollten dennoch Sport treiben, um einem weiteren Knochenabbau vorzubeugen. Generell gilt in diesem Fall, dass Sie Aktivitäten mit starker Aufprallbelastung wie plyometrische Übungen und solche, die mit vielen Dehn- und Drehbewegungen verbunden sind und zu viel Druck auf die Wirbel Ihrer Wirbelsäule ausüben können, vermeiden sollten. Auf jeden Fall sollten Sie weiterhin zwei- oder dreimal in der Woche Krafttraining betreiben.

Zahlreiche Studien haben ergeben, dass postmenopausale Frauen mit einer niedrigen oder sehr niedrigen Knochendichte erheblich – bis zu 1 Prozent im Jahr – an Knochendichte in der Wirbelsäule und den Hüften, also jenen Bereichen, die am stärksten von Osteoporose betroffen sind, gewinnen können, wenn sie regelmäßig Krafttraining betreiben.

Führen Sie vor allem Haltungsübungen durch, zum Beispiel solche für den oberen Rücken zur Stärkung der Muskeln zwischen den Schulterblättern. Diese Übungen können die Muskeln stärken, die Ihre Wirbelsäule stützen, und hängenden Schultern und einer nach vorne gebeugten Haltung vorbeugen, unter der ältere Frauen leiden können. Das ist wichtig, da eine solche Haltung die Wirbelsäule einer übermäßigen Belastung aussetzt und Kompressionsfrakturen nach sich ziehen kann.

Darüber hinaus ist Tai Chi für jeden eine sehr gut geeignete Art des körperlichen Trainings, insbesondere jedoch für Frauen mit dünner werdenden Knochen, da es den gesamten Unterkörper stärkt und hervorragend für das Gleichgewichtsgefühl ist. Indem Sie Ihr Gleichgewichtsgefühl verbessern, senken Sie Ihr Risiko zu stürzen, und ein Sturz kann für Menschen, die unter Osteoporose leiden, sehr gefährlich sein. Kulturen, in denen ältere Frauen noch aktiv und voller Kraft am Leben teilnehmen, zeichnen sich dadurch aus, dass Tai Chi dort zum täglichen Programm gehört oder ähnliche Arten von Übungen praktiziert werden.

SOLLTEN SIE EINE KNOCHENDICHTEMESSUNG DURCHFÜHREN LASSEN?

Bei den meisten gesunden Frauen, die noch nicht 65 oder älter sind, ist eine Knochendichtemessung in der Regel nicht erforderlich. Wenn bei Ihnen jedoch Risikofaktoren vorliegen, also Osteoporose bereits in Ihrer Familie aufgetreten ist oder Sie Medikamente wie Glucocorticoide (Stereoide) eingenommen haben, von denen bekannt ist, dass sie die Knochengesundheit beeinträchtigen, oder wenn Sie Anlass zu der Vermutung haben, dass Sie Probleme mit der Knochendichte haben, was der Fall sein kann, wenn Sie anfällig für Stressfrakturen sind, sollten Sie mit Ihrem Arzt darüber reden, ob Sie mittels einer sogenannten Dual-Röntgen-Absorptiometrie (DXA oder DEXA) eine Knochendichtemessung durchführen lassen sollten, um einen Basiswert im Hinblick auf Ihre Knochendichte zu erhalten.

HABEN SIE MILCH GETRUNKEN? VIELLEICHT NÜTZT DAS NICHTS

Der National Dairy Council, ein Interessenverband der Milcherzeuger, hat mit seinen Werbekampagnen so durchschlagenden Erfolg gehabt, dass das Trinken von Milch nahezu mit dem Aufbau von Knochen gleichgesetzt wird. Nun ja, so einfach ist die Sache nicht. Es stimmt zwar, dass Kalzium ein entscheidender Bestandteil des Knochenaufbaus ist. Tatsächlich wird nahezu der komplette Kalziumvorrat des Körpers in den Knochen und in den Zähnen gespeichert, deren Struktur und Härte es unterstützt.

Doch Kalzium wird nicht einfach nur in den Knochen eingelagert und verharrt dort. Der Körper verwendet diesen wichtigen Mineralstoff für zahlreiche Funktionen, unter anderem für die Regulierung des Herzrhythmus, die Übertragung von Nervenimpulsen, die dafür sorgen, dass die Muskeln kontrahieren können, und sogar für die Blutgerinnung. Wenn Ihr Körper für die Ausübung dieser Funktionen nicht ausreichend Kalzium hat, leiht er sich etwas von der Knochenbank – Ihrem Skelett. Sie müssen mit Ihrer Kost reichlich Kalzium zu sich nehmen, damit Ihr Skelett nicht geschwächt wird. Neuere Studien stellen jedoch infrage, wie viel Kalzium erforderlich ist und welche Nahrungsmittel die besten Kalziumquellen sind.

Gegenwärtig empfiehlt das *Institute of Medicine* Frauen im Alter zwischen 19 und 50, täglich 1.000 Milligramm Kalzium, und Frauen über 50, täglich 1.200 Milligramm Kalzium zu sich zu nehmen. Das Problem ist, dass es keine Forschungserkenntnisse gibt, die bestätigen, dass die Einnahme einer solchen Menge Kalzium wirklich die Knochen schützt. Tatsächlich kann es sogar im Hinblick auf andere Aspekte der Gesundheit schädlich sein.

Eine von Wissenschaftlern der *Harvard University* durchgeführte groß angelegte Studie, an der männliche und weibliche Teilnehmer aus Gesundheitsberufen teilnahmen, ergab zum Beispiel, dass die Teilnehmer, die pro Woche nur ein Glas Milch oder weniger tranken, kein höheres Risiko hatten, sich eine Hüfte oder einen Unterarm zu brechen als die Teilnehmer der Studie, die mehr Milch tranken. Andere Studien, in deren Rahmen Teilnehmer, die Kalziumsupplemente einnahmen, mit Teilnehmern einer Kontrollgruppe verglichen wurden, die Placebos einnahmen, ergaben, dass die Einnahme von Kalziumsupplementen keinen Schutz vor Knochenbrüchen bot. Für noch mehr Verwirrung sorgten andere Forschungsergebnisse, die ergaben, dass die Einnahme von Kalzium ohne die Einnahme von Vitamin D, das bei der Erhaltung der Knochengesundheit eine sehr wichtige Rolle spielt, das Risiko, eine Hüftfraktur zu erleiden, sogar erhöhen kann. In anderen Ländern gelten deutlich niedrigere Empfehlungen für die tägliche Kalziumaufnahme, ohne dass dort eine erhöhte Rate an Skeletterkrankungen zu verzeichnen ist.

Im Moment gibt es also nicht viele wissenschaftliche Erkenntnisse, die darauf hinweisen, dass es gut ist, viel Milch zu trinken. Eine bessere Möglichkeit, sowohl Kalzium als auch Vitamin D zu sich zu nehmen, besteht darin, mehrmals in der Woche Fisch zu essen. Was den Kalziumgehalt und den Vitamin-D-Gehalt angeht, können Sardinen und Lachs es mit Milch aufnehmen (etwa 200 bis 300 Milligramm pro Portion), wobei Lachs sogar noch mehr Vitamin D enthält als Milch. Auch bestimmte Joghurts sind mit diesen beiden knochenbildenden Nährstoffen angereichert. Wenn Sie keinen Fisch und keine Milchprodukte mögen (und selbst wenn Sie diese Produkte mögen), sollten Sie in Erwägung ziehen, ein Vitamin-D-Nahrungsergänzungsmittel mit einer Dosierung zwischen 1.000 und 5.000 IE einzunehmen (in Kapitel 15 finden Sie weitere Informationen über Nahrungsergänzungsmittel), weil Studien ergeben haben, dass viele Männer und Frauen einen Mangel an beiden Nährstoffen aufweisen.

Auch Vitamin K spielt eine sehr wichtige Rolle bei der Knochenbildung, doch ungeachtet dessen wird dieser Nährstoff nur wenig beachtet und unterschätzt. Niedrige Vitamin-K-Spiegel wurden mit geringer Knochendichte assoziiert. Die von Wissenschaftlern der *Harvard University* geleitete *Nurses' Health Study* ergab, dass die Teilnehmerinnen der Studie, die einmal am Tag eine Portion Salat oder andere Vitamin-K-reiche Nahrungsmittel (grünes Blattgemüse und anderes Gemüse) zu sich nahmen, ein um 50 Prozent geringeres Risiko hatten, eine Hüftfraktur zu erleiden, als die Frauen, die nur einmal in der Woche ein solches Produkt zu sich nahmen. Es ist wirklich nicht schwer, die empfohlenen 90 bis 120 Mikrogramm zu sich zu nehmen, die man am Tag benötigt. Eine Portion Brokkoli, Rosenkohl oder dunkelgrünes Blattgemüse reicht schon. Und darüber hinaus ist Blattgemüse auch noch eine gute Kalziumquelle.

LAUFENDE FRAUEN UND STRESSFRAKTUREN

Stressfrakturen machen vielen jungen Sportlerinnen zu schaffen und können selbst dann, wenn der Menstruationszyklus regelmäßig zu sein scheint, mit Östrogenmangel und Menstruationsstörungen zusammenhängen.

Jillian ist eine wettkampforientierte Triathletin, die in ihrer Altersklasse regelmäßig 70.3-Triathlons und Ironman-Wettkämpfe (113 Kilometer) gewinnt oder einen der ersten drei Plätze belegt. Sie suchte mich mit einer Stressfraktur im Wadenbein (einem kleineren Beinknochen, der nicht viel Gewicht trägt) und einer Schwachstelle im Schienbein auf. Ihr Wunsch war, dass die Stressfraktur heilte, und sie wollte Knochenmasse aufbauen, um weiteren Brüchen vorzubeugen, weil sie in naher Zukunft vorhatte, an den Ironman Championships auf Hawaii teilzunehmen.

Obwohl ihr Menstruationszyklus regelmäßig war, hatte ihr Arzt ihr gesagt, dass sie zu viel trainiere und mehr essen müsse und ihr geraten, über Alternativen zu Langstrecken-Triathlons nachzudenken. Als wir ihre Ernährung und ihren Trainingsplan analysierten, fanden sich durchaus gewisse Spielräume für Verbesserungen durch eine Erhöhung ihrer Gesamtaufnahme an Protein und Fett, aber sie hatte keinen Kalzium-, Vitamin-D- oder Vitamin-K-Mangel.

Um dem Ganzen ein wenig tiefer auf den Grund zu gehen, führten wir eine Reihe von Blutuntersuchungen durch, um ihren Östrogen-, Progesteron-, Cortisol-, DHEA- und Testosteronspiegel zu bestimmen. Die Ergebnisse deuteten

KNOCHENBANKRÄUBER

In der gleichen Weise, in der Ihre Ernährung und Lebensweise dazu beitragen können, Ihre Knochen aufzubauen, kann beides auch dazu führen, dass Knochen abgebaut werden. Wie Sie bereits erfahren haben, ist eine sitzende Lebensweise eher schlecht. Aber wenn Sie dieses Buch in den Händen halten, mache ich mir keine allzu großen Sorgen, dass Ihre Lebensweise sich dadurch auszeichnet, dass Sie zu viel sitzen. Ein anderer schlimmer Knochenräuber ist das Rauchen. Auch in dieser Hinsicht gehe ich davon aus, dass das für die meisten von Ihnen kein Problem ist. Allerdings kenne ich durchaus einige sportlich aktive Frauen, die heimlich rauchen. Falls das auf Sie zutrifft, tun Sie Ihren Knochen (und jedem anderen Teil Ihres Körpers) einen Gefallen und hören Sie damit auf. Neben allen möglichen anderen schlimmen Folgen, die das Rauchen für die Gesundheit hat, wurde es auch mit geringer Knochendichte assoziiert.

darauf hin, dass sie zwar einen normalen Zyklus zu haben schien, ihre Hormonspiegel jedoch alles andere als normal waren. Jillian hatte niedrige Östrogen- und Progesteronwerte, was eine kurze Lutealphase zur Folge hatte. Zudem hatte sie erhöhte Cortisol- und niedrige DHEA-Spiegel (unter Stress greift die Cortisolproduktion auf Reproduktionshormone zurück, um Stresshormone zu bilden). Die Kombination aus einem hormonellen Ungleichgewicht und dem hohen Trainingsvolumen und einer nicht ganz ausreichenden Kalorienaufnahme verursachte eine Reduktion des Knochenaufbaus und des Knochenumsatzes, was letztendlich zu einer niedrigeren Knochendichte führte.

Im Laufe der folgenden 6 Monate nahmen wir gezielte Veränderungen ihrer Ernährungsweise vor, um die Cortisolproduktion zurückzufahren. Insbesondere stellten wir ihre Kost so um, dass sie ihr Training unterstützte, ergriffen Maßnahmen, damit sie besser schlief und ihr Körper sich dadurch optimal regenerieren konnte, und förderten die Entwicklung ihrer Knochen durch eine Erhöhung ihrer Kalzium-, Vitamin-D- und Vitamin-K-Aufnahme. All diese Maßnahmen zusammen bewirkten, dass die Spiegel der Hormone, die ihren Menstruationszyklus steuerten, wieder ins Gleichgewicht gebracht werden konnten. Jillians Stressfraktur verheilte ohne weitere Komplikationen, ihre Körperzusammensetzung verbesserte sich, und das Gleiche galt für ihr Training, ihre Regeneration und ihre Leistungsfähigkeit.

Alkoholkonsum ist ebenfalls ein potenzieller Knochenräuber. Es gibt zwar einige wissenschaftliche Erkenntnisse, die darauf hindeuten, dass moderater Alkoholkonsum eine schützende Wirkung für die Knochen haben kann, aber es gibt unbestreitbare Beweise dafür, dass starkes Trinken schlecht für die Knochen ist. Wenn Sie also Alkohol trinken, begnügen Sie sich mit einem Drink (350 ml Bier, 150 ml Wein oder 45 ml Spirituosen) am Tag. Achten Sie auch auf Ihren Softdrink-Konsum, vor allem auf Ihren Cola-Konsum. Allerdings sind alle Softdrinks problematisch. Es gibt wissenschaftliche Erkenntnisse, die darauf hindeuten, dass ein hoher Softdrink-Konsum die Knochen schwächen kann, indem das Kalzium-Phosphor-Gleichgewicht des Körpers dadurch in eine ungünstige Richtung verändert wird. Die *Framingham-Osteoporosis-Studie* ergab, dass Frauen, die angaben, jeden Tag Cola zu trinken, eine niedrigere Knochendichte hatten als Frauen, die berichteten, seltener als einmal im Monat Cola zu trinken.

Abschließend noch ein Hinweis: Wenn Sie Ihre Periode nicht mehr bekommen, weil Sie unter der sogenannten Triade der sporttreibenden Frau (Female Athlete Triad) leiden, einem Zustand, der auch unter der Bezeichnung RED-S (Relatives Energiedefizit-Syndrom) bekannt ist, ist es unbedingt geboten, dass Sie die diesem Problem zugrunde liegenden Ursachen angehen. Frauen, die ihre Periode nicht mehr bekommen, weil sie extrem wenig wiegen, sich nicht ausreichend ernähren oder übermäßig viel trainieren, können in einem signifikanten Ausmaß an Knochendichte verlieren, die selbst dann, wenn die Periode wieder eintritt, nur sehr schwer oder gar nicht mehr wiederaufgebaut werden kann.

PEAK-PERFORMANCE ▸▸▸
AUF DEN PUNKT GEBRACHT

- Achtzig Prozent der Menschen, die in den USA an Osteoporose leiden, sind Frauen.
- Zwei- oder dreimal Krafttraining pro Woche stärkt die Knochen und das Skelett.
- Es gibt keine verlässlichen wissenschaftlichen Erkenntnisse, die einen Zusammenhang zwischen dem Trinken von Milch und starken Knochen belegen. Ziehen Sie andere Möglichkeiten in Erwägung, um Ihre Knochengesundheit zu verbessern.
- Stressfrakturen können auf ein ernst zu nehmendes hormonelles Ungleichgewicht hinweisen.
- Falls Sie Softdrinks trinken, machen Sie Schluss mit dieser Gewohnheit. Sie sind schlecht für Ihre Knochen.

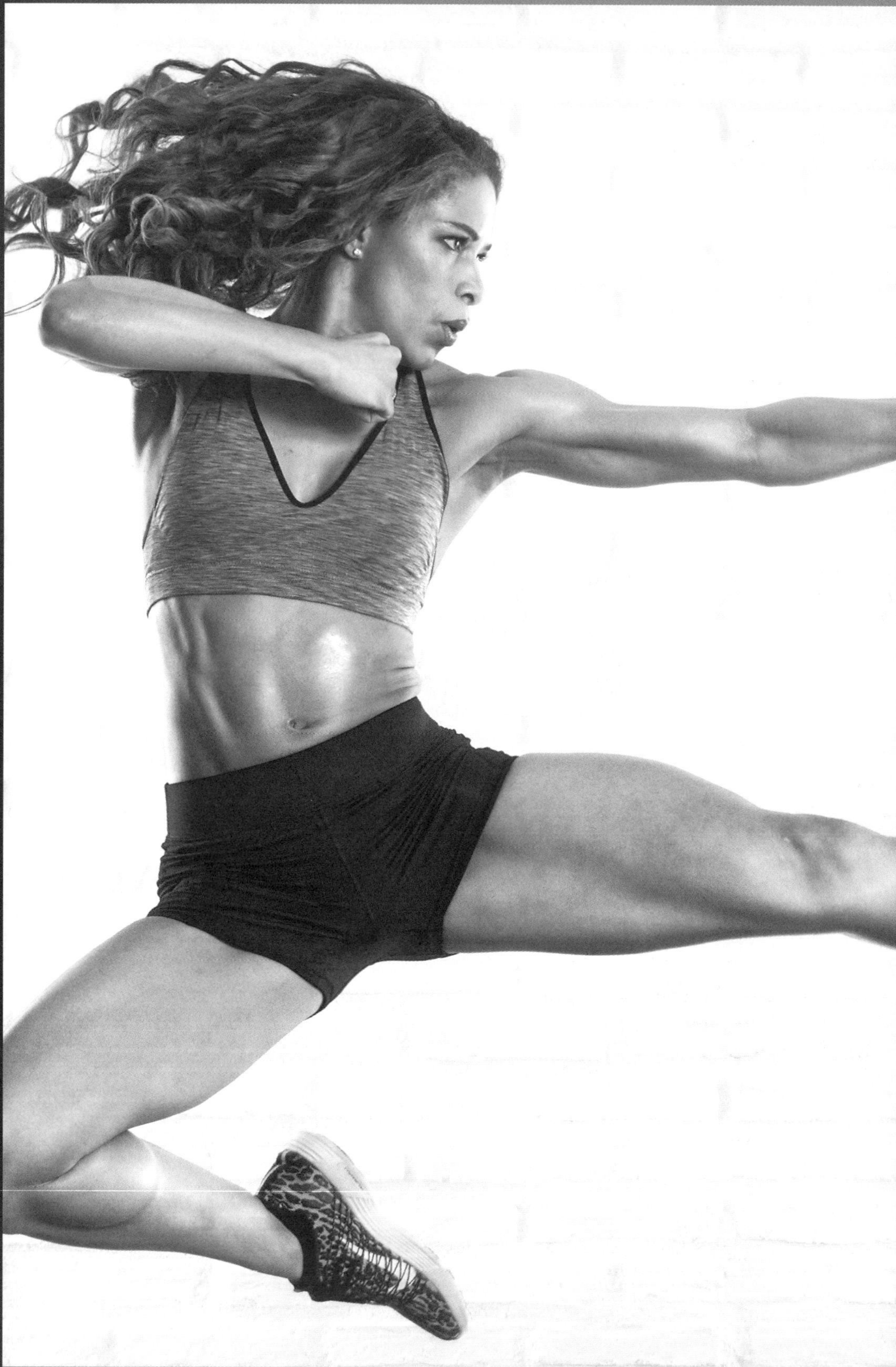

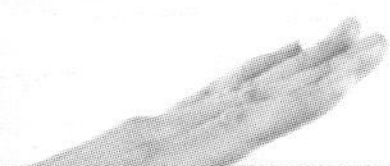

TEIL 3

IHR PLAN, UM SPITZENLEISTUNGEN ZU ERBRINGEN

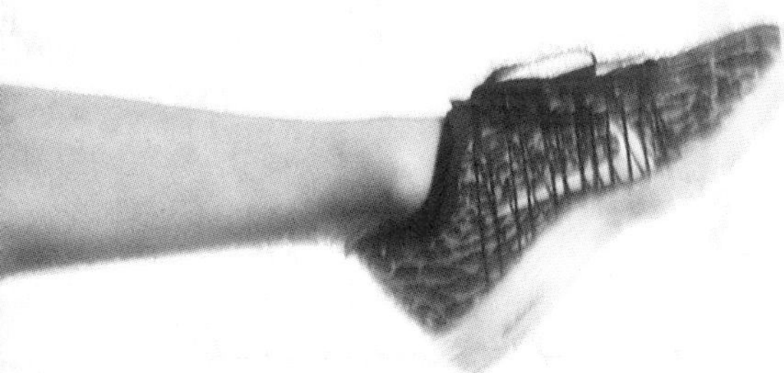

10

DIE TÄGLICHE BRENNSTOFFZUFUHR

EINE SCHLECHTE ERNÄHRUNG KÖNNEN SIE NICHT WETTMACHEN, ABER EINE OPTIMALE ERNÄHRUNG KANN IHNEN HELFEN, EINE PERSÖNLICHE BESTLEISTUNG ZU ERZIELEN

Angesichts all der widersprüchlichen Informationen, was man essen sollte und was nicht, ist es schwierig, alles richtig zu machen. Um eins ganz klar zu sagen: Ich behaupte nicht, dass eine Frau sich 100-prozentig richtig oder 100-prozentig falsch ernähren kann. Das ist unmöglich. Aber ich sage sehr wohl, dass es bestimmte Nährstoffe – Makro- und Mikronährstoffe – gibt, die eine Frau zu sich nehmen muss, um sich so gut zu fühlen wie nur irgend möglich und um das Beste aus sich herausholen zu können. Werfen wir einen Blick auf die erforderlichen Bestandteile der täglichen Kost einer sportlich aktiven Frau.

DER MAKRONÄHRSTOFF-WIRRWARR

Es gibt drei Makronährstoffe, die jede Frau (genau genommen jeder Mensch) benötigt: Kohlenhydrate, Proteine und Fette. Jeder dieser Makronährstoffe ist irgendwelchen Modediäten zum Opfer und in Ungnade gefallen. Insbesondere Fett war viele Jahre lang gar nicht angesagt. Aber all diese Makronährstoffe sind sowohl für die sportliche Betätigung und die anschließende Regenerierung als auch für das tägliche Leben von entscheidender Bedeutung. In Kapitel 11 werden Sie erfahren, wie Sie Ihren Körper speziell vor dem Training, während des Trainings und nach dem Training mit Brennstoff versorgen. Doch zunächst konzentrieren wir uns auf die ganz alltägliche, nicht speziell auf sportliche Bedürfnisse zugeschnittene Nahrungszufuhr, die am besten geeignet ist, die Physiologie eines aktiven weiblichen Körpers zu unterstützen.

GROSSE GEHIRNE BENÖTIGEN KOHLENHYDRATE

Zu verstehen, wie und warum wir als Spezies so große Gehirne entwickelt haben, ist eines der mit den meisten Rätseln verbundenen Themen bei der Erforschung der menschlichen Evolution. Aber es gilt weithin als gesichert, dass die Vergrößerung des menschlichen Gehirns zum Teil mit Veränderungen der menschlichen Ernährung zusammenhängt, die sich im Laufe der vergangenen drei Millionen Jahre vollzogen haben. Besonderes Augenmerk hat die Wissenschaftsgemeinde dabei auf einen Anstieg des Fleischkonsums und die Entwicklung von Gartechniken gelegt. In einer neuen in der Zeitschrift *Quarterly Review of Biology* veröffentlichten Studie argumentieren Dr. Karen Hardy und ihr Team auf der Basis archäologischer, anthropologischer, genetischer, physiologischer und anatomischer Daten, dass der Verzehr von Kohlenhydraten, insbesondere in Form von Stärke, im Laufe der vergangenen Millionen Jahre für die beschleunigte Expansion des menschlichen Gehirns eine entscheidende Rolle gespielt hat.

Angesichts der globalen Zunahme von Fettleibigkeit und ernährungsbedingten Stoffwechselkrankheiten richtet sich das Interesse zunehmend auf die Ernährungsweisen unserer Vorfahren in der Altsteinzeit, unter anderem, weil die menschliche Physiologie für die Nährstoffprofile optimiert sein sollte, die der Ernährungsweise des Menschen im Laufe der Evolution zugrunde gelegen haben. Bis heute stand im Hinblick auf die Erforschung der Entwicklung des menschlichen Gehirns im Laufe der zurückliegenden zwei Millionen Jahre vor allem die Rolle tierischen Proteins und des Garens im Fokus der Aufmerksamkeit, wohingegen die Bedeutung von Kohlenhydraten, insbesondere in Form stärkehaltiger pflanzlicher Nahrungsmittel, weitgehend übersehen wurde.

Dr. Hardys Team richtet den Blick auf die folgenden Beobachtungen, um Belege dafür zusammenzutragen, dass mit der Nahrung aufgenommene Kohlenhydrate

KOHLENHYDRATE ODER KEINE KOHLENHYDRATE – DAS IST NICHT DIE FRAGE

Früher, in den guten alten, fettarmen Zeiten, als Fett verpönt war, wurde der Verzehr von Kohlenhydraten maßlos übertrieben. Uns mit stärkehaltigen Bagels und Nudeln vollzustopfen, hat uns in der Tat ungesund und übergewichtig gemacht. Inzwischen ist das Wort Kohlenhydrate regelrecht zu einem Schimpfwort geworden, selbst bei sportlich aktiven Frauen, die zunehmend eine Getreide- und Stärkephobie entwickeln. Doch wir können diesen essenziellen Makronährstoff nicht einfach aus unserer Kost verbannen. Kohlenhydrate sind für unsere tägliche Gesundheit unerlässlich.

für die Entwicklung des mit einem großen Gehirn ausgestatteten Menschen unerlässlich waren:

- Das menschliche Gehirn verwendet bis zu 25 Prozent des Energiebudgets des Körpers und ungefähr 60 Prozent des Blutzuckers. Die Synthese von Glucose aus anderen Quellen ist zwar möglich, aber nicht effizient, und es ist unwahrscheinlich, dass dieser hohe Glucosebedarf durch eine kohlenhydratarme Ernährung gedeckt werden konnte.
- Die menschliche Schwangerschaft und die Milchproduktion während der Stillzeit – was natürlich beides für uns Frauen spezifisch ist – stellt zusätzliche Anforderungen an das Glucosebudget des Körpers, und niedrige mütterliche Blutzuckerspiegel gefährden die Gesundheit sowohl der Mutter als auch ihres Babys.
- Stärke hätte den Menschen der Steinzeit in Form von Knollengewächsen, Samen, einigen Früchten und Nüssen einfach zur Verfügung gestanden.
- Während rohe Stärke für Menschen oft nur schwer verdaulich ist, verliert sie, wenn sie gegart wird, ihre kristalline Struktur und ist viel besser zu verdauen.
- Menschen haben viele Kopien des Gens für die Amylase im Speichel. Primaten haben deutlich weniger davon – im Vergleich zum Menschen nur ungefähr ein Drittel. Wir haben im Laufe der Evolution mehr dieser Gene entwickelt, um unsere Fähigkeit zu verbessern, Stärke zu verdauen.

Dr. Hardy argumentiert, dass die gleichzeitige Entwicklung des Garens und die Vermehrung der für die Amalyse im Speichel zuständigen Gene die Verfügbarkeit vorgebildeter Glucose für das Gehirn und für den Fötus erhöhte, was wiederum die Beschleunigung des Wachstums des Gehirns ausgelöst hat.

KOHLENHYDRATANTEIL IN GRAMM IN EINER NORMALEN PORTION

BROT UND BACKWAREN	FRÜHSTÜCKS-CEREALIEN UND GETREIDE-PRODUKTE	GEMÜSE
½ Vollkorn-Bagel (32 g)	85 g gekochte Haferflocken (27 g)	70 g Brokkoli (6 g)
2 Vollkorn-Pfannkuchen (34 g)	210 g gekochte Quinoa (29 g)	140 g Kartoffeln (26 g)
1 englischer Mehrkorn-Muffin (27 g)	100 g gekochter schwarzer Reis (34 g)	195 g Rote Bete (13 g)
½ Frucht-Muffin (23 g)		150 g Möhren (12 g)
1 kleines Vollweizen-Pita (16 g)		200 g Maiskörner (25 g)
1 Scheibe Sprossen-vollkornbrot (15 g)		135 g Süßkartoffel (35 g)
140 g gekochte Nudeln (35 g)		
190 g brauner Reis (45 g)		

Beginnen wir mit einigen physiologischen Grundlagen. Wenn Sie sich körperlich betätigen, verwendet der Körper Kohlenhydrate für die Energieerzeugung. Kohlenhydrate versorgen das Gehirn und das zentrale Nervensystem mit Brennstoff, helfen dem Körper, Fett zu verbrennen (wie Trainingsphysiologen gerne sagen: »Fett wird in der Flamme der Kohlenhydrate verbrannt«) und unterstützen den Körper, kostbares Muskelgewebe zu erhalten, indem sie dafür sorgen, dass er nicht auf Protein als primäre Energiequelle zurückgreift.

Denken Sie auch daran, dass Ihre Glykogenvorräte (in den Muskeln und in der Leber gespeicherte Kohlenhydrate) begrenzt sind. Wenn Ihre Vorräte voll aufgestockt sind, verfügen Sie ungefähr über 10 Gramm Glykogen pro Kilogramm Muskelgewebe (eine 61 Kilogramm schwere Frau verfügt ungefähr über 615 Gramm) und ungefähr 40 bis 45 Gramm Leberglykogen. Das reicht in der Regel aus, um einen 2-Stunden-Lauf zu absolvieren, abhängig von Ihrem Tempo. Je mehr Sie sich ins Zeug legen, desto schneller verbrennen Sie Ihre Vorräte. Das absolute Minimum an Kohlenhydraten, das man

OBST	MILCHPRODUKTE UND MILCHERSATZ-PRODUKTE	ANDERE PRODUKTE
1 kleine Tüte (42 g) Rosinen (34 g)	240 ml fettfreie Milch (12 g)	1 EL Marmelade, Honig oder Ahornsirup (17 g)
3 mittelgroße Datteln, frisch (31 g)	240 ml fettarmer Kefir (12 g)	45 g Schokochips (10 g)
1 großer Apfel (30 g)	240 ml Mandel-Cashew-Haselnuss-Milch (2 g)	43 g Ackerbohnen (Fava-Bohnen) (26 g)
1 mittelgroße Banane (27 g)	240 ml ungesüßte Mandelmilch (1 g)	100 g Kichererbsen, Kidneybohnen oder schwarze Bohnen (21 g)
1 mittelgroße Grapefruit (26 g)	230 g griechischer Joghurt (9 g)	80 g Edamame, geschält (10 g)
1 mittelgroße Birne (25 g)		
2 große frische Feigen (24 g)		
2 Kiwis (24 g)		
1 Handvoll rohe Kirschen (22 g)		
160 g frische Blaubeeren (21 g)		
1 mittelgroße Apfelsine (18 g)		
2 dicke Scheiben Ananas (16 g)		
160 g frische halbierte Erdbeeren (12 g)		
1 mittelgroßer Pfirsich (11 g)		
2 große Aprikosen, frisch (7 g)		

braucht, um zu überleben, beträgt 130 Gramm, was dem Äquivalent von ungefähr 520 Kalorien entspricht (enthalten in 100 Gramm ungekochten Nudeln, 200 Gramm Bohnen und einer Kartoffel). Diese Menge reicht nicht aus, um irgendwelche körperlichen Aktivitäten zu vollbringen. Es ist schlicht und einfach die Menge, die erforderlich ist,

KOFFEIN: EIN POTENZIEL LEISTUNGSSTEIGERNDER KICK

Koffein ist zweifellos eine der am meisten verwendeten leistungssteigernden Substanzen auf der Welt, und zwar sowohl für Sportler als auch für Nichtsportler! Koffein ist unter Ausdauersportlern wie zum Beispiel Rennradfahrern so beliebt, dass viele Teams sogar Kaffeevermarkter als Sponsoren haben. Koffein ist aus einem guten Grund so beliebt. Zum einen ist es ein überall auf der Welt bekanntes Hirnstimulans, das Ihnen einen schnellen Energieschub gibt, wenn Sie startklar sind. Zudem verbessert Koffein auch die Leistung, verlängert die Zeitspanne bis zur Erschöpfung und sorgt dafür, dass Anstrengungen einem weniger intensiv erscheinen. Oder einfacher ausgedrückt: Sie können länger und leistungsstärker laufen, Fahrrad fahren, schwimmen, rudern oder was auch immer tun und fühlen sich dabei weniger erschöpft.

Koffein verbessert die Ausdauer, indem es die Freisetzung von Fettsäuren stimuliert, was dem Körper dabei hilft, auf Fett als Brennstoff zurückzugreifen, sodass die Kohlenhydratvorräte nicht so schnell aufgebraucht werden. Aber anbei noch ein Hinweis für Sprinter und CrossFit-Sportler: Koffein steigert auch die Leistung. Es bewirkt eine Erhöhung des Kalziumgehalts in den Muskeln, was für eine Verstärkung der Muskelkontraktionen sorgt, und genau das brauchen Sie, wenn Sie auf den letzten 200 Metern eines Wettkampfs einen Spurt hinlegen oder sich durch die letzten Klimmzüge kämpfen.

Es gibt viele Formen, in denen man Koffein zu sich nehmen kann: Kaffee, Tees, Softdrinks, Pillen, Kaugummis und Drinks. Jedes dieser Produkte enthält unterschiedliche Dosen an Koffein. Ein doppelter Espresso liefert ungefähr 150 Milligramm, 470 Milliliter starker Kaffee enthalten 330 Milligramm, und eine Dose

um die Funktion des zentralen Nervensystems, die Produktion der roten Blutkörperchen und die Funktion des Immunsystems aufrechtzuhalten und das Gehirn mit Energie zu versorgen. Im Ruhezustand des Körpers benötigt allein das Gehirn ungefähr 60 Prozent der verwerteten Glucose.

Was Sie Tag für Tag zu sich nehmen, hat einen großen Einfluss darauf, wie viel Glykogen Sie zu einem gegebenen Zeitpunkt in Ihrem Brennstofftank haben, und das hat wiederum Einfluss auf Ihre sportliche Leistungsfähigkeit. Egal, ob Sie regelmäßig CrossFit-Training machen, schwimmen, laufen, Rad fahren oder begeistert irgendeinen anderen Sport treiben – es ist wichtig, dass Sie ausreichend Glykogen an Bord haben,

Energydrink enthält 80 Milligramm. Koffein wird vom Magen und vom Darm leicht absorbiert, sodass der Koffeinspiegel im Blut bereits 45 bis 60 Minuten nach der Einnahme den Maximalwert erreicht.

Wie viel Koffein Sie zu sich nehmen sollten, hängt von Ihrer Größe ab und davon, wie gut Sie es vertragen. Ganz allgemein liegt die empfohlene Tagesdosis zwischen 2 und 6 Milligramm pro Kilogramm Körpergewicht oder bei ein oder zwei Tassen Kaffee für eine 61 Kilogramm schwere Frau. Mehr ist definitiv nicht besser, und wenn Sie nicht daran gewöhnt sind, Koffein zu sich zu nehmen, fangen Sie mit einer niedrigen Dosis an und sehen Sie, wie gut Sie es vertragen (Koffein kann Nervosität und Hibbeligkeit verursachen und bei einigen Menschen zu Magen-Darm-Verstimmungen führen). Wie für alles andere gilt: Wenn Sie vorhaben, bei einem wichtigen sportlichen Ereignis oder bei einem Wettkampf Koffein zu sich zu nehmen, probieren Sie es unbedingt vorher beim Training aus, damit Sie wissen, wie Ihr Körper reagiert.

Um die bestmögliche Wirkung zu erzielen, nehmen Sie das Koffein eine Stunde vor einem Ausdauertraining zu sich (wobei die positive Wirkung der Fettfreisetzung sogar 3 bis 4 Stunden lang anhält) oder bis zu 20 Minuten vor einem hoch intensiven Training. Ziehen Sie in Betracht, Ihren Koffeinkonsum 3 bis 4 Tage vor dem Wettkampf zu reduzieren. Das gibt Ihrem Körper Zeit, seine Koffeintoleranz zu senken, was dazu beiträgt, eine maximale Wirkung zu erzielen. Verzichten Sie nicht ganz darauf, denn das könnte dazu führen, dass Sie unter Koffeinentzugssymptomen leiden.

damit Sie das, was Sie vorhaben, auch bewältigen können, insbesondere, wenn Sie lange oder intensive Trainingseinheiten planen. Ihren Yoga-Kurs können Sie wahrscheinlich hinter sich bringen, ohne Ihren Brennstofftank völlig zu entleeren, aber sobald Sie die Intensität Ihrer körperlichen Aktivität auf ein Level von ungefähr 75 Prozent Ihrer maximalen Sauerstoffaufnahmekapazität hochfahren (ein Level, bei dem Sie etwas beschleunigter atmen, sich aber noch unterhalten können), sind Ihre gesamten Vorräte nach ungefähr zwei Stunden aufgebraucht. Wenn Sie sich noch mehr ins Zeug legen und zum Beispiel ein paar 400-Meter-Sprints einschieben, können Sie sich noch schneller von Ihren Glykogenvorräten verabschieden. Tatsächlich ist die Verfügbarkeit von

Glykogen der wichtigste einzelne Faktor, der Ihre Fähigkeit limitiert, wenn es darum geht, intensiv zu trainieren und die Anstrengung und die Intensität der Belastung über einen längeren Zeitraum hinweg aufrechtzuhalten, egal, um was für eine sportliche Aktivität es sich auch handelt.

An dieser Stelle wäre ich nachlässig, wenn ich nichts über Fettadaption sagen würde, denn mir ist durchaus klar, dass es jede Menge Anhänger der Paleo-Diät gibt, und sich sehr fettreich und extrem kohlenhydratarm zu ernähren, ist gerade äußerst populär. Um die Eine-Million-Dollarfrage zu beantworten, ob die Paleo-Ernährung die sportliche Leistungsfähigkeit verbessern kann, glaube ich, dass die Antwort »Nein« lautet. Und zwar aus folgenden Gründen:

Kohlenhydratarme Ernährungsweisen sorgen für eine Erhöhung der Fettsäureoxidation, also der Fettverbrennung, während des Trainings und fördern die Fetteinlagerung in den Muskeln. Der Körper ist schlau. Wenn er nicht auf ausreichend primären Brennstoff zurückgreifen kann, um die Belastung, der er ausgesetzt ist, zu bewältigen, zapft er eine zweite Brennstoffquelle an – in diesem Fall Fett – und lagert anschließend vorsichtshalber mehr davon ein, um für die nächste Belastung gewappnet zu sein. Aber das führt nicht zu einer verbesserten Leistungsfähigkeit.

Forschungserkenntnissen zufolge gibt es keine Belege dafür, dass eine kohlenhydratarme Ernährungsweise im Vergleich zu einer Kost, die sich durch eine moderate Menge an Kohlenhydraten auszeichnet, zu realen Leistungsverbesserungen führt. Insbesondere bei Frauen erhöht eine fettreiche, sehr kohlenhydratarme Ernährung den Cortisolspiegel, was den Katabolismus befeuert und die Proteinsynthese beeinträchtigt. Mit anderen Worten: Ihr Körper zehrt von Ihren Muskeln und baut keine neuen auf, was ganz offensichtlich schlecht für die sportliche Leistungsfähigkeit ist. Zudem schädigt dieser Prozess Ihr Immunsystem, das durch die Belastung durch das Training sowieso bereits strapaziert wird. Letztendlich beeinträchtigt eine kohlenhydratarme Ernährung Ihre Fähigkeit, hoch intensive oder lange Trainingseinheiten zu bewältigen, und setzt Ihren Körper einer extremen Belastung aus.

Das bedeutet nicht, dass Sie sich den Teller mit Brot und Nudeln vollladen müssen. Als Frau steigt Ihre Sensibilität gegenüber Kohlenhydraten mit zunehmendem Alter, weil Ihr Östrogenspiegel sinkt. Deshalb ist es unter dem Gesichtspunkt des Blutzuckerspiegels und des Stoffwechsels nachteilig, sich zu kohlenhydratreich zu ernähren. Unter Berücksichtigung ernährungsphysiologischer Gesichtspunkte sind stärkehaltige Gemüsesorten wie Süßkartoffeln, Yamswurzeln und Winterkürbisse sowie Wurzelgemüse wie Möhren, Zwiebeln und Knoblauch bessere Kohlenhydratquellen. Sie müssen sich nicht mit Kohlenhydraten vollstopfen, aber Sie sollten den ganzen Tag über die richtigen, der Physiologie Ihres Körpers und Ihrem Fitnessniveau entsprechenden Kohlenhydrate zu sich nehmen (und ihre Einnahme vor dem Training, während des Trainings und nach dem Training korrekt timen, worauf wir im nächsten Kapitel ausführlich eingehen werden).

Aufgrund der Erfahrungen der Sportlerinnen, mit denen ich zu tun habe, würde ich sagen, dass es sowohl im Hinblick auf die Körperzusammensetzung als auch im Hinblick auf die sportliche Leistungsfähigkeit am besten ist anzustreben, täglich ungefähr 40 bis 45 Prozent der aufgenommen Kohlenhydrate in Form kohlenhydrathaltiger Vollwertprodukte zu sich zu nehmen (wie Gemüse, Obst und alte Getreidesorten).

SEIEN SIE BEIM PROTEIN WÄHLERISCH

Für die meisten Menschen wird Protein wahrscheinlich immer ein Ernährungsliebling sein. Warum das so ist, ist leicht zu verstehen. Es gibt offenbar keine positive Wirkung, die Protein nicht zugeschrieben wird. Sie wollen abnehmen? Essen Sie Protein! Sie wollen Blutzuckerschwankungen reduzieren? Essen Sie Protein! Sie wollen Muskeln aufbauen? Essen Sie Protein! Den Stoffwechsel ankurbeln? Protein! Schneller das Gefühl haben, satt zu sein? Protein! Sich nach einem intensiven Training regenerieren? Protein! Protein! Protein!

Was die Ernährung angeht, ist Protein im Moment unbestreitbar ein Superstar. Das Problem ist, dass die meisten sportlich aktiven Frauen trotzdem nicht ausreichend Protein zu sich nehmen, insbesondere nicht, wenn sie sich an die derzeit geltenden Ernährungsrichtlinien halten, denen zufolge empfohlen wird, 0,8 Gramm Protein pro Kilogramm Körpergewicht zu sich zu nehmen, was bedeutet, dass eine 61 Kilogramm schwere Frau zwischen 45 und 50 Gramm Protein zu sich nehmen sollte. Das ist deutlich weniger Protein, als eine sportlich aktive Frau tatsächlich benötigt.

Eine von Wissenschaftlern der *Johns Hopkins University* durchgeführte Studie ergab, dass eine Kost mit einem höheren Proteingehalt als derzeit empfohlen (bei der 25 Prozent der aufgenommenen Kalorien aus mageren Proteinquellen stammen) zu einer stärkeren Senkung des Blutdrucks, des »schlechten« LDL-Cholesterinspiegels und der Triglyceride führte als eine herkömmliche kohlenhydratreiche Kost. Andere Studien ergaben, dass Menschen, die sich auf eine Weise ernähren, die sich durch einen höheren Proteingehalt auszeichnet, Fettleibigkeit, Osteoporose, Diabetes und insbesondere Herzerkrankungen vorbeugen können. Die Studie *The Optimal Makronutrient Trial to Prevent Heart Disease (OmniHeart)* ergab, dass sowohl proteinreiche als auch fettreiche Ernährungsweisen sich positiver auf das Risiko auswirkten, in den kommenden 10 Jahren an einem Herzleiden zu erkranken, als eine kohlenhydratreiche Kost.

Wenn Sie als Frau sportlich aktiv sein, Muskeln erhalten und vielleicht auch noch abnehmen wollen, ist der Verzehr von Protein ein Muss. Eine Studie mit Probanden, die abnehmen wollten, ergab, dass diejenigen Teilnehmer, die ihre Proteinaufnahme so weit erhöhten, dass der Proteinanteil ihrer Kost 30 Prozent ausmachte, fast 450 Kalorien weniger am Tag zu sich nahmen. Während der 12-wöchigen Dauer der Studie nahmen sie rund 5 Kilogramm ab, ohne sich anstrengen zu müssen. Warum ist das so? Protein ist schwerer zu verdauen als andere Nahrungsbestandteile, deshalb verbrennen wir schon bei dessen Verwertung Kalorien. Außerdem sättigt es stärker, deshalb müssen Sie weniger essen, um das Gefühl zu haben, satt zu sein. Darüber hinaus erhält Protein das Muskelgewebe – was jede sportlich aktive Frau benötigt. Protein ist zwar vor allem dafür bekannt, Muskeln aufzubauen, aber es spielt auch eine wichtige Rolle für das Immunsystem, die Hormone, die Enzyme, den Schlaf, die Verdauung und sogar für den Eisprung.

PROTEINGEHALT IN GRAMM IN EINER NORMALEN PORTION

MAGERES FLEISCH	EIER	FISCH	MILCHPRODUKTE
85 g mageres Rumpsteak (26 g)	2 große Eier (12 g)	85 g Tunfisch, in Wasser, Dose (22 g)	225 g fettfreier griechischer Joghurt (23 g)
85 g mageres Sirloin-Steak (26 g)	3 Eiweiß (11 g)	85 g frischer Kabeljau (20 g)	113 g fettfreier Hüttenkäse (15 g)
85 g mageres Bisonfleisch (24 g)		85 gekochte Miesmuscheln (20 g)	225 g fettarmer Kefir (11 g)
113 g Lammkoteletts (23 g)		4 Riesengarnelen (18 g)	30 ml fettfreie Milch (9 g)
85 g Hähnchenfleisch (31 g)		6 Austern, roh (5 g)	
		85 g Lachs (22 g)	

Der Zeitpunkt, zu dem Sie Protein aufnehmen, ist entscheidend, vor allem im Hinblick auf die Regeneration nach dem Training und die Reparatur der Muskeln. Damit befassen wir uns eingehend im folgenden Kapitel. An dieser Stelle richten wir das Augenmerk zunächst darauf, was die beste Art von Protein ist, die Sie mit Ihrer täglichen Kost zu sich nehmen sollten, und was jeweils die besten Nahrungsmittelquellen dafür sind. Das ist ein ganz entscheidender Faktor, den viele auf Soja fixierte Frauen übersehen.

Bei dem Thema Protein kann man leicht den Überblick verlieren, da es eine ziemlich komplexe Angelegenheit ist. Dröseln wir die Sache auf: Protein ist aus 20 Bausteinen zusammengesetzt, die Aminosäuren genannt werden. 11 dieser Aminosäuren kann Ihr Körper selbst herstellen. Aus diesem Grund werden sie als nichtessenzielle Aminosäuren betrachtet. Die anderen 9 Aminosäuren, die als essenzielle Aminosäuren bezeichnet werden, kann Ihr Körper nicht herstellen, deshalb müssen Sie sie mit der Nahrung aufnehmen. Gehen wir noch einen Schritt weiter: Es gibt vollständige Proteine und unvollständige Proteine. Nahrungsmittelquellen für vollständige Proteine enthalten alle 9 essenziellen Aminosäuren. Nahrungsmittelquellen für unvollständige Proteine enthalten einige essenzielle Aminosäuren, aber nicht alle, sodass Sie, wenn Sie auf diese zurückgreifen, sorgfältiger wählen müssen, damit Sie auch alle essenziellen Aminosäuren zu sich nehmen, die Sie im Laufe des Tages benötigen.

BOHNEN UND LINSEN	NÜSSE UND SAMEN*	GETREIDE
200g Linsen, gekocht (18g)	24 rohe Mandeln (6g)	100g Amaranth, ungekocht (14g)
70g Quorn (nicht soja-basierter Fleischersatz) (11g)	3 EL Sonnenblumenkerne (6g)	72g Kamut, ungekocht (14g)
90g Kichererbsen oder schwarze Bohnen, gekocht (7g)	30g rohe Cashewnüsse, Haselnüsse oder Paranüsse (5g)	55g Graupen, ungekocht (12g)
	25g Walnüsse, roh (5g)	35g Quinoa, ungekocht (12g)
	1 EL Kürbiskerne (leucinreich) (3g)	

*Hoher Gehalt an gutem Fett

Vollständige Proteine sind in Fleisch, Fisch, Eiern und in den meisten Milchprodukten enthalten. Pflanzliche Produkte wie Nüsse, Vollkorngetreide und Gemüse sind in der Regel Nahrungsmittelquellen, die nur unvollständige Proteine enthalten. Die gute Nachricht ist, dass einige Lebensmittel, die wir normalerweise zusammen essen, wie Bohnen mit Reis oder Brot mit Erdnussbutter gemeinsam vollständige Proteine liefern. Es besteht keine Notwendigkeit, sich bei jeder Mahlzeit den Kopf darüber zu zerbrechen, wie man bestimmte Nahrungsmittel miteinander kombinieren muss, um vollständige Proteine zu erhalten. Solange Sie im Laufe eines Tages alle Aminosäuren zu sich nehmen, die Sie benötigen, erhalten Sie alle vollständigen Proteine, die Ihr Körper braucht.

Allerdings sollten Sie Ihr Augenmerk auf bestimmte Schlüssel-Aminosäuren richten. Der Gehalt an essenziellen Aminosäuren (EAS) im Protein, insbesondere der Leucin-Gehalt, kann einen erheblichen Einfluss auf die Muskelproteinsynthese haben. Molkenprotein hat zum Beispiel ausgeprägte anabole (muskelaufbauende) und entzün-

PERFORMANCE-RATSCHLÄGE FÜR SPORTLERINNEN FÜR DIE TÄGLICHE ERNÄHRUNG

Als Faustregel gilt: Die Nahrung, die Sie täglich zu sich nehmen, sollte zu 40 Prozent aus Kohlenhydraten, zu 30 Prozent aus Protein und zu 30 Prozent aus Fett bestehen. Damit Ihr Köper für das tägliche Leben und für Ihre sportliche Betätigung immer ausreichend Energie zur Verfügung hat, ist es wichtig, dass Ihre Kost ausreichend Kohlenhydrate und Protein enthält und Sie nicht allzu streng sind, wenn es darum geht, die Aufnahme von Fett zu reduzieren. Im Folgenden das Wichtigste, das Sie wissen sollten:

Kohlenhydrate

Die von Ihrem Körper gespeicherten Glykogenvorräte (Kohlenhydrate) sind sehr begrenzt. Wussten Sie Folgendes?

- Wenn die Muskelglykogenvorräte verbraucht sind, kommt es zur Erschöpfung.
- Die Muskelglykogenvorräte sind ungefähr nach 2 Stunden kontinuierlichem Training bei niedriger Intensität verbraucht, jedoch schon nach 15 bis 30 Minuten hoch intensivem Training.
- Wenn der Leberglykogenvorrat erschöpft ist, kann der Blutzuckerspiegel nicht auf einem normalen Level aufrechterhalten werden. Dann kommt der Mann mit dem Hammer, und Sie können nicht mehr.
- Wenn der Blutzuckerspiegel niedrig ist, greift der Körper zur Deckung seines Brennstoffbedarfs auf die Fettreserven zurück. Doch dieser Prozess verläuft sehr langsam und senkt Ihre Leistungsfähigkeit.
- Anzeichen und Symptome eines niedrigen Blutzuckerspiegels sind unter anderem Schwindelgefühle, verringerte Koordinationsfähigkeit, Konzentrationsmangel, verschwommenes Sehen und Benommenheitsgefühle.
- Wie viele Kohlenhydrate benötigen Sie am Tag?
- Für ein 60- bis 120-minütiges moderates bis hoch intensives Training benötigen Sie 3,5 bis 4 Gramm Kohlenhydrate pro Kilogramm Körpergewicht pro Tag.

dungshemmende Eigenschaften, die beide dazu beitragen, dass das Protein, das Sie zu sich nehmen, in mageres, aktives Muskelgewebe verwandelt wird. (In nur 25 Gramm Molkenprotein ist genauso viel Leucin enthalten wie in 50 Gramm Soja.) Es gibt zudem schnell freisetzende und langsam freisetzende Proteinquellen. Nach dem Training ist

- Für Ausdauertraining, das unter anderem 2 bis 5 Stunden intensives Training am Tag umfasst (Langstreckenlaufen, Fahrradfahren, Schwimmen), benötigen Sie 4,4 bis 6 Gramm Kohlenhydrate pro Kilogramm Körpergewicht pro Tag.
- Für extremes Training, das 5 Stunden oder länger intensives tägliches Training umfasst, 6 bis 6,8 Gramm Kohlenhydrate pro Kilogramm Körpergewicht pro Tag.
- An einem Tag, an dem Sie nur leicht oder gar nicht trainieren, sollten Sie anstreben, 2,5 bis 3 Gramm Kohlenhydrate pro Kilogramm Körpergewicht pro Tag zu sich zu nehmen. Diese Empfehlung gilt auch für Tage, an denen Sie kurz intensiv trainieren (CrossFit-Training).

Meine tägliche Aktivität umfasst: ______________________________

Mein Körpergewicht in Kilogramm beträgt: ______________________________

Mein Kohlenhydratbedarf beträgt (Körpergewicht in Kilogramm) x (Gramm empfohlene Menge Kohlenhydrate für das entsprechende Aktivitätslevel):

____

Protein

Für das Muskelwachstum überhaupt, die Reparatur von Muskeln und die Kraftadaption spielt Protein die entscheidende Rolle für den Erfolg. Wussten Sie Folgendes?

- Bei sportlichen Aktivitäten, die 2 Stunden oder länger dauern, können Aminosäuren (die Bausteine des Proteins) 5 bis 10 Prozent des Brennstoffs liefern, der erforderlich ist, um weitermachen zu können.
- Ausreichende Hydrierung ist bei jedem Ausdauersport der Schlüssel zum Erfolg, und die Aminosäuren der Proteine stellen einen effektiven Rehydrierungsmechanismus zur Verfügung.

- Ein Ausdauersportler benötigt für eine optimale Muskelreparatur, optimales Muskelwachstum, optimale Regenerierung und optimale Fettmobilisierung mehr als 2,2 Gramm Protein pro Kilogramm Körpergewicht am Tag.
- Wenn Sie gar kein Protein zu sich nehmen, wird Ihr Körper keine Kohlenhydrate verwenden, um die Muskel- und die Leberglykogenvorräte wiederaufzufüllen, wie es eigentlich vorgesehen ist. Stattdessen werden die Kohlenhydrate, die Sie zu sich nehmen, dazu verwendet, die Muskeln zu reparieren.
- Protein ist auch erforderlich, um den Fettabbau zu erleichtern, da es dazu beiträgt, die Muskelreparatur und den Aufbau von Muskelgewebe aufrechtzuerhalten. Das ermöglicht es den Kohlenhydraten, die Muskel- und Leberglykogenvorräte wiederaufzufüllen, was wiederum dafür sorgt, dass die Fettspeicher leer bleiben können.
- Die Einnahme von Molkeisolat oder Kaseinproteinpulver ist jeweils eine einfache Möglichkeit, die Proteinaufnahme zu erhöhen, ohne gleichzeitig die Fettzufuhr zu steigern.

es am besten, eine Kombination aus schnell freisetzendem (Molke) und langsam freisetzendem (Kasein) Protein zu sich zu nehmen, um eine kontinuierliche Versorgung des Bluts mit muskelaufbauenden Aminosäuren zu gewährleisten. Das ist vor allem für den Muskelaufbau während des Schlafs sehr hilfreich und etwas, das ich allen von mir betreuten Sportlerinnen rate. Wenn Sie vor dem Schlafengehen einen kaseinreichen Snack zu sich nehmen, werden die Aminosäuren während des Schlafs absorbiert. Wissenschaftliche Erkenntnisse zeigen tatsächlich, dass eine nächtliche Dosis Protein die Proteinsynthese um 22 Prozent steigert.

Wie viel Protein ist ausreichend? Ungefähr 30 bis 35 Prozent der täglich aufgenommenen Kalorien. Ein guter Richtwert für den Tagesbedarf lautet 2,2 bis 2,65 Gramm pro Kilogramm Körpergewicht wobei Sie sich eher an dem oberen Wert orientieren sollten, wenn Sie sportlich aktiv sind. Das bedeutet, dass eine 61 Kilogramm schwere Frau ungefähr 134 bis 162 Gramm Protein am Tag zu sich nehmen sollte. Ich empfehle, den Tag mit einer gesunden Ration Protein – 25 bis 30 Gramm zum Frühstück, zusammen mit den Kohlenhydraten – zu beginnen, denn Sie starten in den Tag in einem katabolen (muskelabbauenden) Zustand, nachdem Sie die ganze Nacht nichts gegessen haben.

Wie viel Protein benötigen Sie am Tag?

- Für Kraft- und Powertraingsphasen benötigen Sie 2,2 bis 2,6 Gramm Protein pro Kilogramm Körpergewicht am Tag.
- Für Ausdauertrainingsphasen benötigen Sie 1,7 bis 2,6 Gramm Protein pro Kilogramm Körpergewicht am Tag.
- Für eine optimale Regenerierung sollten Sie versuchen, innerhalb von 30 Minuten nach dem Training 25 bis 30 Gramm Protein zu sich zu nehmen.
- An einem Tag, an dem Sie nur leicht oder gar nicht trainieren, sollten Sie anstreben, 1,6 bis 1,7 Gramm Protein pro Kilogramm Körpergewicht am Tag zu sich zu nehmen.

Meine Trainingsphase: ________________

Mein Körpergewicht in Kilogramm beträgt: ________________

Mein Proteinbedarf beträgt (Körpergewicht in Kilogramm) x (Gramm empfohlene Menge Protein für die entsprechende Trainingsphase):

____

Eine morgendliche Ration Protein füllt die Vorräte wieder auf und trägt dazu bei, Ihren Appetit für den vor Ihnen liegenden Tag zu regulieren – was zum einen wichtig dafür ist, Ihre körperlichen Aktivitäten mit Brennstoff zu versorgen, und Sie zum anderen davor bewahrt, im weiteren Verlauf des Tages zu viel zu essen.

FETT AUS DER NAHRUNG IST NICHT DAS GLEICHE WIE KÖRPERFETT

Beginnen wir mit einer Runde Applaus für die Beendigung der Empfehlungen für den Verzehr fettarmer Produkte, und feiern wir die Tatsache, dass die Bundesregierung der Vereinigten Staaten die Beschränkungen für die Gesamtfettaufnahme in den offiziellen Ernährungsrichtlinien für US-Amerikaner im Jahr 2015 endlich aufgehoben hat – 35 Jahre, nachdem die Regierung begonnen hatte, der Bevölkerung zu empfehlen, sich vor dem Verzehr von Fett in acht zu nehmen.

Seit der Aufnahme der Empfehlung für einen reduzierten Fettkonsum in die Populärkultur in den 1970er-Jahren und ihrer immer stärkeren Verbreitung in den 1990er-Jahren hat diese Ernährungsrichtlinie ein nationales Gesundheitsdesaster verursacht. Auf

Fett zu verzichten – und es stattdessen sehr häufig durch Stärke, Zucker und fettarme industriell verarbeitete Produkte wie Kekse und Cracker zu ersetzen –, hat nur dazu geführt, dass unsere Gesellschaft kollektiv dicker und ungesünder geworden ist.

Doch uns wurde so nachhaltig der Glaube eingeimpft, dass Fett aus der Nahrung das Gleiche ist wie Körperfett, dass wir einfach nicht davon loskommen. Aber das müssen wir. Ich sage es noch einmal: Fettarme, kohlenhydratreiche Nahrungsmittel sind nicht gut für Sie. Sie enthalten zu viel Zucker, ohne ausreichend zu sättigen. Nach ihrem Verzehr haben Sie nicht das Gefühl, satt zu sein. Wenn Sie dauerhaft all diese Kohlenhydrate in sich hineinstopfen, ohne ausreichend Fett zu sich zu nehmen, steigt der Insulinspiegel, was wiederum dazu führt, dass der Cortisolspiegel in die Höhe schießt. Diese Kombination hat zur Folge, dass Sie Bauchfett einlagern und Ihr Risiko steigt, an Stoffwechselerkrankungen wie Diabetes zu erkranken.

Fett ist eine essenzielle Quelle für aerobes Training und für die Aufrechterhaltung des Lebens selbst. Es schützt Ihre inneren Organe und ermöglicht dem Östrogen, in der vorgesehenen Weise zu funktionieren, sodass Sie einen regelmäßigen Monatszyklus haben, was langfristig nicht nur Ihre Fruchtbarkeit fördert und aufrechterhält, sondern auch Ihre Knochen schützt. Wenn wir Fett aus unserer Kost streichen, entziehen wir unserem Körper zudem essenzielle Aminosäuren, die dafür erforderlich sind, dass das Immunsystem und die Nervenzellen richtig funktionieren. Ein bisschen Fett macht alles besser – den Geschmack, den Nährwert und die Sättigung. Versuchen Sie Ihre Gerichte mit den folgenden gesunden Fettquellen zuzubereiten: Olivenöl, Reisöl, Nüsse und Samen, Nussbutter und Nussöl, Avocados und Avocadoöl sowie Fisch und Fischöl.

Was ist mit gesättigten Fettsäuren? Es muss doch bestimmt auch schlechtes Fett geben. Das einzige wirklich schlechte Fett ist eins, das wir Menschen überwiegend selbst bei der Verarbeitung von Nahrungsmitteln herstellen (das Wort *verarbeiten* ist, wenn es um Ernährung geht, die Wurzel der meisten Übel) – Transfettsäuren. Transfettsäuren werden oft als »teilweise hydrogenierte bzw. gehärtete Öle« getarnt. Meiden Sie also jegliche Produkte, bei denen diese Bezeichnung auf der Zutatenliste aufgeführt ist, dann sind Sie auf der sicheren Seite. Wie Fette insgesamt wurden gesättigte Fettsäuren zu Unrecht verteufelt. Dabei ist die gemäßigte Aufnahme gesättigter Fettsäuren gar nicht so schlecht. Tatsächlich haben bahnbrechende wissenschaftliche Untersuchungen der *University of California*, Berkeley, in deren Rahmen mehr als 20 Studien mit nahezu 350.000 Teilnehmern analysiert wurden, im Jahr 2010 ergeben, dass es nicht ausreichend Hinweise dafür gibt, den Verzehr gesättigter Fettsäuren mit Herzerkrankungen zu assoziieren. Vier Jahre zuvor hatte eine kleiner angelegte Studie der *Women's Health Initiative* genau das gleiche Resultat ergeben.

Tatsächlich können einige gesättigte Fettsäuren wie Stearinsäure sogar gut für Sie sein, und andere, wie Laurin-, Palmitin- und Myristinsäure sind möglicherweise nicht nur schlecht oder haben eine neutrale Wirkung. Es gibt sogar wissenschaftliche Erkenntnisse, die darauf hindeuten, dass gesättigte Fettsäuren möglicherweise dazu beitragen, das Verhältnis der Werte für »gutes« und »schlechtes« Cholesterin positiv zu beeinflussen und Entzündungen im Körper zu reduzieren. Das Entscheidende ist – und das ist wichtig –, gesättigte Fettsäuren in Form natürlicher, nicht verarbeiteter Vollwertprodukte zu sich zu nehmen. Das bedeutet Fleisch von mit Gras gefütterten Rindern, Bio-Hähnchenfleisch, -Eier, -Milchprodukte und Bitterschokolade mit hohem Kakaoanteil. Das bedeutet nicht, dass Sie nach Belieben Fleischwurst, andere verarbeitete Fleischprodukte, Kuchen, Kekse und Süßigkeiten in sich hineinstopfen können. Sie müssen das, was Sie essen, sehr wohl mit Bedacht auswählen.

Für Frauen ist es ratsam, mehr Nahrungsfette in Form von Omega-3-Fettsäuren (die in Fisch, zum Beispiel in Lachs, enthalten sind) zu sich zu nehmen, die eine natürlichere entzündungshemmende Wirkung haben, als in Form anderer Fettquellen. Einige sehr überzeugende wissenschaftliche Untersuchungen legen nahe, dass Frauen, die mit ihrer Kost mehr Omega-3-Fettsäuren aufnehmen, die großen Mengen Omega-6-Fettsäuren (die unter anderem in pflanzlichen Ölen enthalten sind) ausgleichen, die wir normalerweise mit unserer Nahrung aufnehmen (zu viele Omega-6-Fettsäuren bei nicht ausreichend Omega-3-Fettsäuren verursachen Entzündungen) und dadurch verbreiteten Menstruationsproblemen wie Krämpfen und Rückenschmerzen vorbeugen können.

Ich empfehle, ungefähr 30 Prozent der von Ihnen aufgenommenen Kalorien in Form von Fett zu sich zu nehmen, das aus gesunden Vollwertprodukten stammen sollte, damit Ihr Körper optimal funktionieren kann. Da Fett langsamer verdaut wird, sollten Sie darauf achten, wie viel Fett Sie unmittelbar vor dem Training und während des Trainings zu sich nehmen. Was das im Einzelnen zu bedeuten hat, wird im folgenden Kapitel ausführlich dargelegt.

PEAK-PERFORMANCE)))
EINE SPORTLERIN ERZÄHLT

DIE MANGELHAFTE TÄGLICHE ERNÄHRUNG VON AUSDAUERSPORTLERN

Manchmal machen es selbst die, die es eigentlich besser wissen, nicht richtig. Zum Beispiel meine Co-Autorin Selene Yeager. Selene ist eine von der National Academy of Sports Medicine zertifizierte Trainerin, hat in den USA eine Lizenz als Fahrradtrainerin, ist selbst eine langjährige Ultra-Ausdauersportlerin, hat unter anderem am Ironman Hawaii teilgenommen, beim Ultramarathon Leadville Trail 100 eine Medaille gewonnen, bei zahlreichen Etappenrennen überall auf der Welt Siege errungen – und es mit ihrer Ernährung nach eigenem Eingeständnis dennoch viele Male verbockt. Nach jahrelanger Erfahrung als Sportlerin glaubte sie, im Hinblick auf ihre Ernährung während des Trainings und während der Wettkämpfe alles (überwiegend) richtig zu machen, doch umfangreiche Blutuntersuchungen, die während des Trainings für einen bevorstehenden anstrengenden Monat mit mehreren nahezu aufeinanderfolgenden Etappenrennen durchgeführt wurden, ergaben, dass ihre tägliche Ernährungsweise alles andere als gut war. (In Kapitel 17 finden Sie einen vollständigen Überblick über Selenes Blutuntersuchung und erfahren, wie Sie den gleichen Test durchführen können.)

Selenes Blutzuckerspiegel war unglaublich hoch, und das Gleiche galt für ihre Blutfettwerte. Ihr Bilirubinwert war ebenfalls hoch. Bilirubin entsteht, wenn rote Blutkörperchen abgebaut werden (ein hoher Bilirubinwert kann auf eine hämolytische Anämie hindeuten). Ihr Eisenwert war niedrig, ebenso ihr Vitamin-B_{12}-Wert (definitiv ein Indikator für hämolytische Anämie). Obwohl sie sich insgesamt ziemlich gut fühlte, fand sie sich häufig dabei wieder, irgendwann in die Küche zu gehen – meistens am Nachmittag und späten Abend – und nach einem Glas Nuss-

Nougat-Creme, Honig, griechischem Joghurt, Käse oder Wein Ausschau zu halten.

Selene hatte einen Fehler gemacht, den ich bei vielen der von mir betreuten Sportlerinnen sehe. Sie aß genug, nahm jedoch nicht ausreichend von den richtigen Arten von Nahrungsmitteln zu sich, insbesondere nicht ausreichend Kohlenhydrate, um die Bedürfnisse ihrer weiblichen Physiologie zu befriedigen. Sie war den ständigen Zyklus aus Zuckerrausch und Zuckertief leid, den sie Jahre zuvor erlebt hatte, als sie eine stärkereiche, kohlenhydratreiche Kost (Brot, Nudeln und Getreideprodukte) zu sich genommen hatte und hatte deshalb ihren Konsum an Cerealien und Getreideprodukten gedrosselt, wenn sie nicht Fahrrad fuhr, und war dazu übergegangen, ihre Kohlenhydrate aus Obst und Gemüse zu beziehen. Doch weil Gemüsesorten wie Rosenkohl oder Brokkoli so ballaststoffreich sind, fühlte sie sich satt, bevor ihr sehr aktiver Körper die Nährstoffe erhielt, nach denen er lechzte. Gleichzeitig stellte sie auch ihrem Gehirn nicht den Brennstoff zur Verfügung, den es benötigte, damit sie als Autorin und Sportlerin richtig funktionieren konnte, sodass sie sich oft benebelt fühlte, wenn sie eigentlich klar bei Verstand sein wollte.

Ich riet ihr, zwei Tage lang ein Ernährungstagebuch zu führen, und versah ihre Aufzeichnungen mit den folgenden Peak-Performance-Verbesserungsempfehlungen:

TAG 1

6:30 Uhr Aufgewacht

7:45 Uhr Frühstück:

120 ml Orangensaft

2 Tassen Kaffee

Rührei aus 2 Eiern mit Ziegenkäse und Chili

½ getoastetes Fladenbrot mit Butter

VERBESSERUNGSEMPFEHLUNG: Nimm innerhalb von 30 Minuten nach dem Aufstehen ein wenig Protein (10 bis 15 g) und einige Kohlenhydrate (20 bis 30 g) zu dir, um deinen Blutzuckerspiegel zu erhöhen, ohne dafür zu sorgen, dass er erst steil ansteigt und anschließend wieder steil fällt. Denk daran, dass dein Körper die ganze Nacht keine Nahrung bekommen hat. Die Absicht ist, den Brennstoffvorrat im Blut zu erhöhen, um deinen Cortisolspiegel zu senken (der am frühen Morgen vor allem deshalb hoch ist, weil der Blutzuckerspiegel niedrig ist, und du willst den Cortisolspiegel niedrig halten, weil ein zu hoher Cortisolspiegel für die Knochenbildung, das Immunsystem und die Körperfettspeicherung unerwünschte Wirkungen entfaltet). Achte darauf, isokalorisch zu bleiben. Ziehe in Betracht, deinem Orangensaft ein paar Esslöffel fettfreien griechischen Joghurt hinzuzugeben, um den Blutzuckeranstieg zu reduzieren und die Insulinreaktion auf den reinen in dem Saft enthaltenen Zucker zu mindern. Gib dem Rührei aus den ganzen Eiern noch zwei Eiweiß hinzu, um den Proteingehalt zu erhöhen, ohne die Kalorienzufuhr allzu sehr zu erhöhen. Nimm Mandelbutter statt Butter, um mehr Omega-3-Fettsäuren aufzunehmen.

10:30 Uhr Snack

115g griechischer Joghurt mit Honig

VERBESSERUNGSEMPFEHLUNG: Das ist eine Menge Zucker. Griechischer Joghurt ist eine gute Proteinquelle, aber steige auf fettarmen Joghurt mit einem Fettgehalt zwischen 0 und 2 Prozent um. Ein wenig Fett ist in Ordnung, aber in Joghurt bedeutet weniger Fett mehr Protein, denn wenn dem Joghurt bei der Herstellung Fett entzogen wird, steigt der Proteingehalt. Nimm für den Geschmack Blaubeeren statt Honig. Diese einfachen Änderungen sorgen für mehr Protein, Ballaststoffe und Antioxidantien und mindern einen unerwünschten zu starken Anstieg des Blutzuckerspiegels.

12:00 Mittagessen

½ Vollkorn-Fladenbrot mit gemischtem Gemüse und scharfem Thai-Thunfisch
eine Handvoll Babymöhren mit Hummus
Mineralwasser mit Wildbeerengeschmack

VERBESSERUNGSEMPFEHLUNG: Keine.

14:45 Willkürlicher Gang in die Küche

aufgebrühter weißer Tee mit etwas Honig

Während der Tee zieht, esse ich aus einem Aufbewahrungsbehälter im Kühlschrank ein paar Esslöffel kalte Gemüsesuppe, nasche ein kleines Stück Blauschimmelkäse und ungefähr acht Mandeln und ein Stück dunkle Schokolade mit Cayennepfeffergeschmack.

VERBESSERUNGSEMPFEHLUNG: Das sagt mir, dass dein Körper Nahrung braucht. Plane im Voraus für Zwischenimbisse am Nachmittag. Fast jeder hat gegen 15 Uhr einen Tiefpunkt. Das hat etwas mit unserem zirkadianen Rhythmus zu tun, der dafür sorgt, dass die Körpertemperatur sinkt. Der

Körper empfindet das so, dass du einen Kohlenhydratschub brauchst, um wieder wach zu werden. Ein wenig hochwertiges Protein (15 bis 20 g) tut es auch. Genieße deinen Tee wie gewohnt.

17:30 Zwischenmahlzeit

eine Schale Gemüsesuppe

Verbesserungsempfehlung: Das ist okay, aber vor dem Training brauchst du noch eine Stärkung (siehe unten).

18:30 Uhr Core-Training und eine Trainingseinheit im Schwimmbecken

VERBESSERUNGSEMPFEHLUNG: Eine Ration Protein vor und nach dem Training fördert die Muskeladaption. Dein Snack vor dem Training könnte aus einem Löffel Molkenprotein-Isolat-Pulver und einem Espresso, gemischt mit Wasser, bestehen (eisgekühlte Protein-Latte!). Das Koffein und das Protein werden deiner Trainingseinheit einen Schub verpassen und dafür sorgen, dass du mehr Kraft erlangst und deine Muskeln sich besser anpassen. Nach dem Work-out hast du ein 30-Minuten-Zeitfenster für die Proteinzufuhr nach dem Training und zwei Stunden Zeit, um die Kohlenhydratspeicher wieder aufzufüllen. 175 ml bis 235 ml fettarme Schokoladenmilch zur Aufstockung der Protein- und Kohlenhydratvorräte und dazu ein paar Mandeln (die zusätzliches Protein liefern) ergeben einen idealen Erholungssnack. Durch die langsame Freisetzung von Protein über den Tag verteilt, trägt er dazu bei, die Muskelsynthese zu maximieren und die Speicherung von Körperfett zu reduzieren.

20:30 Uhr Abendessen

Rucolasalat mit Roter Bete, Oliven, Blauschimmelkäse, gehackten Nüssen und Thunfisch. Ein Glas Wein.

VERBESSERUNGSEMPFEHLUNG: Bereichere dein Abendessen um eine größere Vielfalt an Gemüse. Auf deinem Teller sollte sich möglichst ein leuchtender Regenbogen an Farben befinden. Mache den Salat und das Gemüse zum Grundbestandteil deiner Mahlzeit. Der Thunfisch kann eine zweite Proteinquelle sein (30 bis 40 g). Blauschimmelkäse ist als Topping in Ordnung, aber betrachte ihn nicht als eine reichhaltige Proteinquelle. Denk auch daran, ungefähr 30 Minuten vor dem Schlafengehen einen Nachtimbiss zu dir zu nehmen, der ungefähr 150 Kalorien in Form von Protein und Kohlenhydraten enthalten sollte. Ein Großteil der Reparaturen findet statt, während du schläfst, weil nachts während des Schlafs am meisten Wachstumshormone ausgeschüttet werden. Ein wenig Protein (15 g) unmittelbar vor dem Schlafengehen hilft den Bausteinen (Aminosäuren) bei der Aufnahme und der Reparatur.

TAG 2

5:30 Uhr Aufgewacht

6:30 Uhr Frühschwimmen

½ Banane und eine Tasse Kaffee

VERBESSERUNGSEMPFEHLUNG: Füge ein wenig Protein hinzu, zum Beispiel 60 g fettfreien griechischen Joghurt. Vor und nach dem Training ist fettfreier Joghurt am besten, weil er den Magen schneller verlässt und die Aminosäuren schneller zirkulieren. Ansonsten ist griechischer Joghurt mit einem Fettgehalt von 2 Prozent ideal für die Proteinzufuhr und die Sättigung.

8:00 Uhr Frühstück vor dem Fahrrad-Training

Waffel mit Butter und Honig, Erdbeeren, zwei vegetarische Würstchen und Rührei aus 2 Eiern

VERBESSERUNGSEMPFEHLUNG: Ersetze die Waffel durch eine Vollkornvariante und die Butter und den Honig durch ein wenig Mandelbutter oder Tahin. Du kannst die Waffel auch mit einem Aufstrich aus fettfreiem oder fettarmem Ricotta bestreichen, der zum Verdünnen mit ungesüßter Vanille-Mandel-Milch und Erdbeeren gemixt wurde. Oder wie wär's mit einem eingerollten Protein-Pfannkuchen mit einer Ricotta-Erdbeer-Füllung? Diese Modifizierungen verbessern dein Gesamt-Nährwertprofil, indem überschüssiger Zucker reduziert und unvorteilhaftes Fett (Butter) durch nützliches Fett (Omega-3-Säuren) ersetzt wird.

10:00 Uhr bis 14:30 Uhr: Mountainbike-Tour

einen Riegel gegessen und eineinhalb Flaschen Elektrolytmischung getrunken. Während der zweiten Hälfte der Tour habe ich mich mies gefühlt.

VERBESSERUNGSEMPFEHLUNG: Du solltest pro Stunde 200 Kalorien zu dir nehmen. Denk daran, etwas zu essen in deiner Tasche und ausreichend Flüssigkeit in deiner Flasche dabeizuhaben.

15 Uhr Mittagessen

ein großes Glas Mandelmilch, gemischtes kurzgebratenes Gemüse mit Öl und Essig und ein Stück dunkle Schokolade

VERBESSERUNGSEMPFEHLUNG: Das ist viel zu wenig Protein nach dem Training. Du solltest innerhalb von 30 Minuten nach Beendigung deiner Mountainbike-Tour 20 g Protein zu dir nehmen.

18:30 Uhr Abendessen

Eine Schale Kokosnusssuppe mit Tofu. Eine große Portion grünes Thai-Curry mit Rindfleisch, Paprika und asiatischem Gemüse. Zwei Gläser Wein und ein Glas Wasser.

VERBESSERUNGSEMPFEHLUNG: Um dein Gesamt-Nährwertprofil zu verbessern, nimm so wenig Kokosmilch wie möglich (in der Suppe und im Thai-Curry) und bereichere die Mahlzeit um Weizenbeeren, Amaranth, Quinoa oder Basmatireis, um gesunde Kohlenhydrate zu dir zu nehmen. Gönn dir als Snack vor dem Schlafengehen zum Beispiel eine fettfreie heiße Schokolade und 15 Mandeln.

ZUSAMMENFASSUNG DER VERBESSERUNGSEMPFEHLUNGEN: Ohne eine ausreichende tägliche Aufnahme von Kohlenhydraten, die dazu beträgt, die Kohlenhydratspeicher aufzufüllen, die Regeneration nach anstrengenden Fahrrad-Trainingseinheiten zu unterstützen und einfach nur die alltäglichen Körperfunktionen aufrechtzuerhalten, ging Selenes Körper in den sogenannten »Semi-Starvation« -Modus über, einen Zustand, in dem ihm signalisiert wurde, dass er im Begriff war, allmählich zu verhungern, und in dem er für sämtliche Funktionen, von der Muskelreparatur bis hin zur Versorgung des Immunsystems, verstärkt auf Fett und Protein zurückgriff. Dieser Zustand sorgte für einen hohen Cortisolspiegel und einen niedrigen Spiegel des Wachstumshormons DHEA, was Selenes Körper in eine Stresssituation versetzte, die wiederum Heißhunger auf Zucker auslöste, die Fettverbrennung einschränkte und dafür sorgte, dass mehr Speicherfett eingelagert wurde. Das Resultat war, dass die Glucose und die Fettsäuren, die in ihrem Blut zirkulierten, aus dem Gleichgewicht waren, und ihr Gewicht schwankte scheinbar über Nacht. Aufgrund des Mangels an Kohlenhydraten baute ihr Körper rote Blutkörperchen ab und griff auf ihre kostbaren Aminosäuren zurück, um seine Funktionen aufrechtzuhalten. Das erklärt auch ihren gelegentlichen, später am Tag auftretenden Drang, den Kühlschrank oder den Vorratsschrank zu plündern.

VERBESSERUNGSLÖSUNGEN: Kurz gesagt haben wir ihre Proteinzufuhr ein wenig erhöht, ihre Fettaufnahme mehr oder weniger unverändert gelassen und ihrer Kost einige stärkehaltige Kohlenhydrate hinzugefügt. »Ich war völlig baff, wie wenig tatsächlich erforderlich war, um meinen Körper zufriedenzustellen und dafür zu sorgen, dass ich mich so viel besser fühlte«, erinnert sie sich. Die Zugabe von gerade mal etwa 100 Gramm stärkehaltigen Kohlenhydraten zu meinen Mahlzeiten reichte, und schon fühlte ich mich klarer und stärker.«

Für Selene war es wichtig, ihre Kalorien früh am Tag aufzunehmen. Am Morgen verlangt der Körper eher nach Kohlenhydraten und ein wenig Protein, während er im Laufe des Tages eher die Zufuhr von Protein bevorzugt. Das hat mit hormonellen Schwankungen zu tun (hohe Cortisolspiegel am Morgen und verminderte Insulinsensitivität). Selene bereicherte ihre Kost auch um Nahrungsmittel, die ihr Immunsystem ankurbelten und zu einer Senkung des Cortisolspiegels beitrugen, zum Beispiel Omega-3-Fettsäure-haltige Produkte und ein wenig Magnesium nach dem Training.

Ich empfahl Selene auch, das Timing ihrer Nährstoffzufuhr zu verbessern und jeweils 30 Minuten vor und nach jeder Trainingseinheit ein wenig Protein zu sich zu nehmen. Darüber hinaus ging sie dazu über, einmal in der Woche eine hochdosierte Eisentablette einzunehmen, die dazu beitragen sollte, die Zellintegrität ihrer roten Blutkörperchen aufrechtzuerhalten, damit diese nicht so schnell abbauten, was ihrer Leber die Arbeit erleichterte und dabei half, ihren Bilirubinwert zu senken. Zur Abrundung ihrer neuen optimierten Ernährung nahm Selene außerdem ein probiotisches Nahrungsergänzungsmittel zur Maximierung ihrer Darmgesundheit und der Nährstoffaufnahme, Magnesium zur Verbesserung des körpereigenen Regulationssystems zur Kontrolle des Blutzuckerspiegels sowie Vitamin D zur Verbesserung der Knochengesundheit.

Ihre nächste Blutuntersuchung bewies den Erfolg des erhöhten Kohlenhydratanteils ihrer Kost. Gerade mal vier Wochen nach der leichten Umstellung ihrer Ernährung war ihr Blutzuckerwert zum ersten Mal seit Jahren unter 100 gefallen; ihr Lipidwert war wieder in einem gesunden Bereich; ihr Vitamin-B_{12}-Wert hatte sich stabilisiert und ihr Eisenwert war zwar noch niedrig, entwickelte sich aber in die richtige Richtung. Indem die Makronährstoffe, die sie aufnahm, im Gleichgewicht waren, war es auch ihr Körper. Das bedeutete bessere Leistungsfähigkeit, mehr Energie (sowohl physische als auch mentale) und eine verbesserte allgemeine Gesundheit sowohl auf dem Fahrrad als auch jenseits des Trainings.

Und noch aussagekräftiger ist: Nach einigen Jahren fing sie an, wieder in ihre alten Gewohnheiten zu verfallen. Ihr Blutzuckerwert, ihr Lipidwert und die Werte für die wichtigsten Vitamine und Mineralstoffe zogen nach und landeten wieder im ungesunden Bereich. Aber sie wusste, was sie tun musste, um die Probleme im Keim zu ersticken und ihre Blutwerte wieder in Ordnung zu bringen, bevor sie ihrer Gesundheit Schaden zufügen konnten. Denken Sie daran: Egal, wie fit Sie sind – gegen falsche Ernährung kommt Ihr Körper nicht an.

PEAK-PERFORMANCE ▶▶▶
AUF DEN PUNKT GEBRACHT

- Die meisten Modediäten versagen bei Frauen, weil unser Körper hormonell anders auf Beschränkungen der Nahrungszufuhr oder bestimmter Nährstoffe reagiert als der Körper von Männern.

- Die Sensibilität von Frauen gegenüber Kohlenhydraten ändert sich im Laufe des Lebens einer Frau, aber die Aufnahme von Kohlenhydraten bleibt unverzichtbar. Streichen Sie sie auf keinen Fall komplett aus ihrer Kost.

- Die Qualität der von Ihnen aufgenommenen Proteine und der Zeitpunkt, zu dem Sie sie zu sich nehmen, arbeiten mit dem natürlichen Biorhythmus Ihres Körpers zusammen, um zu einer verbesserten Körperzusammensetzung beizutragen und die Muskelreparatur und guten Schlaf zu fördern.

- Verabschieden Sie sich von der Vorstellung, dass »fettarm« besser ist. In Ihrer Ernährung hat Fett durchaus seinen Platz, insbesondere in Form von Avocados, Nüssen, Samen und Milchprodukten.

- Bevorzugen Sie Produkte, die in der Nahrungsmittelherstellungskette möglichst weit unten angesiedelt sind: Je näher sie ihrem natürlichen Zustand sind (also je weniger verarbeitet), desto besser für Ihren Körper (wir sind nicht so schlau wie die Natur!).

11

SPORTSPEZIFISCHE VERSORGUNG DES KÖRPERS MIT BRENNSTOFF

WIE MAN SICH ENTSPRECHEND SEINER SPORTLICHEN AKTIVITÄT RICHTIG ERNÄHRT

Wann haben Sie das letzte Mal eine Kanne Milch aus dem Kühlschrank geholt, sind in die Einfahrt geschlendert und haben die Milch in den Tank Ihres Autos gekippt, bevor Sie losgefahren sind, um eine Spritztour zu unternehmen? Noch nie – weil Autos nicht mit Milch fahren. Der Motor eines Autos benötigt Benzin, und je nach Auto nicht irgendein Benzin. Die Motoren von Hochleistungsautos sind, was den Treibstoff angeht, mit dem sie betankt werden müssen, besonders wählerisch und verlangen an der Zapfsäule nach extra hochwertigem Benzin, um die optimale Fahrleistung und eine hohe Kilometerleistung erbringen zu können.

Für Sie als Mensch gilt das gleiche Brennstoffprinzip. Zuallererst müssen Sie sich natürlich mit Nahrung versorgen. Aber darüber hinaus gilt: Je mehr Leistung Sie Ihrem Körper abverlangen, desto feiner muss Ihre Nahrungswahl auf den Bedarf Ihres Körpers abgestimmt werden, damit dieser die Leistung erbringen kann. Und als Frau sind Ihre Ernährungsbedürfnisse noch spezifischer. Natürlich könnten Sie Ihre nächste Trainingseinheit mit Brennstoff aus Gummibärchen und süßem Getränkepulver absolvieren, aber das sollten Sie nicht wirklich tun.

Ob Sie eine lange Strecke laufen, Ihre gewohnte CrossFit-Box aufsuchen oder den ganzen Tag auf einer Wohltätigkeitsveranstaltung mit dem Fahrrad unterwegs sind – was Sie essen, kann darüber entscheiden, ob Ihr Erlebnis von Erfolg gekrönt ist oder ein Reinfall wird, ganz egal, wie fit Sie sind, oder wie gut Sie sich vorbereitet haben. Je länger und/oder härter das Work-out ist, das für Sie auf dem Programm steht, desto wichtiger ist Ihre Ernährung. Die Ernährung kann darüber entscheiden, wie Sie bei einem Wettkampf abschneiden, aber Sie müssen nicht an einem Wettkampf teilnehmen, um von den Vorteilen einer richtigen Ernährung zu profitieren. Ganz egal, was für einen Sport Sie auch treiben – sich richtig zu ernähren, um Ihre Trainingsleistung zu verbessern, sollte eine Priorität für Sie sein, damit Sie aus der Zeit und den Anstrengungen, die Sie investieren, das Beste herausholen können. Im Folgenden das, was Sie dazu wissen müssen.

AUFTANKEN: WAS SIE VOR DEM SPORT ESSEN SOLLTEN

Im Idealfall ernähren Sie sich die meiste Zeit ausgewogen, sodass Sie so gut wie immer bereit sind, ins Fitnessstudio oder nach draußen gehen zu können und ein leichtes Training zu absolvieren. Wenn Sie sich jedoch auf eine härtere, längere oder intensivere körperliche Aktivität vorbereiten, müssen Sie Ihren Tank auffüllen.

Um es auf den Punkt zu bringen: Sie wollen mit der Nahrungszufuhr vor dem Training drei Ziele erreichen. Erstens: Ihrem Körper Brennstoff zur Verfügung stellen, damit Sie das Work-out voll energetisiert angehen. Zweitens: Dazu beitragen, den Muskelabbau zu minimieren, der während des Trainings stattfindet, und gleichzeitig die gewünschten Trainingsanpassungen optimieren (fitter und stärker werden). Drittens: Dafür sorgen, sich geistig und körperlich wohlzufühlen. Was Sie niemals gebrauchen können, wenn Sie da draußen unterwegs sind und versuchen, Ihr Bestes zu geben, sind starke Energieschwankungen, Krämpfe oder Magen-Darm-Beschwerden.

Um alle drei dieser Ziele zu erreichen, muss man natürlich das Richtige essen, allerdings auch zur richtigen Zeit. Generell gilt: Wenn seit Ihrer letzten Mahlzeit zwei oder mehr Stunden vergangen sind, sollten Sie 30 bis 45 Minuten vor Beginn des Trainings eine ausgewogene Zwischenmahlzeit zu sich zu nehmen, die ungefähr 2,9 Nahrungsmittelkalorien pro Kilogramm Körpergewicht enthält, was bei einer 61 Kilogramm schweren Frau ungefähr 177 bis 200 Kalorien entspricht. Sie sollten auf jeden Fall einige Kohlenhydrate zu sich nehmen, aber insbesondere Frauen sollten darauf achten, vor dem Sport Protein zu sich zu nehmen, vor intensiven Trainingseinheiten ungefähr 15 bis 20 Gramm. Forschungsergebnisse zeigen, dass die Aufnahme von Protein vor intensiven Trainingseinheiten die Fähigkeit des Körpers verbessern kann, das Protein, das Sie zu sich nehmen, für die Bildung von Muskeln zu verwenden (eine Fähigkeit, die mit zunehmendem Alter abnimmt). Es kann auch die Anpassung der Muskeln an die Trainingsanstrengungen verbessern. Das Ergebnis ist, dass Sie Ihre vorhandenen Muskeln erhalten und in den kommenden Jahren kräftiger und schneller werden.

Gute Beispiele für ausgewogene Snacks vor dem Training sind unter anderem eine kleine Ration proteinreicher Cerealien mit Vanille-Mandelmilch oder eine Scheibe ballaststoffarmes Brot (ballaststoffarme Produkte sind normalerweise nicht für den täglichen Verzehr zu empfehlen – wohl aber vor dem Training), dick bestrichen mit Nussbutter und einer Prise Salz.

Und nun zum Thema Magen-Darm-Beschwerden. Auch was das angeht, reagieren wir Frauen aufgrund unserer Hormonschwankungen empfindlicher als Männer. Aber hinzu kommt, dass bestimmte Sportarten eher Bauchbeschwerden verursachen können als andere – insbesondere anstrengende Aktivitäten wie Laufen. Vor Kurzem habe ich einen Vortrag vor einem ganzen Saal voller Läuferinnen und Läufern gehalten, von denen einige erfahrene Marathonläufer und einige noch Laufneulinge waren. Ihre einzige Gemeinsamkeit war, dass ihnen allen das Thema »Magen-Darm-Probleme« zu schaffen machte. Unabhängig davon, wie sie sich jeweils vorbereiteten, wurden sie von der Sorge begleitet, möglicherweise von Magen-Darm-Beschwerden geplagt zu werden, oder sie hatten tatsächlich damit zu kämpfen.

45 bis 50 Prozent aller Läuferinnen und Läufer leiden unter verschiedenen Symptomen von Magen-Darm-Beschwerden im oberen oder unteren Verdauungstrakt. Die physiologischen Prozesse der Verdauung sind komplex – vor allem während sportlicher Aktivität –, sodass die Art der Nahrung und der Flüssigkeit, die Sie Ihrem System zuführen, einen enormen Einfluss haben können. Wie Sie im Folgenden erfahren werden, ist das, was Sie während Ihrer sportlichen Aktivität essen und trinken, besonders wichtig, aber auch das, was sich bereits in Ihrem Verdauungssystem befindet, wenn Sie loslegen, spielt eine wichtige Rolle.

Während eines intensiven Trainings leitet Ihr Körper den Blutfluss vom Darm zu den beanspruchten Muskeln um. Dadurch wird Ihr Darm ein wenig hypoxisch (sauerstoffarm), da er nicht die Menge an sauerstoffreichem Blut bekommt, die er benötigt, um seine Arbeit erledigen zu können. Deshalb beginnt er seine Tätigkeit herunterzufahren, was zur Folge hat, dass es für Flüssigkeiten und Nährstoffe schwieriger wird, den Darm zu verlassen und in Ihren Blutkreislauf zu gelangen, wo Sie sie brauchen. Das Ergebnis: Es kann zu einer verzögerten Magenentleerung (durch zusätzlichen Druck im Magen oder dem Hin- und Herschwappen des Mageninhalts), Darmkrämpfen, Durchfall und leichten Magen- und Dickdarmblutungen kommen (weshalb bei einigen Menschen nach dem Sport ein wenig Blut im Urin oder im Stuhl auftreten kann).

ESSEN ODER NICHT ESSEN: DAS IST NICHT DIE FRAGE

Ob man es nun Hunger-Ast-Training, Training auf nüchternen Magen oder Fett-Adaptationstraining nennt, die Strategie, frühmorgens eine Trainingseinheit zu absolvieren, ohne vorher Nahrung zu sich zu nehmen, gibt es schon lange, und sie ist in letzter Zeit wieder in Mode gekommen. Die meisten Frauen, die ich kenne, die diese Herangehensweise ausprobieren wollen, tun dies, weil sie glauben, dadurch schneller abzunehmen. Das geht fast immer nach hinten los. Und zwar aus folgendem Grund: Wenn Sie auf nüchternen Magen trainieren, belasten Sie Ihren Körper zusätzlich und möglicherweise übermäßig. Am Morgen ist das besonders schlecht, weil der Cortisolspiegel dann sowieso bereits erhöht ist. Wenn Sie morgens als Erstes rausgehen und trainieren, will Ihr Körper mehr Cortisol ausschütten, benötigt jedoch die richtigen Zutaten, um es herzustellen, nämlich die Sexualhormone Testosteron, Östrogen und Progesteron. Also nimmt Ihr Körper sich diese Hormone, um mehr Cortisol zu produzieren. Nun ist Ihr Cortisolspiegel stark erhöht, was die Einlagerung von Fett und nicht von Muskelfett stimuliert. Kurz gesagt, Sie speichern mehr von dem, was Sie zu verlieren versuchen!

Ob Sie im oberen Verdauungstrakt unter gastrointestinalen Beschwerden wie Sodbrennen und Übelkeit leiden oder im unteren Bereich Probleme wie Blähungen oder Durchfall haben, hängt davon ab, wie hart Sie trainieren, wie viel Nahrung Sie in Ihrem Verdauungsapparat hatten, als Sie mit dem Training begonnen haben, und um was für Nahrung es sich dabei handelte. Auch die Getränke zählen. Säurehaltige Getränke wie Kaffee und Orangensaft (oder zu viel von beidem, was ich viel zu häufig beobachte) können die Symptome verschlimmern. Diejenigen, die mir sagen: »Ich esse und trinke vor harten Trainingseinheiten immer so und habe nie Probleme, aber am Wettkampftag stellen sie sich unvermeidlich ein«, sollten den Nervositätsfaktor nicht vergessen. Nervosität und Unruhe machen Ihrem Verdauungssystem zu schaffen und können dafür sorgen, dass Sie mehrfach die Toilette aufsuchen müssen, bevor Sie überhaupt gestartet sind. Außerdem ist die Wahrscheinlichkeit, dass Sie als Frau Durchfall, Darmkrämpfe und Seitenstiche bekommen, fünfmal höher als bei Männern, wohingegen Männer eher ein größeres Risiko haben, an Übelkeit zu leiden oder sich erbrechen zu müssen. Das erhöhte Risiko von Frauen, unter Beschwerden im unteren Verdauungstrakt zu leiden, ist hauptsächlich auf die Schwankungen des Östrogen- und Progesteronspiegels zurückzuführen, wobei diese Beschwerden in den 5 bis 7 Tagen vor dem Einsetzen der Menstruation (der Hochhormonphase des Zyklus) häufiger auftreten.

Wenn Sie von Magen-Darm-Beschwerden geplagt werden, müssen Sie besonders sorgfältig darauf achten, was Sie vor dem Wettkampf zu sich nehmen. Nutzen Sie die Tapering-Woche, um Ihre Glykogen- und Elektrolytvorräte aufzufüllen, nicht den Abend vor dem Wettkampf oder den Morgen des Wettkampftages. Halten Sie sich vor Augen, dass der Tag vor dem Wettkampf im Hinblick darauf, den Körper mit Brennstoff zu versorgen, sich zu erholen, zu schlafen und so weiter, am meisten zählt. Einer der Fehler, den Sportler am Wettkampftag am häufigsten begehen, ist, die Größe ihrer Mahlzeit vor dem Rennen nach der Wettkampfstrecke zu bemessen. Diese falsche Einschätzung kann zu einer Vielzahl von Magen-Darm-Problemen führen, da überschüssige Nahrungsmengen den Körper belasten und eine Durchblutung des Magens erfordern, während die Muskeln in den Armen und vor allem in den Beinen nach Brennstoff schreien. Wenn Sie wissen, dass Sie zu Magen-Darm-Problemen neigen und Ihre morgendliche Nervosität vor dem Wettkampf diese Probleme noch verschlimmert, ist eine leichte Aufstockungsmahlzeit am besten geeignet, um Magen-Darm-Probleme in Schach zu halten.

Diese leichte Mahlzeit vor dem Wettkampf oder Rennen sollte ballaststoffarm, kohlenhydratreich und fettarm sein und einen moderaten Proteingehalt aufweisen. Verzichten Sie auf Milchprodukte und Fructose, deren Verdauung den Darm länger beanspruchen könnte. In immer mehr wissenschaftlichen Publikationen wird darauf hingewiesen, dass die maximale Fructosemenge, die jemand zu sich nehmen sollte, 50 Gramm pro Tag beträgt, aber ich empfehle, sich auf 25 Gramm Fructose zu beschränken. Zum Vergleich: Eine Banane enthält ungefähr 7 Gramm Fructose und 50 Gramm Rosinen ungefähr 12,5 Gramm. Beeren hingegen enthalten mit ungefähr 3,5 bis 4 Gramm pro 130 Gramm relativ wenig Fructose. Ich empfehle den von mir betreuten Sportlerinnen, die zu Magen-Darm-Problemen neigen, ein Wettkampffrühstück, das einfach nur aus zwei Scheiben glutenfreiem Toast (glutenfrei wegen der schnelleren Verdaulichkeit) mit Mandelbutter oder normaler Butter, Salz und einem leicht verdaulichen Proteindrink (Molkenprotein oder veganes Protein mit 5 Gramm hinzugefügten verzweigtkettigen Aminosäuren) besteht. Ja, das klingt nach wenigen Kalorien (ca. 500) für einen Wettkampf, der länger als 4 Stunden dauert, aber diese Mahlzeit soll schließlich nur der Aufstockung dienen, nicht dem Auftanken des Körpers mit Brennstoff.

KURZEMPFEHLUNG ZUR ERNÄHRUNG AN WETTKAMPFTAGEN UND WÄHREND DES TRAININGS

	GUT	OKAY	NICHT GUT
ABEND VOR EINEM AM MORGEN STATTFINDENDEN WETTKAMPF ODER MORGEN EINES AM NACHMITTAG STATTFINDENDEN WETTKAMPFES	Waffeln Pasta Pfannkuchen aus Vollkornmehl und Vollkornbrot Haferbrei Quinoa Fisch Geflügel Salat (seien Sie vorsichtig mit Ballaststoffen)	Echte Lebensmittel, die Sie normalerweise zum Abendessen bzw. zum Frühstück zu sich nehmen	Fettreiche, proteinreiche Mahlzeit (nicht mehr als 20–25 g Protein) Alles auf Fructosebasis
1–3 STUNDEN VORHER	Bananen Weintrauben Orangen Beeren Ballaststoff- und proteinreiche Cerealien Toast mit Mandelbutter oder anderer Nussbutter	Sandwich Sandwich mit Erdnussbutter und Marmelade oder Wrap mit einer fettarmen Proteinquelle (z. B. mit gegrilltem Hähnchen und Avocado; mit ballaststoffarmem Gemüse, also Kopfsalat weglassen)	Äpfel Pampelmuse Alles mit einem hohen Ballaststoffgehalt
0–1 STUNDE VORHER	10–15 g Protein, 30 Minuten vor dem Start Fettfreier ungesüßter Joghurt Ballaststoffarmes Brot mit Mandelbutter und Marmelade Mandelmilch mit etwas Molkenproteinpulver	Ballaststoffarmes Toastbrot mit Marmelade Vollkorn-Hefe-Brötchen mit fettarmem Aufstrich Kleine Handvoll Nüsse und eine Banane	Alles auf Fructosebasis Alles mit hohem Fett- oder Proteingehalt

	GUT	OKAY	NICHT GUT
WÄHREND DES WETTKAMPFES	40–50 g Kohlenhydrate pro Stunde körperlicher Aktivität, die länger als 60 Minuten dauert Gesalzene frische Kartoffeln Sandwich-Happen Fettarmer Muffin Brezelhappen Geleebohnen oder Swedish Fish (fettfreie Süßigkeit)	Proteinriegel ohne Überzug (190–210 Kalorien, 6–10 g Protein) Spezielle Sportlernahrung wie Energie-Würfel, -Bonbons / -Kaugummis Studentenfutter, abhängig von der Intensität der Aktivität	Riegel auf Fruchtbasis (zu hoher Fructosegehalt) Isotonische Getränke, die 5–8 % Kohlenhydrate enthalten Energie-Gels und -Kaugummis
DANACH / REGENERATION	Innerhalb von 30 Minuten Proteinspeicher auffüllen 25–30 g Protein tierischen Ursprungs 20–25 g Molke-Kasein-Kombination oder 50 g Soja- oder 48 g Reisprotein Innerhalb von 2 Stunden Kohlenhydratspeicher auffüllen (glucosereiche Quellen sind ideal) Sandwich mit Erdnussbutter und Marmelade oder Putenfleisch-Käse-Sandwich Magere Proteinquelle, stärkehaltiges Gemüse, Wurzelgemüse Smoothie aus gefrorener Banane oder Mango mit Molkenproteinpulver, fettfreiem griechischem Joghurt und Mandelmilch	Wraps (vegetarisch, magere Proteinquelle, Hummus) Kleiner Bohnen-Reis-Burrito mit Salsa (ohne Guacamole oder Sour Cream) Fettarmer oder fettfreier Mokka mit fettarmem Muffin oder Bagel mit fettarmem Aufstrich	Jeglicher verarbeiteter Zucker, Süßigkeiten oder künstlich hergestellte Nahrungsmittel – die einzige Ausnahme ist Proteinpulver, sei es Molken- oder Kaseinisolat, Quinoa oder Hanf (kein Soja!)

DURCHHALTEN: WAS SIE WÄHREND DES TRAININGS ESSEN SOLLTEN

Eine Multimillionen-Dollar-Sporternährungsindustrie hat sich genau auf dieses Thema konzentriert. Lange bevor es Riegel, Gels, Würfel und Kaubonbons gab, gab es Lebensmittel – ja, echtes Essen wie Sandwiches, Bananen und sogar Kekse (was die meisten Riegel, wenn man genau darüber nachdenkt, in Wirklichkeit sind). Irgendwann haben wir dann beschlossen, dass vorverpackte, auf wissenschaftlicher Grundlage künstlich hergestellte Lebensmittel besser sind. Jetzt sehe ich Sportlerinnen, die zu mir kommen, die nichts essen oder trinken, was auch nur im Entferntesten an Nahrungsmittel erinnert, aber damit stehen wir nicht besser da.

Zum einen essen Sportler oft, wenn sie eigentlich trinken sollten, und sie denken zum anderen, dass der Mann mit dem Hammer gekommen ist, wenn sie tatsächlich dehydriert sind. Behalten Sie das im Hinterkopf. Wenn Sie da draußen beim Training oder während eines Wettkampfs das Gefühl haben, dass die Wand, vor die Sie zu laufen drohen, sich nähert, liegt das sehr oft daran, dass Ihr Gesamtkörperwasser stark abnimmt und Ihr Blut dicker wird, und nicht daran, dass Ihre Brennstoffvorräte zur Neige gehen. Ihre Kohlenhydratspeicher sind ausreichend gefüllt, um bei moderater Intensität ungefähr 24 Kilometer zu laufen. Das Hauptziel der Nahrungsaufnahme, insbesondere der Zufuhr von Kohlenhydraten, während einer langen oder intensiveren sportlichen Betätigung besteht darin, den Blutzuckerspiegel auf einem hohen Niveau zu halten, damit Ihrem Körper eine stetige Energiezufuhr zur Verfügung steht, damit Sie weiterlaufen können. Wie viel Sie benötigen – das ist die große Frage, die jeder beantwortet haben möchte.

Es hängt von vielen Dingen ab. Wie fit sind Sie? Wie lange trainieren Sie schon, wie lange absolvieren Sie bereits Work-outs oder nehmen an Wettkämpfen teil? Wie hart trainieren Sie? Wie viel haben Sie gegessen, bevor Sie mit dem Training oder dem Wettkampf begonnen haben? Wie alt sind Sie? Sind Sie eine Frau oder ein Mann? Wie Sie sich vielleicht denken können, sind viele der Laborstudien zu diesem Thema an jungen, gut trainierten Männern durchgeführt worden. Diese Männer waren in der Lage, eine optimale Leistung zu erbringen, wenn sie ungefähr 78 Gramm (312 Kalorien) Kohlenhydrate pro Stunde zu sich nahmen, die gemischten Quellen entstammten (also eher einer Kombination verschiedener Arten von Zucker, statt nur einer Sorte, weil der Körper eine Kombination besser aufnimmt).

Die Ergebnisse dieser Studien werden dann bekannt und hinterlassen bei vielen Sportlern den Eindruck, dass mehr besser ist und die Gleichung also lautet: Je mehr Kalorien Sie zu sich nehmen können, desto besser wird Ihre Leistung sein, und desto länger werden Sie in der Lage sein durchzuhalten. Das entspricht nicht ganz der Wahrheit. Wenn Sie dieses Buch lesen, ist es sehr wahrscheinlich, dass Sie kein Mann sind.

Ich kenne einige Frauen, die an diese 300-Kalorien-pro-Stunde-Marke herankommen, aber nicht viele, und selbst dann nur durch jahrelanges Praktizieren und Training, weil sie in Super-Ultra-Ausdauer-Wettkämpfen antreten. Frauen sollten all diese Kalorien nicht in Form von Kohlenhydraten zu sich nehmen.

Meiner Meinung nach fahren Frauen (und Männer) besser damit, sich an der Kalorienzufuhr zu orientieren, statt an einer stündlich aufzunehmenden bestimmten Menge an Kohlenhydraten, weil das ihrer Physiologie viel besser entspricht. In ihrem Dünndarm befinden sich spezifische Rezeptoren, die gezielt die Verdauung von Kohlenhydraten, Proteinen und Fetten fördern. Deshalb ist es am besten, den Körper mit einer stetigen Zufuhr an gemischten Makronährstoffen zu versorgen, um zu vermeiden, dass ein einzelner Makronährstoffrezeptor zu einem bestimmten Zeitpunkt überlastet wird, wofür so viele Menschen sorgen, wenn sie ihren Körper die ganze Zeit mit Kohlenhydraten fluten. Eine übermäßige Zufuhr von Kohlenhydraten führt dazu, dass sie sich aufgebläht und unangenehm voll fühlen – und das ist nicht gut für die Leistungsfähigkeit. Ein besserer Richtwert für die meisten sportlich aktiven Frauen ist eine Orientierung an der Kalorienzufuhr und liegt bei 2 bis 2,5 Nahrungskalorien pro Kilogramm Körpergewicht pro Stunde beim Laufen oder bei 2,9 bis 3,6 Nahrungskalorien pro Kilogramm Körpergewicht pro Stunde beim Radfahren oder bei einer anderen Wettkampfsportart.

Im Gegensatz zu dem, was Sie vielleicht gehört haben, sollten Sie im Zweifelsfall eher zu der niedrigeren Menge tendieren. Es kommt sehr häufig vor, dass Sportler während des Trainings oder während eines Wettkampfs zu viel essen, weil sie glauben, ihre Muskeln mit den benötigten Kohlenhydraten versorgen zu müssen. Aber in Wahrheit nehmen sie mehr zu sich, als ihr Darm aufnehmen kann, sodass der Überschuss einfach zu lange im Magen oder im Darmtrakt verbleibt und Übelkeit, Schmerzen und Unwohlsein verursacht (was natürlich die Leistungsfähigkeit beeinträchtigt).

Ich möchte an dieser Stelle eines unmissverständlich klarstellen: Die Lösung, um bei Kräften zu bleiben und die Erschöpfung hinauszuzögern, besteht in allererster Linie darin, für eine ausreichende Hydrierung zu sorgen und dadurch den Blutvolumenverlust zu verringern. Zudem sollten Sie Ihre Speicher mit kleinen Mengen Kohlenhydraten aus echten Nahrungsmitteln auffüllen, nicht mit solchen, die Sie trinken oder schlürfen (siehe »Das Problem mit Gels« auf Seite 226), sowie mit einfachen zuckerhaltigen Naschereien, wenn es schwierig ist, unterwegs etwas zu essen.

Denken Sie auch daran, dass Sie Ihr Ernährungsverhalten, wenn Sie an großen, besonderen Wettkämpfen teilnehmen wollen, trainieren müssen, wobei Sie auch bedenken müssen, dass Ihre Nerven während des Wettkampfs eine Schar Schmetterlinge in Ihren Bauch schicken werden und Ihrem Körper deshalb alles, was Sie zu sich nehmen, vertraut sein und sehr leicht verdaulich sein muss. Das Ziel ist, Nahrung zu sich zu nehmen,

DAS PROBLEM MIT GELS

Ich habe in den mehr als 15 Jahren, die ich mich mit Sporternährung befasse, viel Staub aufgewirbelt. Aber das Thema, das die Leute am meisten aufregt, ist meine Haltung zu Energie-Gels, die kurz gesagt NEIN lautet. Ich verstehe, dass Energie-Gels eine superbequeme, kalorienreiche, leicht in die Tasche zu steckende Brennstoffquelle sind. Allerdings sind sie, wenn es um sportliche Leistungsfähigkeit geht, auch eine der schädlichsten Brennstoffquellen.

Um zu verstehen, warum das so ist, muss man sich die ernährungsphysiologische Zusammensetzung eines Standard-Gels vergegenwärtigen (um es deutlich zu sagen: Ich spreche hier von Gels – Würfel, Kaubonbons und Kaugummis enthalten unterschiedliche Inhaltsstoffe und bergen nicht die gleichen Risiken). Ein Gel-Päckchen enthält normalerweise 100 bis 120 Kalorien pro Portion, in der Regel ungefähr 33 bis 40 Gramm Kohlenhydrate und besteht aus Maltodextrin und Fructose mit etwas Natrium, Kalium und Geschmacks- und Konservierungsstoffen. Wenn Sie das Etikett lesen, werden Sie feststellen, dass die meisten Anweisungen besagen, dass ein Gel zusammen mit 60 bis 120 Milliliter Wasser konsumiert werden soll. Wissen Sie warum? Weil Gels hochkonzentrierte Kohlenhydratprodukte sind (de facto eine 73-prozentige Lösung). Die Empfehlung der Hersteller, das Gel zusammen mit Wasser zu sich zu nehmen, dient dem Zweck, die Konzentration der Lösung zu verdünnen, sodass der Körper sie effektiv aus dem Magen in den Darm befördern kann, wo sie zur Energiegewinnung aufgenommen werden kann.

Es dreht sich alles um die Osmolalität (die Konzentration gelöster Teilchen, wie zum Beispiel Elektrolyte, im Blutplasma). Je höher die Kohlenhydratkonzentration ist, desto höher ist die Osmolalität und desto langsamer verlässt die Lösung den Magen und den Darm. Aufgrund der hohen Konzentration eines Gels setzt dieses sich im Magen-Darm-Trakt fest und erhöht den osmotischen Druck, wodurch Wasser in den Magen-Darm-Trakt gesogen wird, um den Druck zu senken und den Austritt der Lösung aus dem Dünndarm zu ermöglichen. Dieser Rückfluss von Flüssigkeiten aus dem Blutkreislauf in den Verdauungstrakt kann dazu führen, dass Ihr Körper quasi dehydriert wird. Selbst wenn Sie die auf dem Etikett empfohlene Wassermenge trinken, bleibt die Zuckerkombination aus Maltodextrin und Fructose unverändert und außerhalb des Bereichs der Osmolalität für die Flüssigkeitsaufnahme.

Das zweite Problem ist die Mischung der Kohlenhydrate, auf die die meisten Gelhersteller zurückgreifen. Forschungsergebnisse zeigen, dass eine Kombination von zwei Zuckerarten schneller durch die Darmwand absorbiert und vom Blutkreislauf aufgenommen wird als eine einzige Quelle. Dies ist der Fall, weil mehr Transportmechanismen aktiviert werden können. Mit Energie-Gels wird versucht, sich dies zunutze zu machen, indem Glucose mit Fructose und/oder Maltodextrin kombiniert wird. Dabei besteht ein doppeltes Problem. Zum einen verfügt der Darm über weniger Transporter für Fructose, und die Aufnahme von Fructose dauert länger, was dazu führt, dass Wasser in den Darm gesogen wird, weil der Körper versucht, das, was sich dort befindet, zu verdünnen. Dass Wasser in den Darm gelangt, ist beim Training nie eine gute Sache. Am Ende hat man das, was ich als Blubber-Darm bezeichne: ein Völlegefühl, Blähungen, Durchfall und allgemeines Unwohlsein.

Dieses Problem wird durch Maltodextrin verschärft, das aus den Bausteinen von Glucose und nicht aus reiner Glucose hergestellt wird. Maltodextrin wird verwendet, weil es im Hinblick auf die Osmolalität nicht die gleiche Wirkung entfaltet wie die Einfachzucker Glucose, Fructose oder Saccharose. Somit kann ein Gel also tatsächlich eine ganze Menge Maltodextrin enthalten und trotzdem schnell aus dem Magen-Darm-Trakt herausgeschleust werden. Klingt verlockend. Es gibt nur ein Problem. Maltodextrin kann ein wichtiges »Tor« im Dünndarm überlasten, sodass Maltodextrin die gleiche hochosmolare Umgebung erzeugt wie Fructose – mit der gleichen verlängerten Verweildauer und den gleichen unerwünschten Wirkungen.

Am Ende erhält Ihr Körper nicht den Treibstoff, den er benötigt, Sie gefährden Ihren Hydrierungszustand und bringen obendrein auch noch Ihren Magen und Ihren Darm in Aufruhr.

Natürlich ist der menschliche Körper kein Algorithmus, und es gibt definitiv auch physiologische Ausreißer. Ich möchte nicht verschweigen, dass mir viele Sportlerinnen berichten, dass sie mit flüssigen Kalorien und Gels Erfolge erzielen, ohne unter Magen-Darm-Beschwerden zu leiden. Es gibt sehr erfolgreiche Elite- und Profi-Athleten, die mit Gels und Wasser zurechtkommen, aber wenn wir uns die Erfolgsgeschichten etwas genauer anschauen, zeigt sich, dass diese Athleten nicht nur Gels verwenden, sondern diese mit anderer Wettkampfnahrung kombinieren.

Ich warne zwar vor Gels, mir ist jedoch klar, dass sie in bestimmten Situationen erforderlich sind. Auch meine Co-Autorin steckt sie sich in die Tasche, um an langen Tagen auf sie als Brennstoffquelle zurückzugreifen, aber wie die meisten kommt sie nicht ausschließlich mit Gels und Wasser aus. Ich möchte, dass Sie verstehen, wie die Physiologie funktioniert, damit Sie die besten Entscheidungen treffen können, um optimale Leistungen zu erzielen. Ich werde Ihnen jedoch keinen Vorwurf machen, wenn Sie ein Notfall-Gel hervorziehen, um Ihrem Blutzuckerspiegel einen Schub zu verpassen, erst recht, wenn Ihnen die Glucosetabletten ausgegangen sind!

die den Muskeln Brennstoff liefert, ohne Magen-Darm-Beschwerden zu verursachen. Grundsätzlich sollte diese Art von Nahrung eine Mischung aus einfachen Zuckerarten wie Glucose, Dextrose und Saccharose enthalten, damit der Zucker möglichst schnell aus dem Magen durch die Darmwand und in den Blutkreislauf gelangt.

Lesen Sie die Etiketten. Angesichts des harten Wettbewerbs, der in den Sporternährungsregalen herrscht, gehen immer mehr Hersteller dazu über, Produkte aus rein natürlichen Zutaten anzubieten, bei denen es sich normalerweise um Trockenfrüchte, verdampften Rohrzucker oder Agavendicksaft handelt. Rohrzucker ist gut, da es sich um Saccharose handelt. Produkte, die Fructose enthalten, sollten vermieden werden, da Fructose nicht schnell über den Magen-Darm-Trakt aufgenommen wird, sondern zur Verstoffwechselung in die Leber gelangen muss. Agavendicksaft ist einer der schlimmsten Übeltäter, da er einen höheren Fructosegehalt aufweist als Glucose-Fructose-Sirup. Dennoch fühlen sich viele Menschen zu ihm hingezogen, weil auf dem Etikett steht, dass es sich um ein »natürliches« Produkt handelt.

Es ist wichtig, sich vor Augen zu halten, dass eine große Fructosemenge im Darm Wasser ansaugt, den Darm flutet und erhebliche Magen-Darm-Beschwerden verursachen kann. Ein paar Trockenfrüchte sind in Ordnung, weil sie normalerweise weniger Fructose enthalten, und zudem ist die Fructose von Ballaststoffen umhüllt, die verhindern, dass die gesamte Fructosemenge der Früchte auf einmal in den Darm gelangt.

Obwohl Kohlenhydrate bei langen Ausdauerwettkämpfen entscheidend sind, sollten Sie nicht vergessen, Ihrem System auch immer wieder etwas Protein zuzuführen. Während eines langen Laufs, einer langen Radstrecke oder eines anderen Ausdauertrainings können Aminosäuren bis zu 10 Prozent der benötigten Gesamtenergie liefern. Wenn Sie Ihrem Körper mit dem, was Sie zu sich nehmen, nicht ausreichend Aminosäuren zuführen, holt er sich das, was er braucht, indem er Ihre Muskeln abbaut, was zum einen die Regeneration erschwert und es zum anderen schwieriger macht, Trainingsfortschritte zu erzielen. Sie benötigen nicht viel, nur etwa 7 bis 10 Gramm Protein pro Stunde, aber bei langen, intensiveren sportlichen Aktivitäten hilft es wirklich. Die Nahrungsmittel, die auf Seite 228 unter der Überschrift »Stecken Sie sich eine Rakete in die Tasche« aufgeführt sind, sind gut geeignet, diesen Zweck zu erfüllen.

STECKEN SIE SICH EINE RAKETE IN DIE TASCHE

Sprechen Sie mir nach: Essen in die Tasche und Getränk in die Flasche. Und mit Essen meine ich ehrliche, gute Kost, etwas, das wie Essen aussieht, wie Essen schmeckt und das auch Ihre Oma als etwas zu essen erkennen würde.

Wenn man jahrelang auf abgepackte Riegel gesetzt hat, mag die Aussicht, sich richtiges Essen einstecken zu sollen, als eine ziemliche Herausforderung empfunden werden, das ist mir schon klar. Ich habe es selbst erlebt. Viele Sportler wissen wirklich nicht, was sie während des Trainings essen sollen, wenn das Produkt nicht verpackt und nicht mit dem Wort »Energie« etikettiert ist. Entspannen Sie sich, es ist ganz einfach.

Echte Powerkost zur Einnahme während des Trainings oder während des Wettkampfs findet sich in vielen Formen. Infrage kommen zum Beispiel 40 bis 60 Gramm Obst von niedrigem Fructosegehalt (Feigen oder Datteln) mit einem Esslöffel Nüssen oder eine Handvoll kleiner Kartoffeln (gekocht und gesalzen) oder drei oder vier Reisbällchen (aus Basmatireis, Honig und Tamari- oder Sojasauce) oder ein selbstgemachter Riegel, der nicht auf Zuckerbasis zubereitet ist, oder proteinhaltige Häppchen. Sie können es auch einfach mit Sandwiches versuchen, die Sie in mundgerechte Happen geschnitten haben (Weißbrot mit Erdnussbutter und Marmelade, Focaccia mit Käse oder sogar ein Truthahn-Käse-Panino). Einige der von mir betreuten Sportlerinnen mögen fettarme Muffin- oder Brownie-Happen oder fettarme Kekse. Truthahndörrfleisch eignet sich hervorragend als salzige, nicht süße Kost bei längeren, weniger intensiven Radstrecken oder Läufen. Einfach in etwas einwickeln, das leicht auszupacken ist, und Sie haben Ihre Energie buchstäblich in Ihrer Tasche!

Während hoch intensiver Radrennen oder Läufe ist es oft schwierig, etwas zu essen. Denken Sie an Ihre Kindheit zurück. Was war Ihre Lieblingssüßigkeit? Gummibärchen? Geleebohnen? Kaubonbons? All diese Süßigkeiten liefern einen schnellen Zuckerschub, den der Körper leicht verdauen kann. Achten Sie nur darauf, dass es sich bei der primären Zuckerart nicht um Fructose oder Maissirup mit hohem Fructosegehalt handelt. Glucose und/oder Saccharose sind bessere Optionen, am besten geeignet ist brauner Reissirup. Bei dieser Variante können Sie auch auf künstlich hergestellte Produkte in Form von Würfeln, Kaubonbons, Kaugummis etc. zurückgreifen. Zum einen sind diese Produkte in der Regel nicht aus Maltodextrin und Fructose hergestellt, sodass Sie keine Probleme bekommen werden. Zum anderen verlangsamt das Kauen kleiner kohlenhydrathaltiger Häppchen die Dosis, die dem Verdauungssystem zugeführt wird, was eine bessere Aufnahme ermöglicht, als wenn Sie eine große Ration auf einmal in Form eines Gels schlucken. Greifen Sie während der letzten Stunde eines Radrennens, eines Laufs oder eines Wettkampfes, wenn es nur darauf ankommt, den Blutzuckerspiegel hoch zu halten, auf Glucosetabletten zurück (deren Aufnahme bereits im Mund beginnt).

Halten Sie sich von allem fern, das Sucralose und andere Zuckerersatzstoffe wie Stevia oder Zuckeralkohole enthält. Diese Verbindungen werden nicht besonders gut absorbiert und können ziemlich schnell Magen-Darm-Beschwerden verursachen. Außerdem können sie die Zusammensetzung Ihrer Darmbakterien auf ungesunde Weise verändern.

Letztendlich ist es wahr, dass es sich bei bestimmten Sportarten – wie Mountainbiking und Trail Running – schwierig gestaltet, etwas zu essen. Aber mit ein bisschen Planung ist auch das möglich, und Ihre Leistung wird sich verbessern. Die beste Strategie ist es, sich im Voraus mit der Strecke vertraut zu machen und die Nahrungsaufnahme in Übergangszonen zu planen, also zum Beispiel zu Beginn eines technischen Anstiegs oder wenn Sie kurz die Straße verlassen, um sich zu strecken. Es geht darum, die Verpflegungsstrategie entsprechend dem Streckenprofil zu planen und sich nicht nach dem Zeiger auf der Uhr zu richten.

SELBST GEMACHTE RIEGEL

180 ml brauner Reissirup
180 g natürliche Mandel- oder Erdnussbutter
165–200 g zuckerarme, proteinreiche Cerealien
1–2 zerkleinerte Vanilleschoten oder getrocknetes Vanilleschotenpulver (optional)
50 g Rosinen (optional)
70 g zerkleinerte Brezeln (optional)
Eine Prise Meersalz

Den braunen Reissirup in einer mikrowellengeeigneten Schüssel 1 Minute und 20 Sekunden lang bzw. so lange erhitzen, bis er blubbert. Die Nussbutter unterrühren, bis sie gut verbunden ist. Dann die Cerealien und alle optionalen Zutaten unterrühren. Die Mischung in eine 22- bis 24er-Springform geben und mit Salz bestreuen. 30 bis 45 Minuten kühl stellen bzw. so lange, bis sie fest ist. In Riegel à 5 x 5 cm schneiden.

GESALZENE ENERGIE-BÄLLCHEN

125 g Stückchen natürliche Mandel- oder Erdnussbutter
120 ml brauner Reissirup
50 g Vanille-Proteinpulver (aus pflanzlicher oder tierischer Milch)
¼ TL gemahlener Zimt
1 TL Espressopulver (optional)
2 EL ungesüßtes alkalisiertes Kakaopulver (Dutch Process) bzw. Kokos- oder Mandelmehl (zum Ausrollen)
Eine Prise Meersalz

In einer mikrowellengeeigneten Schüssel die Nussbutter und den braunen Reissirup vermengen. 1 Minute lang bzw. so lange in der Mikrowelle erhitzen, bis der Sirup kocht. Dabei ist zu beachten, dass die fertigen Bällchen umso härter werden, je länger der Sirup kocht. So lange rühren, bis alles miteinander vermischt ist. Das Proteinpulver, den Zimt und das Espressopulver (falls verwendet) hinzufügen und gut vermengen. Mit einem Esslöffel oder einem Kugelformer zu mundgerechten 2,5-cm-Kugeln rollen. In dem Kakaopulver bzw. dem Kokos- oder Mandelmehl wälzen und mit Meersalz bestreuen. Die Bällchen lassen sich in einem luftdichten Behälter für bis zu 2 Wochen im Kühlschrank aufbewahren.

SCHOKOLADEN-MANDEL-POWER-COOKIES

50 g	streichfähige helle Butter
2 EL	natürliche Mandelbutter
65 g	plus 2 EL brauner Zucker
3	Eiweiß (oder Ei-Ersatz)
60 ml	Mandelmilch oder Milch tierischen (optional)
2 TL	Vanille-Extrakt
1 TL	Vanilleschotenpulver (optional)
¼ TL	gemahlener Zimt
2 TL	Espressopulver (optional)
65 g	kernige Haferflocken
65 g	Quinoa-Mehl
65 g	Mandelmehl
35 g	plus 1 EL ungesüßtes dunkles Kakaopulver (Dutch Process)
1 TL	Backpulver

Optionale Zutaten:

Kleine dunkle Schokoladensplitter

Rosinen

Getrocknete Kirschen

Den Ofen auf 190 °C vorheizen. Die Butter und die Mandelbutter mit dem braunen Zucker schaumig rühren. Eiweiß, Milch (falls verwendet), Vanille, Vanilleschotenpulver (falls verwendet), Zimt und Espressopulver (falls verwendet) einrühren. Gut vermischen. In einer separaten Schüssel Haferflocken, Mehl, Mandelmehl, Kakao und Backpulver vermengen. Langsam die trockenen Zutaten mit den nassen Zutaten verrühren. Falls für die Konsistenz erforderlich, Milch unterrühren. Falls gewünscht, einige Esslöffel der optionalen Zutaten hinzugeben. Esslöffelweise auf ein kaltes Backblech oder einen Backstein geben. 10 bis 15 Minuten oder so lange backen, bis die Cookies goldbraun sind.

DIE SPEICHER AUFFÜLLEN: WAS SIE NACH VOLLBRACHTER LEISTUNG ESSEN UND TRINKEN SOLLTEN

Lassen Sie uns zunächst eines klarstellen: Nach einem lockeren Lauf, einer lockeren Tour mit dem Fahrrad oder einem Besuch im Fitnessstudio bedarf es keiner speziellen Regenerationsstrategie. Sie können ganz normal zu Ihrem Alltag übergehen und werden durch Ihre normale tägliche Ernährung neue Kraft tanken. Ich sehe zu viele Freizeitsportler, die kalorienreiche Recovery-Shakes trinken und Proteinriegel essen, obwohl sie diese nicht wirklich benötigen. Woran erkennen Sie, wann Ihr Körper zur Regeneration einen speziellen Brennstoffbedarf hat? Wenn Sie nach einem richtig harten Training oder nach einem Wettkampf das Gefühl haben, wirklich etwas geleistet zu haben. Wenn Sie sich ein wenig erschöpft und ausgepowert fühlen. Dann wissen Sie, dass Sie Ihrem System einige Nährstoffe zuführen müssen, um den Muskelabbau zu stoppen und die Glykogenspeicher wieder aufzufüllen.

Was sollten Sie essen? Seit Jahren empfehlen Sporternährungswissenschaftler einen Snack oder ein Getränk, das pro 3 Gramm Kohlenhydrate 1 Gramm Protein enthält, da Protein zur Wiederauffüllung des Glykogenspeichers beiträgt und die Muskelreparatur fördert. Aber das ist nicht das, was Frauen wirklich brauchen. Wir benötigen Protein, und zwar schnell. Erinnern Sie sich: Progesteron verschlimmert bei Frauen den Muskelabbau. Folglich benötigen Frauen mehr Protein, um die Muskeln zu schützen und gestärkt aus der körperlichen Anstrengung hervorzugehen. Frauen regenerieren sich schneller, wenn sie innerhalb von 30 Minuten nach einem harten Training 25 bis 30 Gramm Protein (mit 5 bis 7 Gramm verzweigtkettigen Aminosäuren) zu sich nehmen.

Das gilt sowohl nach einem Ausdauertraining als auch nach einem Krafttraining-Work-out, zeigt jedoch nach einem anstrengenden Gewichttraining besonders starke Wirkungen. Die Aufnahme verzweigtkettiger Aminosäuren in Kombination mit intensiven Kraftanstrengungen wie dem Widerstandstraining im CrossFit-Stil und dem Absolvieren schneller Intervalle verbessert die Qualität der Muskeln erheblich und verlangsamt den altersbedingten Muskelabbau.

Das bedeutet nicht, dass Sie die Kohlenhydrate nicht auch benötigen. Sie benötigen sie definitiv. Lassen Sie die Kohlenhydrate nach dem Training nicht weg, um zu versuchen, an Gewicht zu verlieren. So etwas sehe ich viel zu oft – sogar unter den Profi-Sportlerinnen, mit denen ich gearbeitet habe. Sie glauben, dass sie die Fettverbrennungsphase verlängern (da der Körper sonst nichts mehr zu verbrennen hat), wenn sie die Nahrungszufuhr nach dem Training hinauszögern, und infolgedessen besser abnehmen. In Wahrheit geschieht genau das Gegenteil. Sie nehmen zu. Indem sie dem Körper Regenerationsbrennstoff vorenthalten, versetzen sie ihn in einen katabolen Zustand, der die Regeneration verzögert, den Stoffwechsel drosselt und die Einlagerung von Fett ankurbelt, weil der Körper befürchtet, sich in einem Zustand der Nahrungsmittelknappheit zu befinden.

Nehmen Sie Kohlenhydrate immer zusammen mit Protein zu sich. Zum einen entfalten die beiden Makronährstoffe ihre Wirkung auf magische Weise zusammen, indem sie dazu beitragen, die Glykogenspeicherraten zu erhöhen. Die Ergebnisse sind ziemlich beeindruckend. In einer Studie mit Radfahrern, die ein dreistündiges Fahrradtraining absolvierten, füllten diejenigen Teilnehmer der Studie, die nach dem Training ein Kohlenhydrat-Protein-Regenerationsgetränk zu sich nahmen, ihre Glykogenspeicher viermal schneller auf als diejenigen, die zur Regenration ausschließlich Kohlenhydrate zu sich nahmen. Forschungsergebnisse zeigen auch, dass die gleichzeitige Aufnahme von Kohlenhydraten und Protein nach dem Training dazu beiträgt, Entzündungen zu reduzieren und das Immunsystem zu stärken.

Um es noch einmal zu sagen: Bei Frauen ist das Zeitfenster für die Regeneration, um von all diesen Vorteilen zu profitieren, mit gerade einmal gut 30 Minuten ziemlich kurz. Während die Minuten vergehen, nimmt die Insulinsensitivität ab, sodass die Muskeln länger brauchen, um die Glucose aus dem Blut aufzunehmen, und infolgedessen fällt die

Glykogenspeicherung insgesamt geringer aus. Tatsächlich ist die Glykogenspeicherrate nur 2 bis 2,5 Stunden nach dem Training bereits um 50 Prozent gesunken. Unmittelbar nach einem harten Training zu essen, verzögert den Rückgang der Insulinsensitivität. Wenn Sie innerhalb von 30 Minuten nach dem Training einen Regenerationssnack oder eine Mahlzeit zu sich nehmen, können Sie die Fähigkeit Ihres Körpers, schnell Glykogen zu speichern, um bis zu 8 Stunden verlängern, indem Sie einfach alle zwei Stunden einige Kohlenhydrate zu sich nehmen.

Welche Kohlenhydrate eignen sich am besten für die Regeneration? Viele Menschen glauben, dass die besten Kohlenhydrate nach dem Sport Kohlenhydrate auf Getreidebasis sind, also zum Beispiel Haferflocken, Nudeln, Brot und Cerealien. Aber das stimmt nicht ganz. Die besten Kohlenhydratquellen sind diejenigen, die reicher an Glucose sind, weil die Kohlenhydrate aus diesen Quellen direkt in das System fluten. Stärkehaltiges Gemüsesorten wie Kartoffeln, Erbsen, Mais, Winterkürbis und Wurzelgemüse wie Pastinaken sind nicht nur reicher an Nährstoffen, sondern liefern auch insgesamt größere Mengen an Kohlenhydraten. Vergleichen Sie die Menge Kohlenhydrate, die in einer Schale Kartoffelpüree (45 Gramm) enthalten ist, mit der Menge Kohlenhydrate, die in einer Schale Haferflockenbrei (27 Gramm), Quinoa (39 Gramm) oder der immer beliebten gekochten Pasta (38 Gramm) enthalten ist – und da ist im Grunde kein Unterschied!

Früchte sind nicht zum Wiederauffüllen der Speicher geeignet. Ja, sie sind reich an Einfachzucker, aber dieser Einfachzucker ist meistens Fructose (es gibt einige Ausnahmen wie Bananen und Trauben). Ihre Leber liebt Fructose und wird sie auf Kosten Ihrer Muskeln aufsaugen. Es ist besser, sich an Gemüse zu halten, das aus langen Glucoseketten besteht und Ihre Vorräte effektiver auffüllen kann.

PEAK-PERFORMANCE)))
EINE SPORTLERIN ERZÄHLT

DIE TRIATHLETIN MIT MAGEN-DARM-PROBLEMEN

Als ich Sonja Wieck, die heute 35 Jahre alt ist, zum ersten Mal traf, war sie in Topform und erreichte gerade den Höhepunkt ihrer Rennkarriere. Leider konnte sie die Früchte all der Jahre harter Arbeit nicht ernten, weil ihre Ernährung ihr immer wieder einen Strich durch die Rechnung machte.

Im Jahr 2012 hatte sich Sonja für die renommierten Ironman World Championships auf Hawaii qualifiziert und nahm an diesen teil. Sie beendete die Radstrecke als Fünftplatzierte und war bereit, um einen Platz auf dem Podium zu kämpfen, als sie die Laufstrecke antrat. Es dauerte jedoch nicht lange, da begann ihr Gedärm zu rebellieren und sie musste die Dixi-Toiletten aufsuchen und wurde so ausgebremst, dass sie nur noch schlurfen konnte. »Das hat mir den Tag komplett versaut«, sagt sie.

Sie hat die Sache als einen schlechten Tag abgetan, wie es so viele Sportler tun. Doch dann litt sie bei ihrem ersten Wettkampf im Jahr 2013, dem Ironman 70.3 Oceanside, erneut unter einer schweren ernährungsbedingten Beeinträchtigung. Diesmal hatte sie keine Magen-Darm-Beschwerden, sondern erlitt einen plötzlichen Leistungseinbruch – der Mann mit dem Hammer schlug bei ihr zu. Frustriert bat sie mich um Hilfe. Ich muss zugeben, dass Sonjas Problem sich ziemlich leicht beheben ließ. Sonja führte sich Flüssigkeit in Form eines Sportgetränks aus Wasser und Tabletten zu, das als Hauptsüßungsmittel Sorbitol – ein natürliches Abführmittel – enthielt, was dazu führte, dass sie, als sie die Laufstrecke antrat, buchstäblich laufen musste, und zwar zur Toilette.

Außerdem trank sie während ihrer Wettkämpfe zu früh Cola. (Der Genuss von schaler Cola ist bei extrem langen Ausdauerwettkämpfen wie Ironmans und Ultramarathons verbreitet.) Die übermäßige Aufnahme von Zucker trug nicht nur zu ihren Magen-Darm-Beschwerden bei, sondern führte auch dazu, dass ihre Energiezufuhr zum Erliegen kam, weil ihr Darm völlig durcheinander war. Cola eignet sich wunderbar, wenn man sie braucht. Aber wenn Sie einmal anfangen, Cola zu trinken (oder Koffein in anderen Formen zu sich zu nehmen), gibt es kein Zurück mehr, denn wenn Sie einmal anfangen, Koffein zu konsumieren, müssen Sie es wegen der aktiven Rezeptoren im Gehirn weiter zu sich nehmen.

Wir verbesserten ihren gesamten Ernährungsplan, indem wir das zuckerhaltige, künstliche Zeug durch natürlichere Alternativen ersetzten. So sah ihre Ernährung vorher und nachher aus:

Vor der Umstellung: Ein Gel kurz vor dem Start. Auf dem Fahrrad drei Flaschen gefüllt mit einem mit Elektrolyttabletten angereichertem Sportgetränk, Energie-Kaugummis und Gels zur Brennstoffzufuhr. Während des Laufs: 4 bis 5 Becher Cola und weitere Energie-Kaugummis.

Nach der Umstellung: Sonja nahm so viel Zucker, Sorbitol und Koffein zu sich – kein Wunder, dass sie ein Wrack war. Vor dem Rennen ließ sie von nun an das Gel weg und aß stattdessen ein kleines Weißbrot-Sandwich mit Marmelade und Salz. Auf dem Rad trank sie OSMO (klar, dass ich ihr das empfahl, aber andere kohlenhydratarme Getränke tun es auch). Außerdem aß sie drei glutenfreie Energieriegel, von denen sie in den ersten drei Stunden jede Stunde einen zu sich nahm. Während der letzten drei Stunden auf dem Rad kaute sie dann Energie-Kaugummis. Für den Lauf fügte sie ihren OSMO-Flaschen Grüntee-Extrakt hinzu, um einen stetigen Zufluss von Koffein zu erhalten, ohne das ständige Auf und Ab durch das Trinken von Cola zu erleben. Bei Bedarf kaute sie hin und wieder ein paar Energie-Kaugummis.

Beim nächsten Wettkampf siegte Sonja. »Ich nahm am Ironman 70.3 St. George in Utah teil und gewann in meiner Altersklasse und beim Amateurrennen. Meine Energiereserven waren konstant, und ich fühlte mich während des gesamten Wettkampfs gut und ausgeglichen. Endlich konnte meine Fitness sich durchsetzen, weil ihr nichts im Wege stand. Mit der gleichen Ernährungsstrategie ging ich in meinen nächsten großen Ironman-Wettkampf in Brasilien an und gewann auch dort in meiner Altersklasse sowie beim Amateurrennen und schaffte die volle Ironman-Distanz zum ersten Mal in unter 10 Stunden!«, berichtet Sonja.

»Seit ich den Ernährungsplan, den Stacy für mich ausgearbeitet hat, zum ersten Mal ausprobiert habe, habe ich weder im Training noch bei Wettkämpfen ernährungsbedingte Probleme gehabt. Inzwischen mache ich mir nur noch sehr wenige Gedanken darüber, ob mein Ernährungsplan funktioniert oder nicht. Ich weiß, dass er funktioniert, und das ist das, was ich brauche. Er ist zuverlässig und nachhaltig.«

Das Gleiche gilt für Sonjas Wettkampfresultate. Zuletzt gewann sie den Ironman in Tahoe. Erstaunlich, was passiert, wenn man mit seiner Physiologie arbeitet, anstatt gegen sie anzukämpfen.

PEAK-PERFORMANCE ▶▶▶

AUF DEN PUNKT GEBRACHT

- Eine Verbesserung des Trainings zur Verbesserung Ihrer Leistung (sei es bei einem Wettkampf, im Hinblick auf Ihre Körperzusammensetzung oder Ihren allgemeinen Gesundheitszustand) setzt voraus, dass Sie Ihrem Körper den entsprechenden Brennstoff zuführen, damit er sich anpassen kann.

- Die Wahrscheinlichkeit, dass Frauen unter Magen-Darm-Problemen leiden, ist im Vergleich zu Männern fünfmal höher: Vermeiden Sie während der sportlichen Betätigung die Aufnahme von Fructose und Maltodextrin, um die Physiologie Ihres Darms zu unterstützen, statt gegen sie zu arbeiten.

- Vermeiden Sie die Einnahme von nicht-steroidalen Antirheumatika (NSAIDs). Sie können Darmläsionen und Magen-Darm-Probleme verursachen.

- Flüssigkeit in die Flasche, Essen in die Tasche! Verlassen Sie sich nicht auf ein typisches Sportgetränk oder ein flüssiges Sportnahrungsergänzungsmittel, um Ihrem Körper beides zuzuführen. Entscheiden Sie sich für ein kohlenhydratarmes, elektrolytreiches Getränk, und essen Sie richtiges Essen.

- Frauen haben ein kürzeres Zeitfenster für die Regeneration als Männer. Optimieren Sie die Anpassungs- und Reparaturprozesse Ihrer Muskeln, indem Sie zur Regeneration innerhalb von 30 Minuten nach dem Training etwas essen.

12

HYDRIERUNG LIEFERT KRAFT

WOMIT SIE IHRE TRINKFLASCHE FÜLLEN SOLLTEN, UM SPITZENLEISTUNGEN ZU ERBRINGEN

»Früher habe ich meine Trinkflasche einfach nur als ein weiteres Mittel angesehen, um mir Kalorien zuzuführen«, erinnert sich die professionelle Radrennfahrerin Tayler Wiles. »Also habe ich meine Flaschen bei Wettkämpfen mit zuckerhaltigen, kohlenhydratreichen Flüssigkeiten gefüllt, diese dazu verwendet, Gels herunterzuspülen und mich gewundert, warum ich am Ende unter furchtbaren Magen- und Darmverstimmungen litt. Es war sogar noch schlimmer. Ich dachte zwar, dass ich ausreichend trinken würde, aber wenn ich Urinteststreifen verwendete, um mein Hydrierungslevel zu testen, ergaben diese, dass ich in Wahrheit ernsthaft dehydriert war.«

Tayler ist eine bemerkenswerte Sportlerin. Nachdem sie in ihrer Kindheit ein kleiner Fußballstar war, entdeckte sie auf dem College den Radsport und wurde eine begeisterte Ausdauersportlerin. Wie sie selbst sagt, musste sie in kurzer Zeit sehr viel lernen, um ihre hochgesteckten Ziele zu erreichen und sich für die Teilnahme an Weltmeisterschaften und an den Olympischen Spielen zu qualifizieren. Als ehemalige Medizinstudentin saugte sie zudem jegliche Informationen bis zur letzten Silbe auf wie ein Schwamm und setzte jeden Rat, den ich ihr gab, in die Tat um. Der wichtigste und einfachste Rat, den ich ihr gab, ist der gleiche Rat, den ich jedem gebe und den Sie in diesem Buch schon etliche Mal gelesen haben: Essen für die Kalorienaufnahme in die Tasche und Flüssigkeit für die Hydrierung in die Flasche. Die Resultate stellten sich sofort ein.

»Ich ging dazu über, auf dem Fahrrad echte Nahrungsmittel wie Panini, Reiswaffeln und selbstgemachte Energieriegel zu essen und trank nur noch OSMO-Hydration-Drinks statt kohlenhydratreicher Sportdrinks. Ich fühlte mich zusehends besser. Ich begann während des Trainings mehr zu essen und war besser hydriert, weil ich nicht mehr diese furchtbaren Magen- und Darmverstimmungen hatte. Nachdem ich diese Veränderungen durchgeführt hatte, erlebte ich im Hinblick auf meine Trainingsleistungen eine deutliche Verbesserung.«

GESCHEITERTE HYDRIERUNG: WENN IHRE GETRÄNKE SIE DEHYDRIEREN

Hydrierung sollte eine einfache Sache sein. Man treibt Sport, man schwitzt, man bekommt Durst, man trinkt, man treibt Sport und so weiter. Aber viele Sportgetränkehersteller haben das Ganze sehr kompliziert gemacht und unterm Strich weniger effektiv. Die meisten auf dem Markt verfügbaren Sportgetränke hydrieren Sie nicht nur nicht so gut, wie deren Hersteller behaupten, sondern sie könnten Ihre Leistungsfähigkeit in Wahrheit sogar einschränken, indem sie dafür sorgen, dass Sie dehydrieren.

In den meisten Fällen ist die Hydrierung während des Trainings wichtiger als das, was Sie essen, und wenn Sie die Hydrierung vermasseln, vermasseln Sie gleichzeitig auch Ihre Brennstoffzufuhr. Ich habe das als Sportlerin am eigenen Leib auf die harte Tour erfahren und es als Wissenschaftlerin bei meiner Arbeit mit Ultra-Ausdauer-Radfahrerinnen, -Läuferinnen und -Triathletinnen direkt miterlebt. Die von mir betreuten Sportlerinnen litten unter Magen-Darm-Problemen und Muskelkrämpfen und hatten Probleme bei der Regenerierung, aber sie verstanden nicht warum, weil sie glaubten, alles richtig zu machen. Um herauszufinden, warum sie unter diesen Problemen litten, untersuchte ich bei Teilnehmern der Tour de France den Hydrierungsstatus, das Wohlbefinden bzw. den Magen-Darm-Verstimmungsstatus, die Leistung sowie die Gesamttrainingsbelastung. Letztendlich fand ich heraus, dass wir durch eine Veränderung dessen, was sie tranken, die Dehydrierung verringern, die Leistungsfähigkeit erhöhen, Krämpfen vorbeugen und Magen-Darm-Verstimmungen vermeiden konnten.

Die gleichen Tests habe ich bei weiblichen Top-Sportlerinnen durchgeführt, und raten Sie mal, was sie ergeben haben: Die Hydrierungsbedürfnisse von Frauen unterscheiden sich von denen von Männern, und zwar infolge der hormonellen Wirkungen auf das Blutplasmavolumen, auf die Körpertemperatur sowie auf die Natriumretention und den Natriumverlust. Diese Frauen profitierten noch stärker als die Männer von einer Vereinfachung ihrer Hydrierung.

Wie können Sportgetränke dazu beitragen, dass Sie tatsächlich dehydrieren? Stellen Sie sich folgendes Szenario vor: Vor Ihnen liegen die letzten 10 Kilometer eines Radrennens oder eines anstrengenden Wettkampfes. Sie sind in der Spitzengruppe, rotieren im Belgischen Kreisel, holen das Letzte aus sich heraus, es läuft alles gut für Sie, und dann spüren Sie es. Ihre Beine werden schwer, und der gefürchtete Mann mit dem Hammer beginnt sich bemerkbar zu machen. Sie nehmen an, dass Sie nicht ausreichend gegessen haben, langen in Ihre Tasche, holen ein Gel hervor und reißen es auf, schlürfen es herunter und spülen mit einem Ihrer Sportgetränke nach. Nach drei Minuten verspüren Sie einen Energieschub, aber nach vier Minuten fühlen sich Ihre Beine erschöpft und taub an. Die Ziellinie rückt näher, und Sie fangen an, über Schadensbegrenzung nachzudenken. Gut drei Kilometer vor dem Ziel haben Sie sich ein wenig erholt und greifen in der Hoffnung auf einen allerletzten Energieschub für die letzten Meter nach einem weiteren Gel. Sie versuchen, alles zu geben, aber Ihre Beine spielen einfach nicht mit. Sie landen weit von der Position entfernt, die Sie sich eigentlich erhofft hatten.

Was ist schiefgelaufen? Sie dachten, Sie hätten genug gegessen und getrunken, aber die Erschöpfung und die Krämpfe aufgrund der Extrembelastung haben sich breitgemacht und Sie aus dem Spiel geworfen. Die Antwort auf die Frage, was schiefgelaufen ist, ist ganz einfach. Es hat nichts mit Kalorien zu tun, sondern mit dem Blutvolumen. Im Wesentlichen waren Sie dehydriert.

Selbst wenn Sie eine Stunde zuvor eine Flasche getrunken haben – war das wirklich genug? Meiner Erfahrung nach sind Sportler so auf die Kalorienaufnahme fixiert, dass sie der Tatsache keine Beachtung schenken, dass das, was sie trinken, nicht nur der Hydrierung dient, sondern zur Brennstoffzufuhr beiträgt. Lassen Sie mich erklären, was ich damit meine.

Das Wichtigste bei der Hydrierung ist, das Flüssigkeitslevel des Körpers ausreichend hoch zu halten, damit die wichtigsten Körperfunktionen aufrechterhalten werden können. Wenn Sie Sport treiben, wird das Wasser im Körper dazu verwendet, die Wärme abzubauen, die Sie produzieren, und den Körper abzukühlen. Wenn alles richtig funktioniert, ist das ein erstaunlich effizienter Prozess. Das Blut fließt zu den Muskeln, um diese mit Brennstoff und Nährstoffen zu versorgen und Abfallprodukte und Hitze aufzunehmen und abzutransportieren, die die Muskeln bei ihrer Arbeit produzieren. Anschließend fließt das Blut zur Haut, um die Hitze durch Verdunstung abzuleiten (Schwitzen).

Schwitzen funktioniert, indem dem Blut Wasser (das aus dem Blutplasma stammt) entzogen und durch die Haut geleitet wird, wo es verdunsten kann, sodass Sie abkühlen. Je mehr Sie schwitzen, desto mehr schrumpft Ihr Blutplasmavolumen. Also muss der Körper sich an anderen Stellen Wasser besorgen, um zu versuchen, das Blutvolumen ausreichend hoch zu halten, damit Sie weiter schwitzen können. Wenn Sie nicht ausreichend hydriert sind, haben Sie nicht genug Flüssigkeit im Körper, um das Blutvolumen hoch genug zu halten, um effizient schwitzen zu können und sich abzukühlen. Wenn Ihr Blut weniger Wasser enthält, wird es zähflüssiger, sodass Ihr Herz intensiver arbeiten muss. Infolgedessen steigt die Herzschlagfrequenz. Die Kräfte lassen nach. Die Körpertemperatur steigt. All das führt zu Erschöpfung, verminderter Leistungsfähigkeit und dem gefürchteten Leistungseinbruch am Ende eines intensiven Trainings oder Wettkampfs.

Dieses ganze Szenario löst einen erbitterten Wettkampf zwischen Ihren Muskeln und Ihrer Haut aus. Sobald Sie anfangen, sich körperlich zu betätigen, wetteifern Ihre Muskeln und Ihre Haut um Ihr Blut – die Muskeln, um weiter arbeiten zu können, die Haut, um Ihren Körper zu kühlen. Wenn die Wasservorräte im Körper zur Neige gehen, wird dieser Wettkampf immer erbitterter. Letztendlich gewinnen Ihre Muskeln diesen Wettkampf (auch wenn sie, wie Sie gleich sehen werden, nicht die Schlacht gewinnen), und weniger Blut fließt zur Haut, damit mehr Brennstoff zu den arbeitenden Muskeln gelangen kann. Wenn weniger Blut zur Haut fließt, bildet Ihr Körper weniger Schweiß, um sich abzukühlen, und Sie laufen Gefahr, unter einer Überhitzung zu leiden.

Diese Situation kann natürlich nicht endlos aufrechterhalten werden. Irgendwann benötigen Ihre arbeitenden Muskeln und die Kühlsysteme Ihres Körpers mehr Blut, als Ihr Herz-Kreislauf-System zur Verfügung stellen kann. Wenn Ihr Körper diesen Punkt erreicht, kann er die Temperatur nicht mehr ausreichend regulieren, und wenn Ihre Muskeln die kritische Marke von 38,9 Grad erreichen, beginnen sie die Arbeit einzustellen. Wenn Ihre Körpertemperatur die Marke von 40 bis 40,5 Grad erreicht, lässt Ihr zentrales Nervensystem die Alarmglocken schrillen, die Ihrem Körper signalisieren, dass sie es langsamer angehen lassen müssen, um ihn vor Schaden zu bewahren. Es ist also nicht nur die Körpertemperatur, die Ihre Leistungsfähigkeit beeinträchtigt, sondern die insgesamt durch die Hitze ausgelöste Belastung und die reduzierte Blutzirkulation.

Dieser perfekte Sturm, bei dem heiße Haut, geringe Wasservorräte im Körper und eine hohe Körpertemperatur zusammentreffen, macht es für Ihre Muskeln unmöglich, die Aufgabe, die sie erledigen sollen, zu vollbringen, egal ob Sie in die Pedale treten, laufen oder rudern oder was auch immer Sie von ihnen verlangen. Sie gehen davon aus, dass Sie nur etwas trinken müssen, um das Problem in den Griff zu bekommen, aber das ist nicht immer der Fall.

Das, was Sie trinken, kann dafür sorgen, dass Sie dehydriert sind. Der Massenmarkt für Hydrierungsgetränke hat die Botschaft unters Volk gebracht, dass das Trinken eines typisch isotonischen Getränks, das 5 bis 8 Prozent Kohlenhydratlösung mit Natrium (ungefähr 10 bis 20 Gramm Kohlenhydrate und 50 bis 110 Milligramm Natrium pro 235 Milliliter) enthält, geeignet ist, den Hydrierungs-, Natrium- und Brennstoffbedarf Ihres

Körpers zu befriedigen. Dabei steht immer die Verfügbarkeit von Kohlenhydraten und Kalorien im Fokus. Ich habe mich ausgiebig mit wissenschaftlichen Untersuchungen befasst und musste zu meinem Entsetzen feststellen, dass der Schwerpunkt der Forschung über Hydrierung viel zu oft darauf liegt, die Flüssigkeitszufuhr vor allem als Zufuhr von Kohlenhydraten in Form von flüssigen Kalorien zu betrachten. Als auf Hydrierung, Thermoregulation und sportliche Leistungsfähigkeit spezialisierte Physiologin halte ich diese Botschaft für irreführend und falsch.

DAS VOLUMEN ERHÖHEN

Lassen Sie uns jetzt, da Sie die Grundlagen der Hydrierung verstanden haben, einen Blick darauf werfen, wie Flüssigkeiten aus Ihrer Trinkflasche in Ihr Blut gelangen. Der Prozess beginnt im Darm, insbesondere im Dünndarm, in dem 95 Prozent jeglicher Flüssigkeitsaufnahme stattfinden. Der Dünndarm reagiert sehr empfindlich auf Wasser und Natrium und agiert in Ihrem Körper wie Justitia, die römische Göttin der Gerechtigkeit, indem er versucht, die beiden Stoffe im Gleichgewicht zu halten, sodass Ihr Blutplasma genau die richtige Osmolalität aufweist. Ein normaler Wert für die Osmolalität von Blutplasma liegt zwischen 275 und 295 Milliosmol pro Kilogramm. Ich erwarte nicht, dass Sie sich das merken, aber es wird Ihnen dabei helfen zu verstehen wie die Hydrierung funktioniert.

Um sicherzustellen, dass die Flüssigkeit, die Sie trinken, schnell in Ihr Blut gelangt und dort Wirkung entfaltet, sollte die Flüssigkeit, die Sie sich die Kehle hinunter in Ihren Bauch kippen, eine niedrigere Osmolalität haben als Ihr Blut (idealerweise zwischen 210 und 260 Milliosmol; Wasser, um einen Referenzwert zu haben, hat die Osmolalität 0). Warum das so ist? Das ist grundlegende Wissenschaft. Wenn die Konzentration im Blut größer ist als in der Flüssigkeit, die Sie trinken, lassen die Zellen der Wände Ihres Dünndarms die Flüssigkeit durch, um das Blut mit Wasser anzureichern und die Konzentration zu reduzieren.

Wenn Sie hingegen eine Flüssigkeit zu sich nehmen, die zu stark konzentriert ist, werden die Zellen der Wände Ihres Dünndarms die Schleusen in die andere Richtung öffnen und den Gefäßen Ihres Körpers Wasser entziehen, um die in Ihrem Darm vorherrschende höhere Osmolalität durch Verdünnung zu senken. Mit anderen Worten: Wasser wird den Bereichen Ihres Körpers, in denen Sie es eigentlich haben wollen, entzogen und landet in Ihrem Verdauungssystem, um die Flüssigkeit zu verdünnen, die sich in Ihrem Darm befindet. Wie Sie sich sicher vorstellen können, ist das Letzte, was Sie wollen, dass Ihr Dünndarm mit Wasser aus Ihrem Körper geflutet wird, wenn Sie eigentlich versuchen, Ihren Körper zu hydrieren. Das Endresultat eines solchen Prozesses ist, dass Sie Ihren Körper tatsächlich dehydriert und möglicherweise eine ernsthafte Magen-Darm-Verstimmung ausgelöst haben.

Die Zusammensetzung (wie auch die Konzentration) der Flüssigkeit, die Sie zu sich nehmen, ist ebenfalls wichtig. Für eine optimale Hydrierung ist der Körper zudem auf sogenannte Flüssigkeits-Co-Transporter angewiesen, bei denen es sich im Wesentlichen um molekulare Lotsen handelt, die die Flüssigkeit durch die Zellen der Wände des Dünndarms in die Flüssigkeitsräume des Körpers schleusen.

Natrium ist ein Top-Lotse für die Hydrierung und funktioniert am besten im Zusammenspiel mit einem guten Co-Lotsen, wobei Glucose der am besten geeignete Co-Lotse ist. Bei der Absorption von Natrium durch die Zellen kommen einige Mechanismen zum Tragen, aber im Wesentlichen reist es sozusagen als Anhalter mit Glucose. Ohne Glucose verlangsamt sich der konstante Zufluss von Natrium und Wasser ins Blut. Aus diesem Grund enthalten Sportgetränke, die wirklich hydrieren (und nicht nur im Magen herumschwappen und Blähungen und Beschwerden verursachen), eine geringe Menge Zucker (Glucose und Saccharose) sowie Natrium, um eine optimale Absorption und Hydrierung zu gewährleisten.

Aus diesem Grund ist einfaches Wasser auch nicht das beste Getränk für eine optimale Hydrierung. Es enthält keine Lotsen und schwappt womöglich, wie eine zu stark konzentrierte Flüssigkeit, einfach nur im Magen herum, bevor es dorthin gelangt, wo es hinsoll. Einfaches Wasser kann auch eine Reaktion im Hinblick auf das Flüssigkeitsvolumen verursachen und dem Körper signalisieren, mehr Urin auszuscheiden als Flüssigkeit aufgenommen wurde.

DIE GUTEN (UND DIE SCHLECHTEN) SPORTGETRÄNKE

Was ist also ein gutes Sportgetränk für eine optimale Hydrierung? Jedenfalls nicht ein solches wie die, auf die so viele Freizeitsportler (und sogar professionelle Sportler) zurückgreifen. Im Folgenden die ernährungsphysiologischen Eigenschaften eines typisch *schlechten* kohlenhydratreichen Sportgetränks:

- 5- bis 8-prozentige Kohlenhydratlösung (12–20 g Kohlenhydrate pro 235 ml)
- Osmolalität von ungefähr 300–305 Milliosmol
- Zucker: Maltodextrin, Fructose, Saccharose
- Natrium: 52–110 mg pro 235 ml

Diese Sportgetränke liefern natürlich einige Kohlenhydrate, aber nicht in den Mengen, die Sie benötigen, um anhaltend Ausdauersport treiben zu können. Sportgetränke enthalten häufig Maltodextrin und Fructose, die, wie Sie in Kapitel 11 erfahren haben, dafür bekannt sind, Magen-Darm-Beschwerden zu verursachen. Stattdessen sollten Sie lieber auf ein Sportgetränk zurückgreifen, das, wie im Folgenden dargelegt, etwas Glucose, Natrium und andere wichtige Co-Transporter enthält. Ein *gutes* Sportgetränk enthält pro 235 Milliliter die folgenden Inhaltsstoffe:

- 3- bis 4-prozentige Kohlenhydratlösung (7–9,5 g Kohlenhydrate pro 235 ml)
- Zucker: 7–9,5 g aus Glucose und Saccharose
- Natrium: 180–225 mg
- Kalium: 60–75 mg (ein weiterer Flüssigkeits-Co-Transporter, der die Aufnahme von Natrium unterstützen kann)

Kehren wir noch einmal zu dem oben erwähnten Wettkampfszenario zurück, diesmal jedoch mit einer anderen Hydrierungsstrategie. Sie fahren ganz vorne in der Spitzengruppe mit, und Ihre Beine beginnen, sich ein wenig schwer anzufühlen. Doch anstatt nach einem Gel zu greifen, um sich Kalorien zuzuführen, sind Sie sich dessen bewusst, dass Sie Ihren Körper hydrieren müssen, und Sie greifen nach Ihrer Trinkflasche. Diesmal enthält Ihr Getränk weniger Kohlenhydrate, mehr wichtige Mineralstoffe und ist geringer konzentriert. Diesmal attackieren *Sie*, *Sie* treten noch mal voll in die Pedale, und siehe da – Sie beenden den Wettkampf so, wie Sie ihn beenden wollten: vor den anderen.

SALZSCHWITZER UND SALZSTREUER

Sie wissen nun, dass Natrium für eine gesunde Hydrierung eine wichtige Rolle spielt, aber leider verrennen sich viele Sportler bei dem Thema Salz. Ich berate viele Triathletinnen, die am Ironman Hawaii teilnehmen, und nahezu jede von ihnen fragt mich, ob sie Salztabletten einnehmen, zusätzliches Salz in ihre Getränke geben oder natriumbasierte Nahrungsergänzungsmittel zu sich nehmen soll. Das ist verständlich. Auf Hawaii ist es heiß, man schwitzt sehr intensiv, wenn es heiß ist, und verliert viel Natrium, wenn man viel schwitzt, insbesondere, wenn man eine salzige Schwitzerin ist (was Sie sind, wenn sich auf den Riemen Ihres Helms, Ihrer Laufkappe oder im Gesicht weiße Schwitzstreifen bilden).

Die kurze Antwort lautet ganz klar »Nein«, Sie brauchen keine Salztabletten! Selbst wenn Sie eine salzige Schwitzerin sind, verfügt Ihr Körper über umfangreiche Natriumvorräte, und Sie werden mit den Nahrungsmitteln und den Getränken, die Sie zu sich nehmen (wenn Sie Ihre Hydrieringsquelle klug wählen) jede Menge Natrium aufnehmen. Sie versuchen nicht, Natrium zu ersetzen, Sie nehmen Natrium zu sich, damit dieses unter den Belastungsbedingungen der sportlichen Betätigung mit Ihrer Physiologie zusammenarbeitet. Die Flüssigkeit im menschlichen Körper ist aus Wasser und Elektrolyten zusammengesetzt, und der entscheidende Elektrolyt, der es der Flüssigkeit ermöglicht, sich frei zu bewegen, ist Natrium.

Selbst wenn Sie viel schwitzen, verlieren Sie nicht so viel Salz, dass Sie während des Trainings gewaltige Vorräte verbrauchen. Salztabletten können dazu beitragen, Magen-Darm-Verstimmungen zu verursachen. Das Chloridion des Natriumchlorids (normales Tafelsalz) kann bewirken, dass sich die Zwischenräume zwischen den Zellen öffnen und Darmbakterien freigesetzt werden, was wiederum einen unnormalen Wasserfluss und schweren Durchfall verursachen kann. Wenn die Konzentration von Natrium in Ihrem Verdauungstrakt hoch ist, wird eher Wasser in den Magen-Darm-Trakt geleitet, um die Salzkonzentration zu verdünnen, als dass das Natrium absorbiert wird und ins Blut gelangt. Unterm Strich trägt das zu einer Dehyhdrierung bei und löst dieses unangenehme Gefühl des Herumschwappens im Magen-Darm-Bereich aus. Außerdem sollten Sie sich vor Auge führen, dass der Natriumspiegel im Blut infolge von körperlicher Betätigung normalerweise steigt und nicht sinkt. Denn wenn Ihrem Blut durch das Schwitzen Wasser entzogen wird, steigt im Blut die Konzentration gelöster Stoffe wie Natrium.

Kurz gesagt: Sie brauchen keine Salztabletten, und Ihre Einnahme kann Ihre Leistungsfähigkeit sogar beeinträchtigen. Was Sie brauchen, ist ein in physiologischer Hinsicht gutes Sportgetränk, das ungefähr 350 bis 450 Milligramm Natrium pro 475 Milliliter enthält. In der heutigen Zeit ist der typischen Kost jede Menge Natrium zugesetzt, aber wenn Sie sich bei industriell verarbeiteten Nahrungsmitteln stark zurückhalten, können Sie mit dem Salzstreuer ruhig etwas großzügiger sein. Außerdem können Sie mehr natriumreiche Produkte wie Sardellen, geräucherten Lachs, Essiggurken und gesalzene Nüsse essen, um gut hydriert zu bleiben, vor allem, wenn Sie viel in heißer Umgebung trainieren.

WASSERVERGIFTUNG: TRINKEN SIE GEMÄSS IHREM DURSTEMPFINDEN UND SO, WIE ES VERNÜNFTIG IST

Viel zu lange wurden Ausdauersportler – vor allem solche, die viele Stunden lang trainieren, wie Marathonläufer, Ironman-Triathleten und Langstreckenradfahrer – dazu angehalten zu trinken, bevor sie Durst hatten, um einer Dehydrierung vorzubeugen. Die Annahme war, je mehr man trinke, desto besser sei es, doch das hatte schwerwiegende Folgen, und zwar unter anderem die einer Hyponatriämie, auch Wasservergiftung genannt, einer gefährlich niedrigen Natriumkonzentration im Blut. Tatsächlich ergab eine Studie, an der im Jahr 2002 Teilnehmer des Boston-Marathons teilnahmen, dass 13 Prozent der Teilnehmer eine Hyponatriämie erlitten, wobei es sich bei der Mehrzahl der Betroffenen um Frauen handelte.

Ja, man kann zu viel trinken, und eine Hyponatriämie ist eine reale Gefahr. In letzter Zeit nehmen Wissenschaftler, Trainer und Betreuer eher Abstand von den früher erteilten Ratschlägen des vielen Trinkens und raten Sportlern, dann zu trinken, wenn sie Durst haben. Das ist als Ausgangspunkt und allgemeiner Ratschlag in Ordnung, aber die Botschaft kann übertrieben verstanden werden, sodass Sie am Ende nicht genug trinken. Manchmal ist der Durst kein genauer Indikator für den Hydrierungsgrad, und im Folgenden erkläre ich, warum das so ist.

ANZEICHEN UND SYMPTOME EINER HYPONATRIÄMIE

ÜBELKEIT UND ERBRECHEN

- Kopfschmerzen
- Verwirrung
- Energieverlust und Müdigkeit
- Innere Unruhe und Reizbarkeit
- Muskelschwäche, Muskelspasmen und Muskelkrämpfe
- epileptische Anfälle
- Koma

Das Konzept, nur dann zu trinken, wenn man Durst hat, ist mit ein paar Problemen behaftet, und eines dieser Probleme besteht darin, dass die grundlegenden Erkenntnisse im Hinblick darauf bei Untersuchungen von Männern gewonnen wurden. Aber hinsichtlich des Durstempfindens gibt es einen signifikanten Unterschied zwischen Männern und Frauen (und auch das Alter spielt eine wichtige Rolle). Kehren wir noch einmal zurück zu den beiden wichtigen weiblichen Hormonen Östrogen und Progesteron. Beide Hormone haben eine Wirkung auf den Hypothalamus – jenen Bereich des Gehirns, der sowohl das Müdigkeitsgefühl als auch die für den Flüssigkeitshaushalt zuständigen Hormone steuert. Allein die Hochhormonphase kann Sie als Frau anfällig für Hyponatriämie machen. Hohe Hormonspiegel sorgen dafür, dass Ihr Körper schwächer auf ein geringeres Plasmavolumen reagiert (bis hin zu einem um 8 Prozent niedrigeren Volumen). Das bedeutet, dass Ihr Verlangen, etwas zu trinken, oder Ihr Durstempfinden, das von der Plasma-Osmolalität und dem Plasmavolumen gesteuert wird, abgeschwächt wird. Somit sind Sie nicht so durstig, obwohl Ihr Körper dehydriert sein könnte. Andernfalls würde der Drang, etwas zu trinken, Sie jedes Mal verrückt machen, wenn Sie sich in der Hochhormonphase befinden. Dieser Mangel an Durst wird noch schlimmer, wenn Sie älter werden.

Haben Sie zum Beispiel schon mal an einem heißen Tag ein hartes Training absolviert und sich, als Sie nach Hause kamen, ein bisschen schlecht gefühlt, aber gar keinen Durst verspürt? Physiologisch ist Ihr Körper dehydriert, aber die systemische Dehydrierung bewirkt, dass Ihr Verlangen nach Wasser und Nahrung gemindert wird. In diesem Fall signalisiert Ihr Körper Ihnen, nichts zu trinken, obwohl das genau das ist, was er benötigt. Um es salopp auszudrücken: Ihr Körper spielt aufgrund der Hitze ein bisschen verrückt.

Wie viel sollten Sie also trinken? Sie können sich an Ihrem Durstgefühl orientieren, aber Sie sollten auch Ihren Verstand einsetzen. Wir fahren sehr viel besser, wenn wir uns an geschlechtsspezifischen Richtlinien orientieren, um das Risiko, unter einer Hitzeerkrankung oder einer Hyponatriämie zu leiden, zu reduzieren. Jeder Mensch ist einzigartig, deshalb können die Flüssigkeitsbedürfnisse Ihres Körpers ganz anders sein als die Ihrer Mannschaftskameradinnen oder Trainingspartnerinnen. Die alte Empfehlung lautete, ausreichend zu trinken, um den während des Trainings eingetretenen Gewichtsverlust auszugleichen (Sie haben vielleicht schon mal den Rat gehört, vor und nach dem Training auf die Waage zu steigen, um zu bestimmen, wie viele Milliliter Flüssigkeit Sie verloren haben.) Das kann jedoch dazu führen, dass man zu viel trinkt, und es berücksichtigt weder den Gewichtsverlust, der durch das Verbrennen von Brennstoff (Glykogen) verursacht wird, noch eventuelle Reste von Flüssigkeiten oder Nahrung, die Sie während des Trainings zu sich genommen haben und die sich noch in Ihrem Darm befinden.

Allgemein gilt: 6,6 ml pro Kilogramm Körpergewicht (das sind ungefähr 400 ml für eine 61 Kilogramm schwere Frau) pro Stunde bei Temperaturen bis zu 24 Grad und darunter und 9,7 ml pro Kilogramm Körpergewicht (ungefähr 592 ml für die gleiche Frau) pro Stunde bei Temperaturen über 26,5 Grad tragen dazu bei, das Blutvolumen aufrechtzuhalten und die Ermüdung der Muskeln zu verzögern. Trinken Sie in einer Umgebung mit gemäßigten Temperaturen nicht mehr als maximal 740 bis 800 ml Wasser. In Kapitel 17 werde ich Sie informieren, wie Sie Ihren individuellen Hydrierungsbedarf mithilfe von Urinteststreifen exakt bestimmen können. Bis dahin können Sie sich an die folgenden Richtlinien halten, um sich darüber klar zu werden, ob Sie sich an Ihrem Durstgefühl orientieren oder besser einen festen Hydrierungsplan befolgen sollten.

Orientieren Sie sich während des Trainings an Ihrem Durstgefühl, wenn:

- Sie sich in der Hochhormonphase Ihres Zyklus befinden oder die Minipille nehmen, die nur Gestagen enthält;
- Sie Ihren Körper vor dem Training oder vor einem Wettkampf vorab hydriert haben; andernfalls kann eine Dehydrierung Sie für Gewebeschäden, verminderte Motivation während des Trainings und eine beeinträchtigte Regenerierung und Erholung (Adaptionen, Schlaf, Rehydrierung) anfällig machen;

- Sie hitzeakklimatisiert sind;
- Sie adäquat trainiert sind (nach einer längeren Zeit des Trainierens auf einem niedrigeren Level können Dehydrierung und die Trainingsbelastung die Folgen von Hitze für Ihren Körper verschärfen und Ihre Leistungsparameter senken);
- Sie schon einmal unter trainingsbedingter Hyponatriämie gelitten haben oder unter einer gestörten Ausschüttung antidiuretischer Hormone leiden.

Orientieren Sie sich während des Trainings an einem Hydrierungsplan, wenn:

- Sie eine junge Sportlerin sind und die Pubertät noch nicht hinter sich haben;
- Sie zwei oder mehr intensive Trainingseinheiten am Tag absolvieren, um einer systemischen Dehydrierung vorzubeugen;
- Sie nicht akklimatisiert sind und Höhentraining absolvieren;
- Sie schön öfter unter Hitzeerkrankungen gelitten haben.

JEDER KANN SEINEN KÖRPER HYPERHYDRIEREN

Ich bin eine große Verfechterin des Prä-Hydrierens. Insbesondere, wenn Sie sich in der Hochhormonphase befinden oder postmenopausal sind und bemerkt haben, dass Ihr Durstgefühl sich nicht wie gewohnt einstellt, können Sie am Abend vor einem wichtigen Wettkampf damit beginnen, Ihren Körper zu hyperhydrieren. Dies geschieht, indem Sie eine natriumreiche Flüssigkeit wie Hühnerbrühe oder Miso-Suppe zu sich nehmen. Spezielle Prä-Hydrierungsgetränke (die Mischung für Frauen ist eine 1,5-Prozent-Lösung mit 1.500 mg Natrium pro 235 ml) können Ihnen dabei helfen, Ihren Körper zu hyperhydrieren, indem Flüssigkeit zurück ins Blut geleitet wird, wo Sie sie benötigen. Sie können ein solches Getränk selbst herstellen: Die optimale Mischung enthält 7,7 Gramm Natriumcitrat und 4,5 Gramm Natriumchlorid pro Liter. (Die Zutaten sind online erhältlich.) Trinken Sie jede Stunde eine große Flasche eines kohlenhydratarmen Hydrierungsgetränks (es sollte nicht mehr als 10 Gramm Kohlenhydrate pro 235 Milliliter enthalten), wenn Sie im Freien trainieren.

Dies ist eine der effektivsten Strategien, die ich von mir betreuten Ausdauersportlerinnen wie der Ironman-Triathletin Hailey Manning empfohlen habe. Sie fasst es so zusammen: »Was die richtige Hydrierung angeht, habe ich eine große Leidenschaft entwickelt! Wenn ich ein intensives Training vor mir habe und es heiß ist und ich meine Systeme vorher ausreichend mit Flüssigkeit auffülle, weiß ich, dass es ein gutes Training wird. Dann sehe ich, dass meine Freundinnen, die sich nicht darum scheren, einfach nicht so gute Leistungen erbringen. Es mag zwar nur ein Training sein, aber alles in allem fügt es sich zu der magischen 1-prozentigen Verbesserung zusammen, die am Wettkampftag den Unterschied machen wird.«

LIGHT-SPORTGETRÄNKE: KÄUFER AUFGEPASST

Da immer mehr Sportler Bedenken haben, zu viele Kohlenhydrate zu sich nehmen, bieten einige Sportgetränkehersteller kalorienarme »Light«-Versionen an. Aber Achtung Käufer, aufgepasst! Zunächst einmal tragen diese Light-Getränke nicht dazu bei, Flüssigkeit durch die Darmwand zu leiten. Ein wenig Glucose und Natrium sind erforderlich, um mit der Physiologie des Dünndarms zusammenzuarbeiten, damit Flüssigkeit durch die Darmwand ins Blut gelangt (denken Sie an das bereits erwähnte Glucose-Natrium-Co-Transportsystem).

Einige dieser Produkte enthalten Zuckerersatzstoffe, die Sie unbedingt meiden sollten. Bestimmte Zuckerersatzstoffe, insbesondere Zuckeralkohole wie Sorbit, Mannit und Xylit ziehen Wasser in den Darm und entziehen es dem Blut. Diese Inhaltsstoffe werden üblicherweise eigentlich eher als Abführmittel verwendet und sind stark mit Magen-Darm-Problemen assoziiert – genau dem Gegenteil dessen, worauf Sie aus sind!

Andere Zuckerersatzstoffe können bewirken, dass Ihr Blutzuckerspiegel abfällt. Wenn Sie zum Beispiel Sucralose zu sich nehmen, registriert Ihr Körper die Süße und schüttet in Erwartung von Zucker Insulin aus. Aber es kommt kein Zucker. Also wird die im Blut enthaltene Glucose aufgenommen, was zu einem Abfall des Blutzuckerspiegels und einer leichten Hypoglykämie führt. Das signalisiert dem Körper, mehr Glucose ins Blut freizusetzen, was wiederum zu einer Ausschüttung von Insulin führt, und so ist ein Teufelskreis in Gang gesetzt. Während des Trainings spielt Insulin keine große Rolle bei der Regulierung des Blutzuckerspiegels, aber die Aufnahme von Stoffen wie Sucralose kann dazu führen, dass Ihr Blutzuckerspiegel schneller einen Tiefpunkt erreicht (wie nach einer Aufnahme von sehr viel Koffein) und der Körper dadurch verstärkt nach Kohlenhydraten verlangt.

Halten Sie nach Sportgetränken Ausschau, die 3- bis 4-prozentige Kohlenhydratlösungen enthalten.

PEAK-PERFORMANCE ▶▶▶
AUF DEN PUNKT GEBRACHT

- Das Ziel der Hydrierung ist es, die Flüssigkeitsvorräte Ihres Körpers ausreichend hoch zu halten, um die Wärme, die Ihr Körper beim Training produziert, abzuleiten und ihn zu kühlen.

- Unterscheiden Sie zwischen der Versorgung Ihres Körpers mit Brennstoff und der Hydrierung.

- Verlassen Sie sich bei der Hydrierung nicht auf ein typisches Sportgetränk. Diese Sportgetränke enthalten 5 bis 8 Prozent Kohlenhydrate und haben nur einen geringen Gehalt an Natrium und anderen wichtigen Elektrolyten. Dieser hohe Gehalt an Kohlenhydraten liefert einige Energie für das Training, aber auf Kosten der Hydrierung, weil er zu hoch ist, um eine maximale Absorption der Flüssigkeit im Darm zu gewährleisten.

- Ein ideales Sportgetränk zur Flüssigkeitsaufnahme (also ein effektives Hydrierungsgetränk) sollte 3 bis 4 Prozent Kohlenhydrate (aus Glucose und Saccharose) sowie Natrium und Kalium enthalten.

- Während der Lutealphase (Hochhormonphase) Ihres Menstruationszyklus sind Sie anfälliger dafür, eine Hyponatriämie zu erleiden. Streben Sie an, 475 bis 710 Milliliter Flüssigkeit pro Stunde zu sich zu nehmen, aber nicht mehr als 800.

13

UNTER EXTREMEN BEDINGUNGEN TRAINIEREN

WIE MAN IN GLUTHITZE, BEI EISESKÄLTE UND IM HOCHGEBIRGE GUT KLARKOMMT

Inzwischen haben Sie sicher voll und ganz die Botschaft verstanden, dass Frauen keine kleinen Männer sind (sprechen Sie es laut und stolz mit mir aus). Aber wie Sie gesehen haben, spielt die Größe manchmal durchaus eine Rolle, und je nachdem, welche Aufgabe ansteht, kann die Tatsache, dass wir insgesamt eher kleiner sind, für uns von Vorteil oder von Nachteil sein. Diese Vor- und Nachteile kommen umso stärker zum Tragen, wenn wir unter extremen Bedingungen trainieren.

Die meisten – aber längst nicht alle – Probleme, die es uns bereitet, unter extremen Bedingungen zu trainieren, haben mit der Thermoregulation zu tun: der Fähigkeit des menschlichen Körpers, seine Temperatur innerhalb eines schmalen Normalbereichs aufrechtzuhalten, in dem die Temperatur nur um wenige Zehntel Grad schwankt (36,5 bis 37,5 Grad). Um so eine präzise Feinabstimmung der Temperatur vornehmen zu können, nimmt der Körper sowohl aus dem Körperkern als auch von der Körperschale Signale auf und leitet diese an den Hypothalamus im Gehirn weiter, wo die Informationen verarbeitet und die erforderlichen Signale zurückgesendet werden, um die Aufrechterhaltung der Körpertemperatur zu steuern.

Sie sind ganz offensichtlich weder ein Kaktus noch ein Eisbär, weshalb Sie nicht erwarten können, bei jeder beliebigen Temperatur nach draußen gehen und davon ausgehen zu können, dass Ihr Körper schon imstande sein wird, die Regulierung der Körpertemperatur aufrechtzuerhalten. Wenn die Bedingungen zu extrem werden, bricht die Regulierung irgendwann zusammen, und Ihr Körper wird überhitzt oder unterkühlt (was bedeutet, dass die Körpertemperatur zu hoch oder zu niedrig ist). Das ist nicht nur schlecht für die Leistungsfähigkeit, sondern ist zudem schlicht und einfach gefährlich. Zum Glück gibt es viele Maßnahmen, die Sie ergreifen können, um Ihrem Körper dabei zu helfen, sich anzupassen und auch unter unterschiedlichen extremen Bedingungen gute Leistungen zu erbringen.

Im Folgenden ein Blick darauf, wie Sie sich akklimatisieren und auch bei extremer Hitze oder Kälte sowie in großen Höhen (was eine ganz eigene Herausforderung darstellt) Bestleistungen erbringen können.

DIE HITZE BEWÄLTIGEN

Wenn die Temperatur steigt, steigt auch die Temperatur unseres inneren Systems, vor allem, wenn wir uns draußen körperlich anstrengen. Um unseren Körper vor Überhitzung zu schützen, leitet dieser Wärme ab, indem er Blut zu unserer Haut leitet und auf diese Weise Hitze aus unserem Körperkern abführt. Dem gleichen Zweck dient das Schwitzen, wodurch auf unserer Haut eine feuchte Schicht entsteht, die unseren Körper abkühlt, wenn sie verdunstet.

Es dürfte Sie kaum überraschen, dass die Thermoregulierung bei Männern und Frauen bei Belastung durch Hitze etwas unterschiedlich funktioniert. Insbesondere schwitzen Frauen weniger, unser Schweiß ist wässriger, wir haben weniger Schweißdrüsen pro Quadratzentimeter und unsere Schweißdrüsen sind eher auf unseren Armen und Händen verteilt (Männer haben mehr Schweißdrüsen in der Rumpfregion).

Wir schwitzen nicht nur weniger als Männer, wir fangen auch später an zu schwitzen. Bevor wir schwitzen, reagiert unser Körper mit einer Vasodilatation, einer Erweiterung der Blutgefäße, was bedeutet, dass die innere Temperatur, die das Schwitzen in Gang setzt, bei uns Frauen höher ist als bei Männern. Außerdem reagiert unser Körper im Laufe der Phasen unseres Menstruationszyklus unterschiedlich auf Wärmeverlust (wobei unsere innere Temperatur aufgrund der sich ändernden Östrogen- und Progesteronspiegel zudem schwankt), und mit Beginn der Wechseljahre ändert sich das alles noch einmal. Während der Hochhormonphase ist die Hauttemperatur niedriger und die Durchblutung geringer, was bedeutet, dass wir weniger empfindlich auf Auslöser zur Wärmeableitung reagieren, wenn unsere Östrogen- und Progesteronwerte hoch sind. Mit dem Einsetzen der Wechseljahre wird die Reaktion des weiblichen Körpers auf Wärmeverlust signifikant eingeschränkt, doch durch eine Steigerung der Ausdauerfitness kann dies verbessert werden.

Um bei Hitze gute Leistungen zu erbringen, ist es von entscheidender Bedeutung, gut hydriert zu bleiben. Alles, was Sie über Hydrierung wissen müssen, finden Sie in Kapitel 12, aber um noch einmal zu rekapitulieren: Körperwasser ist Ihr natürliches Kühlmittel. Wenn Sie schwitzen, wird Ihrem Blut Wasser entzogen (und wenn das Plasmavolumen sinkt, entzieht der Körper in dem Versuch, das Blutvolumen aufrechtzuerhalten, anderen Bereichen des Körpers Wasser). Wenn Sie zu wenig Flüssigkeit aufnehmen, beeinträchtigen Sie Ihr Blutvolumen, was sich wiederum negativ auf Ihre Durchblutung auswirkt und letztendlich dafür sorgt, dass Ihr Körper über weniger Flüssigkeit zum Schwitzen verfügt.

Es ist an dieser Stelle wichtig darauf hinzuweisen, dass nicht nur Ihre Körperkerntemperatur darüber entscheidet, wie leistungsfähig Sie sind, sondern die Gesamtbelastung, der Sie durch die Hitze ausgesetzt sind, und die Verfügbarkeit von Blut. Die schwierigste Situation für den Körper ist, wenn alles zusammenkommt: heiße Haut, wenig Körperwasser und eine erhöhte Körperkerntemperatur. Wenn Sie bei Hitze trainieren, besteht die größte Belastung für Ihren Körper darin, dass er versucht, den Blutfluss zu Ihrer Haut aufrechtzuhalten, um kühl zu bleiben und nicht zu überhitzen. Die Hauttemperatur wird vor allem durch die Umgebungstemperatur beeinflusst, wohingegen die Körperkerntemperatur von der Trainingsintensität bestimmt wird und von äußeren Bedingungen und Faktoren weitgehend unabhängig ist. Das gilt jedoch nur dann, *wenn Ihr Wärmeregulierungssystem effektiv Wärme ableiten kann.* Wenn die Haut heiß ist, steht dem Körper weniger Kühlung zu Verfügung, und wenn wenig Körperwasser vorhanden ist, beeinflusst dies in negativer Hinsicht das Blutvolumen, was wiederum die Fähigkeit des Körpers reduziert, zu schwitzen und Wärme abzuleiten. Eine solche Situation verstärkt die Hitzebelastung, sorgt dafür, dass mehr Wärme gespeichert wird und verstärkt somit die Gesamtbelastung, der der Körper ausgesetzt ist.

Hyperhydrierung (siehe »Jeder kann seinen Körper hyperhydrieren« auf S. 248) ist eine sehr gute Strategie, um mit extremer Hitze klarzukommen, da Sie von Anfang an mehr Flüssigkeit an Bord haben, sodass der Spielraum größer ist, Verluste auszugleichen. Wenn Sie vorhaben, an einer Reihe von Wettkämpfen teilzunehmen, die bei hohen Temperaturen stattfinden, empfehle ich darüber hinaus einige Maßnahmen, um sich an die Hitze zu akklimatisieren. Dazu gehört unter anderem eine leichte »zugelassene Dehydrierung«.

AKKLIMATISIERUNG AN HITZE

Akklimatisierung an Hitze ermöglicht es dem Körper, Anstrengungen bei hohen Temperaturen besser zu bewältigen. Das Gesamt-Blutvolumen nimmt zu (die Wasserkomponente und die roten Blutkörperchen), sodass der Blutfluss zu den Muskeln und zur Haut erhöht wird und die Herzschlagfrequenz sowie die Haut- und die Körpertemperatur bei einer bestimmten Anstrengung niedriger sind. Sie fangen früher an zu schwitzen und schwitzen mehr, sodass Ihr Körper sich besser abkühlt. Darüber hinaus ändert sich die Zusammensetzung Ihres Schweißes, was dazu führt, dass Sie beim Schwitzen weniger Elektrolyte verlieren (bis zu 50 Prozent weniger). All dies sind entscheidende Anpassungen, um bei Hitze besser trainieren zu können.

Das ist vor allem in Situationen wichtig, in denen Sie sich zwischen Extremen bewegen, wie es viele Sportler tun. Nehmen wir zum Beispiel an, Sie leben und trainieren in New England, haben sich aber zu einem Marathon in Florida angemeldet, der im Frühling stattfindet. Sie kommen zu dem Wettkampf, kochen regelrecht und scheiden als eine der Teilnehmerinnen, die mit dem gefürchteten Label »did not finish« belegt wird, aus, weil Sie Ihr gesamtes Training in kühlen Gefilden absolviert haben und auf einmal versuchen, bei einer Temperatur von 27 Grad eine Pace von 8:30 durchzuhalten.

Falls möglich, sollten Sie sich 14 bis 21 Tage vor dem Wettkampf an den Ort begeben, an dem dieser stattfindet. (Ich weiß, dass viele Menschen diese Möglichkeit nicht haben, aber gedulden Sie sich noch ein wenig. Gleich stelle ich den Plan B vor.) Während dieses Zeitraums findet der größte Teil der Wärmeakklimatisierung statt. Setzen Sie sich einfach täglich den hohen Temperaturen aus. Beginnen sie langsam, zum Beispiel mit einer halbstündigen Joggingrunde am Morgen, und steigern Sie die Intensität allmählich, indem Sie nach und nach einige Trainingseinheiten im Laufe des Tages einlegen, wenn die Temperaturen am höchsten sind. (Das ist besonders wichtig, wenn das die Zeit ist, zu der der Wettkampf stattfinden wird, an dem Sie teilnehmen wollen.) Sie sollten sich nach diesen Trainingseinheiten nicht erschöpft fühlen. Wenn das der Fall ist, sollten Sie die Intensität Ihres Trainings zurückfahren und sich stärker vorkühlen (mehr dazu gleich).

Zwei der größten Fehler, die einige der von mir betreuten Sportlerinnen begehen, die am Ironman Hawaii teilnehmen, bestehen zum einen darin, sofort nach ihrer Ankunft auf Big Island in der Hitze des Tages intensive Trainingseinheiten zu absolvieren, und zum anderen im Verzicht auf die Nutzung einer Klimaanlage, wenn sie schlafen. Warum sind das Fehler? Zu versuchen, in der Hitze des Tages zu trainieren, ohne sich ausreichend vorbereitet zu haben, verursacht eine enorme Hitzebelastung und sorgt für einen Anstieg der Körperkerntemperatur (was häufig auch als erhöhter Stoffwechsel beschrieben wird). Die Erhöhung der Körperkerntemperatur löst eine Reihe von Wirkungen aus, die die Fähigkeit, sich zu regenerieren und zu schlafen (wenn sämtliche Reparaturvorgänge und die Regenerierung stattfinden) beeinträchtigen. Und der Verzicht auf das Einschalten einer Klimaanlage, um in einem kühlen Zimmer zu schlafen, beeinträchtigt die Fähigkeit des Körpers, einzuschlafen, durchzuschlafen und sich zu erholen.

MACHEN SIE ES SICH ZU HAUSE WARM

Wenn Sie nicht die Zeit haben oder es sich nicht leisten können, sich in der Umgebung zu akklimatisieren, in der der Wettkampf stattfindet, können Sie die Hitze, so gut es geht, bei sich zu Hause simulieren. Es gibt verschiedene einfache Möglichkeiten, das Wärmeregulierungssystem Ihres Körpers unter Stress zu setzen und dazu zu bringen, die Wärme ableitende Reaktionen auszulösen.

Eine einfache Möglichkeit besteht darin, mehrere Kleidungsschichten übereinander zu tragen. Schon mit einer Mütze und Handschuhen kann es einem ziemlich heiß werden. Achten Sie nur darauf, dass alles, was Sie anziehen, atmungsaktiv ist, und übertreiben Sie es nicht. Sie wollen eine heiße Umgebung simulieren, sich jedoch nicht mutwillig eine Hitzeerkrankung zuziehen. Sie können auch in Innenräumen trainieren, um sich an Wärme zu akklimatisieren. Meine Co-Autorin, Selene Yeager, trainiert während der kalten Wintermonate Pennsylvanias und muss auf Wettkämpfe im Frühling vorbereitet sein, wenn es plötzlich sehr warm werden kann. Sie trägt mehr Kleidung und stellt weniger Ventilatoren an, wenn sie drinnen auf dem Fahrradergometer trainiert. Sie sagt, dass es am Anfang sehr unangenehm ist, aber erwartungsgemäß funktioniert es.

Ein anderer noch stärkerer Stimulus besteht darin, die Hitzebelastung über die Schwitzschwelle beim Training hinaus zu erhöhen, indem man Bikram-Yoga absolviert oder in eine Sauna geht. Schon die bloße Teilnahme an einem Bikram-Yoga-Kurs oder das Sitzen in einer Sauna kann dazu beitragen, sich ein wenig zu akklimatisieren. Eine gezielte Kombination aus passiver Dehydrierung und heißen Umgebungsbedingungen (auch bekannt als kurzfristige Wärmeakklimatisierung) ist die beste Möglichkeit, um die physiologischen Reaktionen der Wärmeakklimatisierung zu aktivieren. Kurz gefasst funktioniert das so: Sie begeben sich an einen heißen Ort, ohne zu rehydrieren (am Ende eines Tages oder nach einem Work-out sind wir alle etwas dehydriert), sodass Ihr Blutvolumen niedrig ist und Ihr Körper bereits einer Hitzebelastung ausgesetzt ist.

Diese Kombination senkt den Sauerstoffpartialdruck in der Niere. Der Körper reagiert auf diesen sauerstoffarmen Zustand, indem die Produktion von Erythropoetin (EPO) und somit die Anzahl der roten Blutkörperchen erhöht wird, da dieses Hormon die Produktion der roten Blutkörperchen steuert. Doch in physiologischer Hinsicht benötigt Ihr Körper mehr Wasser, um die roten Blutkörperchen im Blut zu transportieren, weshalb er das Gesamtblutvolumen erhöht. Die Hitzebelastung durch Dehydrierung wirkt sich auch auf den Reaktionsmechanismus des Körpers im Hinblick auf die Wärmeableitung aus und sorgt für eine Reduzierung der Wärmespeicherung. Infolgedessen beginnt man schneller zu schwitzen, und der Schweiß ist stärker verdünnt (was bedeutet, dass man mehr Natrium zurückhält), um es dem Körper zu ermöglichen, mit der Hitzebelastung fertigzuwerden. Natürlich passiert das nicht von einem Tag auf den anderen. Es sind mehrere Tage erforderlich, damit diese Veränderungen eintreten. Es wird empfohlen, den Körper mindestens an fünf aufeinanderfolgenden Tagen dieser gewollten Belastung auszusetzen, und es ist wichtig, langsam über einen Zeitraum von 3 bis 4 Stunden zu rehydrieren. Wenn man, unmittelbar nachdem man sich der Hitze ausgesetzt hat, Flüssigkeit hinunterkippt, funktioniert der Anpassungsprozess nicht.

Der nächste Schritt besteht darin, die oben beschriebene Maßnahme um eine leichte gewollte Dehydrierung zu ergänzen. Das passiert normalerweise sowieso beim Training, da wir nicht wirklich sämtliches Körperwasser ersetzen, das wir verlieren. Entsprechend dem Durstgefühl zu trinken ist die effektivste Methode, eine gewollte Dehydrierung zu bewirken (rufen Sie sich Kapitel 12 in Erinnerung, in dem dargelegt wurde, dass Durst kein genauer Indikator für die Hydrierung ist und Trinken gemäß dem Durstgefühl oft dazu führt, dass unser Körperwasservorrat niedrig ist). Eine Studie ergab, dass Radfahrer, die sich 5 Tage lang bei Hitze einer gewollten Dehydrierung unterzogen, beim Training unter heißen und gemäßigten Bedingungen in einem geringeren Maße unter Hitze- und Herz-Kreislauf-Belastungen litten. Eine andere Studie ergab, dass schon 5 Tage Wärmeakklimatisierung die Leistungsfähigkeit eine Woche lang verbesserte, doch nach 2 Wochen waren die gewünschten Wirkungen wieder verschwunden.

Wenn Sie sich an die Hitze akklimatisiert haben und es kaum noch erwarten können, den Wettkampf zu bestreiten, können Sie noch ein paar Kühlungsmaßnahmen durchführen, um Ihr Wohlbefinden und Ihre Leistungsfähigkeit noch mehr zu steigern.

Techniken der Vorkühlung

Bevor Sie an einem Wettkampf bei hohen Temperaturen teilnehmen, können Sie einige Dinge tun, um Ihren Körper vorab abzukühlen und auf diese Weise effektiv dafür sorgen, dass Ihre Körperkerntemperatur zum Beginn des Wettkampfs niedriger ist, sodass es länger dauert, bis Sie eine kritische Köperkerntemperatur erreichen und die Ermüdung einsetzt.

Lassen Sie es langsam angehen: Eine niedrigere Ruhekerntemperatur verschafft Ihnen einen Vorteil, wenn Ihnen ein Wettkampf bei hohen Temperaturen bevorsteht. Vermeiden Sie also in den 24 Stunden vor dem Wettkampf intensives Training, gehen Sie nicht in die Sauna, und machen Sie nichts, was zu einer Erhöhung Ihrer Körperkerntemperatur führen kann.

Nehmen Sie ein Bad: Begeben Sie sich 10 bis 15 Minuten in kaltes Wasser. Nehmen Sie, wenn möglich, ein Bad in einem Pool, in einem See oder im Meer. Wenn all das nicht geht, können Sie auch kalt duschen. Das senkt Ihre Köperkern- und Ihre Hauttemperatur, sodass Ihnen nicht so heiß ist, wenn Sie mit dem Training beginnen oder der Wettkampf losgeht.

Trinken Sie ein Eisgetränk: Trinken Sie ein eisgekühltes Getränk, um Ihre Körperkerntemperatur zu senken und für eine Wärmeableitung zu sorgen, sodass Sie weniger Wärme speichern und dies langsamer tun. Dadurch kann Ihr Körper während der Anstrengung eine höhere Körperkerntemperatur aushalten und das Einsetzen durch Hitze ausgelöster Ermüdung hinauszögern.

Bedecken Sie Ihren Nacken mit kalten Handtüchern: Kühlen Sie Ihre Haut mit feuchten Handtüchern. Aber übertreiben Sie es nicht, indem Sie sich in Eis einpacken. Eis auf der Haut ist zu kalt und bewirkt eine Verengung der Blutgefäße, treibt das warme Blut zurück ins Körperinnere und erhöht dadurch die Körperkerntemperatur.

Abkühlung während des Trainings oder des Wettkampfs

Idealerweise würden Sie während des gesamten Wettkampfs Wassereis lutschen. Aber das ist in den meisten Szenarien nicht realistisch. Mit einigen der folgenden Abkühlungstechniken können Sie das Einsetzen der Ermüdung während des Wettkampfs hinauszögern.

Lagern Sie eisgekühlte Getränke: Versuchen Sie, entlang der Wettkampfstrecke ein paar eisgekühlte Flaschen bereitzulegen, sodass Sie auf halbem Weg etwas Kaltes trinken können. Bitten Sie Ihre Freunde, Sie an einer bestimmten Stelle anzufeuern und Ihnen ein kaltes Getränk zu reichen. Wenn Sie trainieren, können Sie Ihre Strecken so planen, dass Sie an ein paar günstig gelegenen Läden vorbeikommen, in die Sie gehen und sich ein eisgekühltes Getränk kaufen können – oder auch einfach nur etwas Eis für die Flaschen, die Sie bei sich haben. Aber übergießen Sie Ihren Kopf auf keinen Fall mit Eiswasser! Eiswasser ist zu kalt für Ihren Kopf, der über sehr viele Gefäße verfügt. Die extreme Kälte wird die Gefäße verengen und dafür sorgen, dass warmes Blut zurück ins Körperinnere fließt. Es ist in Ordnung, sich mit kaltem Wasser zu übergießen, weil das dazu beiträgt, Wärme von Ihrem Körperkern abzuleiten. Es hat die gleiche Wirkung, als würden Sie eimerweise schwitzen (und Schweiß verdunsten). Es ist auch effektiv, die Unterarme mit kaltem Wasser zu kühlen.

Schützen Sie sich mit Sonnencreme und/oder verwenden Sie UV-schützende Armstulpen: Schützen Sie sich vor Sonnenbrand, der die Hitzebelastung verstärkt. Vor UV-Strahlung schützende Armstulpen beugen nicht nur Sonnenbrand vor, Sie können sie auch mit kaltem Wasser tränken und auf diese Weise zugleich Ihre Unterarme kühlen. Denken Sie daran: Die Haut kühl zu halten, trägt dazu bei, die Gesamthitzebelastung zu reduzieren, was bedeutet, dass Sie sich in der Hitze intensiver und länger anstrengen können.

KÄLTE ABWEHREN

Bei niedrigen Temperaturen versucht der Körper, so viel Wärme zu behalten wie nur irgend möglich. Dafür fährt er den Blutfluss zur Haut herunter und zittert, um warm zu bleiben. Und ein weiteres Mal gilt: Frauen reagieren auch auf niedrige Temperaturen ein wenig anders als Männer.

Wenn Sie eine Frau sind, die schon mal mit einem Mann zusammengelebt hat, brauche ich Ihnen das nicht zu sagen. Wahrscheinlich ist Ihnen dann aufgefallen, dass Sie sich im Vergleich zu ihm wie ein Eisblock gefühlt haben – mit kalten Händen, kalten Füßen und in einen dicken Zopfmusterpullover gehüllt, während er nichts weiter anhatte als ein T-Shirt und sich darin pudelwohl fühlte. Wie kommt das? Wie bereits erwähnt – aber man kann es nicht oft genug sagen – haben Sie als Frau eine höhere Körperkerntemperatur. Sie ist mit 36,5 Grad im Vergleich zu den 36,3 Grad bei Männern im Durschnitt ungefähr 0,2 Grad höher – und Sie können definitiv besser Wärme speichern, wenn es

SAUNA-TRAINING

Sauna-Training ist eine perfekte Geheimwaffe sowohl für die Hitze- als auch für die Höhenakklimatisierung. Aber setzen Sie es mit Bedacht ein. Im Hinblick auf das Herz-Kreislauf-System und die Hormone, die an der Regulierung des Blut- und Körperflüssigkeitsvolumens beteiligt sind, wirkt Saunabaden ähnlich wie intensives Training. Deshalb sollten Sie nur so lange in die Sauna gehen und nur bei solchen Temperaturen, dass Sie sich dabei wohlfühlen. Als allgemeine Richtschnur gilt, dass die einzelnen Saunagänge 25 bis 30 Minuten dauern und die Temperatur nicht höher als 74 Grad sein sollte. Vor allem darf es beim Saunabaden nie um die Frage gehen, wer länger durchhält oder höhere Temperaturen aushalten kann!

Zu beachtende Dinge beim Sauna-Training: Gehen Sie innerhalb von 30 Minuten nach Beendigung einer Trainingseinheit in die Sauna. Rehydrieren Sie in diesen 30 Minuten nicht (ein Protein-Regenerationsgetränk ist in Ordnung, aber keine andere Flüssigkeit). Eine gewisse Dehydrierung ist bei dieser Technik entscheidend, damit die gewünschten Anpassungsprozesse stattfinden. Wenn man dehydriert ist, ist der Blutfluss reduziert (aufgrund des geringeren Blutvolumens). Wenn Sie in die Sauna gehen, signalisiert die heiße Umgebung dem Körper, Blut zur Haut fließen zu lassen, um Wärme abzuleiten. Infolgedessen fließt weniger Blut und weniger Sauerstoff zu anderen Organen, wovon insbesondere die Nieren betroffen sind, die die Produktion von EPO und eine Erhöhung des Blutplasmavolumens stimulieren. Sauna-Training sorgt auch dafür, dass die Thermoregulierungsschwellen verschoben werden, was dazu führt, dass hohe Temperaturen sich nicht so belastend anfühlen. Im Folgenden noch ein paar weitere Tipps, um das Beste aus dem Sauna-Training herauszuholen:

- Versuchen Sie, zwischen den Saunagängen nichts zu trinken. Gießen Sie sich kaltes Wasser über den Nacken, oder duschen Sie kalt, und gehen sie wieder rein. Ihr Ruhepuls wird hoch sein (um die 140 pro Minute), also sollten Sie die Trainingsintensität während der Sauna-Woche herunterfahren. Planen Sie eher eine Erholungswoche oder eine Woche mit Ausdauertraining, um ein Übertraining zu vermeiden.
- Rehydrieren Sie nach der Beendigung des Saunabadens langsam über einen Zeitraum von 2 bis 3 Stunden. Unmittelbar nach dem Saunabaden große Mengen Flüssigkeit hinunterzuspülen, sorgt dafür, dass die Hitzebelastungsreaktion der Nieren rückgängig gemacht wird.
- Gehen Sie nicht in die Sauna, wenn Sie kurz zuvor Alkohol getrunken haben, weil das das Risiko erhöht, einen Herzinfarkt oder einen Schlaganfall zu erleiden. Darüber hinaus kann Alkohol Ihr Urteilsvermögen, Ihre Koordinationsfähigkeit und Ihr Gleichgewichtsgefühl beeinträchtigen.
- Wenn Sie unter Muskel- oder Gelenkschmerzen leiden, Schwellungen oder Rötungen haben oder im Ruhezustand oder bei leichtem Training Empfindlichkeiten verspüren, gehen Sie besser nicht in eine Sauna.
- Gehen Sie nicht in die Sauna, wenn Sie eiternde, nässende oder frisch genähte Wunden haben.
- Bleiben Sie in der Sauna in sitzender Position.
- Verlassen Sie die Sauna, wenn Sie anfangen, sich unwohl zu fühlen.
- Duschen Sie warm, wenn Sie aus der Sauna kommen. Wenn Sie kalt duschen wollen, warten Sie mindestens 10 Minuten, um Schwindelanfälle infolge plötzlicher heftiger Temperaturwechsel zu vermeiden.

Um optimale Resultate zu erhalten, absolvieren Sie das Sauna-Training an 7 aufeinanderfolgenden Tagen. Am ersten Tag halten Sie es in der Sauna vielleicht nur 5 bis 10 Minuten aus, aber am siebten Tag sollten 25 bis 30 Minuten möglich sein. Die beste Möglichkeit, um das Hydrierungslevel im Auge zu behalten, ist die Verwendung von Urinteststreifen. (Weitere Informationen zur Verwendung von Urinteststreifen finden Sie in Kapitel 17.)

kalt wird, aber wir neigen dazu, eine kältere Haut zu haben. Die Hände von Frauen sind im Durchschnitt 1,6 Grad kälter als die von Männern (30,6 Grad im Vergleich zu 32,2 Grad bei Männern). Das ist wichtig, wenn Sie versuchen, warm zu bleiben, denn wenn sich Ihre Haut kalt anfühlt, ist Ihnen kalt.

Frauen können die Körperwärme besser konservieren und die Körperkerntemperatur besser halten als Männer, und zwar zum einen, weil ihr Körper ungefähr über 10 Prozent mehr Fett verfügt, das eine isolierende Wirkung hat. Darüber hinaus ist das Fett bei Frauen dicker und gleichmäßiger unter der Haut verteilt als bei Männern. Wenn es kalt ist, leitet Ihr Körper warmes Blut in Ihren Kern, um die vitalen Organe zu schützen. Das warme Blut wird durch die Fettschicht warm gehalten. Aber Ihre Haut, die sich an der Außenseite Ihres Körpers befindet und den Elementen ausgesetzt ist, fühlt sich kälter an, vor allem an den Extremitäten und an deren Ende, also zum Beispiel an Händen und Füßen.

Und zum anderen beeinflussen natürlich auch Ihre Hormonschwankungen Ihre Körperkerntemperatur. Während Ihrer Hochhormonphase wird Ihr Körper am wärmsten, und die Temperatur erreicht mit 37,3 Grad ihren Höhepunkt, wohingegen der Tiefpunkt bei 36,8 Grad liegt, wenn die Hormonwerte fallen. Infolgedessen sind prämenopausale Frauen während bestimmter Zeiten des Monats kälteempfindlicher.

Sie können Probleme bekommen, wenn Sie nicht darauf achten, sich ausreichend warm zu halten, wenn Sie bei niedrigen Temperaturen draußen trainieren. Bei kaltem Wetter kann Ihr Körper schneller Wärme verlieren, als er diese erzeugt, vor allem, wenn es feucht und/oder windig ist. Wenn das passiert, riskieren Sie eine Unterkühlung, einen Zustand mit einer unnormal niedrigen Körpertemperatur, der unkontrolliertes Zittern und Verwirrung auslösen und dafür sorgen kann, dass Sie ziemlich orientierungslos sind. Leichte Fälle von Unterkühlung können relativ einfach behandelt werden, indem man sich einfach an einen warmen Ort begibt. Aber extreme Fälle von Unterkühlung können sehr ernste Folgen haben und sogar tödlich sein. Einige Sportarten machen einen anfälliger dafür, eine Unterkühlung zu erleiden, als andere. Sportarten wie Laufen, bei denen der Körper jede Menge Wärme erzeugt, machen einen weniger anfällig für eine Unterkühlung als Sportarten wie Radfahren oder Skilaufen, bei denen man in starker Weise dem Fahrtwind ausgesetzt ist und der Körper über lange Zeiträume in einer eher starren Position verharrt. Außerdem werden wir mit zunehmendem Alter anfälliger für Kälte, weil es uns zusehends schwerer fällt, eine normale Körpertemperatur aufrechtzuerhalten.

Doch das Ganze hat auch eine gute Seite: Weil der Körper härter arbeiten muss, wenn es kalt ist, verbrennt er mehr Kalorien. Frische Luft und Sonnenlicht sind zudem gut, um Erkältungen und saisonalen Depressionen vorzubeugen. Es gibt also gute Gründe, nach draußen zu gehen. Man muss dabei einfach nur umsichtig und besonnen sein. Im Folgenden ein paar Aufwärmtipps für die Trainingseinheiten bei kaltem Wetter.

KALTE HÄNDE?

Frauen sind anfälliger als Männer, am Raynaud-Syndrom zu erkranken, einem Leiden, das als Reaktion auf Kälte Gefäßkrämpfe verursachen oder zu einer Verengung der Blutgefäße führen kann, normalerweise vor allem in den Fingern. Aber es kann auch die Zehen und in seltenen Fällen die Nase, die Ohren, die Lippen und die Brustwarzen in Mitleidenschaft ziehen. Die Haut kann vorübergehend weiß oder blau werden, wenn die Durchblutung gestört wird, und dann rot werden und pochen und brennen, sobald das Blut wieder ungestört fließt. Das Raynaud-Syndrom ist relativ selten und tritt nur bei ungefähr 5 Prozent der Gesamtbevölkerung auf. Doch bei Frauen im Alter zwischen 15 und 40 scheint diese Zahl bis auf 15 Prozent zu steigen.

Der Schuldige dafür scheint Östrogen zu sein. Das Hormon beeinflusst wie unser Gefäßsystem auf kalte Temperaturen reagiert und Forschungserkenntnisse haben ergeben, dass Frauen, die im Rahmen einer Östrogentherapie Östrogen einnahmen, anfälliger für das Raynaud-Syndrom waren als Frauen, die dies nicht taten.

Menschen, die unter dem Raynaud-Syndrom leiden, sind anfällig dafür, Frostbeulen zu bekommen – schmerzhafte Anschwellungen kleiner Blutgefäße in der Haut –, wenn kalte Haut zu schnell aufgewärmt wird. Diese können Jucken, Rötungen und sogar Beulen oder Blasen an den Fingern, den Zehen, an der Nase und an den Ohren verursachen. Normalerweise verschwinden sie von allein oder mithilfe topischer Kortikosteroid-Cremes wieder. Aber es ist am besten, die Extremitäten warm zu halten und Frostbeulen vorzubeugen!

Aufwärmtechniken

Sie können einige Dinge tun, um Ihren Körper warm zu halten, wenn Sie bei niedrigen Temperaturen trainieren. Die im Folgenden vorgestellten Techniken können Ihnen dabei helfen, eine Unterkühlung zu vermeiden und Ihre Körperkerntemperatur stabil zu halten, sodass Sie Ihre Trainingseinheiten selbst unter den widrigsten Bedingungen bequem absolvieren können.

Wärmen Sie sich von innen auf: Trinken Sie einen Kaffee, eine heiße Schokolade, oder genehmigen Sie sich sogar eine dampfende Hühnersuppe, bevor Sie das Haus verlassen. Die warme Flüssigkeit in Ihrem Bauch kann Ihrem Körper dabei helfen, seine Temperatur zu halten, wenn Sie nach draußen gehen.

Tragen Sie mehrere Kleidungsschichten: Widerstehen Sie dem Drang, sich sämtliche Kleidung anzuziehen, die Sie besitzen. Wenn Sie dick eingemummelt sind und Ihnen zu

Beginn eines Trainings draußen in der Kälte oder an der Startlinie eines bei niedrigen Temperaturen stattfindenden Wettkampfs angenehm warm ist, werden Sie regelrecht vor Hitze kochen, wenn Sie erst einmal loslegen und Ihr Körper beginnt, Wärme zu erzeugen. Am Anfang kann Ihnen ruhig ein bisschen kalt sein. Tragen Sie außerdem mehrere Kleidungsschichten, damit sie sich etwas ausziehen können, wenn Ihnen warm wird, und es sich wieder anziehen können, wenn Ihnen wieder kalt wird. Ziehen Sie sich zunächst eine leichte Grundschicht an. Darüber kommt eine isolierende Mittelschicht (Fleece ist eine sehr gute Wahl) und darüber eine atmungsaktive Außenschicht zum Schutz vor Wind und Feuchtigkeit.

Was auch immer Sie anziehen – am wichtigsten ist, dass die Kleidung atmungsaktiv ist, also Feuchtigkeit aus dem Inneren des Textils nach außen entweichen lässt und zugleich Feuchtigkeit von außen abweist. Wenn Sie in Schweiß gebadet sind (oder klatschnass, weil es regnet oder schneit), sind Sie in kürzester Zeit völlig durchgefroren, vor allem, wenn Sie langsamer werden oder anhalten müssen. Kaufen Sie sich Sportkleidung aus Funktionstextilien oder Merinowolle, die Feuchtigkeit von Ihrer Haut wegtransportiert und schnell trocknet.

Lassen Sie es langsam angehen: Wenn es kalt ist, brauchen Ihre Muskeln und Ihr Stoffwechsel länger, um in die Gänge zu kommen. Machen Sie drinnen ein paar kurze Aufwärmübungen, um Ihrem System eine Starthilfe zu geben, und nehmen Sie sich ausreichend Zeit, das Aufwärmen noch zu intensivieren, sobald Sie draußen sind. Draußen in der Kälte herumzustehen und darauf zu warten, dass der Wettkampf beginnt, kann dazu führen, dass Sportler ein Gefühl der Totenstarre verspüren, ein Afterdrop genannter Zustand, in dem die Körpertemperatur aufgrund der Nervosität und der Kälte des »Fahrtwindes« stark abfällt, sobald man sich in Bewegung setzt. Andere spüren eine Veränderung der Durchblutung, und manche können sich einfach nicht aufwärmen. Wenn Sie an einem Wettkampf teilnehmen, wärmen Sie sich so kurz wie möglich vor dem Start auf, und bleiben Sie in Bewegung, bis der Startschuss ertönt.

Bedecken Sie den Kopf: Sie verlieren nicht 50 Prozent (oder noch mehr, wie einige Mythen behaupten) Ihrer Körperwärme über den Kopf. Es fühlt sich nur so an, als ob Ihre gesamte Wärme über Ihren Kopf entweichen würde, weil der Rest Ihres Körpers bekleidet ist. Wenn Sie barfuß draußen stünden und eine Mütze aufhätten, würde Sie das Gefühl haben, dass Ihre komplette Körperwärme über Ihre Füße entweicht! Aber genauso, wie Sie nicht barfuß nach draußen gehen würden, wenn es kalt ist, sollten Sie Ihren Kopf nicht ungeschützt lassen.

Legen Sie sich einen Schlauchschal zu: Den Hals – und möglicherweise auch noch das Kinn und den Mund – zu bedecken, kann selbst die kältesten Bedingungen erträglicher machen. Manche Sportler benutzen ihren Schlauchschal gerne als Schutz vor kalter Luft, wenn es *wirklich* kalt ist und ziehen ihn sich über den Mund und atmen ein paar Züge warme Luft ein, um ihrem Hals und ihrer Brust eine kurze Pause von dem Brennen der Kälte zu verschaffen.

Schützen Sie Ihre Hände und Ihre Füße: Denken Sie daran, dass Ihr Körper bei Kälte als Erstes vor allem Ihre inneren Organe schützen wird. Das bedeutet, dass die Körperteile, die am weitesten vom Körperkern entfernt sind, am wenigsten mit Blut versorgt werden. Deshalb sind die Finger und die Zehen sehr anfällig für Kälte. Die richtige Ausrüstung kann darüber entschieden, wie Sie Ihr Training draußen in der Kälte erleben. Thermosocken, Überschuhe für Radfahrer, wirklich gute Handschuhe und Hand- und Fußwärmer, die in die Handschuhe und in die Schuhe gesteckt werden, können sehr wirksam vor Kälte schützen.

Essen und trinken Sie ausreichend: Viele Sportler ernähren sich bei Wettkämpfen und Trainingseinheiten in kaltem Wetter falsch, weil ihnen nicht danach ist zu essen oder zu trinken. Bei kurzen Wettkämpfen oder Trainingseinheiten macht das nichts aus. Wenn man weniger als 2 Stunden draußen unter kalten Wetterbedingungen trainiert oder an einem Wettkampf teilnimmt, gibt es normalerweise im Hinblick auf die Nahrungszufuhr keine Probleme. Doch bei längeren Trainingseinheiten oder Wettkämpfen kann die Kombination aus dicker Kleidung und hoch intensiver Anstrengung zu verstärktem Schwitzen und einer möglichen Dehydrierung führen. Sie verspüren bei kaltem Wetter möglicherweise keinen Durst, weil die Körperchemie die Fähigkeit Ihres Gehirns beeinträchtigt, Ihnen zu signalisieren, wann Sie etwas trinken müssen. Kaltes Wetter kann außerdem bewirken, dass Körperflüssigkeiten von den Extremitäten zum Körperkern geleitet werden, was dazu führen kann, dass Sie sich häufiger erleichtern müssen, was das Risiko, dass Sie dehydrieren, noch einmal erhöhen kann. Natürlich werden Sie bei Kälte nicht so viel trinken wie bei Hitze, aber achten Sie auf Ihre Hydrierung und Ihre Nahrungszufuhr, um die Leistungen erbringen zu können, die Sie erbringen wollen!

WARUM SIE SICH BEI DER ARBEIT DIE EIER ABFRIEREN

Sie haben keine. (Okay, schlechter Witz.) Aber im Ernst: Die Temperaturen in klimatisierten Innenräumen basieren auf Forschungserkenntnissen, die in Studien gewonnen wurden, an denen nur Männer teilgenommen haben. Das gehört vielleicht nicht ganz zum Thema, wenn es um sportliche Leistungsfähigkeit geht, aber es ist sehr relevant im Hinblick darauf, dass Frauen keine kleinen Männer sind.

Die Standards für die Klimatisierung und das Heizen von Bürogebäuden wurden in den 1960er-Jahren von Wissenschaftlern gesetzt und basierten auf der Ruhestoffwechselrate von Männern, die im Durchschnitt 40 Jahre alt waren und 70 Kilogramm wogen, und die Ruhestoffwechselrate von Männern kann bis zu 35 Prozent höher liegen als die durchschnittliche Ruhestoffwechselrate von Frauen. Das ist der Grund dafür, weshalb Frauen in klimatisierten Büroräumen mitten im Juli Pullover zu tragen pflegen. Das ist nicht nur für die Hälfte der Bevölkerung eine Unannehmlichkeit, die es, wie Untersuchungen ergeben haben, lieber 3,3 Grad wärmer hätte, als Männer es bevorzugen, sondern es ist zudem eine riesige Energie-, Geld- und Ressourcenverschwendung, ganz zu schweigen von dem Verlust an Produktivität.

IN DER HÖHE ERFOLGREICH SEIN

Jeder, der schon einmal in den Bergen gewandert, Ski gelaufen, gelaufen oder Fahrrad gefahren ist, weiß, dass die Leistungsfähigkeit nachlässt, wenn die Luft dünner wird. Man kann sich natürlich an die Höhe akklimatisieren (gleich mehr darüber), aber selbst bei Menschen, die in den Bergen leben, sinkt die maximale Sauerstoffaufnahmekapazität (VO_2max) oberhalb von 1.500 Metern alle 300 Meter um ungefähr zwei Prozent. Deshalb schwören viele Sportler und Trainer auf die »Train-low-sleep-high«-Philosophie, also darauf, in niedriger Höhe zu trainieren und in großer Höhe zu schlafen. Auf diese Weise kann man zum einen von den Anpassungen profitieren, die sich einstellen, wenn man sich in großer Höhe aufhält, und zum anderen gleichzeitig intensiv trainieren.

Eine richtige Akklimatisierung an große Höhen dauert Wochen, manchmal Monate, weil der Körper lernen muss, das Beste aus dem begrenzt verfügbaren Sauerstoff zu machen. In großen Höhen produziert der Körper mehr rote Blutkörperchen, um den Sauerstoff zu produzieren, und die roten Blutkörperchen versorgen das Gewebe effizienter mit Sauerstoff. Gleichzeitig vervielfältigen sich in den Zellen die Mitochondrien (die Energie produzierenden Kraftwerke in den Zellen), um so viel Sauerstoff wie möglich aufnehmen zu können.

Interessanterweise akklimatisieren Männer und Frauen sich auf leicht unterschiedliche Weise an die Höhe. Im Rahmen einer Studie, bei der Frauen sich von Meereshöhe auf den Pikes Peak, Colorado, begaben, (der mit 4.301 Metern wirklich hoch ist), fanden die Autoren der Studie heraus, dass die Frauen nach der Akklimatisierung weniger Kohlenhydrate und mehr Fett als Brennstoff für das Training verbrannten. Männer hingegen neigen Forschungserkenntnissen zufolge in großer Höhe dazu, mehr Kohlenhydrate als Brennstoff zu verbrennen. Da Frauen über mehr Körperfett verfügen und in der Höhe bessere Fettverbrenner sind als Männer, könnte es sein, dass sie besser dafür ausgestattet sind, in großen Höhen Sport zu treiben. Doch intensives Training vermag Frauen schwerzufallen, weil Östrogen auf die Kohlenhydratvorräte des Körpers zurückgreift (die für intensive körperliche Anstrengungen benötigt werden) und Progesteron die Atemfrequenz erhöht (die in großer Höhe sowieso bereits ziemlich hoch ist).

Techniken zur Höhenakklimatisierung

Die Realität sieht für die meisten von uns so aus, dass wir, wenn wir nicht in den Bergen leben, in der Regel nicht über den Luxus verfügen, mehrere Wochen in großen Höhen verbringen zu können, um uns vor einem bestimmten Wettkampf, einem sportlichen Ereignis oder einem Aktivurlaub an die Höhe zu akklimatisieren. In großer Höhe Sport zu treiben, wenn man nicht an die Höhe akklimatisiert ist, kann die Höhenkrankheit auslösen, die in ihrer milden Form zu Symptomen wie Kopfschmerzen, Müdigkeit und Appetitlosigkeit führt. Das sind nicht gerade die besten Voraussetzungen, um in der Höhe gute sportliche Leistungen erbringen oder die Bergwelt auch nur genießen zu können. Deshalb müssen wir unserem Körper dabei helfen, sich anzupassen. Im Folgenden ein paar Tipps, um in großer Höhe erfolgreich trainieren und an Wettkämpfen teilnehmen zu können.

Wenden Sie bestimmte Hitzeakklimatisierungstechniken an: Bergluft ist sehr trocken und dehydrierend. Abhängig von der Jahreszeit, in der Sie sich in die Berge begeben, kann es auch sehr heiß und Sie sehr stark der Sonne ausgesetzt sein. Die von mir betreuten Sportlerinnen sind bei ihren Wettkämpfen in großer Höhe oft sehr erfolgreich, wenn sie frühzeitig Hitzeakklimatisierungstechniken und Techniken der zugelassenen Dehydrierung in ihr Trainingsprogramm zur Vorbereitung mit einbeziehen (siehe »Sauna-Training« auf S. 258).

Steigern Sie Ihre Flüssigkeitsaufnahme: Achten Sie darauf, immer maximal hydriert zu sein, wenn Sie sich in großer Höhe befinden. Bei der Ankunft in einer hoch gelegenen Gegend werden Sie feststellen, dass Ihre Herzschlagfrequenz höher ist als normal und dass Sie Durst haben (die bloße Tatsache, dass Sie sich in großer Höhe befinden, sorgt dafür, dass Ihre Atemfrequenz erhöht ist und Ihr Körperwasserumsatz steigt). Im Laufe des Tages ein Hyperhydierungs-Getränk (zum Beispiel eines der Getränke, die auf S. 258 vorgestellt wurden) zu trinken, hilft dabei, die Gesamtkörperwasservorräte aufgestockt zu halten. Trinken Sie kein klares Wasser. Das reicht nicht aus, um hydriert zu bleiben. Um klares Wasser optimal absorbieren zu können, müssen Sie ihm eine Prise Salz hinzugeben. Trinken Sie während des Trainings nicht nur dann, wenn Sie Durst haben. Ihr Durstmechanismus ist aufgrund der chemischen Veränderungen, zu denen es kommt, weil Ihr Körper gegen die Folgen der Höhe ankämpft, leicht beeinträchtigt. Trinken Sie während des Trainings oder des Wettkampfs ein funktionales Hydrierungsgetränk und rehydrieren Sie während Ihres Aufenthalts in der Höhe, indem Sie ausreichend Flüssigkeiten, wasserhaltige Früchte und wasserhaltiges Gemüse zu sich nehmen.

Nehmen Sie mehr Kohlenhydrate zu sich: Auch wenn Studien ergeben haben, dass Sie als Frau mehr Fett verbrennen, braucht Ihr Körper dennoch auch Kohlenhydrate, und erst recht in der Höhe. Das zusätzliche Kohlendioxid, das durch die Verwertung der Kohlenhydrate entsteht, bringt Ihre Atmung in Schwung und trägt dazu bei, der Höhenkrankheit vorzubeugen.

Meiden Sie Alkohol: Kommen Sie nicht auf die Idee, Ihre Kohlenhydratspeicher mit hopfenhaltigem Bier aufzufüllen. Alkohol ist ein dehydrierendes Diuretikum, und er unterdrückt die normale Atemreaktion auf einen Aufenthalt in hoher Höhe. Unterm Strich kann Alkohol das Risiko, unter der Höhenkrankheit zu leiden, erhöhen, und die Symptome verschlimmern.

BEKÄMPFEN SIE DEN JETLAG

Man kann sich zu Hause noch so gut akklimatisieren – wenn man sich aufgrund eines Jetlags hundeelend fühlt, war die ganze Arbeit umsonst. Angesichts der Globalisierung der Wettkämpfe und der Leichtigkeit, mit der man heute reisen kann, fällt es vielen schwer, sich nicht auch mal zu einem Wettkampf an einem weit entfernten Ort anzumelden. Aber die gefürchteten Auswirkungen der Zeitverschiebung auf den Körper können unser Wohlbefinden und unsere Leistungsfähigkeit stark beeinträchtigen. In den ersten Stunden am Tag nach einem langen Flug kann man unter geschwollenen Fußknöcheln und einem tauben Gefühl in den Beinen leiden oder von extremen Anfällen von Müdigkeit und Abgeschlagenheit heimgesucht werden. Wie vermeiden wir als Sportlerinnen den gefürchteten Jetlag, sodass wir die Reise genießen und erfolgreich an dem Wettkampf teilnehmen können?

Als Erstes sollten Sie sich darüber klar werden, dass ein Jetlag etwas anderes ist als Reisemüdigkeit. Reisemüdigkeit kann normalerweise mit einer guten Mahlzeit, Rehydrierung und einer Nacht mit ausreichend Schlaf überwunden werden. Ein Jetlag ist eine vorübergehende Störung des normalen zirkadianen Rhythmus infolge einer Reise mit hoher Geschwindigkeit über mehrere Zeitzonen hinweg, die zu Müdigkeit, Orientierungslosigkeit und gestörten Schlafmustern führt. Das kann schwere Auswirkungen auf die Körperkerntemperatur, die Hormonproduktion, den Melatoninspiegel und natürlich auf die körperliche Leistungsfähigkeit haben. Es ist interessant, sich vor Augen zu führen, dass der Körper länger braucht, um die zirkadiane Uhr neu einzustellen, wenn man nach Osten fliegt, als wenn man nach Westen fliegt. Das liegt vor allem daran, dass der menschliche zirkadiane Tagesrhythmus ein wenig länger dauert als 24 Stunden, sodass er von Natur aus dazu neigt, sich von Tag zu Tag leicht nach hinten zu verschieben.

Die beste Möglichkeit, um die Folgen eines Jetlags zu mildern, besteht darin, die Körperuhr anzupassen. Zu einem anhaltenden Jetlag tragen am stärksten Veränderungen des Hell-Dunkel-Zyklus, der nächtlichen Melatoninproduktion und der körperlichen Betätigung bei. Nur wenige von uns verfügen über die Möglichkeit, ihren Schlaf-Wach-Rhythmus zu ändern, um ihn auf die Zeit an dem Ort, an dem der Wettkampf stattfindet, einzustellen, aber es gibt einige Dinge, die man vor der Abreise tun kann, die einem nach der Ankunft helfen. Das Wichtigste ist dabei, darauf zu achten, zu welcher Zeit man hellem Licht ausgesetzt ist, und die Melatoninproduktion zu beeinflussen (die die Körperkerntemperatur senkt und einem dabei hilft zu schlafen), um die Körperuhr so gut wie möglich auf die neue Zeit am Wettkampfort einzustellen.

Flug nach Osten: Trinken Sie an den vier Tagen vor dem Abflug vor dem Schlafengehen 120 Milliliter Sauerkirschsaft mit 400 Milligramm Baldrian. Gehen Sie dann ins Bett und stehen Sie 1 Stunde früher als gewohnt auf. Versuchen Sie sich sofort nach dem Aufwachen hellem Licht auszusetzen. Schon eine ein- oder zweitägige Umstellung des Schlaf-Wach-Rhythmus vor dem Flug trägt dazu bei, den Jetlag zu mildern. Trinken Sie am Reisetag nur zwischen 6 und 11 Uhr koffeinhaltige Getränke. Wenn Sie in der Nacht an Ihrem Zielort landen, ist es eine schlechte Idee, im Flugzeug zu schlafen. Versuchen Sie wach zu bleiben.

Flug nach Westen: Aufgrund der natürlichen Neigung des Körpers, den zirkadianen Rhythmus leicht nach hinten zu verschieben, ist es einfacher, diesen anzupassen, wenn man nach Westen fliegt. Einfach später ins Bett zu gehen, ist eine wirksame Möglichkeit, die Körperuhr neu einzustellen. Denken Sie daran: Je mehr Zeitzonen Sie überfliegen, desto größer die Folgen des Jetlags. Mit diesem Wissen gehen Sie an den zwei bis vier Tagen vor dem Abflug am besten jeden Abend eine Stunde später ins Bett und stehen am nächsten Tag eine Stunde später auf. Das ist angesichts unserer vollen Terminkalender nicht wirklich praktisch, aber wenn Sie morgens 30 bis 60 Minuten länger schlafen können und sich unmittelbar nach dem Aufwachen hellem Licht aussetzen, wird es helfen.

Trinken Sie am Reisetag nur am Morgen zu der Zeit koffeinhaltige Getränke, zu der Sie diese auch sonst immer trinken. Wenn Sie während des Tages an Ihrem Zielort landen, trinken Sie etwas mit Baldrian, um im Flugzeug besser schlafen zu können, aber vergessen Sie nicht, sich unterwegs zu hydrieren. Nehmen Sie ein stresssenkendes hochwirksames Vitamin-B-Komplex-Präparat und ein 1.000-mg-Vitamin-C-Präparat mit verzögerter Freisetzung sowie 45 Milligramm Zink ein.

Was können Sie an den Tagen vor dem Flug und am Reisetag sonst noch tun? Langstreckenflüge sind für den Körper sehr belastend, insbesondere, wenn dabei auch noch mehrere Zeitzonen überflogen werden. Proteinreiche Mahlzeiten zu sich zu nehmen, sich Licht auszusetzen und körperliche Betätigung können den Aktivitätszyklus des Körpers stimulieren. Im Folgenden sind ein paar zusätzliche Tipps aufgeführt, die dabei helfen können, die belastenden Folgen des Reisens zu mildern.

Reisetipps zur Vermeidung von Jetlag

Nehmen Sie in der Woche vor dem Flug jeden Tag eine Kapsel von dem Antioxidans Quercitin (1 Gramm) und eine Aspirin-Tablette (250 Milligramm).

- In Flugzeugkabinen ist der Sauerstoffgehalt normalerweise niedriger als in der normalen Atmosphäre, und die Luft ist trockener, was zu einer Dehydrierung führen kann. Trinken Sie während der Reise keinen Alkohol, weil das die Dehydrierung verschlimmern kann.
- Trinken Sie während des Flugs alle 2 bis 3 Stunden ein kohlenhydratarmes Elektrolytgetränk (eine Mischung aus 475 ml Wasser und einer Prise oder 1/16 Teelöffel Salz und 1 Teelöffel Zucker reicht schon aus). Nehmen Sie alle 6 Stunden eine niedrig dosierte Aspirin (80 mg). Diese Kombination trägt dazu bei, einer Dehydrierung und einer tiefen Venenthrombose vorzubeugen (was vor allem für Frauen wichtig ist, die während der Hochhormonphase ihres Menstruationszyklus reisen – während dieser Phase neigen wir dazu, bis zu 8 Prozent weniger Plasmavolumen und ein erhöhtes Risiko für die Bildung von Blutgerinnseln zu haben).
- Fördern Sie die Durchblutung: Stehen Sie alle 90 bis 120 Minuten auf (wenn Sie nicht schlafen) und gehen Sie im Gang auf und ab, oder absolvieren Sie auf Ihrem Platz ein paar isometrische Übungen.
- Tragen Sie Kompressionsstrümpfe oder Wadenkompressionsstulpen, um die Durchblutung in den Beinen zu fördern.
- Eine kohlenhydratreiche, fettarme, zuckerarme Mahlzeit trägt dazu bei, dass Sie im Flugzeug oder an Ihrem Ziel besser schlafen können. Wenn Sie jedoch wach bleiben müssen, nehmen Sie besser eine proteinreiche Mahlzeit zu sich, die wenig Fett und wenig Zucker enthält.

- Trinken Sie nach der Landung ein natriumhaltiges Getränk, oder essen Sie eine natriumhaltige Suppe. Das rehydriert Sie und erhöht Ihr Plasmavolumen.
- Wenn Sie während des Tages landen, gehen Sie ohne Sonnenbrille nach draußen, damit das Sonnenlicht dazu beitragen kann, Ihre Körperuhr neu einzustellen. Das hilft Ihnen dabei, sich an die neue Zeitzone anzupassen.
- Gehen Sie an dem Tag, an dem Sie landen, draußen spazieren (joggen Sie nicht!), um Ihre Herzfrequenz zu beflügeln und etwaige Schwellungen zu lindern. Im Renntempo zu laufen ist nach dem ausdauernden Sitzen nach einem langen Flug aufgrund der plötzlichen Belastung der Muskeln eher schädlich. Zu schwimmen ist auch sehr gut, erst recht, wenn Sie dies im Freien tun können. (Denken Sie daran, dass es wichtig ist, sich hellem Licht auszusetzen.)
- Wenn Sie diese Tipps befolgen, ist der Jetlag kein notwendiges Übel. Das Praktizieren einfacher Techniken, um den zirkadianen Rhythmus vor der Reise und nach der Landung neu einzustellen, kann sehr hilfreich sein. Es ist so wie das Verpacken Ihres Fahrrades für die Reise – lästig, aber es lohnt sich.

PEAK-PERFORMANCE)))
EINE SPORTLERIN ERZÄHLT

HYDRIERUNG UND ERNÄHRUNG WÄHREND DES AUSDAUERSPORTS UNTER EXTREMBEDINGUNGEN

Schon die Besichtigung von Sehenswürdigkeiten unter Extrembedingungen kann herausfordernd sein, aber das gilt natürlich erst recht für die Teilnahme an einem Wettkampf in einer hoch intensiven Sportart wie Mountainbiking. Um einen Wettkampf erfolgreich bestehen zu können, wenn es wirklich heiß oder wirklich kalt ist, bedarf es im Hinblick auf die Ernährung einiger zusätzlicher Vorbereitung und Planung. Im Folgenden als Beispiel ein Ernährungsplan, den ich für Cammie und Kelsey Urban entwickelt habe, jenes bewundernswerte Mutter-Tochter-Radrenn-Duo, das Sie bereits kennengelernt haben. Cammie befolgte den Plan, um sich bei den UCI-Mountainbike-Weltmeisterschaften in der Kategorie der Seniorinnen einen Sieg zu sichern, und Kelsey befolgte ihn, um sich als Juniorin auf der UCI-Weltrangliste hochzuarbeiten. Dabei reist sie um die ganze Welt und begegnet bei den Wettkämpfen, an denen sie teilnimmt, allen möglichen Klimabedingungen.

KALTE TEMPERATUREN (10 GRAD UND WENIGER)

Vor dem Wettkampf (beim einem Wettkampf, der 90 Minuten oder länger dauert):

- Darauf achten, ausreichend mit Brennstoff versorgt zu sein, und 20 bis 30 Minuten vor dem Wettkampf 150–250 Kalorien zu sich nehmen – zusätzlich zu den üblichen Mahlzeiten.
- Etwas Warmes trinken, zum Beispiel heiße Schokolade. Die warme Flüssigkeit hilft dabei, die Körpertemperatur beim Start aufrechtzuerhalten. Sie wird auch dazu beitragen, dem gefürchteten Afterdrop-Phänomen vorzubeugen.

Während des Wettkampfs:

- Kalorienbedarf nach 45 Minuten: 2,5–3 Kalorien pro Kilogramm Körpergewicht
- Flüssigkeitsbedarf pro Stunde: 6,5–10,4 ml pro Kilogramm Körpergewicht, aber nicht mehr als 800 ml pro Stunde.
- Bei Kälte ist eine Mischung aus Protein, Fett und Kohlenhydraten besser für die Aufrechterhaltung einer gleichmäßigen Energiezufuhr als eine ausschließliche Kohlenhydratzufuhr.
- Unverpacktes Essen in der Tasche dabeihaben und 35–40 Minuten nach dem Start mit dem Verzehr beginnen. Bissgerechte Sandwichhappen, Energieriegel, Energie-Kaubonbons und Geleebohnen eignen sich hervorragend.
- Während der letzten 45 Minuten für einen schnellen Zuckerschub in Form von Glucosetabletten sorgen: alle 7–10 Minuten eine Tablette.

Nach dem Wettkampf:

- Innerhalb der ersten 30 Minuten nach dem Absteigen vom Fahrrad ein Regenerationsgetränk in Form von Mandel- oder Reismilch trinken, und innerhalb von 2 Stunden eine richtige Mahlzeit zu sich nehmen. Nach 2,5 Stunden eine weitere Ration von dem Regenerationsgetränk trinken.

HOHE TEMPERATUREN (24 GRAD UND MEHR)

Vor dem Wettkampf (bei einem Wettkampf, der 90 Minuten oder länger dauert):

- Die letzte Mahlzeit mindestens 2 Stunden vor dem Wettkampf beenden. 60 Minuten vor dem Beginn des Wettkampfs noch einmal 150–250 Kalorien zu sich nehmen.
- 20–30 Minuten vor dem Beginn des Wettkampfs pro Kilogramm Körpergewicht 7,8 ml eines Prähydrierungsgetränks trinken

Während des Wettkampfs:

- Kalorienbedarf nach 45 Minuten: 2,5–3 Kalorien pro Kilogramm Körpergewicht
- Flüssigkeitsbedarf pro Stunde: 7,8–11,7 ml eines sehr kalten Hydrierungsgetränks pro Kilogramm Körpergewicht pro Stunde, jedoch nicht mehr als 900 ml pro Stunde.
- Je mehr Kaltes man zu sich nehmen kann, desto besser.

Nach dem Wettkampf:

- Es ist sehr wichtig, die Menge des kalten Regenerationsgetränks, die man sonst nach einem Wettkampf zu sich nimmt, zu verdoppeln. Innerhalb der ersten 30 Minuten nach dem Absteigen vom Fahrrad ein Regenerationsgetränk in Form von Mandel- oder Reismilch trinken und innerhalb von 2 Stunden eine richtige Mahlzeit zu sich nehmen. Nach 2,5 Stunden eine weitere Ration von dem Regenerationsgetränk trinken.

PEAK-PERFORMANCE ▶▶▶

AUF DEN PUNKT GEBRACHT

- Sie beginnen später zu schwitzen und schwitzen weniger als Männer – deshalb ist es wichtig, andere Strategien zu befolgen, damit der Körper kühl bleibt, wenn es wirklich heiß ist.
- Sauna-Training kann dabei helfen, sich sowohl an Hitze als auch an Höhe anzupassen.
- Es ist keine Einbildung: Ihre Hände und Ihre Füße sind kälter als die eines Mannes.
- Ausdauersport kann Frauen in Höhenlagen leichter fallen als Männern, weil Frauen in dünner Luft mehr Fett verbrennen, wohingegen Männer dort mehr Kohlenhydrate verbrennen.
- Während der Hochhormonphase des Monatszyklus (wenn das Blutplasmavolumen bereits niedrig ist) ist das Fliegen noch dehydrierender als sowieso schon. Bereiten Sie sich entsprechend vor, indem Sie für den Flug etwas Elektrolytpulver einpacken.

14

RICHTIG REGENERIEREN

HELFEN SIE IHREM KÖRPER, WIEDER AUFZUTANKEN, SICH ZU REPARIEREN UND SICH ZU REGENERIEREN, OHNE IHM DABEI IM WEG ZU STEHEN

Wenn es darum geht, fit zu werden, ist mit hartem Training nur die Hälfte gewonnen. Die Erholungsphase ist von entscheidender Bedeutung und die oft übersehene andere Hälfte. Wenn Sie Gewichte stemmen oder eine anstrengende Tour mit dem Fahrrad oder einen anstrengenden Lauf absolvieren, belasten Sie Ihre Muskeln und Ihr Herz-Kreislauf-System. Um bei der nächsten Trainingseinheit stärker und schneller zu sein, ist es unerlässlich, sich zu erholen. Wenn Sie Ihren Körper ohne ausreichende Ruhepausen weiter belasten, werden Sie nur langsamer, sind erschöpft und verletzen sich möglicherweise sogar.

Wir haben viel darüber gesprochen, was man nach dem Sport essen sollte, um sich schnell zu regenerieren. Aber um Muskeln und Fitness aufzubauen, ist mehr erforderlich als die Zufuhr von Protein und Kohlenhydraten und eine ausreichende Hydrierung. Es ist wichtig, den Unterschied zwischen akuter Regeneration (unmittelbar nach einer harten Trainingseinheit) und langfristiger Regeneration (wie Sie sich im Verlauf Ihres Trainings insgesamt regenerieren und stärker und fitter werden) sowie zwischen aktiver Regeneration (leichter Bewegung) und passiver Regeneration (also Ausruhen, Nahrungszufuhr, das Tragen von Kompressionsstrümpfen) zu verstehen und sich darüber klar zu werden, wie all das bei Ihnen funktionieren kann oder eben auch nicht. Im Hinblick auf die Regeneration bei Frauen gilt (Überraschung!) das Gleiche wie für das Training: Sie unterscheidet sich in einigen entscheidenden Punkten von der Regeneration bei Männern. Folgendes müssen Sie wissen:

DER COOL-DOWN-FAKTOR

Wenn Sie in einer Sportart schon mal professionell trainiert wurden oder an einer Trainingsstunde teilgenommen haben, wissen Sie, dass auf intensives Training immer eine angenehme Abkühlphase folgt: leichtes Spinning, langsames Joggen, entspannte Schwimmzüge im Pool. Dafür gibt es einen Grund, und zwar nicht nur den, dass man es als angenehm empfindet. Indem Sie sich langsam weiterbewegen, ermöglichen Sie es Ihrem Körper, schnell zu Blutlaktatwerten im Ruhezustand zurückzukehren. Wenn Sie Ihre Bewegungen abrupt einstellen und nichts mehr tun, sammelt sich das Blut in den Beinen, was dazu führen kann, dass Ihnen schwindlig wird. Das Abwärmen ist der erste Schritt einer Phase, die aktive Regeneration genannt wird und die Ihrem Körper hilft, sich zu erholen und sich mit sanften Übungen, die die Durchblutung anregen, zu regenerieren. Ein Abwärmen ist für beide Geschlechter vorteilhaft, für Frauen jedoch noch wichtiger, da der arterielle Blutdruck bei uns nach dem Sport stärker sinkt als bei Männern. Wenn Sie die Cool-down-Phase auslassen, geht die Durchblutung so stark zurück, dass die Fähigkeit Ihres Körpers, wichtige Nährstoffe in Ihre schwer beanspruchten Zellen zu transportieren, eingeschränkt wird. Eine aktive Regeneration verhindert diesen Abfall der Durchblutung, indem der Blutfluss zu den Muskeln und von den Muskeln weg aufrechterhalten wird, was den Nährstoffaustausch und die Muskelreparatur fördert. Aktive Regeneration ist besonders vorteilhaft, wenn Sie zwei Trainingseinheiten an einem Tag absolvieren, wie es viele Triathleten tun, oder wenn Sie am Abend trainieren und das nächste Work-out am frühen Morgen des nächsten Tages angesetzt ist.

Nach dem Training kommt es zu normalen Veränderungen des Blutdrucks und zu Durchblutungsschwankungen, und es dauert länger als sonst, bis sich die Körperkerntemperatur wieder normalisiert – vor allem bei Frauen, denen es schwerer fällt, die Wärmebelastung nach dem Training auszugleichen. Progesteron sorgt dafür, dass die Körperkerntemperatur höher bleibt, und verzögert die Schwitzreaktion. Wenn die Körperkerntemperatur hoch ist, leitet der Körper mehr Blut zur Haut – und weg von den Muskeln – und versucht, Sie zu kühlen. Wenn weniger Blut zu den Muskeln hin- und von ihnen wegfließt, verbleibt der Körper länger in einem Stresszustand, in dem mehr Stoffwechselabfälle in den Muskeln verbleiben, was Entzündungen fördert.

Wenn Sie Ihren Körper kühlen, indem Sie in kühles Wasser eintauchen oder eine spezielle Kühlweste tragen, können Sie ihn dazu bringen, das Blut von der Haut zurück durch die Muskeln zu leiten. Möglicherweise haben Sie schon mal gehört, dass das Eintauchen in kaltes Wasser oder ein Eisbad die Regeneration verzögern und Muskelkater verstärken kann. Bei Männern mag dies tatsächlich zutreffen, denn ihre Blutgefäße verengen sich nach dem Training auf natürliche Weise, um das Blut von der Haut weg und zurück in den zentralen Kreislauf zu transportieren. Wenn Männer nach dem Training in kaltes Wasser eintauchen, können sie anfangen zu zittern und in ihren bereits ermüdeten Muskeln Mikrokrämpfe bekommen, die zu Muskelkater und verzögerter Regeneration führen können. Das ist bei Frauen jedoch nicht der Fall, deren Körper Unterstützung benötigt, um die Gefäßverengung nach einer intensiven körperlichen Anstrengung zu beschleunigen. Also, Sportlerinnen, das Eisbad ist und bleibt eine gute Sache!

MASSNAHMEN ZUR AKTIVEN REGENERATION

Ein Cool-down nach dem Training ist nur ein Schritt in Richtung einer aktiven Regeneration. Aktive Regenerationstechniken sind auch an den Tagen nach intensiven Trainingseinheiten nützlich, wenn Sie mit dem Gefühl aufwachen, als hätte jemand Zement in Ihre Muskeln gegossen. Ihnen ist vielleicht nicht danach sich zu bewegen, aber indem Sie die Durchblutung durch aktive Regeneration anregen, werden Sie sich besser fühlen.

Einige Techniken zur aktiven Regeneration können in den Stunden oder Tagen nach intensiven Trainingseinheiten oder nach einem harten Wettkampf hilfreich sein. Im Folgenden ein kurzer Überblick über jede dieser Techniken.

Sanfte Bewegung: Einfache, sanfte Bewegungen, ähnlich wie beim Cool-down, aber nicht unbedingt sportartspezifisch, sind der Schlüssel zur aktiven Regeneration. Was auch immer Sie tun, die Bewegungen müssen wirklich sehr sanft sein. Ihre Muskeln können sich nicht vollständig erholen, wenn Sie sie weiterhin zu stark belasten, und viel zu viele Sportler nehmen sich härter ran, als sie sollten, obwohl sie es eigentlich locker angehen lassen sollten. Das Ziel ist, die Durchblutung zu fördern (was zur Reparatur der Muskeln beiträgt), ohne die Muskeln zu stark zu beanspruchen. Machen Sie einen Spaziergang, strampeln Sie ganz gemütlich auf dem Spinning Bike, ziehen Sie ein paar langsame Bahnen im Pool, oder machen Sie ein paar sanfte Yoga-Übungen. Halten Sie es kurz und angenehm. Ungefähr eine Stunde ist völlig ausreichend.

Massage: Es gibt einen Grund, warum professionelle Sportler Massagetherapeuten haben – es funktioniert wirklich. Durch die Massage werden die Muskeln durchblutet, sodass die Flüssigkeit, die die Abfallprodukte des Muskelabbaus transportiert, herausgedrückt wird und frisches, nährstoffreiches Blut einströmt, das die Reparatur und den Wiederaufbau fördert. Massage löst auch Adhäsionen (Knubbel) auf, die sich durch Überbeanspruchung bilden können, sodass die Muskeln geschmeidiger und schmerzfreier arbeiten. Wissenschaftlichen Erkenntnissen zufolge sind die Resultate ziemlich beeindruckend.

Im Rahmen einer Studie ließen Forscher Freiwillige an der Beinpresse so viele Wiederholungen machen, bis ihre vordere und hintere Oberschenkelmuskulatur nicht mehr konnte. Anschließend erhielt die Hälfte der Gruppe eine Massage, während die andere Hälfte nach Hause humpelte. Nach dem Experiment kontrollierten die Forscher die Teilnehmer der Studie 24 Stunden lang. Erstaunlicherweise berichteten die Teilnehmer, die massiert worden waren, dass sie bereits nach 90 Minuten keine Schmerzen mehr hatten, wohingegen die Teilnehmer der anderen Gruppe, die nur die Übungen durchgeführt hatten, nach 24 Stunden immer noch Schmerzen hatten. Die Forscher maßen auch bei allen Teilnehmern die allgemeine Durchblutung, da trainingsbedingte Muskelverletzungen die Durchblutung bekanntlich verringern. Bei den Teilnehmern der Massage-Gruppe hatte sich die Durchblutung im Laufe der 72 Stunden nach dem intensiven Training verbessert. Bei den Teilnehmern der Gruppe, die nur die Übungen durchgeführt hatten, war die Durchblutung während der gleichen 72 Stunden eingeschränkt und erst danach wieder normal.

Warum 72 Stunden leiden? Selbst wenn Sie es sich nicht leisten können, die Dienste eines Profis in Anspruch zu nehmen, können Sie selbst einen ziemlich guten Dienst leisten. Unter »Knubbel lösen« auf Seite 280 finden Sie Selbstmassagetechniken, die Sie mit ein paar einfachen Hilfsmitteln durchführen können. Die besten Ergebnisse erzielen Sie, wenn Sie diese Massagebewegungen nach einem harten Training so schnell wie möglich durchführen.

Kompressionspumpen: Hierbei handelt es sich um anlegbare Beinmanschetten (oft auch für die Füße), die an einer motorisierten Pumpe befestigt sind. Sie blasen sich systematisch so auf, dass sie Kompression und Entspannung bis tief in die Muskeln hinein bewirken. Durch ein kräftiges Zusammenpressen von den Füßen bis zur Leiste werden Flüssigkeiten herausgedrückt, und der Blutfluss in die Muskeln wird reduziert. Sobald die Manschetten nachgeben, fließt das Blut zurück in die Muskeln. Diese Durchströmung erhöht die Sättigung des Gewebes mit Sauerstoff, den Nährstoffaustausch und den Abtransport von Stoffwechselabfällen signifikant.

Einige Beinkompressionsgeräte kombinieren die pneumatische Kompression mit zirkulierendem kaltem Wasser. Die Kombination aus Kühlung und Kompression ist besonders gut für Frauen geeignet, da sie dazu beitragen kann, der bei Frauen auftretenden Gefäßerweiterungsreaktion entgegenzuwirken und den Blutfluss zu den Muskeln zu fördern. Unabhängig vom Geschlecht ist die Kühlkompression auch ideal bei Gelenkentzündungen oder Weichteilverletzungen mit Schwellungen. Da die Durchblutung bei einer Frau von Natur aus länger braucht, um sich nach dem Training zu normalisieren, sollten Frauen innerhalb von 30 Minuten nach Beendigung eines Trainings oder eines Wettkampfs Kompressionspumpen verwenden, wohingegen Männer etwas länger warten können (60 bis 90 Minuten), um von den Vorteilen eines solchen Geräts zu profitieren.

Elektrische Muskelstimulationsgeräte: Kleine EMS-Geräte sind ausgezeichnete Hilfsmittel für die Regeneration und werden von Profisportlern häufig verwendet. Sie arbeiten nach den Prinzipien der Elektrostimulation, das heißt, sie verwenden einen simulierten neuronalen Input, um einen Muskel zu kontrahieren. Kurz gesagt: Sie platzieren Elektroden auf Ihren Muskeln, schalten das Gerät ein und sehen zu, wie Ihre Muskeln kontrahieren, ohne dass Sie etwas tun müssen. Das ist anfangs ziemlich seltsam, aber sehr effektiv. Einige Geräte verwenden ein herkömmliches EMS-Programm, das eine starke, statische Kontraktion mit einer plötzlichen Entspannung bewirkt. Wieder andere bewirken eine moderate Kontraktion mit langsamer Entspannung. Beide Varianten eignen sich hervorragend, um eine aktive Regeneration zu simulieren und den Blutfluss in zu straffen, begrenzten Muskelbereichen zu verbessern. Der letztgenannte Typ könnte für die Muskelregeneration (oder für Menschen mit chronischen Schmerzen) jedoch besser geeignet sein, da er es ermöglicht, Flüssigkeiten in die Muskelzellen hinein- und aus ihnen herausfließen zu lassen, ohne dass es zu einer übermäßigen Ermüdung kommt, die einige Menschen bei der Verwendung herkömmlicher EMS-Systeme erleben.

Pneumatische Kompression und Muskelstimulationsgeräte sind nicht billig. Aber wenn Sie eine Sportlerin sind, die bereits in einen Trainer und regelmäßige Massagen investiert, könnte es die Sache wert sein, die Anschaffung eines solchen Geräts in Betracht zu ziehen. Möglicherweise kann Ihr Physiotherapeut vor Ort diese Geräte auch günstiger besorgen, als wenn Sie sie selbst kaufen.

Kompressionsbekleidung: Sie brauchen keine teure Ausstattung, um in den Genuss einiger Vorzüge einer Kompression zu kommen. Auch Kompressionsstrumpfhosen und/oder -socken bieten ermüdeten Muskeln eine gewisse Linderung. Kompressionskleidung, die Krankenschwestern schon seit Jahrzehnten tragen, beschleunigt den Rückfluss des Blutes zum Herzen, was den Sauerstoffgehalt im Blut und infolgedessen die Regeneration verbessern kann. Wie gut diese Kleidungsstücke wirken, ist wissenschaftlich noch nicht endgültig geklärt, aber Forschungsergebnisse deuten darauf hin, dass sie dazu beitragen können, Schwellungen, Ermüdungserscheinungen und Muskelschmerzen nach intensiver Belastung zu verringern.

WANN DIE REGENERATION VERZÖGERT WERDEN SOLLTE

Nachdem ich bisher mit Nachdruck klargemacht habe, wie wichtig es ist, sich zu regenerieren, habe ich nun eine Überraschung für Sie. Es gibt Zeiten, in denen das, was für eine schnelle, sofortige Regeneration gut ist, möglicherweise die langfristigen Anpassungen behindert, die Sie durch Ihr Training erzielen wollen. Eisbäder fallen in diese Kategorie, genauso wie – überraschenderweise – Antioxidantien.

Die Hersteller von Nahrungsergänzungsmitteln und Sportnahrung werben oft mit Antioxidantien wie Vitamin C und E und Betacarotin als wirkungsvolle Mittel zur Regeneration, weil sie die zellschädigenden freien Radikale bekämpfen, die der Körper bei intensivem Training produziert. Das klingt zwar nach einem positiven Beitrag zur Regeneration, aber inzwischen wissen wir, dass Antioxidantien auf lange Sicht (und vielleicht sogar kurzfristig) mehr schaden als nützen.

Wie kommt das? Im Inneren Ihrer Zellen befinden sich molekulare Kraftwerke, die sogenannten Mitochondrien. Sie sind der Ort, an dem Ihr Körper die Nahrung aufnimmt, die Sie essen, und sie in die Energie umwandelt, die Sie zum Antrieb Ihrer Muskeln verwenden. Dieser Energieerzeugungsprozess wird durch Sauerstoff betrieben und treffend als Oxidation bezeichnet. Ausdauersportler sind auf diesen Prozess angewiesen, um beim Schwimmen, Laufen, Radfahren, Rudern über eine gleichmäßige Energiezufuhr zu verfügen. Wie bei jeder Methode zur Energiegewinnung entsteht im Laufe des Prozesses auch ein wenig Abfall. In diesem Fall handelt es sich bei den Abfallprodukten um reaktive Sauerstoffspezies, die allgemein als freie Radikale bekannt sind.

Freie Radikale haben das Potenzial, Ihre Zellen zu schädigen, da sie den gesunden Zellen Sauerstoffmoleküle entreißen, um sich selbst zu stabilisieren. Dadurch wird eine schädliche Kettenreaktion ausgelöst, quasi wie bei einer molekularen »Reise nach Jerusalem«, die als oxidativer Stress bekannt ist und eine der Hauptursachen für DNA-Schäden und Krankheiten darstellt. Hier können Antioxidantien zur Rettung beitragen. Sie schreiten ein und neutralisieren freie Radikale, während diese sich bilden, und verhindern auf diese Weise Zellschäden.

KNUBBEL LÖSEN

Wiederholte sportliche Aktivitäten können Entzündungen in den Muskeln verursachen, die wiederum zu Verspannungen und Verwachsungen oder Muskelverhärtungen führen, die Ihre Beweglichkeit einschränken und Beschwerden verursachen. Eine Faszienrolle oder Lacrosse- bzw. Tennisbälle, die in eine Socke gestopft werden, sind ausgezeichnete Mittel, die helfen können, problematische Stellen zu drücken und zu massieren. Das Auflockern der Adhäsionen und des Narbengewebes im Muskel und in den Faszien, die den Muskel umhüllen, sorgt für größere Beweglichkeit.

»Normale, gesunde Muskeln sollten während einer Kompression nicht schmerzen«, sagt Dr. Kelly Starrett, Trainer, Physiotherapeut und Autor. »Wenn Sie auf einem Lacrosse-Ball oder einer Faszienrolle liegen und Schmerzen verspüren, handelt es sich dabei um Gewebe, das nicht richtig gleitet.« Wenn Sie Ihre Muskeln rollend über eine Faszienrolle oder über Bälle bewegen, können Sie eventuelle Verspannungen durch Druck ausgleichen. Wenn Sie so stark drücken, dass Sie den Atem anhalten müssen, gehen Sie zu tief und lösen eine Kampf- oder Fluchtreaktion aus, was das Problem nur noch weiter verschlimmern wird.

Im Folgenden ein paar ausgezeichnete Faszienrollen- und Lacrosse-Ball-Übungen, die auf die Hüften, den unteren Rücken, die Achillessehnen und die Fußregionen abzielen, die bei Frauen dazu neigen, sich zu verspannen und zu verhärten. Rollen Sie, bis Sie an den angespannten oder empfindlichen Stellen Linderung verspüren (ungefähr eine Minute).

PLANTAR-ROLLE

Stellen Sie den Fuß auf einen Lacrosse-Ball und drücken Sie ihn nach unten, um Druck auszuüben, während Sie den Fuß der Länge nach hin und her über den Ball rollen, um die Verspannung in der Plantarfaszie zu lösen. Sie können auch einen Golfball verwenden, um die Präzision zu verbessern.

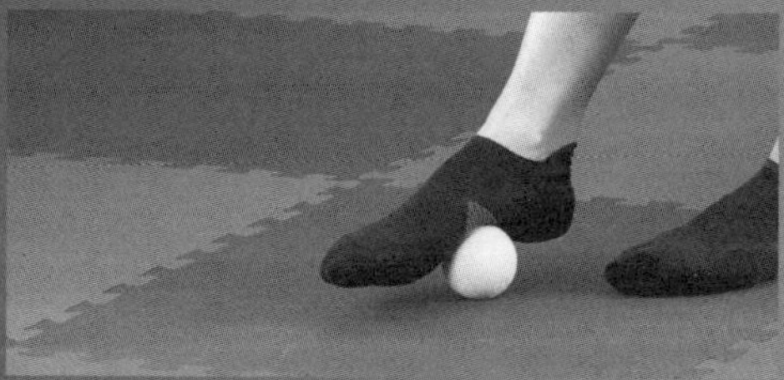

MASSAGE DES UNTEREN RÜCKENS

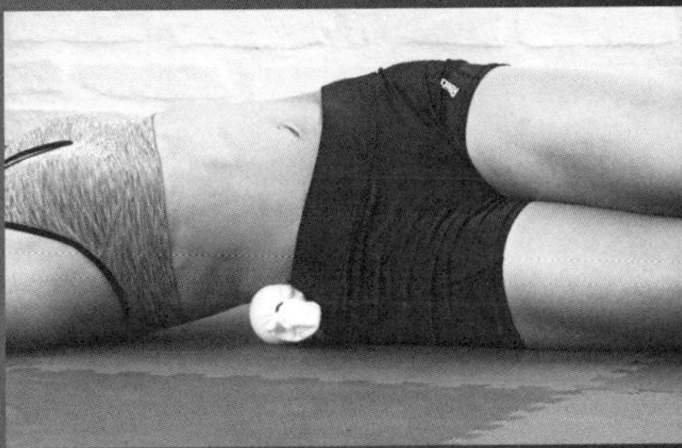

Stopfen Sie zwei Lacrosse-Bälle in eine Socke, und drehen Sie die Socke zwischen den Bällen, um Platz zwischen den Bällen zu schaffen. Legen Sie sich mit angewinkelten Knien auf den Boden, die Füße stehen flach auf dem Boden. Heben Sie die Hüften an, und platzieren Sie die Bälle so am unteren Rücken am Ansatz der Lendenwirbelsäule, dass sich jeweils ein Ball auf einer Seite der Wirbelsäule befindet. Senken Sie den Rücken nach unten, aber halten Sie die Hüften vom Boden abgehoben. Senken Sie Ihr linkes Knie auf die rechte Seite, und schieben Sie die Hüften langsam nach rechts. Achten Sie dabei darauf, dass die Schultern auf dem Boden bleiben. Schieben Sie die Hüften dann über die Bälle auf die andere Seite. Bewegen Sie die Hüften hin und her, bis Sie spüren, dass sich die Spannung löst. Nehmen Sie sich dann den nächsten Wirbel vor, und wiederholen Sie diese Übung, bis Sie am oberen Ende der Lendenwirbelsäule angelangt sind (wo die Kurve Ihrer Lendenwirbelsäule endet).

GESÄSSMUSKEL-MASSAGE

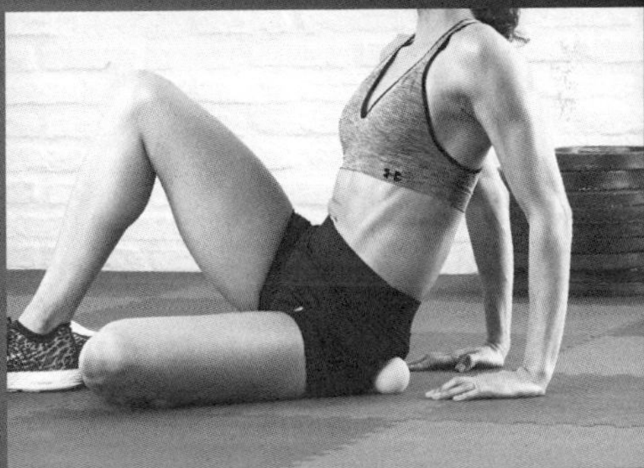

Setzen Sie sich mit angewinkelten Knien auf den Boden und positionieren Sie einen Lacrosse-Ball an der Seite Ihrer linken Hüfte. Drücken Sie mit der Hüfte gegen den Ball (der leicht unter dem Po liegt) und senken Sie Ihr linkes Knie in Richtung Boden. Rollen Sie langsam von einer Seite zur anderen über Ihren Gesäßmuskel. Wenn Sie auf eine besonders schmerzhafte Stelle stoßen, spannen Sie die Gesäßmuskeln an, entspannen Sie sie wieder, und üben Sie weiterhin sanften Druck aus, um das Gewebe zu lockern. Kehren Sie zur Mitte zurück, und wiederholen Sie die Übung mit der anderen Seite.

IT-BAND ROLLEN

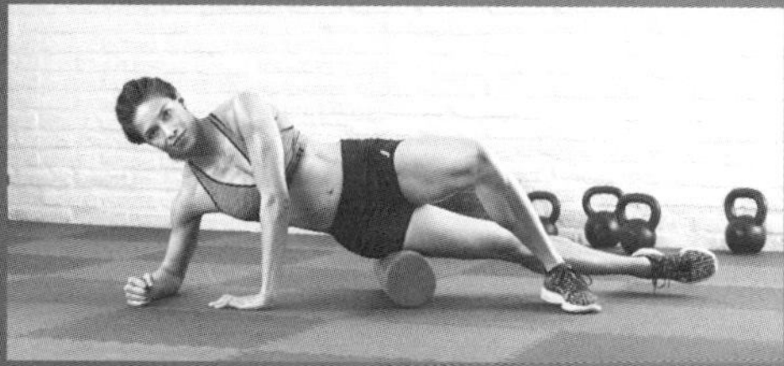

Legen Sie sich auf die rechte Seite, und platzieren Sie unter Ihrer rechten Hüfte eine Faszienrolle. Spannen Sie die Bauch- und Gesäßmuskeln an, um das Gleichgewicht zu halten, benutzen Sie die Arme, um sich abzustützen, und rollen Sie langsam von der Hüfte bis zum Knie herunter. Wechseln Sie die Seite und wiederholen Sie die Übung.

QUADRIZEPS ROLLEN

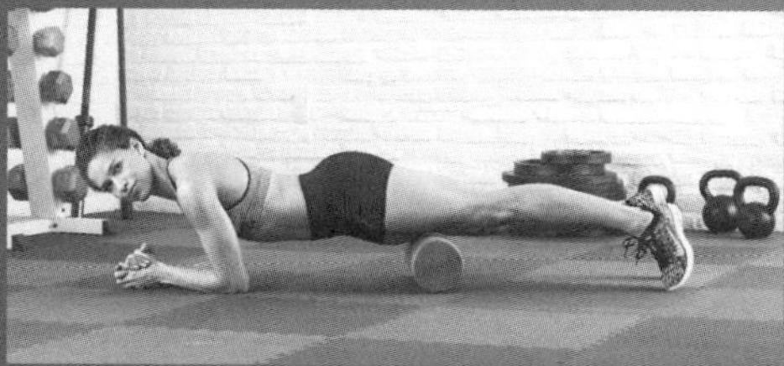

Legen Sie sich mit dem Gesicht nach unten auf den Boden und positionieren Sie eine Faszienrolle unter Ihren Hüften. Lehnen Sie sich auf Ihr rechtes Bein und rollen Sie auf der Vorderseite Ihres Oberschenkels von der Hüfte bis zum Knie auf und ab. Dann die Beine wechseln.

OBERSCHENKELRÜCKSEITE ROLLEN

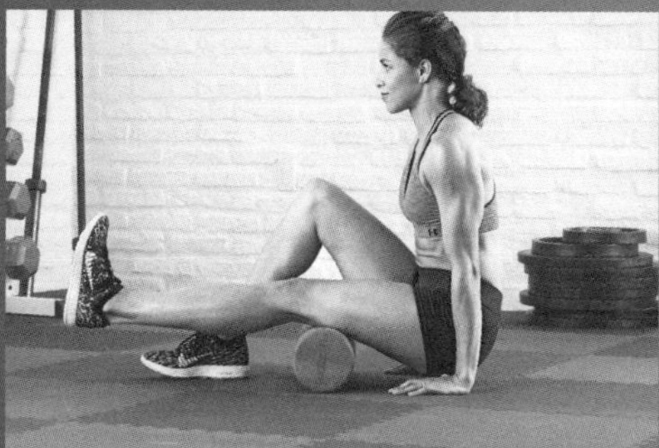

Setzen Sie sich hin und legen Sie den linken Oberschenkel auf die Faszienrolle. Beugen Sie das rechte Knie und stellen Sie den rechten Fuß auf den Boden. Legen Sie Ihre Hände hinter sich auf den Boden und rollen Sie vom Knie bis knapp unter die linke Gesäßbacke auf und ab. Wechseln Sie das Bein und wiederholen Sie die Übung.

Aber hier kommt der entscheidende Punkt, den die Konsumenten von Nahrungsergänzungsmitteln übersehen haben. Ihr Körper ist tatsächlich sehr gut darin, sich selbst zu verteidigen, und bildet seine eigenen natürlichen Antioxidantien, um freie Radikale zu bekämpfen. Je härter Sie trainieren, desto besser wird Ihr Körper sogar darin. Diese Anpassung folgt dem gleichen Muster wie alle Trainingsanpassungen. Sie belasten den Körper; der Körper wird ein wenig geschädigt; Sie regenerieren sich; der Körper geht stärker aus der Belastung hervor. Wenn Sie also ein sehr langes oder sehr intensives Training absolvieren, führt dies zu einer erhöhten Produktion freier Radikale. Um diesen Zustrom freier Radikale zu bewältigen, steigert Ihr Körper seine antioxidative Kapazität. Wenn Sie durch die Einnahme von Nahrungsergänzungsmitteln mehr Antioxidantien in diesen Prozess einbringen, kann sich Ihr Körper nicht vollständig anpassen, und seine Gegenreaktion auf die Vermehrung der freien Radikale ist eher schädlich als neutral.

Während der akuten Regenerationsphase unmittelbar nach einem harten Training scheint die Aufnahme antioxidativer Nahrungsergänzungsmittel die vorteilhaften Wirkungen des Trainings tatsächlich zu konterkarieren. Da die freien Radikale geschwächt werden, bevor der Körper reagieren und sich an sie anpassen kann, sind auch Ihre Muskeln nicht in der Lage, sich richtig zu regenerieren. Als Forscher die wichtigsten Blutmarker für Muskelschäden und Zellrisse untersuchten, wiesen Personen, die antioxidative Nahrungsergänzungsmittel einnahmen, denselben Grad an Schäden auf wie Personen, die keine antioxidativen Nahrungsergänzungsmittel einnahmen, und manchmal schienen diejenigen, die antioxidative Nahrungsergänzungsmittel einnahmen, sogar mehr Muskelverletzungen zu haben und sich langsamer zu regenerieren. Etliche Studien haben nachgewiesen, dass die Einnahme von Vitamin E und Vitamin C (zwei sehr beliebte Antioxidantien) die üblichen insulinsensibilisierenden Effekte von sportlicher Betätigung abschwächt, sodass die Muskeln nicht in der Lage sind, das Glykogen und die Nährstoffe aufzunehmen, die sie zur Wiederauffüllung der Speicher und zur Reparatur benötigen.

Wir sind nicht so klug wie die Natur. Unser Körper muss die Chance haben, Stress zu erkennen und zu bewältigen. Genau das ist ja das Konzept, das dem Wechselspiel von Trainingsbelastung und Trainingsanpassung zugrunde liegt. Nehmen Sie echte Nahrung für eine funktionelle Regeneration zu sich, und lassen Sie den Behälter mit den Nahrungsergänzungsmitteln im Regal stehen (in Kapitel 15 finden Sie weitere Informationen über Antioxidantien und Nahrungsergänzungsmittel). Darüber hinaus empfehle ich, unmittelbar nach dem Training auf Beeren oder ähnliche antioxidantienreiche Nahrungsmittel zu verzichten. Warten Sie damit, bis die akute Regenerationsphase abgeschlossen ist, also 4 bis 5 Stunden nach dem Training. Tut mir leid, Smoothie-Liebhaberinnen, aber auf lange Sicht werden Sie es mir danken.

SIND SIE ÜBERTRAINIERT?

Wenn ich mit Amateursportlern über das Thema Übertraining spreche, reagieren sie oft überrascht, als ob das nur ein Problem der Profis sei. Nichts könnte weiter von der Wahrheit entfernt sein! Tatsächlich sind Freizeitsportler sogar anfälliger für Abgeschlagenheit und Übertraining, was sich durch anhaltende Müdigkeit und schlechte Leistungen bemerkbar macht, denn sie können sich nicht den Luxus leisten, die Füße hochzulegen und sich nach ihren harten Trainingseinheiten richtig zu erholen. Stattdessen bleiben sie abends lange auf, um liegen gebliebene Arbeit zu erledigen, bringen die Kinder zu Arztterminen, putzen das Haus, mähen den Rasen, gehen mit den Hunden spazieren – Sie wissen schon, das Leben eben!

Es ist in Ordnung, hart zu trainieren, und oft ist es auch angebracht, hart zu trainieren. Aber denken Sie daran, dass Ihr tägliches auspowerndes CrossFit-Training und die Marathon-Trainingseinheiten so ziemlich jedes System in Ihrem Körper stark strapazieren. Es ist wichtig, den Körper an seine Grenzen zu bringen, aber dann muss man eine Pause machen und zulassen, dass er sich regeneriert. Wenn Sie das nicht tun, werden Sie feststellen, dass Sie sich von Ihrem Ziel entfernen. Sie sind müde, niedergeschlagen und langsam und kämpfen gegen Gewichtszunahme und Übelkeit an, anstatt sich frisch, schnell, schlank und gesund zu fühlen. Die Regenerationstechniken, die in diesem Kapitel dargelegt wurden, können helfen, aber Sie brauchen auch einfach nur reine Ruhe: guten Schlaf und mindestens einen trainingsfreien Tag pro Woche (eine extrem lockere Aktivität ist in Ordnung).

Denken Sie daran, dass richtige Ernährung für die Regeneration unerlässlich ist. Ich sehe viele aktive Frauen, die ihren Zucker- und Kohlenhydratkonsum einschränken, und das Gemüse, das sie großzügig essen, enthält Tonnen von Ballaststoffen, sodass sie satt werden, ohne dass ihr Körper die Nährstoffe erhält, die er zur Regeneration benötigt. Das führt wiederum zu permanent erhöhten Stresshormonspiegeln, niedrigen Wachstumshormonspiegeln und systemischen Entzündungen. All das in Kombination mit regelmäßiger sportlicher Betätigung kann dazu führen, dass man übertrainiert ist, bevor man es überhaupt merkt. Ich habe vor Kurzem mit einem Neurowissenschaftler gesprochen, der mir erzählt hat, dass genau aus diesem Grund bei jungen, fitten Frauen ein steigender Trend zur Einnahme von Antidepressiva festzustellen ist (Depressionen können ein Symptom des Übertrainings sein). Einige dieser Frauen benötigen die Medikamente vielleicht gar nicht. Sie müssten nur mehr essen, vor allem Kohlenhydrate!

Damit komme ich zu meinem nächsten Punkt. Eine überraschend einfache Möglichkeit, frisch zu bleiben, besteht darin, die eigene Stimmung zu beobachten. Das kann dazu beitragen, eine schleichende Abgeschlagenheit zu erkennen, bevor sich alle Symptome eines voll ausgeprägten Übertrainings einstellen. Abgeschlagenheit ist das Endergebnis biologischer Störungen wie des Ansteigens von Stresshormonspiegeln, des Absinkens der Spiegel von Wohlfühl-Neurochemikalien wie Serotonin und von Muskelabbau. Ihre Emotionen sind ein guter Frühindikator dafür, wann diese biologischen Faktoren sich in die falsche Richtung entwickeln. Es ist zwar ganz natürlich, dass Sie sich nach einer intensiven Trainingseinheit oder ein paar wirklich harten Work-outs ein wenig müde und aufgewühlt fühlen, aber im Zuge der Erholung sollte sich Ihre Stimmung wieder verbessern, und anschließend sollten Sie sich bereit fühlen, die nächste intensive Trainingseinheit anzugehen. Wenn Sie hingegen immer noch übellaunig, gereizt und niedergeschlagen sind, sollten Sie es etwas langsamer angehen lassen, bis Sie das Gefühl haben, wieder aufgetankt zu haben. Bekommen Sie genug Schlaf? Nach ein oder zwei Nächten mit erholsamem Schlaf sollten Sie sich ausgeruht fühlen. Wenn Sie häufig nach vollen 8 oder 9 Stunden Schlaf aufwachen und sich immer noch hundemüde fühlen (was bei einer Kombination von Alltagsstress und hartem Training leicht passieren kann), sollten Sie Ihr Training wirklich reduzieren, ein oder zwei Tage Pause machen und Ihre Ernährung verbessern.

Als Faustregel gilt, dass Sie nicht mehr als drei intensive, belastende Trainingseinheiten pro Woche absolvieren sollten, und zwischen diesen sollten Sie lockere Trainingstage oder komplett trainingsfreie Tage einplanen.

NEUANFANG NACH EINER VERLETZUNG

Egal, ob Sie Mountainbike fahren, alpine Hänge hinuntersausen, als Point Guard in Ihrer Basketball-Mannschaft spielen oder in einer CrossFit-Box Ihre Grenzen testen: Bei jedem Sport kommt es zu Verletzungen. Wenn Sie sich ein gebrochenes Schlüsselbein oder einen Kreuzband- oder Muskelriss zugezogen haben, steht Ihnen möglicherweise ein anstrengender Rehabilitationsprozess bevor. Sie können sich nicht auf magische Weise über Nacht heilen, aber Sie können Maßnahmen ergreifen, um Ihrem Körper bei jedem Schritt des Weges zu helfen.

Ihre erste Sorge gilt Ihrem Muskelgewebe, das Sie natürlich gerne behalten wollen, obwohl Sie sich nicht bewegen können. Verletzungen und Operationen bewirken hormonellen und entzündungsbedingten Stress, der einen raschen Muskelschwund auslöst. Schon die Ruhigstellung einer einzigen Gliedmaße kann in den ersten 2 Wochen zu einem Verlust von 150 bis 400 Gramm Muskelmasse führen, was durch Stoffwechselveränderungen, die die Fähigkeit des Körpers, Muskeln aufzubauen, noch verschlimmert wird. Zudem erleiden Sie einen Kraftverlust, der nicht auf den Muskelabbau zurückzuführen ist, sondern eher darauf, dass Sie die Muskeln nicht mehr bewegen. Außerdem kommt es zu einem Abbau der Kalzium- und Magnesiumspeicher im Skelett, die für

Muskelkontraktionen erforderlich sind. Generell gilt: Nach einer Verletzung, die Sie bewegungsunfähig macht, verlieren Sie dreimal schneller an Kraft als an Muskelmasse.

Es ist zwar ganz natürlich, dass Sie weniger essen, wenn Sie sportlich weniger aktiv sind, aber es ist wichtig, dass Sie Ihre Ernährung darauf ausrichten, den Muskelverlust zu minimieren. Das bedeutet, dass Sie täglich eine angemessene Proteinzufuhr aufrechterhalten müssen (ungefähr 2 bis 2,5 Gramm pro Kilogramm Körpergewicht oder 122 bis 150 Gramm für eine 61 Kilogramm schwere Frau). Dadurch wird der Muskelabbau verlangsamt, aber aufgrund der anabolen Resistenz oder der hormonellen Veränderungen, die die Fähigkeit Ihres Körpers zum Muskelaufbau verringern, nicht vollständig gestoppt.

Wie kann man der anabolen Resistenz entgegenwirken? Dazu ist mehr erforderlich, als lediglich mehr Protein zu sich zu nehmen. Die Menge an Protein, die Sie aufnehmen, ist wichtig, aber die Art des Proteins spielt noch eine größere Rolle.

Und an dieser Stelle kommen die spezifischen anabolen – Muskelwachstum und Proteinsynthese fördernden – Eigenschaften des Proteins ins Spiel. Damit Protein die maximale muskelaufbauende Wirkung entfalten kann, muss es leicht absorbiert werden können und die richtigen Aminosäuren enthalten, die den Muskelaufbau stimulieren. Zum Beispiel hat sich gezeigt, dass Molkenprotein, das schneller verdaut und absorbiert wird als Soja- oder Kaseinprotein, eine stärkere anabole Wirkung hat. Doch selbst wenn Soja- oder Kaseinprotein so behandelt wird, dass es ähnlich gut verdaut und absorbiert wird wie Molkenprotein, ruft es nicht die gleiche anabole Reaktion hervor wie dieses. In diesem Zusammenhang spielt das Aminosäurenprofil eine wichtige Rolle. Die Muskeln benötigen Leucin. Je höher der Leucin-Gehalt, desto stärker der Stimulus für die Muskelproteinsynthese.

Warum Leucin? Intensive Trainingsbelastung, Verletzungen und die Regeneration nach dem Training verändern den Aminosäuren- und Proteinstoffwechsel in den Muskeln und erhöhen den Leucinstoffwechsel. Die Schädigung des Muskelgewebes stimuliert den Abbau von verzweigtkettigen Aminosäuren (und den gesamten Muskelzellabbau). In der Erholungsphase muss der Leucinspiegel im Gewebe erhöht werden, um diesen Abbau zum Stillstand zu bringen. Je mehr Leucin Sie zu sich nehmen, desto schneller beginnt Ihr Körper, Signale zur Muskelbildung auszusenden. Die besten Ergebnisse erzielen Sie, wenn Sie dreimal täglich mindestens 30 Gramm Protein zu sich nehmen, das ungefähr 3 Gramm Leucin enthält. Gute Nahrungsmittel zur Erholung nach Verletzungen sind unter anderem mageres Fleisch, fettarmer griechischer Joghurt, Nussbutter auf Vollkornsprossenbrot und verzweigtkettige Aminosäuren, die in grünem Tee enthalten sind.

Beachten Sie, dass dies nicht der richtige Zeitpunkt ist, um die üblichen Regenerationsgetränke hervorzuholen, die Kohlenhydrate enthalten, die die Insulinausschüttung stimulieren und normalerweise mit Leucin arbeiten, um den Muskelaufbau zu verbessern. Wenn Sie sich in einem Zustand anaboler Resistenz befinden, wie zum Beispiel nach einer Verletzung, verlangsamt die zusätzliche Aufnahme von Kohlenhydraten die Geschwindigkeit, mit der Protein verdaut und absorbiert wird, *und verbessert nicht* die Muskelproteinsyntheserate. Was Sie jetzt brauchen, ist in erster Linie Protein.

Ungeachtet dessen können Omega-3-Fettsäuren, die zum Beispiel in Fischöl enthalten sind, dazu beitragen, dass Protein seine Wirkung etwas besser entfaltet. Nehmen Sie ungefähr 4 Gramm pro Tag zu sich, damit Ihre Muskeln besser auf die muskelaufbauende Wirkung der im Protein enthaltenen Aminosäuren reagieren.

Nehmen wir zum Beispiel eine ungefähr 59 Kilogramm schwere Frau, die einen schweren Sturz hatte und ein gebrochenes Schlüsselbein und eine starke Oberschenkelprellung davonträgt, die den Quadrizeps in Mitleidenschaft gezogen hat. Um den Muskelmasseverlust zu verringern und ihre Kraft während ihrer Genesung zu erhalten, beträgt die empfohlene ideale tägliche Proteinzufuhr 116 bis 140 Gramm, die idealerweise auf vier Hauptmahlzeiten (30 bis 32 Gramm pro Mahlzeit mit 2 bis 3 Gramm Leucin) verteilt alle 3 bis 5 Stunden verzehrt werden sollten. Diese Menge wirkt der durch Ihre Verletzungen verursachten anabolen Resistenz entgegen, und die über den Tag verteilte Einnahme hält Ihre Muskelproteinsyntheserate über einen Zeitraum von 24 Stunden auf einem erhöhten Niveau. Eine über den Tag verteilte Supplementierung von 4 Gramm Omega-3-Fettsäuren (2 Gramm morgens, 2 Gramm vor dem Schlafengehen) wird den Anstieg der Signalwirkung für die Muskelproteinsynthese aufrechterhalten.

Verletzungen, Unfälle und intensive Belastungen sind in der Welt des Sports leider unvermeidlich, aber zu wissen, wie man die Reaktionen des Körpers steuern kann, um den Muskel- und Kraftverlust zu minimieren, verkürzt die Genesungszeit und trägt dazu bei, dass Sie in Nullkommanichts wieder einsatzbereit sind!

PEAK-PERFORMANCE ▶▶▶

AUF DEN PUNKT GEBRACHT

- Bei Männern und Frauen funktioniert die Durchblutung nach sportlicher Betätigung unterschiedlich. Bei Frauen wird das Blut eher von den Muskeln abgezogen, wo es eigentlich benötigt wird, um die Muskeln mit Nährstoffen und Sauerstoff zu versorgen und Abfallstoffe abzutransportieren, wohingegen der Blutfluss zu den Muskeln bei Männern eher erhöht ist.

- Durch den Einsatz von Regenerationstechniken wie einem lockeren Cool-down in Kombination mit Kühlung und/oder Kompression können Frauen mehr Blut zurück in ihren zentralen Kreislauf bringen und den Blutfluss zu den Muskeln verbessern, was den Abtransport von Abfallstoffen und die Muskelreparatur fördert.

- Zu den wichtigsten Hilfsmitteln für die Regeneration gehören unter anderem Massagen, Kühl- und/oder Kompressionsgeräte und kleine elektrische Muskelstimulationsgeräte.

- Die Regeneration des Weichteilgewebes kann unter anderem mit einem Lacrosse- oder einem Tennisball gefördert werden, mit dem bestimmte Bereiche, die zu Verspannungen und Entzündungen neigen, gezielt bearbeitet werden können.

- Nehmen Sie Antioxidantien erst 4 bis 5 Stunden nach dem Sport zu sich, damit auf der Ebene der Mitochondrien (Energie produzierende Kraftwerke der Zellen) wichtige Anpassungsprozesse erfolgen können.

15

HOCHLEISTUNG DURCH PILLEN?

EINIGE NAHRUNGSERGÄNZUNGSMITTEL KÖNNEN HILFREICH SEIN, WÄHREND ANDERE IHRE LEISTUNGSFÄHIGKEIT SOGAR BEINTRÄCHTIGEN KÖNNEN

Die bloße Anzahl an Nahrungsergänzungsmitteln, die einige Leute zu sich nehmen, erstaunt mich immer wieder. Man öffnet ihren Arzneimittelschrank, und dort sieht es aus wie im Hinterraum einer Apotheke – alles vollgestopft mit Pillen, Pulvern und magischen Getränken. Es sind vor allem sportlich aktive, gesunde Menschen, die diese Produkte konsumieren, denn wir arbeiten hart, um fit und stark zu werden, und deshalb sind wir besonders anfällig für Produkte, die versprechen, die Leistungsfähigkeit zu steigern, die Regeneration zu beschleunigen und uns auf andere Weise vor Unbill zu schützen.

Glauben Sie dem Hype nicht. Abhängig von Ihrer persönlichen Situation könnte die Einnahme einiger Nahrungsergänzungsmittel Ihre Leistungsfähigkeit und Ihre allgemeine Gesundheit tatsächlich verbessern, aber was die Forschungserkenntnisse im Hinblick auf die Nützlichkeit von Nahrungsergänzungsmitteln angeht, hat sich das Blatt in den vergangenen Jahren dramatisch gewendet. Die meisten dieser Mittel sind im besten Fall eine Geldverschwendung und können im schlechtesten Fall sogar schädlich sein. Tests von industriell hergestellten pflanzlichen Nahrungsergänzungsmitteln haben ergeben, dass diese mitunter nur Spuren der Substanzen enthalten, die auf dem Etikett versprochen werden.

Dies vorausgeschickt, folgt ein Überblick darüber, welche Nahrungsergänzungsmittel Sie als eine sportlich aktive Frau vielleicht in Betracht ziehen und welche Sie lieber in den Regalen der Naturkostläden und Reformhäuser stehen lassen sollten. (Hinweis: Bei den im Folgenden aufgeführten Nahrungsergänzungsmitteln geht es um täglich einzunehmende, nicht um solche, auf die nur gelegentlich zurückgegriffen wird wie etwa Baldrian, den ich in vorangegangenen Kapiteln erwähnt habe und dessen Einnahme unter bestimmten Umständen wie bei Schlafstörungen während der Menopause hilfreich sein kann.)

UNTERSTÜTZUNG FÜR IHR SYSTEM

Meine vorherrschende Philosophie lautet, dass Sie Ihre eigene Physiologie nutzen und fördern sollten, damit Sie so gut sind, wie Sie nur irgend sein können. Und diesem Ziel sollte jedes Nahrungsergänzungsmittel dienen, das Sie einnehmen. Es gibt einige Nahrungsergänzungsmittel, die Frauen häufig zur Stärkung benötigen, zumindest während bestimmter Phasen ihres Lebens.

Eisen: Der Körper verwendet diesen essenziellen Mineralstoff, um rote Blutkörperchen zu bilden, die mit dem Blut frischen Sauerstoff zu den Muskeln transportieren. Wenn Ihr Eisenwert niedrig ist, laufen Sie Gefahr, unter einer Eisenmangelanämie zu leiden, was zu chronischer Müdigkeit, einer Beeinträchtigung der sportlichen Leistungsfähigkeit und zu weiteren unspezifischen Symptomen wie Reizbarkeit oder häufigem Kältegefühl führen kann.

Bei Frauen tritt Eisenmangel insgesamt häufiger auf als bei Männern, insbesondere bei prämenopausalen Frauen, weil der monatliche Blutverlust während der Menstruation die Eisenvorräte erschöpft und den Eisenbedarf des Körpers erhöht. Je stärker Ihre Monatsblutungen sind, desto höher ist das Risiko eines Eisenmangels. Bei Sportlerinnen wird noch häufiger ein Eisenmangel diagnostiziert, da sie infolge des Abbaus roter Blutkörperchen durch das Schwitzen und durch Magen-Darm-Blutungen (bedingt durch Belastungen durch das Laufen, Darmprobleme und die Einnahme nichtsteroidaler Antirheumatika) noch mehr Eisen verlieren. Dazu kommt bei ihnen auch eine erhöhte Zytokinexpression (bei Entzündungsprozessen entstehende Nebenprodukte, die die Eisenaufnahme stören) infolge der durch die sportliche Betätigung ausgelösten konstanten akuten Entzündungsreaktion.

Die Einnahme eines Eisenpräparats kann die sportliche Leistungsfähigkeit auf fast jedem Level steigern. Tatsächlich ergab eine von australischen Wissenschaftlern durchgeführte Metanalyse von Studien über Zusammenhänge zwischen der Einnahme von Eisenpräparaten und der sportlichen Leistungsfähigkeit von Frauen, dass Sportlerinnen (insbesondere diejenigen, die niedrige Eisenwerte hatten), die Eisenpräparate einnahmen, ihre maximale Leistung und ihre Trainingseffizienz verbesserten, was im Klartext bedeutet: Sie erbrachten eine bessere Leistung bei einer niedrigeren Herzfrequenz.

Doch die Einnahme von Eisenpräparaten ist nicht risikofrei. Sie kann Verstopfung, Durchfall und Bauchschmerzen verursachen. In seltenen Fällen kann es vorkommen, dass Frauen unter einer genetischen Erkrankung leiden, die Hämochromatose heißt, bei der es zu einer überhöhten Aufnahme von Eisen und einer Eisentoxizität kommen kann, was beides die Organe schädigt. Deshalb sollten Sie zuallererst versuchen, Ihren Eisenbedarf durch eine Kost zu decken, die reich an Eisenquellen ist, was zum Beispiel für Fleisch, Nüsse und Getreideprodukte gilt. Frauen zwischen 19 und 50 benötigen mindestens 18 Milligramm Eisen am Tag.

Ziehen Sie in Betracht, Ihre Eisenwerte mittels regelmäßiger Blutuntersuchungen unter Kontrolle zu behalten, vor allem, wenn Sie sich abgeschlagen und müde oder sich während Ihrer Trainingseinheiten nicht so stark und energiegeladen fühlen, wie es eigentlich der Fall sein sollte. Wenn Sie regelmäßig trainieren und an Wettkämpfen teilnehmen, kann es in jedem Fall sinnvoll sein, dass Sie Ihre Eisenwerte regelmäßig überprüfen lassen, denn Sie könnten an Eisenmangel leiden, ohne es zu merken.

Das vorausgeschickt, gilt, dass die Einnahme von Eisenpräparaten nicht nur unnötig ist, sondern einigen Erkenntnissen der bahnbrechenden *Iowa Women's Health Studie* zufolge sogar mehr schaden als nützen kann, wenn Sie eine postmenopausale Frau sind. Die Frauen, die an der Studie teilnahmen, waren bei deren Beginn im Jahr 1986 im Durchschnitt 61 Jahre alt. Im Laufe der folgenden gut 20 Jahre und mehr beantworteten sie Fragebögen, in denen unter anderem gefragt wurde, ob sie Nahrungsergänzungsmittel einnahmen und wenn ja, welche. Ein Resultat, das viele Verfechter von Nahrungsergänzungsmitteln überraschte, war, dass diejenigen Frauen, die Multivitamintabletten, Folsäure, Vitamin B_6-, Eisen-, Kupfer- und Zinkpräparate einnahmen, mit einer höheren Wahrscheinlichkeit an irgendeiner Ursache starben als die Teilnehmerinnen der Studie, die keine Nahrungsergänzungsmittel einnahmen.

Das bedeutet natürlich nicht, dass die Einnahme von Nahrungsergänzungsmitteln einen umbringt. Aber es ist wichtig, sich vor Augen zu führen, dass in diesem Fall mehr nicht immer unbedingt besser bedeutet – tatsächlich kann es sogar schlechter sein. Eisen lässt sich durch eine gesunde Ernährung einfach aufnehmen, vor allem, wenn man Fleisch, Geflügel und Meeresfrüchte isst – alles gute Quellen für Hämeisen, das der Körper leichter aufnehmen kann als Nicht-Hämeisen, das in pflanzlichen Nahrungsmittelquellen enthalten ist. Um die Menge an Eisen, die Ihr Körper aufnehmen kann, zu maximieren, essen Sie eisenhaltige Nahrungsmittel am besten zusammen mit Vitamin-C-reichen Produkten wie Zitrusfrüchten, Paprika, grünem Blattgemüse und Tomaten. Vitamin C hilft dem Körper, mehr Eisen aus pflanzlichen Nahrungsmitteln aufzunehmen, was besonders wichtig ist, wenn Sie Vegetarierin sind oder sich vegan ernähren.

Vitamin D: Es kann schwierig sein, ausreichend Vitamin D mit der Nahrung aufzunehmen, es sei denn, Sie essen jede Menge fettreichen Fisch wie Lachs, Thunfisch oder Makrele. Angereicherte Milch, Käse und Eigelb enthalten ebenfalls Vitamin D, aber die wichtigste Vitamin-D-Quelle ist für die meisten Menschen das Sonnenlicht, denn bei Sonnenlichteinfall auf die Haut kommt es zu einer Reaktion, bei der dieser essenzielle Nährstoff gebildet wird.

Doch es scheint so zu sein, dass viele von uns aus keiner Quelle ausreichend Vitamin D beziehen. Einige Wissenschaftler sind sogar so weit gegangen, von einer Vitamin-D-Mangel-Pandemie zu sprechen! Einige Experten glauben, dass das daran liegt, dass wir in unserem modernen Leben so viel Zeit in Innenräumen verbringen und uns, wenn wir nach draußen gehen, mit Kleidung verhüllen oder mit Sonnencreme schützen. Was die Sonnencreme angeht, so ist deren Wirkung nicht eindeutig geklärt. Einige Studien haben ergeben, dass Sonnencreme die Bildung von Vitamin D durch Sonnenlicht tatsächlich verhindern kann. Andere Studien fanden heraus, dass die Wirkung von Sonnencreme in dieser Hinsicht vernachlässigbar ist. Natürlich sollten Sie auch nicht bewusst in der Sonne braten, aber wir dürfen das Problem nicht ignorieren, da Vitamin D bei vielen essenziellen Stoffwechselprozessen eine wichtige Rolle spielt.

Zum einen hat Vitamin D eine sehr große Bedeutung für die Knochengesundheit, die nicht nur für Frauen ein Problem darstellt, aber wie Sie in diesem Buch erfahren haben, für Frauen ein dringenderes Problem ist als für Männer. (Weitere Informationen über Knochengesundheit finden Sie in Kapitel 9.)

Wie Erkenntnisse der wissenschaftlichen Forschung zusehends ergeben, spielt Vitamin D zum anderen bei der Bildung (und Erhaltung) von Muskeln eine wichtige Rolle und kann womöglich auf nahezu jedem Fitnesslevel dazu beitragen, die körperliche Leistungsfähigkeit zu erhöhen. Tatsächlich haben Studien ergeben, dass eine Erhöhung des Vitamin-D-Werts von 75 auf 100 Nanomol pro Liter (nmol/L) die aerobe Kapazität, das Muskelwachstum und die Muskelkraft steigern und zugleich die Erholungszeit nach intensiven Trainingseinheiten verkürzen und die Knochendichte erhöhen kann. Ein noch höherer Wert ist nicht besser. Sehr hohe Vitamin-D-Werte (höher als 125 nmol/L) können negative Nebenwirkungen haben und wurden mit einer erhöhten Sterblichkeit in Verbindung gebracht. Sie können auf der sicheren Seite bleiben, wenn Sie Präparate mit einer Dosierung zwischen 1.000 und 5.000 IE Vitamin D_3 (die wirksamste Form von Vitamin D, um den Vitamin-D-Plasmaspiegel zu erhöhen) pro Tag einnehmen.

Magnesium: Magnesium ist ein essenzieller Mineralstoff, den der Körper verwendet, um einen gesunden Blutdruck aufrechtzuerhalten, den Blutzuckerspiegel, die Muskel- und Nervenfunktion sowie die Knochenbildung zu regulieren und vieles mehr. Es ist einfach, ausreichend Magnesium durch eine gesunde Ernährung aufzunehmen, da es in einer Vielzahl pflanzlicher und tierischer Produkte enthalten ist, unter anderem in grünem Blattgemüse, Hülsenfrüchten, Nüssen, Samen, Vollkorngetreideprodukten sowie in Fisch, Geflügel und Rindfleisch.

Wenn Sie jedoch sportlich sehr aktiv sind, sollten Sie erwägen, ein 400-Milligramm-Magnesium-Präparat einzunehmen, um Ihren Magnesiumspiegel im optimalen Bereich zu halten. Wenn Sie intensiv trainieren, urinieren und schwitzen Sie so viel Magnesium aus, dass Ihr Bedarf Forschungserkenntnissen zufolge um bis zu 20 Prozent steigt. Das heißt, wenn Sie regelmäßig die für erwachsene Frauen empfohlene Tagesdosis von 320 Milligramm zu sich nehmen, können Sie schnell unter einem Magnesiummangel leiden, wenn Sie sportlich sehr aktiv sind. Das ist Anlass zur Sorge, denn Studien haben gezeigt, dass die Aufrechterhaltung eines gesunden Magnesiumspiegels für Frauen mit zunehmendem Alter besonders wichtig ist, um Muskelgewebe zu erhalten und Muskelabbau vorzubeugen.

ZUSÄTZE, UM DIE LEISTUNG ZU STEIGERN

Wenn Sie an Wettkämpfen teilnehmen oder versuchen, Bestleistungen zu erbringen, könnte es erforderlich sein, dass Sie Ihrem System eine noch größere Unterstützung zukommen lassen. Im Folgenden ein paar Zutaten, die Ihnen dabei helfen, ein hohes Trainingsniveau aufrechtzuhalten.

Beta-Alanin: Kein Vitamin oder Mineralstoff, sondern eine Aminosäure, die in Geflügel, Fleisch und Fisch enthalten ist. Beta-Alanin hilft dabei, körperliche Aktivität zu unterstützen. Beta-Alanin habe ich für meine engagiertesten Sportlerinnen reserviert, denn man braucht es nicht wirklich, wenn man nicht an Wettkämpfen teilnimmt, aber wenn man wettkampforientiert trainiert, kann es die Leistungsfähigkeit verbessern. Studien haben ergeben, dass Fahrradfahrer, die 4 Wochen lang 6 Gramm Beta-Alanin zu sich nahmen, bei Leistungstests ihre Leistung und die Zeitspanne bis zur Erschöpfung um bis zu mehr als 12 Prozent erhöhen konnten. Und nicht nur Ausdauersportler scheinen von Beta-Alanin zu profitieren. Beta-Alanin scheint auch bei Krafttraining-Leistungstests die Ermüdung zu verzögern und die Kraft zu steigern.

Kurz gefasst funktioniert Beta-Alanin dadurch, dass es die Frequenz, mit der Motoneuronen Impulse auf die Muskelfasern übertragen, erhöht und den Erholungsprozess positiv beeinflusst. Studien haben ergeben, dass eine Einnahme von 3,2 bis 6,4 Gramm täglich zu Leistungsverbesserungen führt. Einige Menschen verspüren ein Kribbeln und Nadelstichgefühle, wenn sie sich an die obere Marge dieser empfohlenen Dosierung halten. Dieses Gefühl verschwindet, wenn man die Dosis über den Tag verteilt in zwei Portionen zu sich nimmt.

Rote-Bete-Saft: Keine Pille, aber er muss erwähnt werden. Um Rote-Bete-Saft hat es in den vergangenen Jahren einen gewaltigen Hype gegeben, und nicht ganz ohne Grund, denn wie es aussieht, scheint Rote-Bete-Saft einen starken Leistungsschub zu bewirken. Eine Studie ergab, dass schon die Einnahme einer einzigen Portion eine signifikante Ausdauerleistungssteigerung bewirkte.

Bei einer Studie, die in der Zeitschrift *Medicine and Science in Sports and Exercise* veröffentlicht wurde, verbesserten Fahrradfahrer, die 2,5 Stunden vor einem Zeitfahren knapp einen halben Liter Rote-Bete-Saft tranken, ihre 4-Kilometer-Zeit im Vergleich zu Teilnehmern einer Vergleichsgruppe, die die gleiche Menge Rote-Bete-Saft trank, aus dem der wichtigste Inhaltsstoff – Nitrat – herausgefiltert worden war, um 11 Sekunden (2,8 Prozent) und ihre 16-Kilometer-Zeit um 45 Sekunden (2,7 Prozent).

Nitrat bewirkt eine Steigerung der Ausdauerleistung, indem es die Blutgefäße erweitert, was den Blutdruck senkt und den Blutfluss verbessert und gleichzeitig die Sauerstoffmenge reduziert, die die Muskeln während des Trainings benötigen. Interessanterweise ergab die neueste Studie über Rote-Bete-Saft, die von spanischen Wissenschaftlern durchgeführt wurde, dass Radfahrer und Triathleten, die Natriumnitrat-Präparate einnahmen (und keinen Rote-Bete-Saft tranken) während eines Ausdauerleistungstests weniger Sauerstoff verbrauchten, ihre Leistung jedoch nicht verbesserten. Warum? Das weiß niemand, aber wahrscheinlich gibt es noch einen weiteren Faktor, der beim Trinken von Rote-Bete-Saft Wirkung entfaltet. Wie immer sind richtige Nahrungsmittel also besser als Pillen.

Hier noch ein paar Tipps, wenn Sie Rote-Bete-Saft mal ausprobieren wollen: Schälen Sie die Rote Bete als Erstes, dann schmeckt der Saft weniger bitter. Geben Sie eine Möhre oder ein wenig Zitronensaft hinzu, um das Getränk zu süßen. Sie haben keinen Entsafter? Sie können Rote-Bete-Saft auch trinkfertig in Naturkostläden kaufen. Ach, und noch was: Rote-Bete-Saft kann Ihren Urin (und andere Ausscheidungen) pink verfärben, seien Sie also nicht überrascht.

UNTER »NICHT NÖTIG« ODER »SCHÄDLICH« ABHAKEN

Das wars schon. Die Liste der Nahrungsergänzungsmittel, die es wert sind, näher betrachtet zu werden, ist nicht besonders lang. Sie können ziemlich gewiss davon ausgehen, dass alle anderen Nahrungsergänzungsmittel, die auf dem Markt sind, Ihr Geld nicht wert sind, es sei denn, Sie leiden unter einer Erkrankung, die deren Einnahme erforderlich macht, oder Ihr Arzt oder Gesundheitsbetreuer hat Ihnen ausdrücklich geraten, sie zu nehmen.

Dennoch möchte ich zwei Nahrungsergänzungsmittel beim Namen nennen, von denen viele Frauen – insbesondere sportlich aktive Frauen – glauben, dass sie sie einnehmen sollten (manchmal in sehr hohen Dosen), obwohl sie in Wahrheit besser die Finger davon lassen sollten.

Kalzium: Überrascht es Sie, das auf der Liste zu sehen? Da sind Sie nicht alleine. Seit Jahrzehnten wurden Frauen dazu angehalten, als präventive Maßnahme zur Vorbeugung von Osteoporose Kalziumpräparate einzunehmen. Und wissen sie was? Diese Empfehlung könnte sich im Nachhinein als ein Schuss in den Ofen erweisen. Im Jahr 2013 empfahl die *US Preventive Services Task Force*, eine unabhängige Expertengruppe, die systematisch Wirksamkeitsnachweise überprüft, dass postmenstruale Frauen keine Kalziumpräparate (und auch kein Vitamin D, das oft zusammen mit Kalzium genommen wird) einnehmen sollten. Nach einer Analyse von mehr als 135 Studien kam die *Task Force* zu dem Schluss, dass die Einnahme von Kalziumpräparaten Knochenbrüchen nicht vorbeugt. Schlimmer noch, einige Studien deuteten darauf hin, dass die Einnahme von Kalziumsupplementen das Herzinfarktrisiko und das Risiko, an einer Herzerkrankung zu sterben, zu erhöhen schien.

Doch im Hinblick auf dieses Thema ist das letzte Wort noch nicht gesprochen. Einige groß angelegte Studien ergaben positive Wirkungen einer Einnahme von Kalziumpräparaten, insbesondere eine signifikante Reduzierung von Hüftbrüchen (ohne eine Zunahme von Herzinfarkten zu verzeichnen), so zum Beispiel die *Women's Health Initiative*, in deren Rahmen mehr als 36.000 postmenstruale Frauen beobachtet wurden, die täglich 1.000 Milligramm Kalzium und 400 IE Vitamin D einnahmen. Und die *National Osteoporosis Foundation* hält daran fest, Frauen, die unter Osteoporose leiden oder signifikante Risikofaktoren aufweisen, Knochenbrüche zu erleiden, eine Supplementierung mit Kalzium zu empfehlen.

Doch auch in dieser Hinsicht gilt, dass man klug beraten ist, auf den gesunden Menschenverstand zu setzen und seinen Kalziumbedarf durch die Ernährung zu decken, anstatt in Form von Pillen. Einige Wissenschaftler mutmaßen, dass es die Pillenform sein könnte – und nicht der in ihnen enthaltene Nährstoff –, die bei einigen Menschen

Herzprobleme verursacht. Wenn man eine große Kalziumpille schluckt, gelangt das ganze Kalzium auf einmal ins Blut anstatt in kleineren Dosen über den ganzen Tag verteilt mit der Nahrung, und das kann zu Kalziumablagerungen in den Arterien führen.

Die 1.000 bis 1.200 Milligramm Kalzium aufzunehmen, die Sie täglich benötigen, ist eigentlich ziemlich einfach. Drei Portionen Naturjoghurt (415 Milligramm Kalzium pro 225 Gramm) reichen, wenn man die Dosis schnell zu sich nehmen will. 42 Gramm teilentrahmter Mozzarella und 85 Gramm Sardinen liefern jeweils 330 Milligramm Kalzium (33 Prozent der empfohlenen Tagesdosis). Für diejenigen, die keine Milchprodukte essen, sind angereicherte Cerealien und Grüngemüse wie Grünkohl ebenfalls gute Kalziumquellen. Somit ist eine Supplementierung mit Kalzium nicht erforderlich.

Antioxidantien – alle: Alle sportlich aktiven Mädels, die auf Antioxidantien stehen, mal herhören. Ich wiederhole es noch mal: Setzen Sie alle Vitamin-C-, Vitamin-E- und Beta-Carotin-Präparate ab, und lassen Sie die Finger davon. Und wenn Sie schon mal dabei sind – überprüfen Sie auch sämtliche Sportnahrung, die Sie zu sich nehmen, daraufhin, ob Sie hohe Dosen dieser Nährstoffe enthalten. Und falls sie mit Antioxidantien angereichert sind, lassen Sie ebenfalls die Finger davon, und nehmen Sie sie nicht mehr. Durch die Aufnahme hoher Dosen dieser Nährstoffe erweisen Sie sich selbst einen schlechten Dienst. Wie in Kapitel 14 dargelegt, können Antioxidantien die Trainingsanpassungen Ihres Körpers und Ihre Regeneration beeinträchtigen. Und wenn Sie das noch nicht überzeugt, gibt es noch mehr schlechte Nachrichten. Hoch dosierte Nahrungsergänzungsmittel scheinen zudem der Gesamtgesundheit zu schaden.

Wieder einmal wurden wir zu einem allzu vereinfachten Denken verleitet. Nur weil ein wenig von etwas gut ist, muss viel davon (die meisten Nahrungsergänzungsmittel enthalten eine Menge eines bestimmten Nährstoffs) noch besser sein! Dieses Denken ist gefährlich (gleich mehr dazu), aber auch an dieser Stelle geht es vor allem darum, die Nährstoffe, die Ihr Körper benötigt, mit der Nahrung aufzunehmen, die Sie zu sich nehmen. Natürliche Nahrungsmittel enthalten nicht nur die richtigen Mengen bestimmter Nährstoffe, sondern sie enthalten diese auf natürliche Weise in Kombination mit anderen, die ihre Wirkung synergetisch gemeinsam entfalten, damit der Körper im vollen Umfang von den gesundheitlichen Vorzügen dieser Nährstoffe profitieren kann. Das trifft auf keinen Nährstoff mehr zu als auf Antioxidantien.

Erinnern wir uns: Antioxidantien sind Moleküle, die auf den Plan treten und potenziell zellschädigende, beim Stoffwechsel entstehende freie Radikale genannte Abbauprodukte neutralisieren. Freie Radikale werden für alle möglichen gesundheitlichen Schädigungen verantwortlich gemacht – von der Verursachung von Krebs über das Entstehen von Hautfalten bis hin zum Altern selbst! Somit ist es, wenn wir zurückblicken, nicht schwer zu verstehen, woher unsere Schwärmerei für Antioxidantien kommt. Bergeweise epidemiologische Daten (die bei groß angelegten Populationsstudien gewonnen wurden) haben ergeben, dass Bevölkerungsgruppen, die sich auf eine Weise ernähren, die durch den Verzehr vieler antioxidantienreicher Früchte, Gemüsesorten und Getränke geprägt ist, niedrigere Krankheitsraten aufweisen und Menschen, die diesen Bevölkerungsgruppen angehören, länger leben und gesünder sind. Doch wenn Menschen dazu übergingen, diese Antioxidantien in Form von Nahrungsergänzungsmitteln zu sich zu nehmen, wirkten sie nicht. Tatsächlich wurden die Menschen sogar kränker. Zwei groß angelegte Studien, an denen 47.000 Raucher teilnahmen, die Beta-Carotin-Präparate nahmen, mussten sogar vorzeitig beendet waren, weil die Teilnehmer der Gruppen, die die Antioxidantien einnahmen, in einem höheren Maß an Krebs und Herzerkrankungen erkrankten als die Teilnehmer der Vergleichsgruppen, die Placebo-Pillen bekamen. Die Wissenschaftler kamen zu dem Schluss, dass der Verzehr von Nahrungsmitteln, die viel Beta-Carotin enthalten, zwar eine schützende Wirkung bei Rauchern entfaltet, eine zu hohe Dosis der Antioxidantien die freien Radikale jedoch zu stärken und großen Schaden anzurichten schien.

Als Ausdauersportlerin benötigen Sie keine antioxidativen Nahrungsergänzungsmittel – und das schließt angereicherte Energieriegel, -drinks und -gels ein –, weil diese Sie tatsächlich dabei beeinträchtigen könnten, fitter und schneller zu werden. Wir können die Natur nicht überlisten. Wir müssen zulassen, dass unser Körper trainingsbedingten Stress auf natürliche Weise bewältigen und die entsprechenden Anpassungsprozesse vornehmen kann. Greifen Sie auf richtige Nahrungsmittel zurück, um Ihrem Körper alles zu geben, was er benötigt, um seine magischen Kräfte zu entfalten, und begrenzen Sie die Einnahme von Nahrungsergänzungsmitteln auf ganz spezielle Gelegenheiten und Situationen, in denen dies medizinisch geboten ist.

DAS POWER-PAKET FÜR DIE RENNSTRECKE*

Ich bin eine Wissenschaftlerin. Doch auch wenn ich daran glaube, dass es meistens richtig ist, sich einzig und allein auf die eigenen Kräfte zu verlassen, bin ich auch der Ansicht, dass Ihre Physiologie hin und wieder ein wenig Unterstützung gebrauchen kann. Und das insbesondere dann, wenn es drauf ankommt! Für diejenigen von Ihnen, die auf der Suche nach Möglichkeiten sind, ihre sportliche Leistung zu beflügeln, die wirklich funktionieren und nicht schädlich (oder illegal) sind, stelle ich an dieser Stelle das Power-Paket für die Rennstrecke vor. Es ist eine Mischung verschiedener Komponenten, die zusammenwirken, um Ihren Motor zu ölen, damit Sie bereit sind, das Beste aus sich herauszuholen. Nehmen Sie das Power-Paket 20 Minuten vor dem Start ein. (Hinweis: Dieses Power-Paket ist nur für spezielle Anlässe gedacht und sollte auf keinen Fall jeden Tag zum Einsatz kommen. Nehmen Sie es nicht, wenn Sie schon mal Herz- oder Blutdruckprobleme hatten, da es eine sehr starke gefäßerweiternde Wirkung hat.)

1 x 100 Milligramm	Koffein (stimulierend)
1 x 81 Milligramm	Aspirin (erweitert die Blutgefäße)
1.500 Milligramm	Beta-Alanin (erhöht die Frequenz, mit der Motoneuronen Impulse auf die Muskelfasern übertragen)

* Diese Dosis gilt für eher kleine Sportlerinnen. Wenn Sie mehr als 68 Kilogramm wiegen, erhöhen Sie die Dosis auf 150 Milligramm Koffein, 2 x 81 Milligramm Aspirin und 2.000 Milligramm Beta-Alanin.

PEAK-PERFORMANCE ▶▶▶

AUF DEN PUNKT GEBRACHT

- Seien Sie sparsam mit Nahrungsergänzungsmitteln. Die meisten Vitaminpillen-Fans schlucken viel mehr Pillen, als sie brauchen – oder als gut für sie ist.
- Kalzium-Präparate können mehr schaden als nützen. Decken Sie Ihren täglichen Bedarf durch den Verzehr von Nahrungsmitteln aus natürlichen Quellen.
- Megadosen Antioxidantien können gefährlich sein.
- Wenn Sie an Wettkämpfen teilnehmen, wettkampforientiert trainieren oder persönliche Bestleistungen erbringen wollen, sind ein paar wenige, gut untersuchte Nahrungsergänzungsmittel wie Beta-Alanin es wert, in Betracht gezogen zu werden.
- Für die meisten Nährstoffe gilt: Nahrungsmittel sind nach wie vor die beste Quelle.

16

GEHIRNTRAINING

NICHT ALLES FINDET IN IHREM KOPF STATT. FRAUEN UND MÄNNER DENKEN TATSÄCHLICH UNTERSCHIEDLICH

Mädchen sind gut im Lesen. Jungen sind gut in Mathe. Männer fragen nie nach dem Weg. Frauen sind intuitiv und gut darin, mehrere Tätigkeiten gleichzeitig zu verrichten. Bestimmt haben Sie all diese Geschlechterklischees (und wahrscheinlich noch einige mehr) schon mal gehört. Natürlich sind sie einfach nur das, Klischees eben, und sie definieren uns nicht. Doch je mehr wir über die Struktur des Gehirns von Männern und Frauen erfahren, desto besser können wir verstehen, wo diese Klischees ihren Ursprung haben. Genauso, wie sich unsere Muskeln voneinander unterscheiden, scheint auch unser Geist anders zu funktionieren als bei Männern. Es ist tatsächlich so: Unser Gehirn unterscheidet sich physisch leicht von dem Gehirn von Männern, und die Art und Weise, in der wir es verwenden, ist auch anders. All das hat Auswirkungen darauf, wie wir trainieren und sportliche Leistungen erbringen, insbesondere in Teamsituationen. Es beeinflusst auch, wie wir uns selbst wahrnehmen, und das auf das sportliche Ereignis folgende Selbstgespräch.

»Viele dieser Feststellungen sind holzschnittartige Verallgemeinerungen, und natürlich gibt es Ausnahmen, aber im Hinblick auf Training und Sport haben Sportlerinnen grundsätzlich eine ganz andere Perspektive als Männer«, sagt die Sportpsychologin Kristin E. Keim von *Keim Performance Consulting*. »Es ist für Frauen hilfreich, diese

Unterschiede zu kennen und sich dessen bewusst zu sein, dass sie existieren, insbesondere, wenn sie mit männlichen Trainern oder Teamkollegen zusammenarbeiten, die möglicherweise im wahrsten Sinne des Wortes anders denken als sie.«

ALLES WIRD DURCH UNSERE VERBINDUNGEN BESTIMMT

Als Neurowissenschaftler die fundamentalen Unterschiede zwischen den Gehirnen von Männern und Frauen verstehen wollten, taten sie, was Wissenschaftler am besten können: Sie stellten einige hundert Freiwillige zusammen und untersuchten sie. Im Rahmen einer Studie, deren Ergebnisse in der Fachzeitschrift *Proceedings of the National Academy of Science* veröffentlicht wurden, analysierten Wissenschaftler nahezu 1.000 Gehirnscans von Männern und Frauen (428 Männer und 521 Frauen). Zwar ist weitere Forschung erforderlich, doch die wichtigsten Unterschiede, die die Wissenschaftler entdeckt haben, sind erstaunlich.

Zum einen sind die Gehirne von Frauen, wie Sie vielleicht erwartet haben, ungefähr 8 Prozent kleiner als die von Männern, da unser Körper insgesamt kleiner ist. Doch das schränkt unsere Intelligenz nicht ein. (Der durchschnittliche IQ ist über die Geschlechtergrenze hinweg gleich.) Tatsächlich gibt es Hirnregionen, die bei uns trotz unseres insgesamt kleineren Gehirns normalerweise größer und weiterentwickelt sind als die gleichen Hirnregionen von Männern. Das limbische System zum Beispiel, die Hirnregion, die Emotionen steuert, ist bei Frauen normalerweise größer (was vielleicht nicht so überraschend ist). Deshalb neigen wir dazu, mitfühlender zu sein und ganzheitlicher und umfassender zu denken, während Männer sich gezielt auf bestimmte Aspekte und Themen konzentrieren und Schwierigkeiten haben, Emotionen auszudrücken (oder es ihnen zumindest schwerfällt, diese in Worte zu fassen).

Darüber hinaus gibt es zum anderen wichtige Unterschiede im Hinblick auf die Art und Weise, in der unser neuronales Netz verschaltet ist und aktiviert wird. Bei Frauen ist das neuronale Netz sehr stark zwischen der linken und der rechten Hemisphäre verknüpft. Bei Männern hingegen finden sich die stärksten Verknüpfungen zwischen der vorderen und der hinteren Region des Gehirns. Generell bedeutet das, dass Frauen eine bessere Befähigung dafür haben, sozial zu interagieren sowie Beziehungen aufzubauen, und über eine höhere sprachliche Kompetenz verfügen. Wir können auch besser Aufgaben bewältigen, bei denen das Gedächtnis eine Rolle spielt oder mehrere Aufgaben gleichzeitig auszuführen sind, wohingegen Männer über eine bessere Koordinierungs- und Wahrnehmungsfähigkeit verfügen.

Mit anderen Worten: Der Aufbau unserer Gehirne kann einige der oben genannten Klischees teilweise erklären. Das Gehirn von Frauen ist so verdrahtet, dass sie besser intuitiv denken, zuhören und sich besser an Dinge erinnern können. Das Gehirn von Männern ist so verdrahtet, dass es bestimmte Dinge besser verarbeiten kann und Männer über bessere motorische Fähigkeiten verfügen. Das bedeutet nicht, dass das jeweils andere Geschlecht in den Fähigkeiten, die der Aufbau des Gehirns nicht begünstigt, lausig ist oder dass man in den Fähigkeiten, die aufgrund der Hirnstruktur typischerweise mit dem anderen Geschlecht assoziiert sind, niemals gut sein kann. Es bedeutet nur, dass die Art und Weise, in der unser Gehirn verschaltet ist, uns in einigen Bereichen besser sein lässt als in anderen.

Auch in chemischer Hinsicht unterscheiden sich die Gehirne von Männern und Frauen. Es ist bekannt, dass Frauen sehr viel häufiger unter Depressionen oder Angstzuständen leiden als Männer. Das kann daran liegen, dass wir im Gehirn nur halb so viel Serotonin produzieren wie Männer und über weniger Transporter verfügen, um es zu recyceln. Das ist ein weiterer Grund, warum Frauen sehr vorsichtig sein müssen, sich extrem kohlenhydratarm zu ernähren, denn eine Reduzierung der Aufnahme dieses Makronährstoffs kann bewirken, dass das Gehirn noch weniger Serotonin produziert und einen anfällig für Stimmungsschwankungen macht, insbesondere dann, wenn man sowieso dazu neigt.

Und zu guter Letzt gibt es auch einen Grund dafür, warum man nicht so viele Frauen bei waghalsigen risikoreichen Sportereignissen sieht wie etwa beim Freeride-Mountainbike-Wettkampf »Red Bull Rampage«, bei dem die Teilnehmer über 15 Meter tiefen Abgründen Rückwärtssalti machen. Unser Gehirn ist nicht so verdrahtet, um das Eingehen eines so hohen Risikos befriedigend zu finden. Wenn Männer hingegen an risikoreichen Aktivitäten teilnehmen, erleben sie eine höhere Ausschüttung von Endorphinen, den Belohnungschemikalien des Gehirns, die dafür sorgen, dass man sich glücklich und euphorisch fühlt.

ACHTSAMKEIT IN BEWEGUNG

Was bedeutet das alles für Ihr Training, für Ihre Teilnahme an Wettkämpfen und für Ihre Regeneration? Genauso, wie Sie Ihre Ernährung, Ihre Hydrierung und Ihr Training gezielt auf Ihre einzigartige weibliche Physiologie abstimmen können, um diese zu ergänzen, können Sie mit Ihrer einzigartigen Gehirnstruktur und Verdrahtung arbeiten, anstatt gegen sie anzukämpfen, um sich dadurch physische Vorteile und Wettkampfvorteile zu verschaffen.

Das Warum kennen. Wenn Sie sich je unmotiviert gefühlt haben, eine bestimmte Trainingseinheit zu absolvieren oder einen bestimmten Plan zu befolgen, fragen Sie sich als Erstes, warum Sie diese Trainingseinheit überhaupt absolvieren oder diesen Plan befolgen wollten. Wenn Sie diese Frage nicht beantworten können, könnte das Ihre mangelnde Motivation erklären. Weil Ihr Gehirn so verdrahtet ist, in großen Zusammenhängen zu denken und das große Ganze zu sehen, ist es wichtig, dass Sie wissen, warum Sie tun, was Sie tun – erst recht, wenn es so etwas Anstrengendes ist, wie ein Intervalltraining oder eine Sitzung im Fitnessstudio zu absolvieren. »Frauen wollen das ganze Bild sehen und sind, wenn sie es vor Augen haben, zu besseren Leistungen imstande«, sagt Dr. Keim. »Ein Mann hingegen will oft einfach nur, dass du ihm sagst, was er tun soll, und dann legt er los und macht es. Frauen wollen wissen warum.«

Wenn Sie mit einem Trainer zusammenarbeiten, lassen Sie sich die Übungen und Trainingseinheiten erklären. Wenn Sie auf eigene Faust trainieren, stellen Sie ein paar Hintergrundrecherchen an, um genau zu verstehen, warum die Trainingseinheiten, die Sie absolvieren, gut für Sie sind. Wenn Sie verstehen, warum Bergläufe für das Marathontraining so wichtig sind, werden Sie motivierter sein, sie zu absolvieren.

Finden Sie Mitstreiterinnen. Aufgrund unserer sozialen Natur gibt es keinen Mangel an Frauenvereinen und -gruppen für nahezu jede Sportart und jede sportliche Aktivität. »Frauen sind tief in ihren Beziehungen und Verbindungen zu anderen Menschen verwurzelt«, sagt Dr. Keim. »Deshalb ist es nicht überraschend, dass Frauen es vielleicht befriedigender finden, Teil einer Gemeinschaft zu sein, wenn sie trainieren.«

Indem Sie Mitglied eines Frauenlauf- oder Frauenradsportvereins oder einer Frauenfußballmannschaft werden oder an einem Kurs für Frauen im Fitnessstudio teilnehmen, können Sie in der Gemeinschaft gleichgesinnter Frauen trainieren und dabei gleichzeitig Bindungen aufbauen, die über die Wände des Fitnessstudios oder über das Spielfeld hinaus Bestand haben. Ihre Gruppe muss nicht zwingend geschlechtsspezifisch sein. Jahrzehntelange Forschung bestätigt, dass Sie mit einer sehr viel höheren Wahrscheinlichkeit an Ihren Trainingsplänen festhalten, wenn Sie jemanden (oder eine Gruppe) haben, dem gegenüber Sie sich verantwortlich und rechenschaftspflichtig fühlen.

Verstehen Sie die Dramatik (die innere und äußere). Menschliche Beziehungen haben ihre Höhen und Tiefen, und das gilt auch für Beziehungen, die sich im Sport und zwischen Sportlern bilden. »In Frauenmannschaften läuft es dramatischer ab«, sagt Dr. Keim. »Das ist einfach eines jener Dinge, mit denen man lernt klarzukommen.« Da wir über ausgeprägte sprachliche Fähigkeiten verfügen, setzen wir diese in einem von Wettbewerb und Konkurrenz geprägten Umfeld oft ein, um einander zu beeinflussen. Sich dessen bewusst zu sein, kann Ihnen helfen, sich davor zu schützen, manipuliert zu werden.

Laut Dr. Keim sind Frauen auch anfälliger dafür, in Wettbewerbssituationen in Konflikte zu geraten, weil sie von Natur aus einfühlsamer und mitfühlender sind. »Das kann in einer Wettbewerbssituation eine negative Wirkung auf Sie haben«, sagt Dr. Keim. Es ist ganz normal, Mitleid mit einer Wettkampfkonkurrentin zu haben. Sparen Sie sich Ihr Mitleid einfach so lange auf, bis der Wettkampf beendet ist.

Beobachten Sie Ihre Stimmungen. Empfinden Sie Freude, wenn Sie Ihre Laufschuhe schnüren und nach draußen gehen? Oder fühlen Sie sich schlecht, und es kostet Sie Mühe, die Energie aufzubringen, sich umzuziehen und Ihre nächste Trainingseinheit anzugehen? Frauen sind anfälliger dafür, übermäßig viel zu trainieren, und Übertraining geht mit einem hohen Spiegel an Stresshormonen wie Cortisol, einem niedrigen Spiegel an Wohlfühl-Neurochemikalien wie Serotonin und mit Erschöpfung einher. Anhaltend schlechte Stimmung ist ein früher Indikator dafür, dass Sie dabei sind überzutrainieren, und ein erstes Anzeichen, dass Sie die Intensität Ihres Trainings zurückfahren und sich angemessene Pausen und Erholungsphasen zugestehen sollten. »Frauen brauchen länger, um sich vom Übertraining zu erholen«, sagt Dr. Keim. »Deshalb ist es wichtig, die Anzeichen zu erkennen, bevor Sie unter den voll ausgeprägten Symptomen leiden.«

Seien Sie objektiv zu sich selbst. Wenn ein Mann ein schlechtes Fahrradrennen absolviert hat, wird er wahrscheinlich die Bedingungen, das Fahrrad, seine Ernährung und eine ganze Litanei äußerer Faktoren anführen, die zu seiner schlechten Leistung beigetragen haben. Eine Frau hingegen wird versucht sein, die Schuld bei sich selbst zu suchen. Das ist natürlich eine grobe Verallgemeinerung, aber Frauen führen eine schlechte Leistung laut Dr. Keim eher auf ihre eigenen Fähigkeiten beziehungsweise auf ihre nicht vorhandenen Fähigkeiten zurück. »Frauen neigen dazu, die Gründe für eine schlechte Leistung bei sich selbst zu suchen.« Es gibt Gelegenheiten, bei denen es sich auszahlt, »wie ein Mann zu denken«. Dies ist eine solche Gelegenheit. Werfen Sie einen objektiven Blick auf das, was passiert ist. Waren die Reifen Ihres Fahrrads vielleicht nicht die besten für die auf der Strecke herrschenden Bedingungen? War es außergewöhnlich heiß oder kalt? Haben Sie sich ernährt wie geplant (vorausgesetzt, es gab einen Plan)? Unterm Strich müssen Sie (und das gilt sowohl für Männer als auch für Frauen) in einem gewissen Maß persönliche Verantwortung dafür übernehmen, wie Sie bei einem bestimmten Wettkampf abgeschnitten haben. Aber die Faktoren zu identifizieren, die zu Ihrer Leistung beigetragen haben – egal ob in positiver oder negativer Hinsicht –, hilft Ihnen dabei, einen konkreten Plan zu entwickeln, wie Sie in Zukunft noch besser werden. Das Gefühl, gescheitert zu sein, hilft Ihnen dabei nicht.

Spielen Sie alles in Ihrem Kopf durch. Weil Sie eine Frau sind und Ihr Gehirn so verdrahtet ist, das ganze Bild zu sehen, kann eine Visualisierung eine besonders wirksame Trainingshilfe sein, sagt Dr. Keim. »Ich kenne Frauen, die dieser Übung etwas abgewinnen können und davon profitieren.« Egal, ob Sie noch einen zehnten Klimmzug schaffen wollen oder sich für einen 10-Kilometer-Lauf an die Startlinie begeben – spielen Sie es in Ihrem Kopf durch. Stellen Sie sich vor, wie Ihre großen Rückenmuskeln, Ihre Bizeps und Ihre Deltamuskeln sich anspannen und in einem wunderschönen synchronisierten Kraftakt zur Höchstform auflaufen. Stellen Sie sich vor, wie Sie über den Asphalt dahinjagen und Ihre Füße leicht und schnell auf- und niederfliegen, während Sie die Straßen entlangrennen. Das beruhigt nicht nur Ihren Geist, sondern trägt tatsächlich dazu bei, Ihre Leistung zu steigern. Wissenschaftliche Erkenntnisse zeigen: Wenn man etwas visualisiert, sendet das Gehirn Impulse an den Körper, sodass die Muskeln darauf vorbereitet werden, etwas zu leisten. Im Rahmen einer Studie fanden Wissenschaftler heraus, dass sich die Kraft von freiwilligen Teilnehmern, die sich über einen Zeitraum von 12 Wochen einfach nur an 5 Tagen in der Woche vorstellten, ihre Bizeps zu trainieren, um 13 Prozent verbesserte, obwohl sie kein einziges Mal tatsächlich einen Muskel bewegt hatten, wohingegen diejenigen Teilnehmer der Studie, die sich kein Training ihrer Muskeln vorstellten, keinen Kraftzuwachs verzeichneten. Das sind schon beeindruckende Resultate.

Führen Sie aufmunternde Selbstgespräche. Was Sie sich selbst sagen, hat einen starken Einfluss auf Ihre Leistung. Leider können Frauen dazu neigen, negative Selbstgespräche zu führen. Wenn Sie sich immer wieder sagen: »Ich werde mich nie für den Boston Marathon qualifizieren«, werden Sie am Ende wahrscheinlich recht haben. Ändern Sie also das Drehbuch in Ihrem Kopf und legen Sie sich ein positiveres zurecht. Auch wenn es nicht darum geht, wie Sie sich zu einem bestimmten Zeitpunkt fühlen, können Sie sich dazu bringen, eine bessere Leistung zu erzielen. Eine 2014 durchgeführte Studie ergab, dass Fahrradfahrer, die sich einem Ausdauertest bis zur Erschöpfung unterzogen, diesen Test als weniger anstrengend empfanden und tatsächlich fast 2 Minuten länger in die Pedale treten konnten, wenn sie sich selbst ein wenig positiv bestärkten. Sagen Sie sich also: »Ich schaffe das.« Und dann legen Sie los und schaffen es.

Konzentrieren Sie sich. Weil wir so gut darin sind, mehrere Aufgaben gleichzeitig zu verrichten, kann es für uns tatsächlich eine Herausforderung sein, uns voll und ganz auf die gerade anstehende Aufgabe zu konzentrieren und uns dieser hinzugeben. Sie tun sich keinen Gefallen, wenn Sie sich nicht konzentrieren. Indem Sie auch noch an etwas anderes denken als an das, was Sie tun, behindern Sie sich dabei, aus dem, was Sie gerade tun, das Bestmögliche herauszuholen. Gleichzeitig sorgen Sie dafür, dass Sie anfällig dafür werden, Fehler zu machen, zum Beispiel während eines Marathons die Nahrungs- und Flüssigkeitszufuhr zu vernachlässigen, weil Sie sich in Gedanken gerade mit einer Million anderen Dingen befassen (es dürfte Sie überraschen, wie oft Menschen zugeben, dass sie schlicht und einfach vergessen haben zu essen und zu trinken).

Lernen Sie, sich voll und ganz auf den Moment einzulassen. Wie fühlen sich Ihre Muskeln an? Was ist um Sie herum los? Was müssen Sie genau jetzt tun, um Ihre Leistungsfähigkeit aufrechtzuerhalten oder zu steigern? Das heißt nicht, dass Ihre Gedanken nicht auch mal zu der am Wochenende stattfindenden Hochzeit Ihrer Cousine oder zu den Mathe-Noten Ihres Sohns abschweifen dürfen. Aber mit ausreichender Übung können Sie zulassen, dass Ihnen diese Gedanken durch den Kopf gehen und Sie Ihre Konzentration dann wieder auf die eigentlich anstehende Aufgabe richten.

Stehen Sie zu dem, was Sie sind. »Ich glaube, ich habe noch nie mit einer Athletin zusammengearbeitet, die sich zu Beginn unserer Zusammenarbeit selbst als eine Athletin gesehen hat«, sagt Dr. Keim. »Gefragt, was sie macht, wird sie alle möglichen Dinge erwidern, dass sie eine Mutter ist oder was auch immer, bevor sie sagt, dass sie eine Athletin ist, sofern sie das überhaupt erwähnt.« Das klingt zunächst einmal so, als ob es für eine Frau, die tatsächlich in erster Linie eine Athletin ist, etwas Negatives wäre, aber Dr. Keim glaubt, dass die Tatsache, dass Frauen sich selbst in so vielen Rollen sehen, auch vorteilhaft für sie sein kann. »Männliche Athleten neigen eher dazu, ihr Selbstwertgefühl und ihre Identität sehr eng mit ihrem sportlichen Selbst und ihren sportlichen Leistungen zu verknüpfen, und das kann ihnen durchaus Probleme bereiten«, sagt sie. »Frauen hingegen haben all diese anderen Identitäten, auf die sie zurückgreifen können, wenn es sportlich bei ihnen gerade einmal nicht so gut läuft, wie sie es gerne hätten.« Stehen Sie zu der Vielfalt der Rollen, die Ihre Identität ausmachen. Denken Sie nur daran, dass es in Ordnung ist, auch ihr sportliches Selbst als Teil Ihrer Identität zu sehen.

PEAK-PERFORMANCE)))
EINE SPORTLERIN ERZÄHLT

DIE PROFI-RADFAHRERIN, DIE SELBSTVERTRAUEN BRAUCHTE

Erfolg sollte für Selbstvertrauen sorgen. Doch bei Frauen ist das leider oft nicht der Fall. Frauen neigen nicht nur dazu, ein geringeres Selbstvertrauen zu haben als Männer, viel zu oft werden sie auch noch heruntergemacht, weil Trainer sie destabilisieren und Konkurrentinnen neidisch auf sie sind. Und wenn sie gewinnen, neigen sie dazu, ihren Sieg herunterzuspielen, anstatt ihn dazu zu verwenden, sich selbst aufzubauen. Frauen sind auch anfälliger für Depressionen, die sie oft alleine durchleiden, weil sie glauben, dass sie sich selbst gegenüber Härte zeigen müssen. Im heutigen Zeitalter der sozialen Medien, in denen alle nur die rosigsten Seiten ihres Lebens zur Schau stellen, können erfolgreiche Sportlerinnen sich sehr einsam fühlen.

Ungeachtet all dessen ist es dennoch eine Überraschung, wenn eine erfolgreiche Athletin wie Amber Pierce, eine professionelle Rennradfahrerin und Mitglied der Radsport-Nationalmannschaft der USA, deren Wettkampfbilanz mit Siegen gespickt ist, zu Ihnen kommt, weil es ihr schwerfällt, den Kopf oben zu behalten. So etwas sieht die Sportpsychologin Kristin Keim viel zu oft. »Es gibt immer noch zu viele Trainer, die ihre Schützlinge eher mit Kritik überziehen, anstatt sie fürsorglich aufzubauen, obwohl Frauen auf aufbauende Fürsorge viel besser reagieren.«

Also gab Dr. Keim Amber, die eine Reihe von Situationen durchgemacht hatte, die ihr Selbstvertrauen zerstört hatten, das, was sie am meisten brauchte: Sie schenkte ihr ein verständnisvolles, unvoreingenommenes Ohr. »Selbst wenn die Dinge gut liefen, war mein Hauptproblem, dass ich nicht das Selbstvertrauen hatte, das ich aufgrund meiner Fähigkeiten und meiner Leistungen hätte haben können«, sagt Amber. »Und dazu kamen jede Menge negativer Selbstgespräche.«

Das Ganze wurde noch dadurch verschlimmert, dass es Amber zu schaffen machte, wie Frauen allgemein in der Gesellschaft gesehen werden. Sie sagt: »Selbstvertrauen und Konkurrenzdenken wird bei Frauen in sozialer Hinsicht oft mit Stutenbissigkeit gleichgesetzt. Ganz allgemein lässt sich sagen, dass diese Eigenschaften bei Männern geschätzt werden, wohingegen man sie bei Frauen missbilligt. Mit dem starken negativen sozialen Feedback klarzukommen, das einem entgegenschlägt, wenn man sich als Frau selbstbewusst fühlt und sich dieses Selbstbewusstsein zu eigen macht, kann wirklich sehr schwer sein. Insgesamt tun wir uns mit unserem Selbstbewusstsein schwerer als Männer und haben Probleme mit unserem Konkurrenzdenken. Dazu kommt, dass es bei uns Frauen nicht geschätzt wird, wenn wir über diese Eigenschaften verfügen und diese zu erkennen geben.«

All dies summierte sich zu einer Menge vergeudeter Energie. »Ich verwendete einen Haufen mentaler und emotionaler Energie darauf, Stress zu bewältigen«, erinnert sich Amber. »Mir wurde bewusst, dass ich eine ungeheure Zähigkeit an den Tag legen musste und es dabei kaum schaffte, den Kopf oben zu behalten. Es gelang mir, Depressionen zu unterdrücken, und insgesamt kam ich ziemlich gut klar. Aber mal ehrlich: Wenn man auf einem Spitzenlevel – oder egal auf was für einem Level – bei Wettkämpfen antritt, will man nicht nur ‚ziemlich gut klarkommen'. Man will Bestleistungen bringen. Auf einem ‚Ziemlich-gut-Level' zu stagnieren, nimmt einem die Motivation und die Energie, was dazu führt, dass man keine Bestleistungen erbringen kann.«

Mithilfe vieler Gespräche und durch Reflexion war Amber in der Lage, die Probleme, die ihr Schwierigkeiten bereiteten, in einem anderen Licht zu sehen. »Ich kam zu dem Schluss, dass Frauen für ihre Selbstlosigkeit gepriesen werden, es bei ihnen aber missbilligt wird, wenn sie an sich selbst denken, und das kann ich nun mal nicht ändern«, sagt Amber. Doch sie war in der Lage, die Situation aus einem anderen Blickwinkel zu betrachten und ihr Selbstbewusstsein erfolgreich zu stärken. »Wir müssen in unsere Fähigkeit investieren, zu geben und andere zu motivieren. Ich kann die Zeit, die ich auf dem Fahrrad verbringe, während der ich trainiere und an Wettkämpfen teilnehme, als Ausdruck eines egoistischen Verhaltens ansehen, oder ich kann sie so sehen, dass sie dazu beiträgt, meine Fähigkeit zu verbessern, anderen etwas zurückzugeben. Radfahren macht mich lebendig und befähigt mich zu geben.«

Amber änderte auch ihre Sicht darauf, was es bedeutet, wettkampforientiert zu sein. »Ich bin dahin gekommen, Konkurrenz als eine Art von Kooperation zu sehen«, sagt sie. »Niemand von uns kann alleine so gute Leistungen erbringen wie in einem Wettkampf, wenn wir mit anderen konkurrieren. Ihre Konkurrentin hilft Ihnen dabei, Ihre Grenzen und Ihr Potenzial zu entdecken und zu erkennen, dass viel mehr in Ihnen steckt, als Sie für möglich gehalten hätten. Sie ist Ihre stärkste Verbündete bei dieser Selbstentdeckung, und Sie sind das Gleiche für sie«, sagt Amber. »Egal, ob Sie gewinnen oder verlieren – Sie schaffen ein Umfeld, in dem Sie Bestleistungen erbringen können. Sie bestreiten den Wettkampf gemeinsam, denn Sie treiben einander gegenseitig dazu an, das Beste aus sich herauszuholen. In dieser Hinsicht gilt: Hart zu trainieren und so gut vorbereitet zu sein wie nur irgend möglich, um während des Wettkampfs das Beste aus sich herauszuholen, ist das schönste Geschenk, das Sie Ihrer Konkurrentin machen können, denn es zwingt sie dazu, zu versuchen, noch besser zu sein als Sie und die Grenze ihrer eigenen persönlichen maximalen Leistungsfähigkeit zu entdecken.«

Testen Sie diese Philosophie an sich selbst. Vielleicht trägt sie dazu bei, dass Sie ein wenig neues Selbstvertrauen gewinnen, indem Sie einfach sich selbst treu sind.

PEAK-PERFORMANCE ▶▶▶

AUF DEN PUNKT GEBRACHT

- Die Gehirne von Frauen sind anders verdrahtet als die Gehirne von Männern. Wir haben stärkere Verknüpfungen zwischen der linken und der rechten Hirnhälfte, was uns besser dazu befähigt, mehrere Aufgaben gleichzeitig zu verrichten (was gut ist, wenn man sich vor Augen führt, wie viele Aufgaben Frauen normalerweise gleichzeitig erledigen!).

- Als Frau sind Sie anfälliger dafür, an Depressionen und Angstzuständen zu leiden.

- Frauen wissen gerne, warum sie tun, was sie tun. Fragen Sie sich selbst, warum Sie trainieren.

- Frauen sind anfälliger dafür überzutrainieren. Behalten Sie die Anzeichen im Hinblick auf dieses Risiko also im Auge.

- Es kann schwer sein, Selbstvertrauen aufzubauen. Finden Sie eine aufbauende Cheerleaderin, und glauben Sie an sich selbst.

17

SEIEN SIE IHRE EIGENE BIOHACKERIN

WERFEN SIE EINEN BLICK AUF IHRE PHYSIOLOGIE UND OPTIMIEREN SIE IHRE ERNÄHRUNG, IHR TRINKVERHALTEN, IHR TRAINING UND IHRE LEISTUNGSFÄHIGKEIT

Als aktive, vielleicht sogar wettkampforientierte Frauen kontrollieren wir unser Training und unsere Trainingserfolge anhand unserer Leistungen. Wir haben Trainingsuhren und Fahrradcomputer, die uns zeigen können, ob wir schneller werden. Leistungsmesser können uns auf ein Watt genau sagen, wie viel kräftiger wir sind. Das ist alles sehr gut. Aber ich glaube, dass noch mehr möglich ist. Ich glaube, dass Sie in Ihre eigene Physiologie hineinhorchen können, um herauszufinden, wie Ihre Ernährung, Ihr Training und Ihre Lebensweise sich in physischer Hinsicht auf Ihren Körper auswirken. Das kann Sie in die Lage versetzen, im Hinblick darauf, was Sie essen, wie Sie trainieren und was Ihre täglichen Gewohnheiten angeht, Änderungen vorzunehmen, die bewirken können, dass Sie sich besser fühlen und leistungsfähiger werden!

DAS EINMALEINS DES BIOHACKINGS

Diesen Prozess des Hineinhorchens in Ihre eigene Physiologie bezeichnen einige als Biohacking. So wie Computerhacker verschlüsselte Codes knacken, um an vertrauliche Informationen zu gelangen, hacken Sie sich in Ihre einzigartige Physiologie ein. Indem Sie lernen, wie Sie ticken, können Sie Ihre Physiologie wirksam optimieren, um Höchstleistungen zu erbringen.

Biohacking ist ein schnell wachsender Bereich, der alles Mögliche umfasst, von einfachen, problemlos erhältlichen Urinteststreifen bis hin zu umfassenden DNA-Analysen. Wenn Sie im Rahmen des Biohackings bestimmte Dinge kontrollieren wollen, gibt es dafür spezielle Sensoren. Sie können optische Sensoren kaufen, die im wahrsten Sinne des Wortes unter Ihre Haut und in Ihre Muskeln und Venen blicken und Sie über Ihre Muskel-Sauerstoffsättigung informieren (also darüber, wie viel Sauerstoff sich in Ihren Muskeln befindet und wann Sie sich Ihrer Laktatschwelle nähern). Mithilfe einer ähnlichen Technologie können Sie Ihren Hämoglobin- und Ihren Hämatokritspiegel erfahren und somit wissen, wie es um die Sauerstofftransportkapazität Ihrer roten Blutkörperchen bestellt ist. Sie können auch feststellen, wie viel Glucose Ihrem Körper noch als Brennstoff zur Verfügung steht.

Sie wollen wissen, wie Sie auf Hitze reagieren? Schlucken Sie eine Körperkerntemperatur-Kapsel und tragen Sie ein Hautpflaster, um zu erfahren, wie warm Ihr Körper innen und außen ist. Sie können Ihre Herzschlagfrequenz und Ihre Atmung während Ihrer sportlichen Leistung im Auge behalten. Nach Sonnenuntergang können Sie Ihre Matratze mit einem Schlafmonitor ausstatten, um zu erfahren, wie häufig Sie sich im Schlaf umdrehen und hin- und herwälzen. Sie können sogar Blut- und Speichelproben einsenden, um eine komplette Aufstellung Ihrer Hormon-, Vitamin- und Mineralstoffwerte und anderer wichtiger Biomarker zu erhalten sowie eine Bestimmung Ihres allgemeinen Gesundheitszustands und Ihrer genetischen Ausstattung im Hinblick auf Ihre sportliche Leistungsfähigkeit.

Die entscheidende Frage lautet: Sollten Sie all diese Daten kontrollieren? Und falls ja – was fangen Sie mit all den Daten an? Die Antwort auf diese Frage hängt natürlich von bestimmten Faktoren ab. Wie ernst ist es Ihnen mit dem Training und/oder der Teilnahme an Wettkämpfen? Machen Sie Fortschritte? Wie stark wollen Sie Ihre Leistung steigern? Gibt es bestimmte Situationen, zum Beispiel Hitze, die Ihnen besondere Probleme bereiten? Biohacking ist eine großartige Methode, um zu erfahren, was in Ihnen vorgeht, wie dies Ihre Leistungsfähigkeit beeinflusst und um Probleme beim Training zu beheben. Während ich nicht sicher bin, ob sich jeder unbedingt einer ausgiebigen Chromosomenanalyse unterziehen muss, um seine 5-Kilometer-Laufzeit zu verbessern, halte ich viele der oben genannten Messungen durchaus für sinnvoll, und einige Sportlerinnen, mit denen ich zusammenarbeite, haben diese erfolgreich in ihre Trainingsprogramme integriert. Zunächst die Grundlagen, bevor ich einen Biohacking-Plan darlege, der den Körper von Kopf bis Fuß umfasst.

KONTROLLE DER HERZFREQUENZ

Ein Herzfrequenzmessgerät besteht aus zwei Komponenten. Eine Komponente ist ein Sender, der mit einem Brustgurt unmittelbar über dem Herz platziert wird (inzwischen gibt es auch Modelle, die wie eine Armbanduhr am Handgelenk getragen werden). Die zweite Komponente ist eine Computeranzeige, die man wie eine Uhr am Handgelenk trägt oder die an der Lenkstange befestigt wird, wenn man auf dem Fahrrad unterwegs ist. Die Anzeige fungiert wie ein Herz-Kreislauf-Armaturenbrett und zeigt Ihnen an, wie oft Ihr Herz pro Minute schlägt.

Ein Herzfrequenzmessgerät zeigt Ihnen an, wie intensiv Sie sich körperlich betätigen, aber nur bis zu einem gewissen Punkt. Die Herzfrequenz kann etwas unbeständig sein und wird häufig von Faktoren wie Dehydrierung, Koffein, Menstruation, Ruhepausen (oder fehlenden Ruhepausen), Hormonen, der Stimmung oder dem Wetter beeinflusst. Außerdem gibt es zwischen verschiedenen Radfahrerinnen bzw. Sportlerinnen große Unterschiede. Sie beginnen vielleicht bei 85 Prozent Ihrer maximalen Herzfrequenz zu schnaufen und zu keuchen und in den roten Bereich zu kommen, während jemand, der gerade erst angefangen hat, einen Trainingsplan zu befolgen, diesen Punkt schon bei 75 Prozent der maximalen Herzfrequenz erreicht.

Wenn Sie sich ein Herzfrequenzmessgerät zulegen, finden Sie in der Bedienungsanleitung Instruktionen, wie Sie Ihre Trainingszonen auf der Grundlage Ihrer maximalen Herzfrequenz (HFmax) einstellen können, der maximalen Anzahl von Schlägen, die Ihr Herz in 1 Minute leisten kann. Möglicherweise wird in der Bedienungsanleitung zur Berechnung der maximalen Herzfrequenz auf die Formel »220 minus Lebensalter« zurückgegriffen. Verwenden Sie diese Formel nicht. Sie ist überholt und ungenau. Eine bessere Formel lautet: 211 minus 64 Prozent des Lebensalters. Demnach hätte eine 45 Jahre alte Frau eine maximale Herzfrequenz von 182. Wie bei allen Formeln gibt es jedoch eine gewisse Fehlerspanne, deshalb besteht die genaueste Methode, um die maximale Herzfrequenz zu bestimmen, in einem althergebrachten selbst durchgeführten Leistungstest.

Wärmen Sie sich dafür zunächst gut auf. Treten Sie dann 10 Minuten lang so intensiv wie möglich in die Pedale, oder laufen oder rudern Sie (oder betreiben Sie welchen Sport auch immer), und holen Sie in den letzten 30 Sekunden noch einmal alles aus sich heraus. Absolvieren Sie dann noch ein wenig Abwärmtraining, und lesen Sie Ihre maximale Herzfrequenz auf dem Monitor ab. Wiederholen Sie die Prozedur noch ein- oder zweimal (mit Ruhetagen dazwischen) und bestimmen Sie Ihre maximale Herzfrequenz, indem Sie den Durchschnitt der einzelnen Resultate berechnen. Um einen möglichst akkuraten Wert zu erhalten, sollten Sie sich auf diesen selbst durchgeführten Leistungstest vorbereiten wie auf einen Wettkampf. Sie sollten gut ausgeruht und gut hydriert sein, ausreichend

Nahrung zu sich genommen haben und sich gut fühlen, wenn Sie diese Tests durchführen. Es ist auch hilfreich, den Test mit einer Freundin durchzuführen, die schneller ist als Sie selbst und die Ihren Wettkampfgeist herausfordern und Sie motivieren kann, wirklich bis an die Grenze zu gehen.

Wenn Sie Ihre maximale Herzfrequenz bestimmt haben, können Sie Ihre einzelnen Trainingszonen berechnen, um bestimmte Trainingsziele zu erreichen, unter anderem Ausdauer-, Laktatschwellen- und Regenerationstraining. Berechnen Sie Ihre Trainingszonen auf der Grundlage Ihrer maximalen Herzfrequenz. Es gibt viele verschiedene Möglichkeiten, die Trainingszonen aufzuteilen. Ich ziehe es vor, das Ganze mit insgesamt fünf Trainingszonen einfach zu halten. Denken Sie daran, dass es während des Trainings schwierig sein kann, die Herzfrequenz im Auge zu behalten, da zwischen der Belastung und der Herzfrequenzreaktion eine Verzögerung auftritt. Das Ganze soll als Richtschnur dienen, nicht als in Stein gemeißeltes Evangelium.

HERZFREQUENZZONEN

TRAININGSZONE	PROZENT DER MAXIMALEN HERZFREQUENZ (HFmax)
Zone 1 (Regeneration, leichtes Training)	60–64
Zone 2 (aerobes Training, Ausdauer)	65–74
Zone 3 (intensives aerobes Training, Tempoläufe)	75–84
Zone 4 (Laktatschwellentraining, Wettkampftempo)	85–94
Zone 5 (maximale Anstrengung)	95–100

Zum Beispiel würde eine Radfahrerin mit einer maximalen Herzfrequenz von 180 Schlägen pro Minute (S/min) eine Regenerationsherzfrequenz von etwa 115 S/min haben. Die Gleichung lautet HFmax (180) x % von HFmax (0,64) = 115.

Wenn man Sport treibt, sinkt der Ruhepuls. Wenn Sie also erst vor Kurzem angefangen haben zu trainieren, werden Sie feststellen, dass Ihr Ruhepuls niedriger ist als sonst. Der durchschnittliche Ruhepuls einer typischen Frau liegt bei 60 bis 100 Schlägen pro Minute. Bei gut trainierten Frauen geht er durchschnittlich auf 40 bis 60 Schläge pro Minute herunter. Wie Ihre Quadrizeps und Ihre Waden wird Ihr Herz kräftiger und effizienter, wenn Sie Sport treiben. Es kann mit jedem Schlag mehr Blut herauspumpen, sodass es nicht so hart arbeiten muss, um sauerstoff- und nährstoffreiches Blut durch Ihren Körper zirkulieren zu lassen. Das ist besonders hilfreich, wenn Sie einen steilen Hügel hinauflaufen oder vor der Ziellinie einen Sprint hinlegen.

Sie können Ihre Herzfrequenz auch bestimmen, indem Sie nichts weiter als einen Finger und eine Uhr verwenden. Wenn Sie morgens aufwachen, messen Sie Ihre Herzfrequenz, indem sie Ihre Fingerspitzen (bevor Sie irgendetwas anderes tun) auf Ihr Handgelenk oder an Ihre Halsschlagader legen, sodass Sie Ihren Puls spüren. Zählen Sie 30 Sekunden lang die Schläge, und multiplizieren Sie das Ergebnis mit 2. Wenn Ihre morgendliche Herzfrequenz hoch ist (mehr als 10 Schläge über Ihrer normalen Herzfrequenz), sind Sie noch nicht vollständig regeneriert.

Wenn Sie nicht vollständig regeneriert sind, wird Ihre Herzfrequenz während des Trainings nicht so stark ansteigen, wie es erforderlich ist, um die notwendige Durchblutung zu gewährleisten. Dies trägt zu dem Gefühl der Abgeschlagenheit und Erschöpfung bei, das Sportler oft zu Beginn eines Übertrainings verspüren. Selbst wenn Sie versuchen sich noch mehr anzustrengen, werden Sie das Gefühl haben, dass jemand Ihre Leistungsfähigkeit gedeckelt hat, weil Ihre Herzfrequenz nicht ausreichend gesteigert werden kann, um Ihrem Körper die Versorgung mit Blut zu liefern, die er benötigt. Das Resultat ist eine frustrierende und in psychologischer Hinsicht schädliche Trainingseinheit. Das Beste, was Sie in so einer Situation tun können, ist, nach Hause zu gehen, etwas zu essen und zu schlafen.

URINANALYSESTREIFEN

Ich halte sehr viel von Urinanalysestreifen und der Information, die sie einem liefern. »Jeder weiß, dass dunkelgelber Urin ein Anzeichen dafür ist, dass man nicht gut hydriert ist«, sagt die CrossFit- und Yoga-Enthusiastin Lisa Hunt, mit der ich jahrelang zusammengearbeitet habe. »Aber der Urin kann einem noch viel mehr sagen als nur das. Urinanalysestreifen sind einfach total super. Sie sind eine Art Leistungsmessgerät. Sie lügen nicht. Ich verwende jeden Morgen einen Urinanalysestreifen. Das Ergebnis sagt mir, ob ich mich regeneriert habe, ob ich krank werde und ob ich ausreichend hydriert bin. Oje! Zu viel Protein in meinem Urin? Also weniger Protein einnehmen! Man muss solche Daten einfach lieben.«

Lisa zählt einfach nur die Vorteile auf, aber lassen Sie mich noch ein paar wissenschaftliche Anmerkungen hinzufügen. Ihr Urin ist ein Abfallprodukt, das Ihnen sehr deutlich zeigt, was Ihr Körper ausscheidet. Abhängig von Ihrer Ernährung und Ihrer Trainingsbelastung kann sich die Zusammensetzung Ihres Urins sehr stark verändern. Eine Urinanalyse ist eine sehr hilfreiche Methode, um diese Veränderungen im Auge zu behalten und den Regenerierungsprozess zu beobachten.

Urinanalysestreifen werden genauso verwendet, wie man es sich vorstellt. Urinieren Sie auf den Streifen und halten Sie ihn dann horizontal (damit die auf dem Streifen enthaltenen Chemikalien der einzelnen Testfelder sich nicht miteinander vermischen). Anschließend vergleichen Sie die Farbwechsel der einzelnen Testfelder mit der entsprechenden Farbskala auf dem Etikett der Flasche. Im Folgenden die Erklärung, was die jeweiligen Farben bedeuten (in der Reihenfolge der Testfelder auf dem Streifen).

Leukozyten (LEU): Dieses Testfeld bestimmt den Wert für die Krankheiten bekämpfenden weißen Blutkörperchen in Ihrem Urin. Kein Farbwechsel des Testfelds bedeutet, dass es kein Anzeichen für die Anwesenheit von Leukozyten gibt. Ein positives Ergebnis, also ein Hinweis auf die Anwesenheit von Leukozyten im Urin, wird durch eine Violettfärbung angezeigt, wobei der Farbton umso dunkler ist, je mehr Leukozyten vorhanden sind. Am Tag nach einer intensiven Trainingseinheit weist jedes positive Ergebnis auf eine nicht ausreichende Regenerierung hin. Gönnen Sie sich einen lockeren Tag! Wenn Sie sich nicht übermäßig intensiv körperlich betätigt haben und dennoch ein positives Testergebnis erhalten, kann dies ein Hinweis auf eine beginnende (durch Viren oder Bakterien ausgelöste) Krankheit sein. Gönnen Sie sich guten, geruhsamen Schlaf, nehmen Sie ausreichend Flüssigkeit und gesunde nährstoffreiche Kost zu sich und behalten Sie Ihre Herzfrequenz im Auge (ein hoher Ruhepuls weist darauf hin, dass Ihr Körper unter Stress steht).

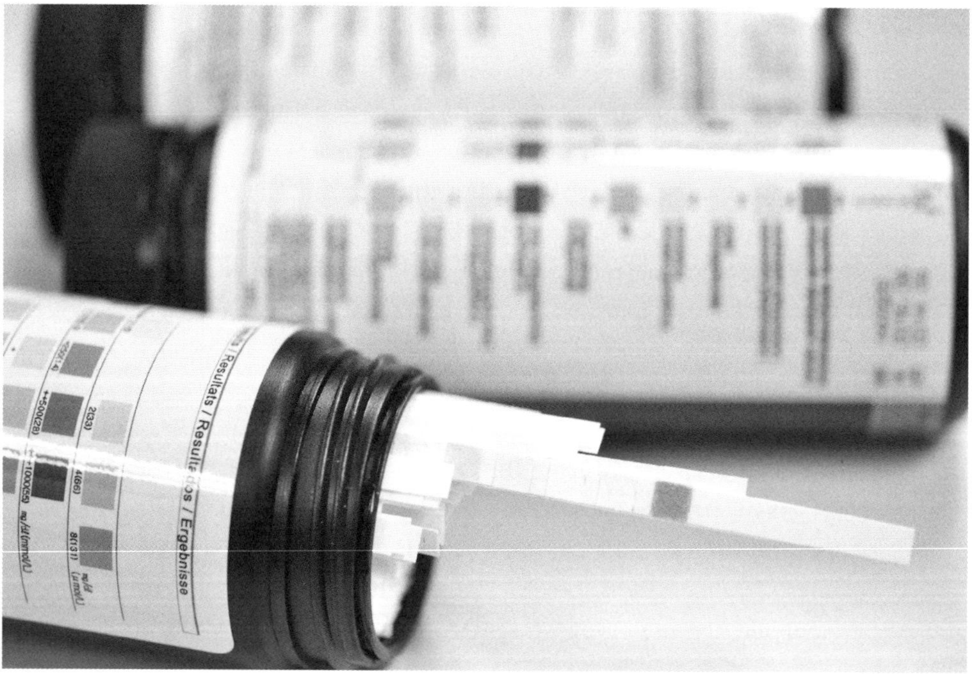

Nitrite (NIT): Dieses Testfeld ist kein Trainingsindikator, sondern weist auf ein Bakterium hin, das Harnwegsinfektionen verursacht, die bei Frauen sehr häufig auftreten. Wenn das Testfeld ein positives Ergebnis anzeigt, wenden Sie sich an Ihren Arzt. Wahrscheinlich leiden Sie unter einer Harnwegsinfektion.

Urobilinogen (URO): Dies ist ein Indikator für die Leberfunktion. Für Trainingszwecke interessiert uns dieser Wert eigentlich nicht. Aber auch in diesem Fall ist es gut, ihn zu kennen, denn hohe Werte lassen es auf jeden Fall geboten erscheinen, dass Sie Ihren Arzt aufsuchen.

Protein (PRO): Protein ist im Urin normalerweise nicht enthalten. Wenn das Testfeld gelb bleibt (kein Protein), ist das also ein normales Ergebnis. Eine Grünverfärbung ist ein Indikator für die Anwesenheit von Protein. Einige Stunden nach dem Training sollte der Test ein normales Ergebnis anzeigen. Wenn Sie am Morgen nach dem Training immer noch ein Positiv-Ergebnis erhalten, deutet das darauf hin, dass Ihr Körper sich nicht ausreichend regeneriert hat. Nehmen Sie in dem Fall ausreichend Flüssigkeit zu sich und erhöhen Sie Ihre Proteinaufnahme über den Tag hinweg. Legen Sie einen Tag mit leichtem aerobem Training oder einen aktiven Regenerationstag ein, um die Durchblutung zu verbessern und den Regenerationsprozess zu unterstützen.

pH: Dieser Marker zeigt an, wie sauer Ihr Urin ist. Über diesen Wert muss man sich nicht allzu viele Gedanken machen. Der normale pH-Wert im Urin ist am Morgen leicht sauer (pH = 6,5 bis 7,0) und wird gegen Abend hin eher basisch (pH = 7,5 bis 8,0). Möglicherweise stellen Sie fest, dass Ihr pH-Wert im Urin bis hin zu 2 Stunden nach dem Training ansteigt, aber dieser Anstieg hängt unmittelbar mit der Menge Laktat zusammen, die während des Trainings produziert wurde. Wenn Ihr pH-Wert dauerhaft sehr hoch oder sehr niedrig ist, könnte dies ein Hinweis auf ein medizinisches Problem sein, wegen dem Sie einen Arzt aufsuchen sollten.

Blut: Zeigen sich innerhalb von 60 Sekunden grüne Flecken oder tritt eine Verfärbung des Testfelds auf, ist das ein Hinweis auf Hämoglobin – Blut im Urin. Im Hinblick auf Ihre sportliche Betätigung deutet das auf Muskel- und Zellschädigungen hin und bedeutet, dass Sie Ihr Training deutlich reduzieren müssen! Frauen sehen womöglich in den 2 oder 3 Tagen vor der Menstruation grüne Verfärbungen, weil Spuren von Blut im Urin auftreten können, bevor man es mit bloßem Auge erkennen kann. Dieser Test kann Ihnen dabei helfen, Ihren Monatszyklus im Auge zu behalten.

Spezifisches Gewicht (SG): Dies ist der wichtigste Indikator für den Hydrierungsstatus. Destilliertes Wasser hat ein spezifisches Gewicht von 1,000 g/ml. Das spezifische Gewicht von normalem Körperwasser des Menschen liegt zwischen 1,005 und 1,025 g/ml. Wenn Sie sich einem Wert von 1,025 nähern, deutet das auf eine Hypohydrierung oder einen Flüssigkeitsmangel hin (1 Prozent zu wenig Körperwasser). Ein Wert über

1,028 g/ml weist auf eine Dehydrierung hin. Sie wissen, was Sie in dem Fall tun müssen. (Wenn nicht, sehen Sie in Kapitel 12 nach.)

Ketone (KET): Ketone sind Endprodukte eines übermäßigen Fettsäureabbaus und im Urin normalerweise nicht vorhanden. Wenn der Test positiv ausfällt, ist das ein Hinweis darauf, dass Sie entweder nicht ausreichend Kohlenhydrate zu sich nehmen (Menschen, die sich kohlenhydratarm ernähren oder die Paleo-Diät befolgen, sind dafür bekannt, dass dieser Test bei ihnen positiv ausfällt) oder dass Ihr Körper im Ruhezustand in einem zu hohen Maß auf Fett als Brennstoff zurückgreift. Während des Trainings werden konstant Ketone gebildet, da der Körper auf Fett als Brennstoff zurückgreift. Doch eine dunkelviolette Verfärbung des Testfeldes bedeutet, dass Sie etwas mehr Kohlenhydrate zu sich nehmen müssen, um diese Ihrem Körper als Brennstoff für Ihr Training zur Verfügung zu stellen. Andernfalls laufen Sie Gefahr, mit dem Mann mit dem Hammer Bekanntschaft zu machen und sich nicht ausreichend zu regenerieren.

Bilirubin (BIL): Das ist kein Trainingsindikator, sondern ein weiterer wichtiger Marker im Hinblick auf die Funktion der Leber. Bilirubin ist normalerweise nicht im Urin vorhanden, aber ein positives Ergebnis kann darauf hinweisen, dass mit der Leber oder der Gallenblase etwas nicht in Ordnung ist.

Glucose (GLU): Ein Indikator für Zucker im Urin, der dort nicht vorhanden sein sollte. Im Hinblick auf das Training interessiert uns dieser Wert nicht, aber wenn er hoch ist, könnte das ein Hinweis auf Diabetes oder auf eine Schwangerschaft sein.

URINANALYSESTREIFEN IM EINSATZ

Das Gute an Urinanalysestreifen ist, dass Sie sie nicht nur verwenden können, um Ihren Regenerationsstatus zu kontrollieren, sondern auch, um zu sehen, wie Ihr Körper auf Ihr Training und auf die Nahrung reagiert, die Sie ihm als Brennstoff zur Verfügung stellen, sodass Sie in Echtzeit entsprechende Anpassungen vornehmen können. Als meine Co-Autorin Selene Yeager mich einmal in meiner Praxis in Kalifornien besuchte, verwendete sie während einiger Trainingsfahrten auf dem Fahrrad Urinanalysestreifen, um ihre Nährstoffzufuhr und Hydrierung während des Trainings zu kontrollieren. Das ist ihr Erfahrungsbericht:

»Es war sehr aufschlussreich. Ich absolvierte mit einigen anderen Radrennfahrerinnen und Triathletinnen eine 65-Kilometer-Strecke, wobei unser Training auf der Route 1 vom Muir Beach hinauf jeweils auf einem Anstieg zwischen 6 und 8 Prozent auch vier 12-minütige Laktatschwellentrainingsphasen beinhaltete. Nach jedem Anstieg rollten wir den Hügel hinunter, hockten uns hinter irgendeine Konstruktion am Straßenrand und urinierten auf unsere Streifen. Unter anderem checkten wir das spezifische Gewicht (bleiben wir hydriert?); den pH-Wert (zur Kontrolle der Pufferkapazität des Blutpuffers, damit die Muskeln weiter kontrahieren können, ohne zu ‚brennen' oder ihren Dienst einzustellen), um in der Lage zu sein, intensiv zu trainieren und sich zu regenerieren, ohne die Trainingserfolge zunichtezumachen; Protein (geraten wir in einen katabolen Zustand, bei dem unser Körper zur Energiegewinnung unsere Muskeln abbaut?); und Ketone (nehmen wir genug Nahrung zu uns, um unserem Körper ausreichend Brennstoff zur Verfügung zu stellen?).

Bergauf. Bergab. Hinhocken und pinkeln. Analysieren. Was habe ich erfahren? Tja, dass ich ziemlich gut darin bin, ausreichend Flüssigkeit zu mir zu nehmen, aber nicht so gut darin, genug zu essen, wie meine steigenden Proteinwerte anzeigten. Am nächsten Tag fuhren wir erneut los, diesmal vom Stinson Beach den Mount Tam hinauf, und machten Intervalltraining mit acht 1-minütigen intensiven Tempo-Abschnitten, auf denen wir alles aus uns herausholten, gefolgt von 2-minütigen Erholungsphasen. Auch diesmal analysierten wir mithilfe von Urinanalysestreifen die Reaktion unseres Körpers auf die Anstrengung. An diesem Tag trank ich ein Sportgetränk bevor wir losfuhren, das Natriumbikarbonat, Natriumcitrat und Aminosäuren enthielt. Außerdem achtete ich darauf, nach ungefähr einer Stunde einen halben Energieriegel zu essen. Und das funktionierte. Trotz der intensiven Anstrengungen an diesem zweiten Tag änderte sich mein Proteinwert nicht. Ich geriet nie in einen ketogenen Zustand und blieb ausreichend hydriert. Außerdem fühlte ich mich großartig. Es ist nicht so, dass ich nun bei jeder Trainingsfahrt regelmäßig anhalte, um auf einen Urinanalysestreifen zu pinkeln. Aber es war sehr aufbauend zu sehen, dass meine Strategie im Hinblick auf meine Nahrungs- und Flüssigkeitszufuhr tatsächlich funktioniert.«

Und jetzt fordere ich Sie auf, das Gleiche zu tun. Verwenden Sie zumindest Urinanalysestreifen, um Ihren Hydrierungszustand zu kontrollieren. An Tagen, an denen der Wert des spezifischen Gewichts Ihres Urins in einem Bereich zwischen 1,015 g/ml und 1,020 g/ml bleibt, werden Sie feststellen, dass Ihre Leistung weniger stark abfällt und Sie sich besser regenerieren.

SAUERSTOFFSÄTTIGUNG DER MUSKELN

Einer der wichtigsten Messwerte beim Ausdauertraining ist die maximale Sauerstoffaufnahmekapazität VO_2max, ein Wert, der angibt, wie viel Sauerstoff Ihr Körper bei maximaler Belastung verwerten kann. Zum Teil ist dieser Wert genetisch bestimmt, aber er ist auch sehr gut trainierbar. Eine hohe VO_2max bedeutet, dass Ihr Körper viel Sauerstoff verwerten kann, um Energie zu erzeugen, was wiederum bedeutet, dass Sie eine Menge aerobes Training absolvieren können, bevor Sie ermüden. Außerhalb eines Labors können Sie Ihre VO_2max nicht wirklich messen, aber es gibt Muskelsauerstoff-Messgeräte, die laut Herstellerangaben in Ihre Muskeln blicken und erkennen, wie viel Sauerstoff sich in Ihren Kapillaren befindet und wo dieser Sauerstoff verbraucht wird.

Die Daten eines solchen Muskelsauerstoff-Monitors in Echtzeit im Auge zu behalten, kann Ihnen einige Dinge sagen, zum Beispiel, wann Ihre Muskeln durch die Gefäßerweiterung und die Durchblutung im wahrsten Sinne des Wortes aufgewärmt sind und wann die Sauerstoffsättigung der Muskeln während eines hoch intensiven Trainings absackt. Es kann Ihnen auch sagen, wann Ihre Muskeln regeneriert und bereit sind, wieder zu arbeiten. Nehmen wir zum Beispiel an, Sie machen Intervalltraining oder eine CrossFit-Trainingseinheit. Sie könnten Ihre Muskelsauerstoffsättigung als einen Indikator für Ihre Regenerierung verwenden, um zu sehen, wann Sie bereit für die nächste Trainingseinheit sind. Sie können diese Geräte auch nutzen, um Ihre Trainingsfortschritte zu verfolgen, denn mit einem verbesserten Fitnesslevel geht auch die Fähigkeit Ihres Körpers einher, Sauerstoff zu verwerten, und Ihre Laktatschwelle verschiebt sich nach oben. Das bedeutet: Sie können schwerere Gewichte heben, schneller Fahrrad fahren, laufen oder schwimmen und insgesamt mehr trainieren, bevor Sie in die rote Zone kommen und sich erschöpft fühlen.

Diese Sensoren können Ihnen auch dabei helfen, Ihre Atemtechnik zu verbessern (eine Anwendung, deren Nützlichkeit bisher eher vernachlässigt wird). Eine von der *Australian Sports Commission* durchgeführte Studie ergab, dass bei nahezu jedem zweiten Spitzensportler, der an der Studie teilnahm, während seiner sportlichen Leistung eine Abnahme der Sauerstoffsättigung zu verzeichnen war. Tiefes, rhythmisches Atmen kann dazu beitragen, die Abnahme der Sauerstoffsättigung zu begrenzen, was man mithilfe eines Sensors direkt sehen und nachvollziehen könnte.

Brauchen Sie einen Muskelsauerstoff-Sensor? Vielleicht, wenn Sie auf Daten stehen, Ihre eigene Trainerin sind und wettkampforientiert trainieren. Aber es handelt sich wirklich nur um einen Teil möglicher aussagekräftiger Daten, nicht um das ganze Bild. Zudem sind diese Geräte ziemlich neu auf dem Markt, und die Forschung im Hinblick auf die sportliche Leistungsfähigkeit von Frauen ist noch ziemlich unvollständig. Um sich einen genaueren Überblick über Ihr Training und Ihre Fortschritte zu verschaffen, könnten Sie erwägen, eine solches Gerät zusätzlich zu einem Herzfrequenzmessgerät, einem GPS-fähigen Gerät zur Messung Ihrer Geschwindigkeit und einem Leistungsmesser zu verwenden, wenn Sie Fahrrad fahren.

BLUTANALYSE

Die rote Flüssigkeit, die durch Ihre Adern fließt, enthält ein wahres Füllhorn an Informationen. Führen Sie sich Folgendes vor Augen: Alles, was Ihre Muskeln und Organe benötigen, um zu funktionieren, wird Ihnen mit Ihrem Blut geliefert. Aus diesem Grund führt Ihr Arzt bei Ihren regelmäßigen Vorsorgeuntersuchungen standardmäßig Blutanalysen durch – um sich zu vergewissern, dass Ihr Körper alles, was er benötigt, in den erforderlichen Mengen zur Verfügung gestellt bekommt. Und das ist auch der Grund dafür, dass einige Firmen angefangen haben, Blutananalysen anzubieten, die dem Zweck dienen sollen, die sportliche Leistungsfähigkeit zu verbessern.

Bei diesem Service wird entweder das Ergebnis der von Ihrem Arzt durchgeführten Blutuntersuchung analysiert oder Ihnen wird die erforderliche Ausrüstung zur Verfügung gestellt, um sich durch einen Piks in den Finger selbst Blut für die Analyse abzunehmen und einzusenden. Die Ergebnisse werden einem nach ungefähr 10 Tagen per E-Mail zugesandt und beinhalten sowohl Rohdaten als auch Beurteilungen im Hinblick auf die sportliche Leistungsfähigkeit sowie Empfehlungen, um die relevanten Werte zu verbessern. Eine umfassende Blutanalyse im Hinblick auf die sportliche Leistungsfähigkeit ist nicht gerade billig (lassen Sie sich dazu von Ihrem Arzt über die Kosten und Möglichkeiten beraten, z.B. für eine detaillierte Analyse von 30 Biomarkern für den Energiestoffwechsel und den Stoffwechsel, die Muskel- und Knochengesundheit, Entzündungsprozesse, Kraft und Ausdauer sowie den allgemeinen Gesundheitszustand).

Meine Co-Autorin Selene Yeager hat im Laufe ihrer Wettkampfkarriere immer mal wieder umfangreiche Erfahrungen mit solchen Blutanalysen gemacht. Im Folgenden eine Zusammenfassung ihrer Geschichte, die sie den Lesern auf der Website Bicycling.com mitgeteilt hat:

»Die ersten Ergebnisse meiner Blutanalysen waren okay, boten aber auch nicht gerade Anlass zu Begeisterungsstürmen. Um ehrlich zu sein, gab es ziemlich großen Spielraum für Verbesserungen. Bei meinem Versuch, zusätzlich zu den üblichen Artikeln, die ich verfasste, ein großes Schreibprojekt zu beenden und gleichzeitig 15 Stunden in der Woche zu trainieren und den Alltag zu meistern, verbrannte ich wertvolle Ressourcen, ohne sie zu ersetzen. Deshalb schaltete mein Körper in den Notfallmodus, zapfte sein eigenes Gewebe an, um sich holen, was er benötigte, und meine Blutwerte kamen ein bisschen durcheinander. Die Ergebnisse meiner ersten Untersuchung lauteten folgendermaßen:

Glucose: Grenzwertig hoch. Das war bereits in den vergangenen Jahren der Fall gewesen. Die regelmäßigen Blutuntersuchungen ergaben, dass mein Blutzuckerwert im Nüchternzustand immer leicht über 100 lag, obwohl er eigentlich darunter liegen sollte, erst recht angesichts meines Trainingsniveaus und meiner Körperzusammensetzung.

Gesamtcholesterin: Hoch. Wie der Blutzuckerwert ist mein Gesamtcholesterinwert immer ein bisschen höher, als ich ihn gerne hätte. Er liegt meistens zwischen 213 und 240 (239 ist der Grenzwert für »hoch«). Aber da mein HDL-Wert (der Wert für gutes Cholesterin) normalerweise zwischen 110 und 130 liegt, mache ich mir keine allzu großen Sorgen.

Vitamin D: Mit 36 ng/ml eher niedrig, denn eigentlich sollte der Wert zwischen 40 und 50 ng/ml liegen.

Vitamin B_{12}: Mit 322 pg/ml ein bisschen niedrig. Der Wert sollte im Bereich zwischen 500 und 800 pg/ml liegen. Dies ist für Rennradfahrer ein wichtiger Wert, weil Vitamin B_{12} die Bildung roter Blutkörperchen fördert und dazu beiträgt, das Protein, das man zu sich nimmt, in Muskeln zu verwandeln, mit denen man in die Pedale treten kann.

Eisen: Mein Eisenwert war – fürs Erste – gut, aber wie ich erfahren musste, war ich womöglich auf bestem Weg, eine Anämie zu entwickeln (gar nicht gut für eine Ausdauersportlerin), wenn ich meinen Vitamin-B_{12}-Wert nicht in den Griff bekäme.

Cortisol: Mein Stresshormonspiegel war grenzwertig hoch und nur ein kleines Stück weit vom roten Bereich entfernt. Da Cortisol für die Bereitstellung von Energie und die Aufrechterhaltung des Blutzuckerspiegels zuständig ist und beim Kohlenhydrat-, Protein- und Fettstoffwechsel eine wichtige Rolle spielt, kann ein zu hoher Wert die anderen Biomarker negativ beeinflussen. Den oben genannten Werten nach zu urteilen scheint das der Fall zu sein.

Was war also los? Vor allem zwei Dinge: Da war zum einen meine Ernährung, an der ich ständig herumbastele. Ich nehme unentwegt kleine Veränderungen und Umstellungen vor, um den optimalen Punkt zu finden, an dem mein Energielevel hoch, mein Gewicht stabil und meine Leistungsfähigkeit konstant ist und ich mich gut regenerieren kann. Die anderen Faktoren hatten mit meiner Lebensweise zu tun. Die Tatsache, dass ich ziemlich herumjonglieren musste, um all die Arbeit und mein Training unter einen Hut zu bekommen, führte dazu, dass ich mir am späten Vormittag diesen zusätzlichen Espresso genehmigte, um mich aufzuputschen, und mir am Abend dieses zusätzliche Gläschen Wein genehmigte, um abzuschalten. Mein Training war sozusagen mein Ventil, aber es trug auch dazu bei, den Stress, den ich sowieso schon hatte, noch zu verstärken, insbesondere, weil auch noch dazu kam, dass ich mich nicht richtig ernährte. (Sehen Sie dazu »Peak-Performance – eine Sportlerin erzählt, Die mangelhafte tägliche Ernährung von Ausdauersportlern« auf S. 206. Dort findet sich eine detaillierte Analyse von Selenes Ernährung, und dort wird beschrieben, wie die Ergebnisse ihrer Blutuntersuchung dazu verwendet wurden, Umstellungen ihres Ernährungsplans vorzunehmen und dadurch eine Verbesserung ihres allgemeinen Gesundheitszustands und ihrer Leistungsfähigkeit zu erreichen.)

»Ich hätte nie gedacht, dass einer dieser Marker nicht in Ordnung ist«, fährt Selene fort. »Ich habe mich beim Training großartig gefühlt und bei meinen Wettkämpfen gute Resultate erzielt. Aber so bin ich nun mal. Ich fühle mich ziemlich gut, obwohl es mir den Werten zufolge, die auf dem Papier stehen, eigentlich elend gehen müsste. Das klingt nach einem Problem, über das man sich freuen kann, aber es ist dennoch ein Problem, denn ich könnte meiner Gesamtgesundheit unbemerkt und langsam Schaden zufügen, ohne dass ich irgendwelche Anzeichen dafür verspüre.

Es war sehr hilfreich, über diese Daten zu verfügen und gleichzeitig konkrete Empfehlungen zu bekommen, wie ich meine Ernährung und meine Lebensweise umstellen musste, um die Werte der getesteten Biomarker in einen Bereich zu bringen, in dem sie nicht nur dazu beitragen, meine Leistungsfähigkeit zu verbessern und dafür zu sorgen, dass ich mich besser regeneriere, sondern in dem auch meine Gesamtgesundheit und mein Wohlbefinden profitieren.

Nachdem ich meinen Plan gerade einmal drei Wochen befolgt hatte, ließ ich mein Blut erneut untersuchen und erhielt die Resultate. Alle Werte hatten sich verbessert. Vor allem fiel mein Blutzuckerwert unter 100, wo er auch sein sollte. Mein LDL-Cholesterinwert war gesunken, meine Vitamin-D- und Vitamin-B_{12}-Werte waren gestiegen, am wichtigsten war jedoch: Mein Cortisolwert war in den optimalen Bereich gesunken.«

Sollten Sie Ihr Blut untersuchen lassen? Ja. Eine allgemeine Blutuntersuchung ist großartig. Sie kann Ihnen spezifische detaillierte Informationen über Ihren Gesamtgesundheitszustand liefern und Sie in die Lage versetzen, Ihre Ernährung und Ihre Lebensweise zu optimieren, um von all den Nährstoffen, die Ihr Körper benötigt, ausreichend zu sich nehmen, und die Leistungsziele, die Sie sich gesetzt haben, zu erreichen.

DNA-ANALYSE

Mich suchen immer mehr Frauen auf, die eine DNA-Analyse haben durchführen lassen und von mir wissen wollen, wie sie die Anlagen, mit denen Mutter Natur sie ausgestattet hat, optimieren können. Zur DNA-Analyse werden Speichelproben verwendet. Nach der Auswertung erhalten Sie dann Informationen über so ziemlich alles, von Ihren Muskelfasertypen (sodass Sie wissen, ob Sie eher für Kraftsport oder Ausdauersport geschaffen sind) bis hin zu Ihrem Risiko, an verbreiteten Krankheit und Leiden zu erkranken, die Sportler beeinträchtigen können, zum Beispiel Vorhofflimmern oder ein abnormaler Herzrhythmus.

Diese Sets für zu Hause sind erstaunlich günstig und supereinfach zu handhaben. Ich habe so eine DNA-Analyse gemacht und herausgefunden, dass ich das Gen für Hämochromatose (eine Eisenspeicherkrankheit, die dazu führt, dass zu viel Eisen eingelagert wird) in mir trage, was vielleicht unter anderem erklärt, dass ich nie Probleme mit Anämie hatte. Ist es erforderlich, so eine Analyse durchzuführen? Natürlich nicht. Aber es ist ein weiteres Hilfsmittel, das Sie verwenden können, um Ihr Training und Ihren Ernährungsplan auf Ihre einzigartige Physiologie zuzuschneiden. Vielleicht ergibt die Analyse bei Ihnen, dass Ihr Körper Koffein nur langsam abbaut, was bedeuten würde, dass die Tasse Kaffee am Nachmittag definitiv Ihren Schlaf stört. Oder Sie könnten herausfinden, dass Sie aufgrund einer genetischen Veranlagung zu einer Kohlenhydratsensitivität neigen und somit anfällig dafür sind, Bauchfett anzusetzen. Mit diesem Wissen können Sie Ihre Kohlenhydrataufnahme genau dem Bedarf Ihres Körpers für Ihr Training anpassen und Ihre Körperzusammensetzung insgesamt verbessern.

Doch nachdem all dies gesagt ist und Sie all dies getan haben – vergessen Sie nicht den wichtigsten Part des Biohackings, nämlich sich zu fragen: »Wie fühle ich mich?« Selbst in den am besten ausgestatteten sportmedizinischen Laboren der Welt wird man Sie immer auffordern, zu bewerten, wie Sie die Anstrengung während eines Leistungstests empfunden haben. Alle Daten der Welt nützen nichts, wenn Sie sie nicht damit in Einklang bringen, wie Sie sich tatsächlich fühlen.

PEAK-PERFORMANCE ▶▶▶
AUF DEN PUNKT GEBRACHT

- Das Messen und Beobachten der Herzfrequenz war eine frühe Form des Biohackings – und ist immer noch sehr bedeutsam!
- Sie können eine Menge über sich erfahren, indem Sie Ihren Urin testen und kontrollieren.
- Tut mir leid, liebe Anhänger einer Paleo-Diät – man will wirklich nicht viele Ketone im Urin haben.
- Ein kleines Blutbild kann Ihnen eine Menge darüber sagen, wie gut (oder schlecht) es mit Ihrem Training und Ihrer Ernährung läuft.
- Das wichtigste Kriterium ist die Antwort auf die Frage: »Wie fühle ich mich?«

ANHANG

REZEPTE

KAPITEL 3

QUINOA-SCHALE

240 ml	ungesüßte Bio-Mandelmilch
240	ml Wasser
70 g	Bio-Quinoa
250 g	Bio-Brombeeren
½ TL	gemahlener Zimt
35 g	gehackte geröstete Pekannüsse
4 TL	Ahornsirup

Mandelmilch, Wasser und Quinoa in einem mittelgroßen Kochtopf vermengen. Bei starker Hitze zum Kochen bringen, dann auf mittlere bis niedrige Hitze herunterstellen. Zugedeckt 15 Minuten köcheln lassen bzw. so lange, bis der größte Teil der Flüssigkeit absorbiert ist. Herd ausschalten und zugedeckt 5 Minuten stehen lassen. Brombeeren und Zimt unterrühren. In eine Schüssel geben und mit den Pekannüssen und dem Ahornsirup garnieren.

Ergibt 4 Portionen

GRÜNE-GÖTTIN-SMOOTHIE

240	ml kalte Mandelmilch
150 g	gefrorene Mangostücke
1	mittelgroße frische oder gefrorene reife Banane
3	Blätter Grünkohl ohne Stiel (etwa 20 g zusammengepresst)
2 EL	ungesüßte Kokosnussflocken
1 TL	rohe Leinsamen

Milch, Mango, Banane, Grünkohl, Kokosflocken und Leinsamen in einen Mixer geben und mixen, bis die Mischung eine sämige Konsistenz hat.

Ergibt 1 große oder 2 kleine Portionen

SALAT MIT QUINOA, BROKKOLI, APFEL UND GRANATAPFEL AN LIMONENVINAIGRETTE AUF 1½ HANDVOLL SPINAT- ODER RUCOLABLÄTTERN

1	**Kopf Brokkoli**
2	**Esslöffel Olivenöl**
½	**Teelöffel Salz**
2	**Äpfel**
	Saft und Schale von 1 Bio-Limette
1	**Granatapfel**
210 g	**weiße Quinoa, gekocht, abkühlen lassen**
80 ml	**Limetten-Vinaigrette**

Den Brokkoli in kleine Röschen zerteilen. Den Stiel schälen und in mundgerechte Stücke schneiden. Den Brokkoli in einer Pfanne in Olivenöl anbraten, bis er schön gebräunt ist, aber noch Biss hat. Mit Salz abschmecken.
Die Äpfel vierteln, die Kerngehäuse entfernen, in kleine Würfel schneiden und mit dem Limettensaft und der Schale verrühren. Den Granatapfel halbieren. Den Boden einer großen Schüssel mit einem Papiertuch auslegen. Die Hälfte des Granatapfels über die Schüssel halten (Schnittfläche nach unten) und den Granatapfel mit einem Holzlöffel so klopfen, dass die Kerne herausfallen. Mit der anderen Hälfte genauso verfahren und alle Reste der weißen Fruchthaut aus der Schüssel entfernen.
Die Quinoa mit dem Brokkoli, den Äpfeln und der Limetten-Vinaigrette vermengen. Den Salat in einer Schüssel anrichten und mit den Granatapfelkernen bestreuen.

Ergibt 4 Portionen

Rezept mit freundlicher Genehmigung von Hannah Grant und *The Grand Tour Cookbook*

LIMETTEN-VINAIGRETTE

3 EL	**Limettensaft**
	Schale von 2 Bio-Limetten
3 EL	**Honig**
1 TL	**Wasabi**
½ TL	**Tamari (japanische glutenfreie Sojasauce)**
160 ml	**kalt gepresstes Olivenöl**

Limettensaft, Limettenschale, Honig, Wasabi und Tamari in einer Schüssel verquirlen, bis sich der Honig aufgelöst hat. Während des Mixens langsam das Olivenöl hinzufügen. Weiter verrühren, bis die Mischung schön cremig ist. Mit zusätzlichem Tamari und Limettensaft abschmecken.

Ergibt 12 Portionen

GEBRANNTE-MANDEL-AUFSTRICH MIT ZIMT

560 g	**rohe Mandeln**
½ EL	**Kokosöl**
1 TL	**gemahlener Zimt**
1 EL	**Cremehonig**
½ TL	**Salzflocken**

Den Ofen auf 175° C vorheizen. Die Mandeln auf ein mit Backpapier ausgelegtes Backblech legen und im Ofen rösten, bis sie goldbraun sind (ungefähr 8 bis 10 Minuten). In einer Küchenmaschine verarbeiten, solange sie noch warm sind. Die Mandeln verwandeln sich zunächst in Mehl und dann in Flüssigkeit (nach etwa 10 Minuten). Kokosöl, Zimt, Honig und Salz hinzufügen und alles zu einer homogenen Mischung vermengen. Den Mandelaufstrich in ein Glas mit Deckel oder in einen wiederverschließbaren Behälter umfüllen. Im Kühlschrank bis zu 2 Wochen haltbar.

Ergibt 16 Portionen (zu je 1 EL)

Rezept mit freundlicher Genehmigung von Hannah Grant und *The Grand Tour Cookbook*

HAFERBREI MIT BLAUBEEREN UND CHIASAMEN

480 ml	**Wasser**
½ TL	**gemahlener Zimt**
¼ TL	**getrockneter Ingwer**
3 EL	**Sonnenblumenkerne**
3 EL	**Chiasamen**
270 g	**glutenfreie Haferflocken**
¼ TL	**Salz**
20 g	**Proteinpulver (Vanille oder ungesüßt)**
150 g	**frische Blaubeeren**
	Honig (nach Belieben)

Das Wasser mit Zimt, Ingwer, Sonnenblumenkernen und Chiasamen zum Kochen bringen. Haferflocken hinzufügen und unter ständigem Rühren weiter kochen. Die Hitze herunterdrehen und den Haferbrei so lange köcheln lassen, bis er die gewünschte Konsistenz hat; falls erforderlich, mehr Wasser hinzufügen. Vom Herd nehmen und Salz und Proteinpulver einrühren. Mit Blaubeeren und Honig servieren. Hinweis: Am besten gelingt der Haferbrei mit einer Mischung aus feinen und groben Haferflocken.

Ergibt 4 Portionen

Rezept mit freundlicher Genehmigung von Hannah Grant und *The Grand Tour Cookbook*

KARAMELISIERTER BLUMENKOHL UND MANDELSALAT MIT APFELESSIG-VINAIGRETTE

1	**Kopf Blumenkohl**
3 EL	**Olivenöl**
100 g	**rohe Mandeln**
130 g	**gemischter Salat**
3 EL	**Goji-Beeren**
4 EL	**Apfelessig-Vinaigrette**

Den Ofen auf 175° C vorheizen. Den Blumenkohl in mundgerechte Röschen zerteilen und den Stiel in gleich große Stücke schneiden. Den Blumenkohl in einer Pfanne in Olivenöl anbraten, bis er schön karamellisiert, süß und zart ist und noch ein wenig Biss hat (ungefähr 20 Minuten). Auf Zimmertemperatur abkühlen lassen.
Währenddessen die Mandeln auf ein mit Backpapier ausgelegtes Backblech legen und im Ofen 7 bis 8 Minuten lang rösten bzw. so lange, bis sie goldbraun sind. Abkühlen lassen. Den Salat waschen und abtropfen lassen.
Den Blumenkohl mit den Mandeln, dem Salat, den Goji-Beeren und der Vinaigrette vermengen.

Ergibt 4 Portionen

Rezept mit freundlicher Genehmigung von Hannah Grant und *The Grand Tour Cookbook*

APFELESSIG-VINAIGRETTE

60 ml	**Apfelessig**
1 EL	**Dijonsenf**
1 EL	**Honig**
½ TL	**Salz**
160 ml	**kalt gepresstes Olivenöl**

In einer Schüssel Essig, Senf, Honig und Salz verquirlen, bis sich der Honig und das Salz aufgelöst haben. Während des Verquirlens langsam das Olivenöl hinzufügen und weiter rühren, bis eine gut emulgierte Mischung entsteht. Mit zusätzlichem Salz und Essig würzen.

Ergibt 12 Portionen

DATTEL-BROWNIE

- **5 Medjool-Datteln, entsteint**
- **85 g geröstete Haselnüsse**
- **Saft und Schale von 1 Bio-Orange**
- **65 g dunkles, ungesüßtes Kakaopulver**
- **eine Prise Salz**

Die Datteln in einer Küchenmaschine zu einem Püree verarbeiten. Haselnüsse, Orangensaft, Orangenschale, Kakaopulver und Salz hinzufügen. Falls die Mischung zu trocken ist, etwas mehr Orangensaft hinzufügen. Die Brownie-Mischung in eine 22er- oder 24er-Springform drücken und vor dem Schneiden mindestens 1 Stunde in den Kühlschrank stellen.

Ergibt 12 Brownies

Rezept mit freundlicher Genehmigung von Hannah Grant und *The Grand Tour Cookbook*

KAPITEL 5

VEGANE NUSSBUTTER-BÄLLCHEN

- **120 g naturbelassene Nussbutter oder Gebrannte-Mandel-Aufstrich mit Zimt (Rezept S. 328)**
- **20 g Schnellkochhaferflocken**
- **35 g Vanille-Proteinpulver**
- **15 g ungesüßte Kokosnussflocken**
- **½ TL gemahlener Zimt**
- **60 ml Apfelsaft**
- **1 EL Ahornsirup**
- **30 g Reisflocken (optional)**

In einer Schüssel alle Zutaten mit Ausnahme der Reisflocken gut vermischen. Falls Sie Reisflocken verwenden, diese vorsichtig untermengen. Die Mischung zu 16 Bällchen à 2,5 Zentimeter Durchmesser formen. Die Bällchen können bis zu 3 Wochen im Kühlschrank aufbewahrt werden.

Ergibt 16 Bällchen

Rezept mit freundlicher Genehmigung von Hannah Grant und *The Grand Tour Cookbook*

WARMER KARTOFFELSALAT MIT BROKKOLI UND CRANBERRYS MIT ORANGEN-VINAIGRETTE

450 g	**frische Kartoffeln**
2 EL	**Kokosöl**
	eine Prise Salz
1	**Kopf Brokkoli**
3 EL	**getrocknete Cranberries**
1	**Bio-Zitrone**
60 ml	**Orangen-Vinaigrette**

Die Kartoffeln waschen und in mundgerechte Stücke schneiden. In einer Bratpfanne bei mittlerer Hitze im Kokosöl braten und mit Salz würzen. Die Kartoffeln aus der Pfanne nehmen. Den Brokkoli in kleine Röschen zerteilen. Abspülen, abtropfen lassen und mit Kokosöl in der Pfanne braten, bis die Röschen schön braun sind, aber noch Biss und eine leuchtend grüne Farbe haben. Mit Salz abschmecken. In einer Schüssel Kartoffeln, Brokkoli und Cranberries vermengen. Die Zitrone abwaschen die Schale auf den Salat reiben. Das Dressing dazugeben.

Ergibt 4 Portionen

Rezept mit freundlicher Genehmigung von Hannah Grant und *The Grand Tour Cookbook*

ORANGEN-VINAIGRETTE

60 ml	**Orangensaft**
	Schale von 2 Bio-Zitronen
3 EL	**Dijonsenf**
2 EL	**Apfelessig**
1 EL	**Honig**
1/2 TL	**Salz**
160 ml	**kalt gepresstes Olivenöl**
	Eine Prise frisch gemahlener schwarzer Pfeffer

In einer Schüssel den Orangensaft mit Zitronenschale, Senf, Essig, Honig und Salz verrühren, bis sich das Salz und der Honig aufgelöst haben. Während des Verrührens langsam das Olivenöl hinzufügen und weiter rühren, bis die Mischung schön emulgiert ist. Mit zusätzlichem Salz, Essig und dem Pfeffer würzen.

Ergibt 12 Portionen

DANKSAGUNGEN

Dezember 2014. Ich saß im Haus meiner Mutter im »anderen« Fairfax (Virginia), als ich eine E-Mail von einem der Menschen erhielt, den ich am meisten bewundere: Selene Yeager. »Stac, ich habe eine Superidee. All das, was du immer über Frauen sagst – wir müssen das auf einen Schlag rausbringen. Können wir skypen?« Einen Skype-Anruf später bringt Selene ihre Gedanken zu Papier, und aus dem Papier wird ein konkretes Vorhaben. Ohne sie wäre dieses Buch nur eine Ansammlung von Gedanken irgendwo in meinem Hinterkopf, die allenfalls in Form einer Reihe spontan gehaltener Vorträge oder als Zeitschriftenartikel das Licht der Welt erblickt hätten. Selene war nicht nur diejenige, die darauf gedrängt hat, dass wir unsere Gedanken einem Verlag präsentieren, sie war auch die Magierin, die meine wissenschaftliche Sprache in eine leicht lesbare und gut zu verstehende Sprache übersetzte. In dem Moment, in dem ich dachte, niemanden noch mehr bewundern zu können, als ich es sowieso bereits tat, entdeckte ich ein ganz neues Level an Hochachtung für Selene, ihr handwerkliches Geschick und vor allem ihre Freundschaft. Ich danke dir. Schluss aus.

Mit einer etwas ausholenderen Geste der Dankbarkeit möchte ich mich bei all meinen männlichen Trainern, akademischen Ausbildern und Kollegen bedanken, die gesagt haben, dass Frauen einfach »anders« sind oder die mich gefragt haben: »Warum willst du Frauen studieren, wo wir doch nicht mal genug über Männer wissen?« Ihr habt mich alle angetrieben, die Antworten zu finden, die ihr nicht geben konntet, zu forschen und über den Tellerrand hinauszuschauen. Ohne das hätte ich nicht den Ruf, »dieses Mädel« zu sein, das immer fragt: »Okay, und wie sieht das bei Frauen aus?«

In einem weniger allgemeinen Rahmen möchte ich mich bei meiner tollen Großmutter und meiner tollen Mutter dafür bedanken, dass ihr so seid, wie ihr seid: neugierige, beeindruckende, sportliche und authentische Frauen. Unglaubliche Vorbilder, und es wird mir eine Ehre sein, in eure Fußstapfen zu treten. Mein Dank gebührt Marcia Stefanick dafür, dass sie mich in ihr Reich der *Womens's Health Initiative eingeführt und mir beigebracht hat, dass die Unterschiede zwischen den Geschlechter*n tatsächlich schon vor der Geburt beginnen. Mein Dank gilt auch all den von mir betreuten Sportlern, Männern und Frauen; danke, dass ihr mir all die Fragen stellt, die euch bewegen, und mich dadurch auf Trab haltet. Vielen Dank an Rodale Books, dass Sie das Wagnis eingegangen sind und mir und Selene die Chance gegeben haben, dieses Manuskript zu veröffentlichen. Dank an all die Frauen, die gefragt haben, »Warum passiert das? Werde ich verrückt?«, und die jetzt die Antwort auf diese Fragen haben. Nein, es hat nichts mit eurer Fitness zu tun – es ist eure Physiologie.

Und vor allem danke Steve und Jera dafür, dass ihr es hingenommen habt, dass ich in den frühen und späten Stunden geschrieben und nachgedacht habe und dass ihr den Stress ertragen habt. Ohne euch beide wäre ich eindimensional.

Stacy

ÜBER DIE AUTORIN

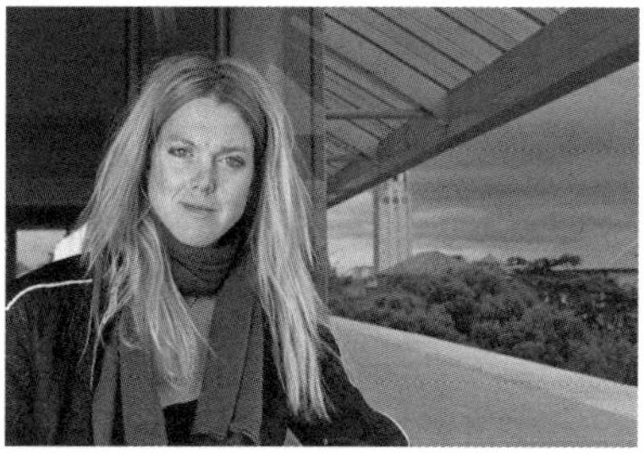

Dr. Stacy T. Sims ist seit mehr als 20 Jahren sowohl als Sportlerin als auch als Wissenschaftlerin in den Bereichen Sport- und Umweltphysiologie und Sporternährungswissenschaft tätig. Dr. Sims arbeitete von 2007 bis 2012 als Sportphysiologin und Ernährungswissenschaftlerin an der *Stanford University*, wo sie sich auf geschlechtsspezifische Unterschiede im Hinblick auf Umwelt- und Ernährungsaspekte bei sportlicher Leistungsfähigkeit und Regeneration spezialisierte. Ihr persönliches Interesse an Geschlechtsunterschieden bezüglich der sportlichen Leistungsfähigkeit hat ihre akademische Karriere bestimmt, und diesem Thema gilt auch in ihrem Berufsleben als Beraterin absolute Priorität. Sie richtet den Blick stets auf die tatsächliche Physiologie, um in der Welt der Sporternährung innovative Lösungen anzuwenden.

Als Spitzensportlerin verfügt Dr. Sims zudem über umfangreiche Erfahrungen in der Betreuung von Athleten auf allen Ebenen, von Freizeitsportlern bis hin zu Olympiateilnehmern und Radsportlern, die an so renommierten Wettkämpfen wie der Tour de France teilnehmen. Im Jahr 2012 gab sie ihre akademische Vollzeitstelle an der *Stanford University* auf, um Mutter zu werden, ein Start-up-Unternehmen zu gründen und ihre eigene Beratungspraxis zu gründen – und das alles, um wissenschaftliche Erkenntnisse für Athleten, Trainer, Pädagogen und Kollegen in die Praxis umzusetzen.

Selene Yeager ist eine erfolgreiche professionelle Gesundheits- und Fitnessautorin, die das lebt, was sie als zertifizierte Personal Trainerin der National Academy of Sports Medicine, zertifizierte Radsporttrainerin der USA, Profi-Mountainbike-Rennfahrerin und All-American Ironman-Triathletin schreibt. Sie ist Autorin, Co-Autorin und Mitautorin von mehr als zwei Dutzend Buchtiteln, unter anderem *The Bicycling Big Book of Cycling for Women*, *Get Fast*, *Ride Your Way Lean*, *Bike Your Butt Off!* und *Rush to Glory*, und gibt als »The Fit Chick« in der Zeitschrift *Bicycling* Trainings- und Ernährungsratschläge. Ihre Artikel sind in zahlreichen Zeitschriften und Zeitungen erschienen, darunter *Details*; *Shape*; *O, the Oprah Magazine*; *Dr. Oz The Good Life*; *Fitness*; *Redbook*; *Men's Health*; *Marie Claire*; *Better Homes and Gardens*; *Good Housekeeping*; *Runner's World*; *More*; *Cooking Light*; und *Cosmopolitan*. Yeager wurde 2007 für ihre herausragenden journalistischen Beiträge, die in der Zeitschrift *Bicycling* erschienen, für den National Magazine Award nominiert.

REFERENZEN

KAPITEL 1

Anderson, Owen. "Science of Sport: The Gender Gap." *Running Research News*, April 22, 2005. http://www.runnersweb.com/running/news/rw_news_20050422_RRN_Gender_Gap.html

Anderson, Owen. "Female and Male Performance Times." *Sports Performance Bulletin*, Green Star Media Ltd., 2014. http://www.pponline.co.uk/encyc/0240.htm

Horton, M.G., and T.L. Hall. "Quadriceps Femoris Muscle Angle: Normal Values and Relationships with Gender and Selected Skeletal Measures." Physical Therapy 69, no. 11 (November 1989): 897–901.

Ichinose-Kuwahara, T., Y. Inoue, Y. Iseki, S. Hara, Y. Ogura, and N. Kondo. "Sex Differences in the Effects of Physical Training on Sweat Gland Responses during a Graded Exercise." *Experimental Physiology* 95, no. 10 (2010): 1026. doi:10.1113/expphysiol.2010.053710

Kim, Han, Clark Richardson, Jeanette Roberts, Lisa Gren, and Joseph L. Lyon. "Cold Hands, Warm Heart." Lancet 351, no. 9114 (May 16, 1998): 1492.

Lee, Chang Woock, Mark E. Newman, and Steven E. Riechman. "Oral Contraceptive Use Impairs Muscle Gains in Young Women." Presented at Experimental Biology 09 FASEB 2009; Abstract 4197.

Maud, P.J., and B.B. Shultz. "Gender Comparisons in Anaerobic Power and Anaerobic Capacity Tests." *British Journal of Sports Medicine* 20, no. 2 (June 1986): 51–54.

Meyer, Robinson. "We Thought Female Athletes Were Catching Up to Men, but They're Not." Atlantic, August 9, 2012. http://www.theatlantic.com/technology/archive/2012/08/we-thought-female-athletes-were-catching-up-to-men-but-theyre-not/260927/

Miller, A.E., J.D. MacDougall, M.A. Tarnopolsky, and D.G. Sale. "Gender Differences in Strength and Muscle Fiber Characteristics." *European Journal of Applied Physiology and Occupational Physiology* 66, no. 3 (1993): 254–62.

Munatones, Steven. "Men vs. Women in Endurance Sports." Active.com. n.d. http://www.active.com/swimming/articles/men-vs-women-in-endurance-sports

Staron, Robert S., Fredrick C. Hagerman, Robert S. Hikida, Thomas F. Murray, D.P. Hostler, M.T. Krill, K.E. Ragg, and Kumika Toma. "Fiber Type Composition of the Vastus Lateralis Muscle of Young Men and Women." *Journal of Histochemistry and Cytochemistry* 48, no. 5 (2000): 623–29.

KAPITEL 2

Bankhead, Charles. "FASEB: Oral Contraceptives Blunt Women's Muscle Gain." *MedPage Today*, April 17, 2009. http://www.medpagetoday.com/PrimaryCare/ExerciseFitness/13797

Constantini, Naama W., Gal Dubnov, and Constance M. Lebrun. "The Menstrual Cycle and Sport Performance." *Clinics in Sports Medicine* 24, no. 2 (April 2005): e51–e82.

Curtis, Vickie, C.J.K. Henry, E. Birch, and A. Ghusain-Choueiri. "Intraindividual Variation in the Basal Metabolic Rate of Women: Effect of the Menstrual Cycle." *American Journal of Human Biology* 8, no. 5. Article first published online, December 7, 1998.

ESPN *The Magazine*, Body Issue Confidential, July 18, 2014. http://espn.go.com/espnw/athletes-life/article/11199365/espn-magazine-body-issue-confidential

Folscher, Lindy-Lee, Catharina C. Grant, Lizelle Fletcher, and Dina Christina Janse van Rensberg. "Ultra-Marathon Athletes at Risk for the Female Athlete Triad." *Sports Medicine Open* 1, no. 1 (2015): 29. doi:10.1186/s40798-015-0027-7

Fridén, Cecilia. "Neuromuscular Performance and Balance during the Menstrual Cycle and the Influence of Premenstrual Symptoms." Departments of Surgical Sciences and Woman and Child Health, Karolinska Institutet, and the University College of Physical Education and Sports, Stockholm, Sweden. https://openarchive.ki.se/xmlui/bitstream/handle/10616/38957/thesis.pdf?sequence=1

Garcia, A.M.C., M.G. Lacerda, I.A.T. Fonseca, F.M. Reis, L.O.C. Rodrigues, and E. Silami-Garcia. "Luteal Phase of the Menstrual Cycle Increases Sweating Rate during Exercise." *Brazilian Journal of Medical and Biological Research* [online] 39, no. 9 (2006): 1255–61.

Hutchinson, Alex. "The 'Last Taboo' in Sports: The Menstrual Cycle." *Globe and Mail*. February 15, 2015. http://www.theglobeandmail.com/life/health-and-fitness/fitness/how-the-menstrual-cycle-influences- athletic-performance/article22989539/

Janse, Jonge. "Effects of the Menstrual Cycle on Exercise Performance." *Sports Medicine* 33, no. 11 (2003): 833–51.

Janse, Jonge, M.W. Thompson, V.H. Chuter, L.N. Silk, and J.M. Thom. "Exercise Performance over the Menstrual Cycle in Temperate and Hot, Humid Conditions." *Medicine and Science in Sports and Exercise* 44, no. 11 (2012): 2190–98.

Lee, Chang Woock, Mark E. Newman, and Steven E. Riechman. "Oral Contraceptive Use Impairs Muscle Gains in Young Women." Presented at Experimental Biology 09 FASEB 2009; Abstract 4197.

Moran, V.H., H.L. Leathard, and J. Coley. "Cardiovascular Functioning during the Menstrual Cycle." *Clinical Physiology* 20, no. 6 (2000): 496–504.

Mountjoy, Margo. "The IOC Consensus Statement: Beyond the Female Athlete Triad–Relative Energy Deficiency in Sport (RED-S)." *British Journal of Sports Medicine* 48 (2014): 491–97. doi:10.1136/bjsports-2014-093502

Pivarnik, J.M., C.J. Marichal, T. Spillman, and J.R. Morrow Jr. "Menstrual Cycle Phase Affects Temperature Regulation during Endurance Exercise." *Journal of Applied Physiology* 72, no. 2 (1992): 543–48.

Sung, Eunsook, Ahreum Han, Timo Hinrichs, Matthias Vorgerd, Carmen Manchado, and Petra Platen. "Effects of Follicular versus Luteal Phase-Based Strength Training in Young Women." SpringerPlus 3, no. 668 (2014). doi:10.1186/2193-1801-3-668

Tomarchio, Cameron. "Sport's Most Uncomfortable Questions Answered." July 30, 2014. news.com.au. http://www.news.com.au/sport/more-sports/sports-most-uncomfortable-questions-answered/news-story/8e0d396f75350739b2fb298ced3941eb

KAPITEL 3

Abildgaard, J., A.T. Pedersen, C.J. Green, N.M. Harder-Lauridsen, T.P. Solomon, C. Thomsen, A. Juul, M. Pedersen, J.T. Pedersen, O.H. Mortensen, H. Pilegaard, B.K. Pedersen, and B. Lindegaard. "Menopause Is Associated with Decreased Whole Body Fat Oxidation during Exercise." *American Journal of Physiology: Endocrinology and Metabolism* 304 (2013): E1227–E1236.

Amabebe, Emmanuel, Sonia I. Omorodion, Janet O. Ozoene, Andrew C. Ugwu, and Leonard F. Obika. "Sweating and Thirst Perception in Premenopausal, Perimenopausal and Postmenopausal Women during Moderate Exercise." *Journal of Experimental and Integrative Medicine* 3, no. 4 (2013): 279–84.

American Physiological Society. "Water Retention Linked to Changes in Sex Hormone Levels." June 22, 2015. news-medical.net. http://www.news-medical.net/news/20150622/Water-retention-linked-to-changes-in-sex-hormone-levels.aspx

Beddhu, Srinivasan. "2-Minute Walk Every Hour May Help Offset Effects of Sitting" (April 30, 2015): *Clinical Journal of the American Society of Nephrology.*

Burd, Nicholas A., Jason E. Tang, Daniel R. Moore, and Stuart M. Phillips. "Exercise Training and Protein Metabolism: Influences of Contraction, Protein Intake, and Sex-Based Differences." *Journal of Applied Physiology* 106, no. 5 (May 1, 2009): 1692–701.

Day, Anna. "Hormone Replacement Therapy Lessons from the Women's Health Initiative: Primary Prevention and Gender Health." *Canadian Medical Association Journal* 167, no. 4 (August 20, 2002): 361–62.

Fonseca, Helder, Daniel Moreira-Gonçalves, Rita Ferreira, Francisco Amado, Mário Vaz, and José Duarte. "AR1 Estrogen Loss Leads to Reduced Motor Activity: Neural versus Muscular Role?" *Medicine and Science in Sports and Exercise* 42, no. 10 (October 2010): 64–65.

Greendale, Gail A., Carol A. Derby, and Pauline M. Maki. "Perimenopause and Cognition." *Obstetrics and Gynecology Clinics of North America* 38, no. 3 (September 2011): 519–35.

Hadley, Susan, and Judith J. Petry. "Valerian." *American Family Physician* 67, no. 8 (April 15, 2003): 1755–58.

Hormone Replacement Therapy Also Called: ERT, Estrogen Replacement Therapy, HRT, Menopausal Hormone Therapy. U.S. National Library of Medicine, NIH: National Heart, Lung, and Blood Institute, August 4, 2014.

Johnson, Jodee. "Dietary Bioactive Components: Antioxidant and Anti-Inflammatory Effects of Dietary Bioactive Components" section of the annual meeting of the American Society of Nutrition, held in conjunction with the Experimental Biology 2014 meeting in San Diego.

Katzmarzyk, P.T., T.S. Church, C.L. Craig, and C. Bouchard. "Sitting Time and Mortality from All Causes, Cardiovascular Disease, and Cancer." *Medicine and Science in Sports and Exercise* 41, no. 5 (May 2009): 998–1005.

Lebrun, Constance M. "Effect of the Different Phases of the Menstrual Cycle and Oral Contraceptives on Athletic Performance." *Sports Medicine* 16, no. 6 (December 1993): 400–430. 270 Resources

Macdonald, I. "Influence of Fructose and Glucose on Serum Lipid Levels in Men and Pre- and Postmenopausal Women." *American Journal of Clinical Nutrition* 18, no. 5 (May 1966): 369–72.

Manson, J.E., R.T. Cheblowski, M.L. Stefanick, A.K. Aragaki, J.E. Rossouw, R.L. Prentice, G. Anderson, B.V. Howard, C.A. Thomson, A.Z. LaCroix, J. Wactawski-Wende, R.D. Jackson, M. Limacher, K.L. Margolis, S. Wassertheil-Smoller, S.A. Beresford, J.A. Cauley, C.B. Eaton, M. Gass, J. Hsia, K.C. Johnson, C. Kooperberg, L.H. Kuller, C.E. Lewis, S. Liu, L.W. Martin, J.K. Ockene, M.J. O'Sullivan, L.H. Powell, M.S. Simon, L. Van Horn, M.Z. Vitolins, and R.B. Wallace. "Menopausal Hormone Therapy and Health Outcomes during the Intervention and Extended Poststopping Phases of the Women's Health Initiative Randomized Trials." JAMA 310, no. 13 (October 2, 2013): 1353–68. doi:10.1001/jama.2013.278040. PMID: 24084921

Moore, Anne. "Hormone Replacement Therapy: Dilemmas in 2002." *Transactions of the American Clinical and Climatological Association* 114 (2003): 233–40.

National Heart, Lung, and Blood Institute. "More Guidance for Hormone Replacement Therapy." October 28, 2013. http://www.nih.gov/news-events/nih-research-matters/more-guidance-hormone-replacement-therapy

National Osteoporosis Foundation. "What Women Need to Know." http://nof.org/articles/235

National Sleep Foundation. "Menopause and Sleep." September 16, 2010. https://sleepfoundation.org/sleep-topics/menopause-and-sleep

Pigeon, W.R., M. Carr, C. Gorman, and M.L. Perlis. "Effects of a Tart Cherry Juice Beverage on the Sleep of Older Adults with Insomnia: A Pilot Study." *Journal of Medicinal Food* 13, no. 3 (June 2010): 579–83. doi:10.1089/jmf.2009.0096

Poehlman, E.T. "Menopause, Energy Expenditure, and Body Composition." *Acta Obstetrica Gynecologica Scandinavica* 81, no. 7 (July 2002): 603–11.

Shanks, Lori J. "60 Minutes of Exercise per Day Needed for Middle-Aged Women to Maintain Weight." *Harvard Gazette*, March 23, 2010.

Smith, G.I., D.T. Villareal, D.R. Sinacore, K. Shah, and B. Mittendorfer. "Muscle Protein Synthesis Response to Exercise Training in Obese, Older Men and Women." *Medicine and Science in Sports and Exercise* 44, no. 7 (July 2012): 1259–66. doi:10.1249/MSS.0b013e3182496a41

Tappy, Luc. "Markedly Blunted Metabolic Effects of Fructose in Healthy Young Female Subjects Compared with Male Subjects." *Diabetes Care* 31, no. 6 (June 2008): 1254–56.

KAPITEL 4

Alajmi, N., K. Deighton, J.A. King, A. Reischak-Oliveira, L.K. Wasse, J. Jones, R.L. Batterham, and D.J. Stensel. "Appetite and Energy Intake Responses to Acute Energy Deficits in Females versus Males." *Medicine and Science in Sports and Exercise* October 12, 2015 [epub ahead of print].

Clapp, J.F., and E. Capeless. "The VO2max of Recreational Athletes before and after Pregnancy." *Medicine and Science in Sports and Exercise* 23, no. 10 (October 1991): 1128–33.

O'Connor, P.J., M.S. Poudevigne, M.E. Cress, R.W. Motl, and J.F. Clapp 3rd. "Safety and Efficacy of Supervised Strength Training Adopted in Pregnancy." *Journal of Physical Activity and Health* 8, no. 3 (March 2011): 309–20.

Teerapornpuntakit, J., A. Klanchui, N. Karoonuthaisiri, K. Wongdee, and N. Charoenphandhu. "Expression of Transcripts Related to Intestinal Ion and Nutrient Absorption in Pregnant and Lactating Resources 271 Rats as Determined by Custom-Designed CDNA Microarray." *Molecular and Cellular Biochemistry* 391, no. 1, 2 (June 2014): 103–16. doi:10.1007/s11010-014-1992-8. Epub February 12, 2014.

U.S. Department of Health and Human Services. ODPHP Publication. U0036. Washington, DC, USA: U.S. Department of Health and Human Services. 2008 Physical Activity Guidelines for Americans. http://www.health.gov/PAGuidelines/

Zavorsky, G.S., and L.D. Longo. "Adding Strength Training, Exercise Intensity, and Caloric Expenditure to Exercise Guidelines in Pregnancy." Obstetrics and Gynecology 117, no. 6 (June 2011): 1399–402. doi:10.1097/AOG.0b013e31821b1f5a

KAPITEL 5

Redman, L.M., L.K. Heilbronn, C.K. Martin, L. de Jonge, D.A. Williamson, J.P. Delany, E. Ravussin, and Pennington CALERIE Team. "Metabolic and Behavioral Compensations in Response to Caloric Restriction: Implications for the Maintenance of Weight Loss." *PLoS One* 4, no. 2 (2009): e4377.

"Survey Finds Disordered Eating Behaviors among Three out of Four American Women." UNC Health Care and UNC School of Medicine, May 17 at the Academy for Eating Disorders' 2008 International Conference on Eating Disorders in Seattle.

Tomiyama, A.J., T. Mann, D. Vinas, J.M. Hunger, J. Dejager, and S.E. Taylor. "Low Calorie Dieting Increases Cortisol." *Psychosomatic Medicine* April 5, 2010 [epub ahead of print].

Weyer, C., R.L. Walford, I.T. Harper, M. Milner, T. MacCallum, P.A. Tataranni, and E. Ravussin. "Energy Metabolism after Two Years of Energy Restriction: The Biosphere 2 Experiment." *American Journal of Clinical Nutrition* 72, no. 4 (2000): 946–53.

Wilke, Joy. "In U.S., Majority 'Not Overweight,' Not Trying to Lose Weight." June 10, 2014. Gallup. http://www.gallup.com/poll/171287/majority-not-overweight-not-trying-lose-weight.aspx

KAPITEL 6

Assaly, Shiren. "Effectiveness of Neuromuscular Conditioning to Prevent Anterior Cruciate Ligament Injuries in Female Athletes: A Critical Synthesis of Literature." *Orthopaedic Practice 23*, no. 3: 11.

Csapo, R., C.N. Maganaris, O.R. Seynnes, and M.V. Narici. "On Muscle, Tendon and High Heels." *Journal of Experimental Biology* 213 (2010): 2582–88. doi:10.1242/jeb.044271

Gottschall, Jinger S., Jackie Mills, and Bryce Hastings. B-38 Free Communication/Poster–Resistance Exercise: June 1, 2011, 1:00 PM–6:00 PM: ROOM: Hall B, Core Exercises That Incorporate Distal Trunk Muscles Maximize Primary Trunk Muscle Activation: 1692: Board #225 June 1, 3:30 p.m.–5:00 p.m.

Orishimo, K.F., M. Liederbach, I.J. Kremenic, M. Hagins, and E. Pappas. "Comparison of Landing Biomechanics between Male and Female Dancers and Athletes, Part 1: Influence of Sex on Risk of Anterior Cruciate Ligament Injury." *American Journal of Sports Medicine* 42, no. 5 (May 2014): 1082–88. doi:10.1177/0363546514523928. Epub March 3, 2014.

KAPITEL 7

Human Kinetics. "Strength Training during Menopause Offers Multiple Benefits, Action Plan for Menopause 2005." http://www.humankinetics.com/excerpts/excerpts/strength-training-during-menopause-offers-multiple-benefits

Reis, E., U. Frick, and D. Schmidtbleicher. "Frequency Variations of Strength Training Sessions Triggered by the Phases of the Menstrual Cycle." *International Journal of Sports Medicine* 16, no. 8 (1995): 545–50.

Schnettler, Chad, John Porcari, and Carl Foster, with Mark Anders. "Exclusive ACE Research Examines the Fitness Benefits of Kettlebells." (January/February 2010) ACE FitnessMatters. https://www.acefitness.org/getfit/studies/kettlebells0120.

Simons, R., and R. Andel. "The Effects of Resistance Training and Walking on Functional Fitness in Advanced Old Age." *Journal of Aging and Health* 18, no. 1 (February 2006): 91–105.

Temesi, John, Pierrick J. Arnal, Thomas Rupp, Léonard Féasson, Régine Cartier, Laurent Gergelé, S. Verges, V. Martin, and Guillaume Millet. "Are Females More Resistant to Extreme Neuromuscular Fatigue?" *Medicine and Science in Sports and Exercise* 47, no. 7 (July 2015): 1372–82.

KAPITEL 8

Cox, A.J., D.B. Pyne, P.U. Saunders, and P.A. Fricker. "Oral Administration of the Probiotic Lactobacillus fermentum VRI-003 and Mucosal Immunity in Endurance Athletes." *British Journal of Sports Medicine* 44, no. 4 (March 2010): 222–26. doi:10.1136/bjsm.2007.044628. Epub February 13, 2008.

Hilimire, Matthew R., Jordan E. DeVylder, and Catherine A. Forestell. "Fermented Foods, Neuroticism, and Social Anxiety: An Interaction Model." Psychiatry Research 228, no. 2 (August 15, 2015): 203–8.

Omara, Jaclyn M., Yen-Ming Chana, and Mitchell L. Jones. "Lactobacillus fermentum and Lactobacillus amylovorus as Probiotics Alter Body Adiposity and Gut Microflora in Healthy Persons." *Journal of Functional Foods* 5, no. 1 (January 2013): 116–23.

Shing, Cecilia M., Jonathan M. Peake, Chin Leong Lim, David Briskey, Neil P. Walsh, Matthew B. Fortes, Kiran D.K. Ahuja, and Luis Vitetta. "Effects of Probiotics Supplementation on Gastrointestinal Permeability, Inflammation and Exercise Performance in the Heat." European *Journal of Applied Physiology* 114, no. 1 (January 2014): 93–103.

KAPITEL 9

Booth, Sarah L., Katherine L. Tucker, Honglei Chen, Marian T. Hannan, David R. Gagnon, L. Adrienne Cupples, P.W. Wilson, J. Ordovas, E.J. Schaefer, B. Dawson-Hughes, and Douglas P. Kiel. "Dietary Vitamin K Intakes Are Associated with Hip Fracture but Not with Bone Mineral Density in Elderly Men and Women." *American Journal of Clinical Nutrition* 71 (2000): 1201–8.

Booth, S.L., K.E. Broe, D.R. Gagnon, K.L. Tucker, M.T. Hannan, R.R. McLean, B. Dawson-Hughes, P.W. Wilson, L.A. Cupples, and D.P. Kiel. "Vitamin K Intake and Bone Mineral Density in Women and Men." *American Journal of Clinical Nutrition* 77, no. 2 (2003): 512–16.

Feskanich, D., P. Weber, W.C. Willett, H. Rockett, S.L. Booth, and G.A. Colditz. "Vitamin K Intake and Hip Fractures in Women: A Prospective Study." *American Journal of Clinical Nutrition* 69 (1999): 74–79.

Feskanich, D., W.C. Willett, M.J. Stampfer, and G.A. Colditz. "Milk, Dietary Calcium, and Bone Fractures in Women: A 12-Year Prospective Study." *American Journal of Public Health* 87 (1997): 992–97.

Harvard School of Public Health. "Calcium and Milk: What's Best for Your Bones and Health?" Nutrition Source. http://www.hsph.harvard.edu/nutritionsource/calcium-full-story/

National Institutes of Health. "New Recommended Daily Amounts of Calcium and Vitamin D." *NIH Medline Plus* 5, no. 4 (Winter 2011): 12.

Owusu, W., W.C. Willett, D. Feskanich, A. Ascherio, D. Spiegelman, and G.A. Colditz. "Calcium Intake and the Incidence of Forearm and Hip Fractures among Men." *Journal of Nutrition* 127 (1997): 1782–87.

Tucker, K.L., K. Morita, N. Qiao, M.T. Hannan, L.A. Cupples, and D.P. Kiel. "Colas, but Not Other Carbonated Beverages, Are Associated with Low Bone Mineral Density in Older Women: The Framingham Osteoporosis Study." *American Journal of Clinical Nutrition* 84, no. 4 (October 2006): 936–42.

KAPITEL 10

Appel, L.J., F.M. Sacks, V.J. Carey, E. Obarzanek, J.F. Swain, E.R. Miller 3rd, P.R. Conlin, T.P. Erlinger, B.A. Rosner, N.M. Laranjo, J. Charleston, P. McCarron, L.M. Bishop, and OmniHeart Collaborative Research Group. "Effects of Protein, Monounsaturated Fat, and Carbohydrate Intake on Blood Pressure and Serum Lipids: Results of the Omniheart Randomized Trial." JAMA 294, no. 19: (November 16, 2005): 2455–64.

Hardy, Karen, Jennie Brand Miller, Katherine D. Brown, Mark G. Thomas, and Les Copeland. "The Importance of Dietary Carbohydrate in Human Evolution." *Quarterly Review of Biology* 90, no. 3 (September 2015): 251–68.

Layman, Donald K. "Dietary Guidelines Should Reflect New Understandings about Adult Protein Needs." *Nutrition and Metabolism* (Lond). 2009; 6: 12. Published online March 13, 2009. doi:10.1186/1743-7075-6-12

National Institutes of Health. "Reducing Total Fat Intake May Have Small Effect on Risk of Breast Cancer, No Effect on Risk of Colorectal Cancer, Heart Disease, or Stroke." February 7, 2006. http://www.nih.gov/news-events/news-releases/news-womens-health-initiative-reducing-total-fat-intake-may-have-small-effect-risk-breast-cancer-no-effect-risk-colorectal-cancer-heart-disease-or-stroke

Siri-Tarino, P.W., Q. Sun, F.B. Hu, and R.M. Krauss. "Meta-Analysis of Prospective Cohort Studies Evaluating the Association of Saturated Fat with Cardiovascular Disease." *American Journal of Clinical Nutrition* 91, no. 3 (March 2010): 535–46. doi:10.3945/ajcn.2009.27725. Epub January 13, 2010.

Weigle, D.S., P.A. Breen, C.C. Matthys, H.S. Callahan, K.E. Meeuws, V.R. Burden, and J.Q. Purnell. "A High-Protein Diet Induces Sustained Reductions in Appetite, Ad Libitum Caloric Intake, and Body Weight Despite Compensatory Changes in Diurnal Plasma Leptin and Ghrelin Concentrations." *American Journal of Clinical Nutrition* 82 (July 2005): 41–48.

KAPITEL 11

Smith, J.W., D.D. Pascoe, D.H. Passe, B.C. Ruby, L.K. Stewart, L.B. Baker, and J.J. Zachwieja. "Curvilinear Dose-Response Relationship of Carbohydrate (0–120 g.h-1) and Performance." *Medicine and Science in Sports and Exercise* 45, no. 2 (2013): 336–41.

KAPITEL 12

Almond, Christopher S.D., Andrew Y. Shin, Elizabeth B. Fortescue, Rebekah C. Mannix, David Wypij, Bryce A. Binstadt, Christine N. Duncan, David P. Olson, Ann E. Salerno, Jane W. Newburger, and David S. Greenes. "Hyponatremia among Runners in the Boston Marathon." *New England Journal of Medicine* 352 (April 14, 2005): 1550–56. doi:10.1056/NEJMoa043901

KAPITEL 13

Braun, B., G.E. Butterfield, J.T. Mawson, S. Muza; B. S .Dominick, P.B. Rock, and L.G. Moore. "Women at Altitude: Substrate Oxidation during Steady-State Exercise at Sea Level and after Acclimatization to 4300 Meters Elevation 784." *Medicine and Science in Sports and Exercise* 29, no. 5 (May 1997): 136.

Fraenkel, Liana, Yuqing Zhang, Christine E. Chaisson, Stephen R. Evans, Peter W.F. Wilson, and David T. Felson. "The Association of Estrogen Replacement Therapy and the Raynaud Phenomenon in Postmenopausal Women." *Annals of Internal Medicine* 129, no. 3 (1998): 208–11. doi:10.7326/0003-4819-129-3-199808010-00009

Kingma, Boris and Wouter van Marken Lichtenbelt. "Energy Consumption in Buildings and Female Thermal Demand." *Nature Climate Change* 5 (2015): 1054–56.

KAPITEL 14

Franklin, Nina C., Mohamed M. Ali, Austin T. Robinson, Edita Norkeviciute, and Shane A. Phillips. "Massage Therapy Restores Peripheral Vascular Function following Exertion." *Archives of Physical Medicine and Rehabilitation* 95, no. 6 (June 2014): 1127–34.

Peternelj, T.T. and J.S. Coombes. "Antioxidant Supplementation during Exercise Training: Beneficial or Detrimental?" *Sports Medicine* 41, no. 12 (December 1, 2011): 1043–69. doi:10.2165/11594400-000000000-00000

Ristowa, Michael, Kim Zarsea, Andreas Oberbach, Nora Klöting, Marc Birringera, Michael Kiehntopf, Michael Stumboli, C. Ronald Kahn, and M. Blüherc. "Antioxidants Prevent Health-Promoting Effects of Physical Exercise in Humans." *Proceedings of the National Academy of Sciences* USA 106, no. 21 (May 26, 2009): 8665–70.

KAPITEL 15

Bescós, R., F.A. Rodríguez, X. Iglesias, M.D. Ferrer, E. Iborra, and A. Pons. "Acute Administration of Inorganic Nitrate Reduces VO(2peak) in Endurance Athletes." *Medicine and Science in Sports and Exercise* 43, no. 10 (October 2011): 1979–86.

Dahlquist, Dylan T., Brad P. Dieter, and Michael S. Koehle. "Plausible Ergogenic Effects of Vitamin D on Athletic Performance and Recovery." *Journal of the International Society of Sports Nutrition* 2015, 12:33. doi:10.1186/s12970-015-0093-8

DeNoon, Daniel. "Death Stalks Smokers in Beta-Carotene Study." *WebMD Health News* (November 30, 2004). http://www.webmd.com/smoking-cessation/news/20041130/death-stalks-smokers-in -beta-carotene-study

Hoffman, J.R., N.A. Ratamess, A.D. Faigenbaum, R. Ross, J. Kang, J.R. Stout, and J.A. Wise. "Short-Duration Beta-Alanine Supplementation Increases Training Volume and Reduces Subjective Feelings of Fatigue in College Football Players." *Nutrition Research* 28 (2008): 31–35.

Lansley, Katherine E., Paul G. Winyard, Stephen J. Bailey, Anni Vanhatalo, Daryl P. Wilkerson, Jamie R. Blackwell, and Andrew M. Jones. "Acute Dietary Nitrate Supplementation Improves Cycling Time Trial Performance." *Medicine and Science in Sports and Exercise* 43, no. 6 (June 2011): 1125–31.

Lansley, Katherine E., Paul G. Winyard, Stephen J. Bailey, Anni Vanhatalo, Daryl P. Wilkerson, Jamie R. Blackwell, F.J. DiMenna, M. Gilchrist, N. Benjamin, and Andrew M. Jones. "Dietary Nitrate Supplementation Reduces the O2 Cost of Walking and Running: A Placebo-Controlled Study." *Journal of Applied Physiology* 110, no. 3 (2011b): 591–600.

Lundberg, J.O., M. Carlström, F.J. Larsen, and E. Weitzberg. "Roles of Dietary Inorganic Nitrate in Cardiovascular Health and Disease." *Cardiovascular Research* 89, no. 3 (February 15, 2011): 525–32. Epub October 11, 2010.

Moyer, V.A. "Vitamin D and Calcium to Prevent Fractures in Adults: US Preventive Services Task Force Recommendation Statement." *Annals of Internal Medicine* 158, no. 9 (May 7, 2013): 691–96.

Mursu, J., K. Robien, L.J. Harnack, K. Park, and D.R. Jacobs Jr. "Dietary Supplements and Mortality Rate in Older Women: The Iowa Women's Health Study." *Archives of Internal Medicine* 171, no. 18 (October 10, 2011): 1625–33. doi:10.1001/archinternmed.2011.445

Nielsen, Forrest H., and Henry C. Lukaski. "Magnesium Research: Update on the Relationship between Magnesium and Exercise." *Magnesium Research* 19(3) (September 2006): 180–89.

Pasricha, S.-R., M. Low, J. Thompson, A. Farrell, and L.-M. De-Regil. "Iron Supplementation Benefits Physical Performance in Women of Reproductive Age: A Systematic Review and Meta-Analysis." *Journal of Nutrition* (2014). doi:10.3945/jn.113.189589

Prentice, R.L., M.B. Pettinger, R.D. Jackson, J. Wactawski-Wende, A.Z. Lacroix, G.L. Anderson, R.T. Chlebowski, J.E. Manson, L. Van Horn, M.Z. Vitolins, M. Datta, E.S. LeBlanc, J.A. Cauley, and J.E. Rossouw. "Health Risks and Benefits from Calcium and Vitamin D Supplementation: Women's Health Initiative Clinical Trial and Cohort Study." *Osteoporosis International* 24, no. 2 (February 2013): 567–80.

Sale, C., B. Saunders, S. Hudson, J.A. Wise, R.C. Harris, and C.D. Sunderland. "Effect of b-alanine Plus Sodium Bicarbonate on High-Intensity Cycling Capacity." *Medicine and Science in Sports and Exercise* 43, no. 10 (October 2011): 1972–78. doi:10.1249/MSS.0b013e3182188501

Trexler, Eric T., Abbie E. Smith-Ryan, Jeffrey R. Stout, Jay R. Hoffman, Colin D. Wilborn, Craig Sale, Richard B. Kreider, Ralf Jager, Conrad P. Earnest, Laurent Bannock, Bill Campbell, Douglas Kalman, Tim N. Ziegenfuss, and Jose Antonio. "International Society of Sports Nutrition Position Stand: Beta-Alanine." *Journal of the International Society of Sports Nutrition* (July 15, 2015) 12:30. doi:10.1186/s12970-015-0090-y

KAPITEL 16

Blanchfield, A.W., J. Hardy, H.M. De Morree, W. Staiano, and S.M. Marcora. "Talking Yourself out of Exhaustion: The Effects of Self-Talk on Endurance Performance." *Medicine and Science in Sports and Exercise* 46, no. 5 (2014): 998–1007. doi:10.1249/MSS.0000000000000184

Edmonds, Molly. "Do Men and Women Have Different Brains?" HowStuffWorks.com (October 8, 2008). http://science.howstuffworks.com/life/inside-the-mind/human-brain/men-women-different-brains.htm

Ingalhalikar, Madhura, Alex Smith, Drew Parker, Theodore D. Satterthwaite, Mark A. Elliott, Kosha Ruparel, Hakon Hakonarson, Raquel E. Gur, Ruben C. Gur, and Ragini Verma. "Sex Differences in the Structural Connectome of the Human Brain." *Proceedings of the National Academy of Sciences USA* 111, no. 2 (2013): 823–88.

Karolinska Institutet. "Sex Differences in the Brain's Serotonin System." www.sciencedaily.com/releases/2008/02/080213111043.htm (accessed December 21, 2015). News-Medical.net. "Brain's Serotonin System Differs between Men and Women." February 14, 2008. http://www.news-medical.net/news/2008/02/14/35266.aspx

Ranganathan, Vinoth K., Vlodek Siemionowa, Jing Z. Liu, Vinod Sahgal, and Guang H. Yue. "From Mental Power to Muscle Power–Gaining Strength by Using the Mind." *Neuropsychologia* 42 (2004): 944–56.

INDEX

E

F

G

H

L

M

N

O

P

T

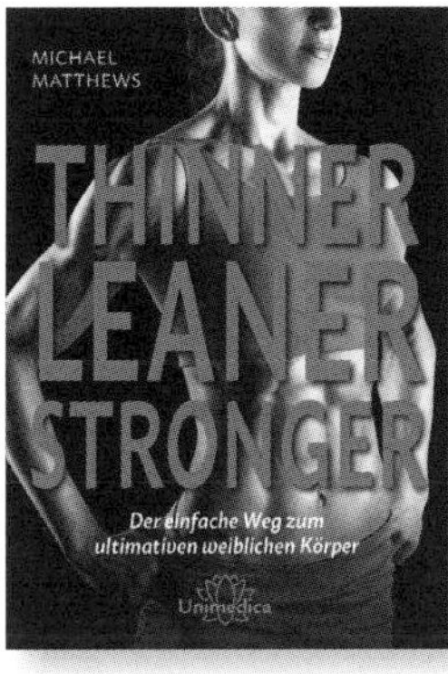

Michael Matthews

THINNER LEANER STRONGER

Der einfache Weg zum ultimativen weiblichen Körper

400 Seiten, geb., € 19,80

Dünner Schlanker Stärker - Thinner Leaner Stronger ist das weibliche Pendant zu Bigger Leaner Stronger – dem amerikanischen Erfolgshit für einen gut trainierten Körper. Der Fitnesscoach Michael Matthews unterstützt Frauen auf dem Weg zur Traumfigur. Ohne Diätenwahn und Fitnessmärchen.

Du denkst, Isolationsübungen mit großen Wiederholungen sind effektiv? Spät abends zu essen, setzt an? Erst wenn die Muskulatur so richtig brennt, war das Training wirksam? Jahrelang hat Matthews aktuelle Trainingsmethoden und neueste Ernährungstrends ausprobiert. Mit geringem Erfolg. Erst als er anfing, zu erforschen, wie Muskelauf- und Fettabbau funktionieren. Als er mit Sportlern sprach und einem eigenen Trainings- und Ernährungsplan folgte, stellten sich schnell die gewünschten Ergebnisse ein. Seine erstaunliche Erkenntnis: Eine erfolgreiche Ernährungs- und Work-out-Strategie ist einfach. Das Geheimnis ist, gleichzeitig Muskelmasse aufzubauen und schlanker zu werden!

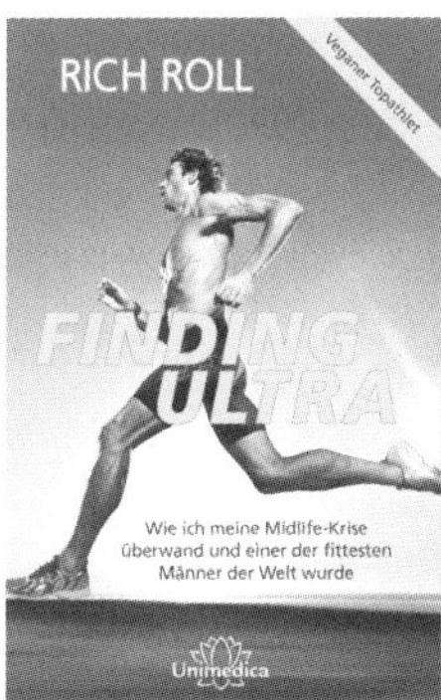

Rich Roll

FINDING ULTRA

Wie ich meine Midlife-Krise überwand und einer der fittesten Männer der Welt wurde

384 Seiten, geb., € 16,80

Finding Ultra ist Rich Rolls unglaublicher Bericht, wie er mit 40 Jahren von einem unsportlichen, übergewichtigen Durchschnittsamerikaner zu einem der weltweit besten Ausdauerathleten wurde.

Zuvor bestand Rich Rolls Alltag aus Arbeit, Stress, Junk Food und TV-Abenden auf dem Sofa. Fast 25 Kilo Übergewicht und seine schlechte Kondition führten dazu, dass er kaum Treppen steigen konnte.

An seinem 40. Geburtstag beschloss er, sein Leben komplett zu ändern. Er wechselte zu einer veganen Lebensweise und fing an, ein äußerst intensives Trainingsprogramm zu absolvieren. Wenige Monate später wurde er von Men's Fitness zu einem der 25 fittesten Männer der Welt gewählt.

Durch seine radikale Lebensumstellung konnte er unmöglich scheinende Leistungen erbringen, wie die Teilnahme am Ultraman World Championship, bei dem sich die fittesten Menschen der Welt bei einem 515-Kilometer-Martyrium in den Disziplinen Schwimmen, Radfahren und Laufen miteinander messen. Und im Anschluss an diese Bewährungsprobe meisterte er eine noch größere: den Epic5 – fünf Triathlonwettkämpfe hintereinander.

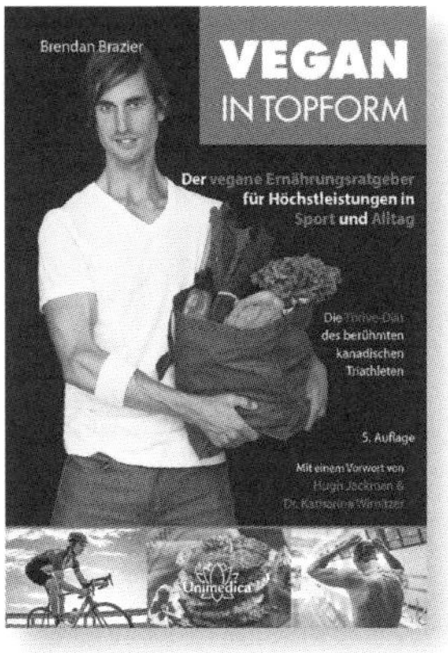

Brendan Brazier

VEGAN IN TOPFORM

Der vegane Ernährungsratgeber für Höchstleistungen in Sport und Alltag

400Seiten, geb., € 26,-

Brendan Brazier, kanadischer Triathlet und Ironman, ist ein führender Pionier für vegane Ernährung. Dieses Werk ist ein Kultbuch der weltweiten Veganbewegung.

Bereits im Alter von 15 Jahren entschied er sich, Profisportler zu werden. Im Laufe seiner Karriere erforschte er minutiös, welche Ernährung seine Leistung und vor allem die Regenerationsphase optimierte. Das Ergebnis ist die legendäre Thrive-Diät, die bereits viele Spitzensportler zu einer olympischen Medaille geführt hat. Die Thrive-Diät richtet sich nicht nur an Profisportler, sondern an jeden, der optimale Gesundheit und Leistungsfähigkeit erlangen und Krankheiten vorbeugen möchte.

Brendan Brazier hat die vegane Ernährung revolutioniert und achtet dabei auf eine ausgewogene Kost mit ausreichend Proteinen und anderen Nährstoffen. Hier setzt er auch auf Superfood wie die Andenwurzel Maca, die legendäre Alge Chlorella oder das nahrhafte Hanfprotein.

Die Thrive-Diät führt zum Abbau von Körperfett und Aufbau von Muskelmasse, zu Leistungssteigerung, weniger Stress und Heißhunger auf Junkfood, geistiger Klarheit und besserem Schlaf.

Mit 100 veganen, gluten- und sojafreien Rezepten, von schnell zubereiteten Energieriegeln, Gels und Drinks über Suppen und Pizza bis zu leckeren Desserts. Mit einem praktischen 12-Wochen-Plan zum Einstieg in die Thrive-Diät.

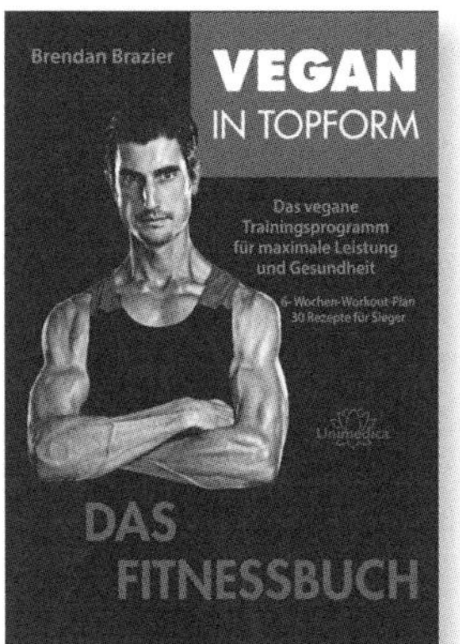

Brendan Brazier

VEGAN IN TOPFORM – DAS FITNESSBUCH

Das vegane Trainingsprogramm für maximale Leistung und Gesundheit

272 Seiten, geb., € 24,-

Brendan Brazier, kanadischer Profi-Triathlet und Autor der Bestseller-Serie Vegan in Topform, ist einer der Pioniere der veganen Ernährung. An seinem eigenen Körper testete er über 25 Jahre die optimale Ernährung für sportliche Höchstleistungen aus und entwickelte die Thrive-Diät.

In seinem neuesten Werk zeigt er, wie man in kürzester Zeit mit der Thrive-Diät und ausgewählten Übungen gesund und fit wird und überragende Ergebnisse erzielen kann.

Sowohl für Anfänger als auch erfahrene Sportler ist dieses Buch ein unverzichtbares Werkzeug für den Aufbau einer kräftigen, effizienten Muskulatur und den gleichzeitigen Abbau von Körperfett. Brendans Methode verbessert darüber hinaus die Schlafqualität, beugt Erkrankungen vor, verhilft zu mehr Energie und geistiger Klarheit, verhindert Heißhungerattacken, verkürzt die Regenerationsphase und reduziert das Verletzungsrisiko.

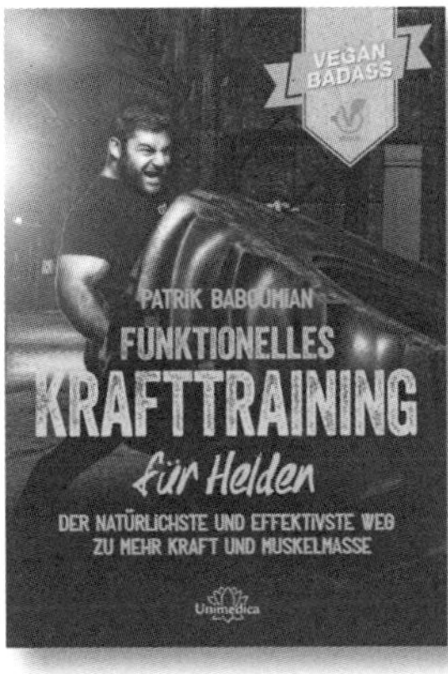

Patrik Baboumian

FUNKTIONELLES KRAFT-TRAINING FÜR HELDEN

Der natürlichste und effektivste Weg zu mehr Kraft und Muskelmasse

224 Seiten, geb., € 24,80

Der international erfolgreiche vegane Strongman präsentiert in seinem neuen Buch das ultimative Programm für effektiven Muskelaufbau und Kraftgewinn.

Baboumian räumt mit Fitnessmythen auf und erklärt wissenschaftlich fundiert, wie ein zielgerichtetes Training aussehen muss, damit die Muskeln richtig stimuliert werden. Dabei wendet er sich nicht nur an erfahrene Athleten, sondern auch an interessierte Anfänger.

Sein Ratgeber enthält die 50 effektivsten Übungen für verschiedene Leistungsstufen. Mit zahlreichen Fotos werden Outdoor- und Bodyweight-Übungen, Strongman- und Grundübungen anschaulich dargestellt.

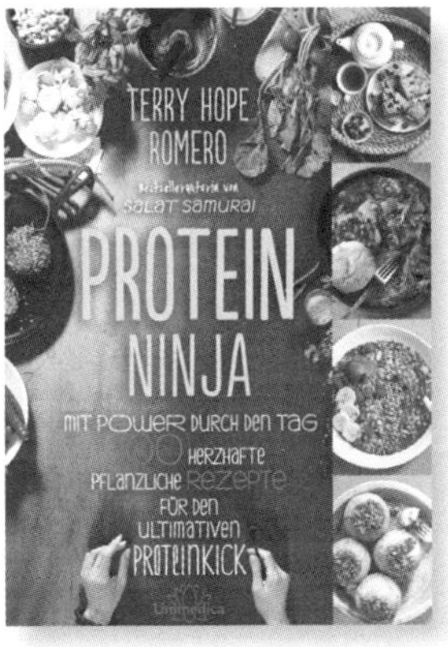

Terry Hope Romero

PROTEIN NINJA

Mit Power durch den Tag – 100 herzhafte pflanzliche Rezepte für den ultimativen Proteinkick

256 Seiten, geb., € 19,80

Durch den Tag gepowert mit 100 herzhaften pflanzlichen Rezepten, die ordentlich Eiweiß auf den Tisch bringen Die mehrfach preisgekrönte Kochbuchautorin und Pionierin der kreativen pflanzenbasierten Küche Terry Hope Romero hat die Nase meilenweit vorn, wenn es um leckere, herzhafte und sättigende Gerichte geht, die voller pflanzlichem Eiweiß stecken. Fernab von herkömmlichen Chia-Energiekugeln und langweiligen Protein-Shakes präsentiert sie in ihrem neuesten Werk 100 grandiose Rezepte, die jede Menge leicht erhältliche Zutaten verwenden und außerdem mit einem ganzen Arsenal gluten-, nuss- und sojafreier Optionen aufwarten.

Durch Romeros Ninja-Grundlagen erfahren Sie alles, was Sie über das proteinreiche pflanzenbasierte Kochen und die besten Eiweißlieferanten wissen müssen – inklusive Hintergrundwissen, hilfreicher Tipps zur Vor- und Zubereitung von Gerichten und einer Einkaufsliste.

Vorbei sind die Zeiten gewöhnlicher veganer Wochentagskost: Im Reich von Protein Ninja werden leckere Mahlzeiten in bester Kämpfermanier so mit Nährstoffen aufgepeppt, dass jeder neue Bissen nicht nur köstlich ist, sondern auch frische Energie liefert.

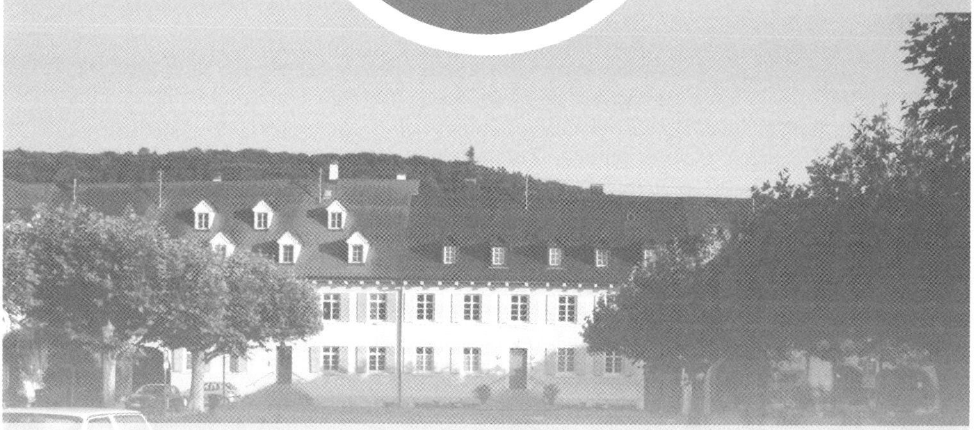